Santé
idées vraies, idées fausses

Santé
idées vraies, idées fausses

Médicaments, traitements,
hygiène de vie, alimentation...
Halte aux idées reçues

QUE CHOISIR

Santé
idées vraies, idées fausses

Publié par SAS QUE CHOISIR

SAS QUE CHOISIR – QUE CHOISIR ÉDITION
Président : UFC-Que Choisir, représentée par **Alain Bazot**
Directeur général : **Jérôme Franck**
Direction éditoriale : **Laure Sassier**

RÉALISATION DE L'OUVRAGE
Coordination éditoriale, adaptation, rewriting : **Anne Cogos**
Conception graphique et maquette, recherche iconographique :
ARCHIPEL STUDIO, Thomas Brisebarre
Correction : **Catherine Lucchesi**
Photogravure : **Les Caméléons**

AUTEURS
Pierre Ambrosi
Anne Cogos
Denis Corpet
Anna Danese
Philippe Foucras
Émilie Gillet
Noëlle Guillon
Anne-Laure Lebrun
Marie-Laure Lemoine
Patrick Lemoine
Jean-Yves Maigne
Marielle Mayo
Anne Prigent
Perrine Seguin
Léa Surugue
Marc Timsit

COUVERTURE
Olivier Caldéron

Première édition

233, boulevard Voltaire, 75011 Paris
ISBN : 979-10-93588-13-1

IMPRIM'VERT
Votre imprimeur agit pour l'environnement

Préface

En matière de santé, sujet majeur de préoccupation pour les Français, nombreuses sont les idées reçues, qui se transmettent parfois de génération en génération, ou qui sont véhiculées par l'entourage et par les médias, alors même qu'elles ne sont pas scientifiquement prouvées, voire peuvent s'avérer dangereuses…

Parce qu'une meilleure prévention passe par une information éclairée des consommateurs, l'UFC-Que Choisir, avec ce guide critique totalement indépendant, a ainsi décidé de passer au crible plus d'une centaine de préjugés sur la santé pour démêler le vrai du faux.

Sur la base des dernières études scientifiques et médicales, cet ouvrage vérifie ou démystifie les assertions relatives à certains symptômes et maladies, médicaments et traitements, sans oublier la nutrition et l'hygiène de vie… Il entend aussi répondre à nombre de questions que vous pouvez vous poser au quotidien pour votre santé et votre bien-être.

Comme l'ensemble des guides pratiques que nous éditons, cet ouvrage est facile d'accès, concret, très documenté, et met les questions de santé à la portée de tous. Factuel et pédagogique, il entend être votre antidote contre le virus des idées reçues.

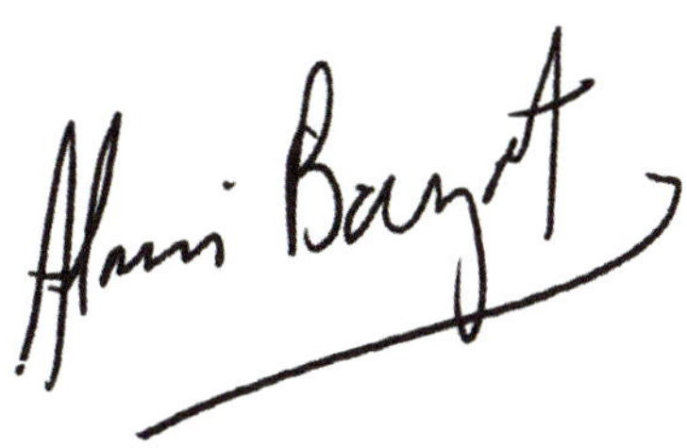

Alain Bazot
Président de l'UFC-Que Choisir

Sommaire

Maladies, symptômes et prévention

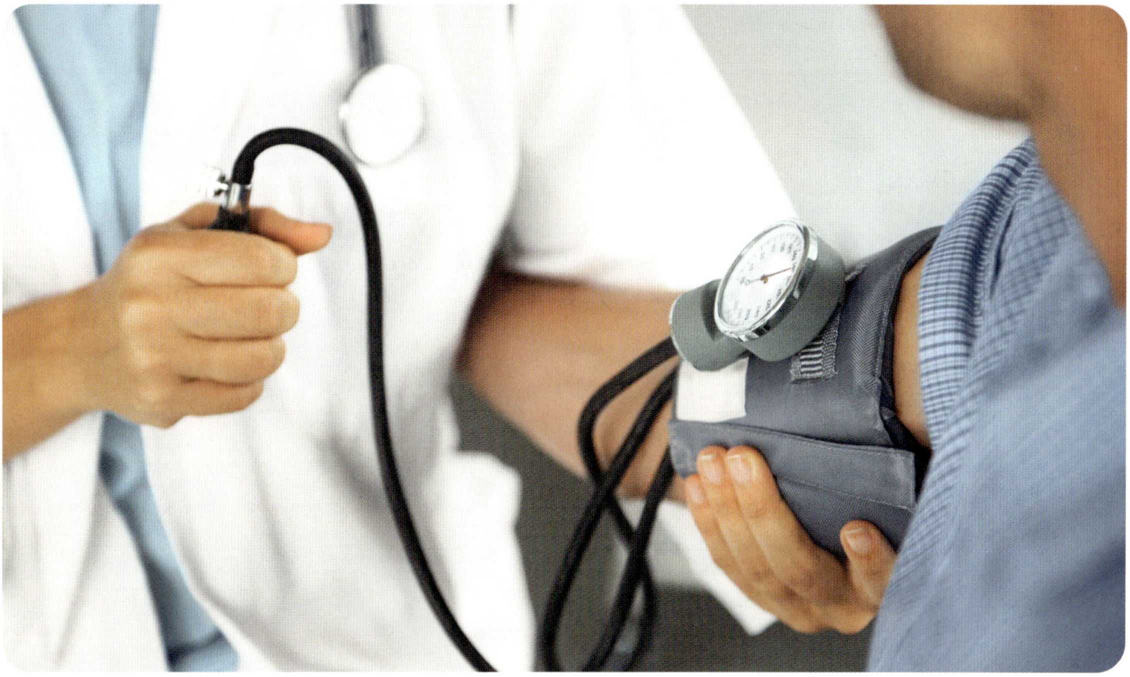

Médicaments et traitements

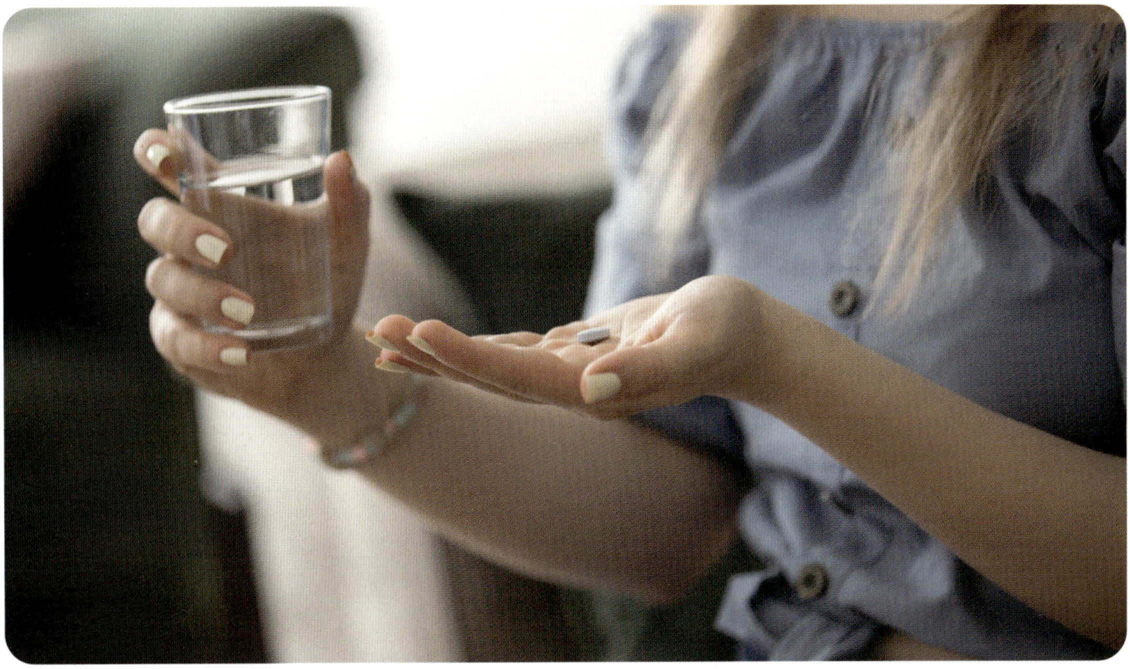

Nutrition et hygiène de vie

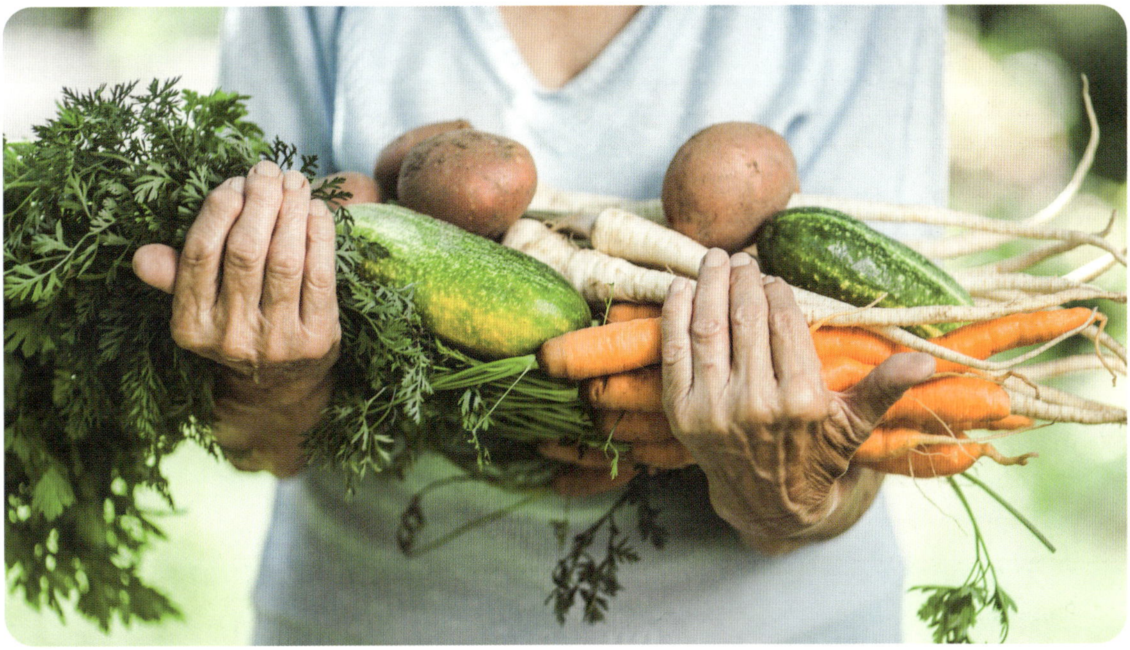

Maladies, symptômes et prévention

Radio, scanner, IRM... Si ces actes d'imagerie sont prescrits, c'est qu'ils sont toujours utiles. Vrai ou faux ?

Les médecins ont la main un peu trop lourde lorsqu'ils prescrivent des actes d'imagerie médicale. Non seulement ces examens coûtent cher à l'assurance maladie, mais ils peuvent avoir des effets néfastes dont les patients ne sont pas toujours conscients.

Les techniques d'imagerie médicale

Devenue incontournable, l'imagerie médicale permet de visualiser l'intérieur du corps. Elle est employée pour diagnostiquer, suivre l'évolution de maladies, évaluer l'efficacité de traitements et soigner (radiologie interventionnelle). Elle regroupe plusieurs techniques.

La radiographie

Elle utilise les rayons X. Ses premières applications sont les os des membres, la colonne vertébrale et le sein en raison des mammographies de dépistage. L'ostéodensitométrie (pour détecter une ostéoporose) et la coronarographie (pour visualiser les artères du cœur) font appel à la radiographie.

La scanographie

Appelée également tomodensitométrie, elle utilise aussi les rayons X, en étant plus précise que la radiographie. Elle est notamment utilisée pour visualiser l'appareil digestif, les os et les articulations, le système nerveux et le cerveau.

L'échographie

Elle fonctionne grâce à l'émission d'ultrasons qui sont réfléchis lorsqu'ils rencontrent un obstacle dans le corps et renvoient un écho vers la sonde qui les a émis. Elle est utilisée pour explorer le cœur et les vaisseaux, l'appareil digestif, pour suivre l'évolution d'une grossesse, etc.

L'IRM

Dans l'IRM (imagerie par résonance magnétique), un électroaimant cylindrique produisant un champ magnétique intense exploite le magnétisme du noyau des atomes d'hydrogène de l'eau contenue dans le corps. L'IRM permet d'observer des tissus mous, elle est employée dans le diagnostic de maladies neurologiques, osseuses ou articulaires. L'IRM fonctionnelle permet de visualiser l'activité cérébrale.

Les techniques de médecine nucléaire

Ces examens (scintigraphie, tomographie par émission de positons) reposent sur l'injection de molécules radioactives spécifiques (« traceurs ») qui se fixent sur certaines cellules. Leur détection donne des informations sur le fonctionnement ou le métabolisme des organes.

Pourquoi prescrit-on trop ?

Selon un rapport de la Cour des comptes de 2016, jusqu'à 40 % des actes d'imagerie seraient évitables. Comment expliquer ce recours excessif ?

Qui cherche trouve parfois autre chose

L'imagerie médicale a aussi un effet pervers indirect : elle donne à voir des lésions qui n'auraient peut-être jamais entraîné de symptômes, mais que l'on se doit d'explorer et de traiter puisqu'on les a découvertes.

Les spécialistes emploient le terme d'« incidentalomes » pour décrire ces lésions découvertes par hasard alors que l'on cherchait autre chose, et dont on ignore le caractère pathogène ou non. Le médecin se trouve alors face à un dilemme : explorer plus avant avec des examens quelquefois invasifs et douloureux, souvent angoissants pour le patient, ou s'abstenir au risque de passer à côté d'une lésion agressive.

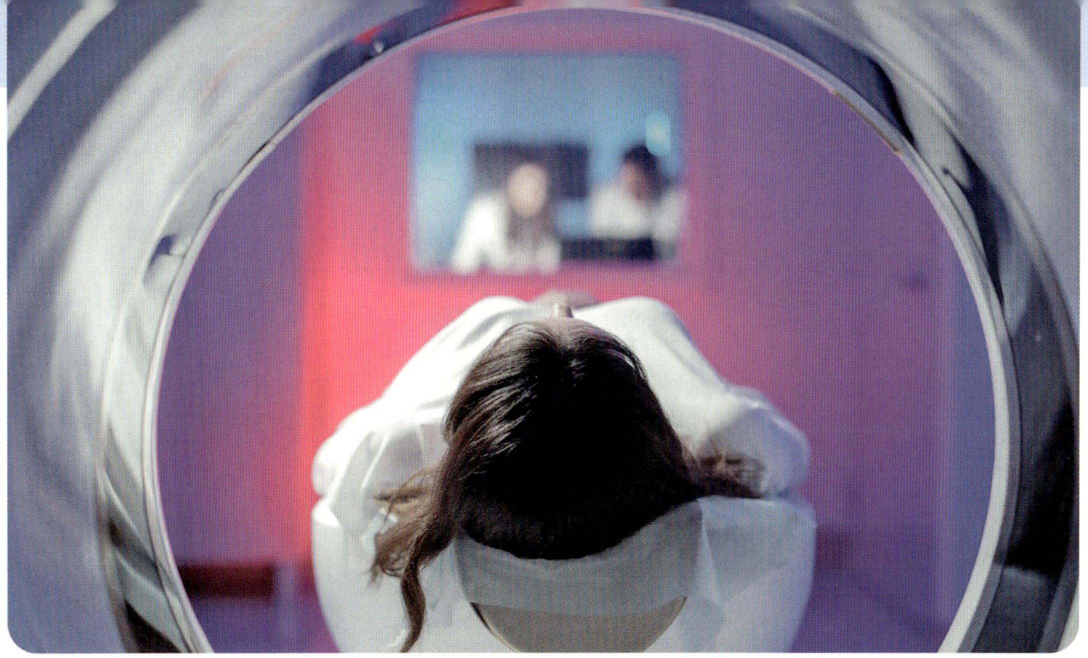

Des examens demandés à tort
Dans bien des cas, la consultation (plainte du patient, interrogatoire, examen clinique) suffit à poser un diagnostic, sans qu'il soit nécessaire de recourir d'emblée à des examens complémentaires. La brièveté des consultations en ville ou à l'hôpital, ne laissant pas le temps d'élaborer une hypothèse diagnostique, conduit à prescrire des examens qui se substituent peu ou prou à l'observation médicale. Or un mal de dos ou de cou, une douleur arthrosique, un mal de tête, etc., ne justifient pas de clichés en première intention, sauf exception. En outre, le compte rendu peut attirer l'attention sur des anomalies sans rapport avec les symptômes, qui brouillent le diagnostic au lieu de l'éclairer tout en étant anxiogènes pour le patient. Dans la surprescription de ces examens s'inscrivent aussi l'excès de prudence des praticiens, la pression de patients anxieux ou croyant qu'un diagnostic n'est complet que s'il est assorti d'une « preuve visuelle », ainsi que des dépistages et bilans de santé dont l'utilité est discutable (voir aussi p. 17).
La possibilité d'obtenir des informations très précises par l'imagerie donne aussi l'illusion que l'on traite mieux : or, dans bien des cas, le dossier du patient s'épaissit sans rien changer au diagnostic et au traitement qui aurait été établi sur la base de la sémiologie (l'étude des symptômes en consultation).

Des doublons
Il n'est pas rare que les mêmes examens soient refaits à bref intervalle chez un patient, faute d'accès numérique à toutes ses données de santé. En principe, le développement d'un espace santé numérique personnel, comprenant le DMP (dossier médical partagé) et donc tous les résultats d'examens, devrait diminuer la fréquence de ces doublons. Mais cette numérisation peine à se mettre en place.

Le cas représentatif de l'échographie
Cet examen simple est celui qui connaît la plus forte croissance en médecine de ville. Contrairement aux autres techniques, l'échographie n'est pas réalisée uniquement par des radiologues. Les cardiologues, les gynécologues, les gastroentérologues et quelquefois les généralistes sont équipés et la pratiquent dans leur cabinet, parfois comme une étape habituelle de leur consultation, sans indication ou recherche particulière. Si elle est sans danger, elle a un coût, il est donc regrettable de la pratiquer si largement. Plus grave, la multiplication des échographies peut entraîner des surdiagnostics, par exemple de cancers de la thyroïde en France, en dépistant des nodules qui ne seraient jamais devenus agressifs.

Les risques pour la santé
L'exposition aux rayons X ionisants et les réactions aux produits de contraste sont les deux risques le plus souvent évoqués.

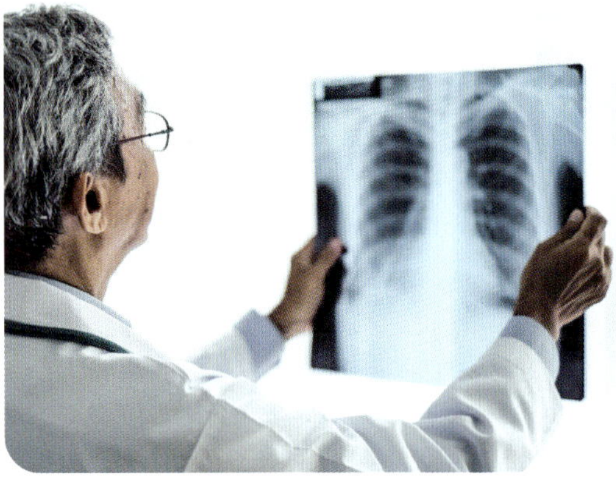

L'exposition aux rayons X

Même si la dose d'irradiation reçue lors d'un examen radiologique semble relativement faible, le cumul des actes et l'utilisation croissante du scanner – examen le plus irradiant – n'excluent pas le risque de cancérogenèse à long terme. Les cancers dits radio-induits sont la conséquence des irradiations des radiothérapies (traitement de cancérologie) mais aussi des examens subis tout au long de la vie, même si l'évaluation du niveau de risque reste mal connue. En revanche, il est certain que les enfants et les adolescents sont particulièrement sensibles aux effets des rayons X : la prescription d'examens irradiants doit répondre chez eux à une vraie nécessité – pas de radio pour se rassurer après une chute sans symptômes, par exemple.

Les rayons gamma employés en médecine nucléaire sont également ionisants : ils traversent le corps et transforment les atomes en ions. Ils mettent plusieurs heures à être éliminés via les urines et la transpiration. Même si ce rayonnement est réputé négligeable, il est recommandé d'éviter les contacts avec les jeunes enfants et les femmes enceintes au sortir de l'examen pour éviter de leur délivrer des doses de radiations.

Les réactions aux produits de contraste

Ces produits injectés ou ingérés sont utilisés pour améliorer la visualisation des organes ou des autres tissus explorés. Les plus utilisés sont les produits de contraste iodés (scanners et radiographies) et les produits de contraste à base de gadolinium (IRM). Ils peuvent provoquer des réactions d'hypersensibilité ou d'allergie, en particulier les produits de contraste iodés (voir p. 135). Ces réactions sont immédiates ou surviennent dans les jours qui suivent. La réaction immédiate se manifeste par de l'urticaire, de l'asthme, une hypotension allant jusqu'au choc anaphylactique, heureusement très rare. Les équipes des centres d'imagerie sont normalement formées pour réagir à ce type d'accident.
Autre risque parfois très pénalisant : l'injection de produit de contraste peut aggraver une insuffisance rénale dans les jours qui suivent. Certaines mesures (hydratation, prise d'un médicament) pourraient protéger le rein, mais leur efficacité reste hypothétique. ■

Radioprotection : justifier les actes et optimiser les expositions

Comme tout acte médical, la prescription d'un examen doit être évaluée en fonction de ses bénéfices et de ses risques. En matière de radioprotection des examens (radiologie et médecine nucléaire), le prescripteur a l'obligation d'expliquer par écrit le motif de sa demande afin que le radiologue puisse évaluer son intérêt. Dans les faits, bien souvent, ce dernier ne dispose que d'une ordonnance avec le nom de l'examen et ignore la situation médicale du patient.

L'optimisation est la deuxième mesure de radioprotection. Elle consiste à délivrer la dose la plus faible possible qui permette néanmoins l'obtention d'une image exploitable. Elle doit conduire si nécessaire à proposer une autre technique comme l'IRM ou l'échographie, qui sont sans rayonnement ionisant.

En pratique, le respect de ces précautions est quelquefois très complexe. Ainsi, un insuffisant rénal porteur d'un pacemaker ne peut pas subir d'IRM si sa prothèse cardiaque est ancienne et incompatible avec le champ magnétique délivré. Le scanner n'est pas toujours une alternative satisfaisante, d'autant que les produits de contraste, souvent requis, peuvent aggraver l'insuffisance rénale...

Faire des check-up réguliers : une évidence ?

La pratique régulière de bilans de santé semble idéale sur le papier. Pourtant, ces examens que l'on fait pour voir si tout va bien n'ont guère d'intérêt…

Un bilan mitigé

Le bilan de santé, ou check-up, est la vérification à intervalles réguliers de l'état de santé d'une personne qui ne se plaint d'aucun symptôme particulier. Il repose sur l'idée que, en détectant précocement une anomalie ou un facteur de risque, on traitera assez tôt pour empêcher une évolution défavorable. Logique, rassurant, mais pas forcément vérifié. Plusieurs études, dont une synthèse publiée en 2019 par le réseau de chercheurs indépendants Cochrane, montrent que ces bilans n'apportent pas de bénéfice, que ce soit pour prévenir des complications ou pour réduire la mortalité. Comment l'expliquer ?

Des explorations discutables

Un examen n'est intéressant que s'il détecte un trouble ou une anomalie qui évoluera très probablement vers une maladie sérieuse, et qu'il existe des traitements permettant à ce stade d'interrompre ou de freiner le processus. Cela fonctionne par exemple pour le dépistage du cancer colorectal (test Hemoccult), qui diminue la mortalité due à cette maladie, ou pour l'hypertension artérielle, dont la prise en charge réduit le risque d'accident cardiovasculaire.

Des résultats parfois peu représentatifs

Dans d'autres cas, les examens peuvent être inutiles voire néfastes. L'électrocardiogramme ou le test d'effort pratiqués alors que le patient ne montre pas de signe de problème cardiaque (douleur thoracique, essoufflement anormal après un effort, battements cardiaques irréguliers, etc.) et hors facteurs de risque (hypertension, diabète…) ne sont pas assez spécifiques pour détecter un éventuel problème cardiaque.

La détection d'anomalies n'est pas toujours souhaitable

Les examens d'imagerie détectent quantité d'« anormalités » qui s'avèrent sans conséquence. Le dépistage des cancers du sein (voir p. 70), de la prostate (voir p. 68), du rein ou de la thyroïde pose des problèmes de surdiagnostic. Ce serait le cas pour 70 à 80 % des diagnostics de cancer de la thyroïde selon les chercheurs du CIRC (Centre international de recherche sur le cancer) ! Plus on surveille, plus on détecte d'anomalies qui ne seraient peut-être jamais devenues agressives, auraient régressé spontanément ou évolué sans désagréments jusqu'au décès de la personne.

À l'inquiétude suscitée par le diagnostic s'ajoutent parfois des examens invasifs, douloureux et à risque comme les biopsies, les ponctions, les explorations endoscopiques… Suivent des traitements quelquefois lourds : médicaments sources d'effets indésirables, chimiothérapie, chirurgie, radiothérapie… qui peuvent gâcher des années de vie.

Des examens à individualiser

Les examens de dépistage sont à définir au cas par cas avec le médecin traitant, selon les facteurs de risque de chacun. Dans l'inefficacité des check-up, il existe aussi sans doute un biais. Ceux qui les demandent sont souvent des patients déjà suivis, qui n'ont pas réellement besoin d'une telle batterie de tests. ■

Les check-up de l'assurance maladie

L'assurance maladie, qui proposait des bilans de santé tous les cinq ans à tous ses assurés, a décidé de les destiner en priorité aux personnes éloignées du système de santé et en situation de précarité, ne bénéficiant pas d'un suivi médical régulier. Ils sont désormais appelés « examens de prévention en santé ».

Face à une situation alarmante, il faut aller directement aux urgences. La meilleure solution ?

Vous êtes inquiet pour vous ou pour un proche : le mieux est d'appeler d'abord le 15, le numéro du Samu. C'est la procédure recommandée, qui permet aux services d'évaluer la gravité de la situation afin d'y répondre le plus justement possible.

Ne minimisez pas une situation d'urgence

La rapidité d'intervention peut être primordiale pour sauver la vie, pour limiter les complications et séquelles. C'est le cas dans les deux grandes urgences absolues que sont l'infarctus du myocarde (voir p. 28) et l'accident vasculaire cérébral (voir p. 30). Mais d'autres situations sont potentiellement tout aussi graves (crise d'asthme sévère, choc anaphylactique, blessure accidentelle importante…) ou bien exigent d'être prises en charge sans délai (difficultés respiratoires, perte de connaissance brutale, etc.).

Vous n'êtes pas médecin. N'attendez pas de voir si la situation s'améliore alors que vous êtes inquiet. Les urgentistes ne vous reprocheront pas d'avoir « appelé pour rien »…

La règle : appeler le 15

On peut croire que le 15 est réservé aux situations aiguës ou qu'il est plus simple et rapide de se présenter dans un service d'urgence. Appeler le Samu avant de se déplacer est plus judicieux, à condition, bien entendu, que l'on vous réponde…

Ne vous déplacez pas inutilement

- Au téléphone, le médecin régulateur peut estimer qu'une consultation de ville est suffisante. Si votre médecin ne peut vous recevoir rapidement, il existe des alternatives : maison médicale de garde (le soir et le week-end), centre de santé (sans rendez-vous), SOS médecins (24h/24). Vous pouvez aussi vous connecter à un site de prise de rendez-vous (Doctolib essentiellement) pour avoir accès à l'agenda de praticiens exerçant à proximité et disposant de créneaux pour un rendez-vous rapide.
- Le médecin régulateur peut vous conseiller et vous rassurer : un saignement de nez, par exemple, peut être spectaculaire, mais il est rarement grave hors traumatisme ou traitement anticoagulant. Le praticien peut aussi vous indiquer quoi faire (gestes pour arrêter

Des alternatives au 15

- Si vos symptômes semblent relever d'une maladie pour laquelle vous êtes suivi à l'hôpital, appelez le service qui s'occupe de vous. Certains centres de cancérologie disposent ainsi d'un service d'urgence réservé à leurs patients. Anticipez en vous informant auparavant : « Assurez-vous un service d'astreinte la nuit et le week-end ? Quel hôpital recommandez-vous en cas d'urgence ? » Même chose si vous êtes hospitalisé à domicile : composez le numéro de l'équipe de HAD. À défaut de réponse satisfaisante, faites le 15.
- Pour une personne âgée, l'attente et l'inconfort des services hospitaliers d'urgence peuvent fragiliser encore plus l'état de santé. Dans la mesure du possible (hors accident ou détresse aiguë), demandez à votre médecin de programmer une hospitalisation rapide (en appelant les établissements) plutôt que de vous adresser aux urgences. Par ailleurs, l'intervention de gériatres améliore la prise en charge. Dans certains hôpitaux, une « équipe mobile de gériatrie » intervient au sein des structures d'urgence à la demande des soignants.

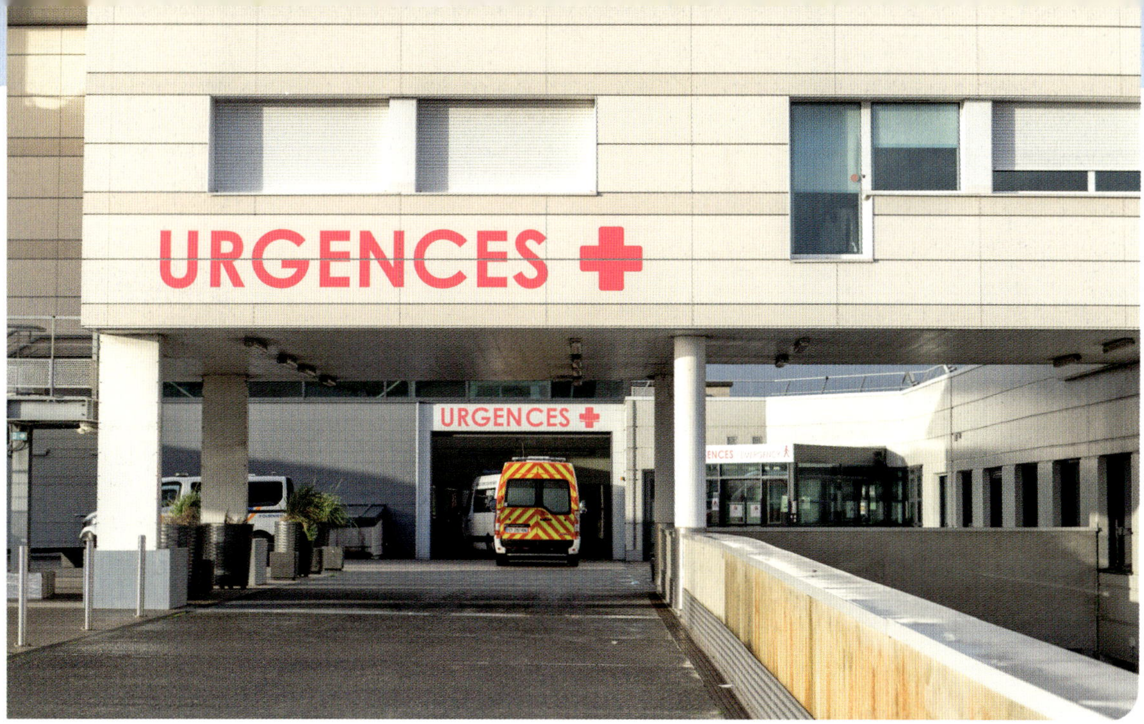

le saignement de nez, exercices de respiration pour calmer une attaque de panique…), voire prescrire des médicaments en adressant une ordonnance à une pharmacie.

Une prise en charge plus sûre et efficace

- En cas d'arrêt cardiorespiratoire et dans l'attente des secours, le médecin peut indiquer par téléphone les gestes d'urgence à pratiquer ou même vous envoyer un volontaire formé aux premiers secours (via l'application SAUV Life, notamment).
- Si nécessaire, le Samu envoie un véhicule sanitaire : ambulance si la personne doit être allongée mais n'a pas besoin de soins immédiats, pompiers ou unité mobile de réanimation. Avant l'évacuation vers l'hôpital, des gestes d'urgence peuvent être pratiqués au domicile ou dans le véhicule pour assurer les fonctions vitales et sécuriser le transport.
- Dans la mesure du possible, le médecin régulateur choisit l'hôpital en tenant compte de l'âge (pédiatrie), de la spécialité (ophtalmologie, chirurgie de la main, etc.), du plateau technique… Lorsque l'état de santé l'exige, le patient est conduit directement dans une unité de soins intensifs ou un service hospitalier sans passer par la case urgences. Ainsi, lorsqu'un AVC est suspecté, il est amené dans une unité neurovasculaire (UNV) ou, à défaut, dans un service de réanimation relié à une UNV par télémédecine.

À noter : En principe, les sapeurs-pompiers (18) interviennent plutôt pour secourir (accident de la route, fuite de gaz, incendie, noyade…) que pour soigner. Dans les faits, ils sont aussi sollicités par le Samu ou les particuliers pour des urgences médicales.

Un gros bémol : l'attente au bout du fil

L'attente peut être interminable aux périodes d'affluence. Si vous renouvelez l'appel en espérant accélérer le décrochage, vous risquez d'être remis en liste d'attente. Mieux vaut donc attendre, éventuellement appeler simultanément le 18 sur une autre ligne. À partir du moment où on vous a répondu, ne raccrochez pas avant que votre interlocuteur vous le demande.
Lorsque les lignes sont saturées, que l'appel n'aboutit pas, il est quelquefois nécessaire d'aller directement aux urgences. Là, vous verrez rapidement un infirmier d'orientation qui évaluera le degré d'urgence.

En pratique

Quand vous appelez le 15, c'est un assistant de régulation médicale qui vous répond. Il notera en premier lieu votre identité et votre adresse (y compris codes d'accès, étage, porte et autres informations). Viennent ensuite le motif de

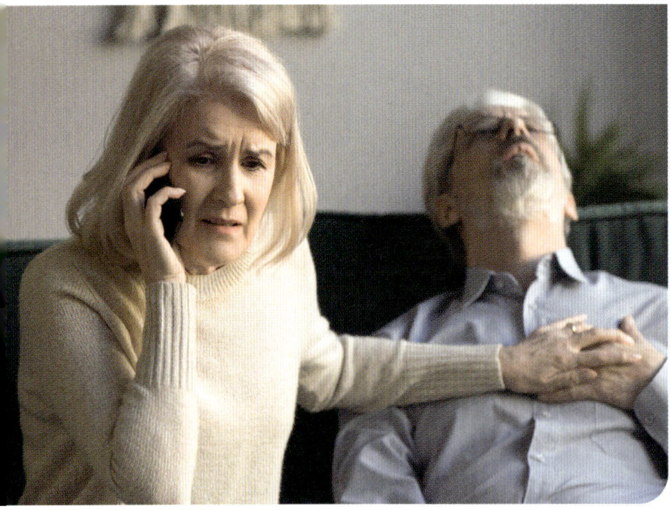

l'appel et la description des symptômes, qui lui permettent d'évaluer le niveau d'urgence. Laissez-vous guider et efforcez-vous d'être calme, sans faire de digression. Quand c'est possible, mieux vaut que la victime s'exprime directement.

L'avis d'un médecin

Les assistants de régulation médicale connaissent les signes d'alerte, mais n'ont pas de formation médicale : l'avis du médecin (même si vous ne l'avez pas directement en ligne) est donc impératif. Si l'urgence est flagrante, l'assistant vous enverra directement un véhicule d'urgence et vous passera le médecin régulateur. Dans les autres cas, c'est ce dernier qui décidera de la marche à suivre.

Si vous avez un doute ou l'impression que votre état n'a pas été bien évalué, ou si vous suspectez qu'aucun avis médical n'a été pris, insistez pour être mis directement en relation avec le médecin régulateur.

En attendant les secours

La victime ou le proche qui a appelé doit rester joignable sur le numéro enregistré par le Samu. Le médecin régulateur donne si nécessaire des instructions au téléphone : ne pas bouger la victime si une fracture vertébrale est suspectée, la mettre en position latérale de sécurité si elle est inconsciente (mais respire), dégrafer la ceinture pour faciliter la respiration, ne pas boire ni manger dans certains cas, etc.

Le délai d'arrivée des secours est très variable, il peut dépasser 30 minutes dans les zones isolées. Dans ce cas, le centre de régulation devrait faire intervenir un médecin correspondant du Samu proche de chez vous pour apporter les premiers soins dans l'intervalle.

Quelques documents à emporter

Même si les formalités administratives sont simplifiées à l'arrivée aux urgences, essayez de rassembler quelques documents :

- une pièce d'identité, votre carte vitale, votre attestation de mutuelle, la lettre de votre médecin si c'est lui qui vous adresse aux urgences ;
- vos documents de santé (carte de groupe sanguin, carte de porteur de pacemaker ou d'allergique, ordonnances, derniers résultats d'examens…) ;
- si vous disposez d'un dossier médical partagé (DMP), l'hôpital aura directement accès à vos données de santé ;
- éventuellement, le document indiquant l'identité de la personne de confiance que vous avez choisie (vous pourrez aussi le remplir à l'arrivée aux urgences), ainsi que vos directives anticipées.

Pensez aussi à vos médicaments (si l'attente est longue) et à votre téléphone. ■

Les numéros d'urgence

Ils sont gratuits et accessibles 24h/24 avec un téléphone fixe ou portable.

15 : Samu (service d'aide médicale d'urgence).

18 : sapeurs-pompiers.

112 : numéro d'appel d'urgence européen, opérationnel au sein de l'Union européenne et dans quelques autres pays. En pratique, il sert surtout lorsque vous voyagez en Europe, mais vous pouvez l'utiliser en France, où l'appel est redirigé vers le Samu ou vers les pompiers selon le département.

114 : pour les personnes qui ont des difficultés à parler ou à entendre, uniquement accessible par SMS ou fax.

Centres antipoison : leur numéro (régional) peut être utile, mais le Samu les contacte directement si nécessaire.

Un malaise vagal : pas de quoi s'inquiéter ?

Des bouffées de chaleur, une brusque pâleur, la vision qui se trouble, la sensation que le sol se dérobe sous les pieds... tous ces signes caractérisent le malaise vagal. Un incident généralement sans gravité mais qui, dans de rares cas, peut signaler une pathologie cardiovasculaire.

Un événement généralement bénin

Une forte douleur, un choc émotionnel, un coup de chaleur, une station debout prolongée, la vue du sang, et c'est le trou noir durant quelques secondes ? Il s'agit sans doute de ce qu'on appelle communément un malaise vagal, et que les médecins dénomment syncope vasovagale.
Le malaise, voire la brève perte de connaissance, n'est le plus souvent pas dû à une maladie organique : aucune lésion ou anomalie au niveau des organes ne l'explique. C'est simplement une réaction réflexe du système nerveux autonome – celui que l'on ne contrôle pas volontairement – dans certaines situations éprouvantes.

Pourquoi perd-on connaissance ?

Le malaise traduit une baisse rapide de la pression artérielle, généralement accompagnée d'un ralentissement du rythme cardiaque. Le sang n'arrive donc plus en quantité suffisante pour irriguer le cerveau, ce qui peut conduire à une perte de connaissance de quelques secondes. Cette cascade d'événements est véhiculée par le nerf vague, d'où le terme de syncope vagale ou malaise vagal.
Bien que cet incident soit fréquent, on ignore encore pourquoi le corps réagit de cette manière et si cette réaction réflexe est d'une quelconque utilité. Ces syncopes sont sans gravité, à condition que la chute n'occasionne pas de blessure. Le réel danger est là. Il est donc important de savoir reconnaître la syncope vagale, pour éviter de se blesser.

Que faire ?

Des signes avant-coureurs précèdent la perte de connaissance : bouffées de chaleur, nausées, faiblesse dans les jambes, vertiges ou encore trouble de la vision. Ils ne surviennent pas brutalement, ce qui laisse le temps de réagir pour se mettre à l'abri d'une mauvaise chute.
Aussi, dès les premiers signes, asseyez-vous si vous le pouvez. Mieux encore, allongez-vous et relevez les jambes. Cela permet de contrebalancer la chute de tension.
Autre technique efficace : contracter ses muscles dès que la sensation de malaise apparaît. Les positions suivantes, simples, maintenues durant une minute, ont fait leurs preuves.

- Debout, croisez les jambes tout en les gardant tendues et contractez volontairement les mollets, les cuisses, les fessiers et les abdominaux.
- Levez les bras au niveau de la poitrine, crochetez vos mains devant vous et tirez comme si vous tentiez de séparer vos mains. Ou bien : serrez un objet très fort dans les mains.

Pour prévenir les récidives, il est aussi vivement conseillé d'éviter les circonstances favorisantes comme la station debout prolongée, la déshydratation ou les atmosphères surchauffées. ■

Quand consulter ?

Malaise est un terme peu spécifique qui recouvre un grand nombre de situations.
Il n'est pas toujours évident de distinguer le malaise vagal, bénin en soi, d'autres défaillances manifestant un trouble possiblement grave, cardiaque notamment (arythmie, maladie valvulaire). Un malaise qui persiste, se reproduit ou s'accompagne de signes inquiétants (gêne respiratoire, douleur dans la poitrine...) doit motiver une consultation, éventuellement en urgence (appeler le 15). Chez la personne âgée, un malaise, une perte de connaissance ou une chute même sans gravité (voir p. 92) doivent faire l'objet d'un avis médical.

Hypertension : les médicaments sont-ils obligatoires ?

Les médicaments antihypertenseurs sont efficaces, mais l'activité physique et des mesures diététiques, dont la diminution du sel, peuvent suffire en cas d'hypertension légère ou, dans les autres cas, permettre d'alléger le traitement.

Qu'est-ce que l'hypertension artérielle ?

La pression du sang dans les artères est maintenue par le travail du cœur. Lorsque le cœur se contracte (systole), la pression est maximale (pression systolique). Lorsque le cœur se relâche (diastole), la pression est minimale (pression diastolique). Une tension à 140/90 signifie que la pression artérielle systolique est de 140 mm de mercure (Hg), et que la pression artérielle diastolique est de 90 mmHg. On l'exprime également en centimètres de mercure (14/9 cmHg).

Le diagnostic

On parle d'hypertension artérielle quand la pression artérielle diastolique et/ou la pression artérielle systolique sont supérieures à la normale au repos et de manière habituelle. Prises en consultation, les limites supérieures normales sont de 140 pour la systolique et de 90 pour la diastolique. Donc, un patient qui a 16/9 de manière habituelle a une hypertension, de même qu'un patient qui a 14/10. Le seuil est un peu plus élevé chez les plus de 80 ans (150 pour la systolique).

Des variations normales

Une pression artérielle élevée pendant quelques jours ne suffit pas pour poser le diagnostic d'hypertension artérielle. En effet, la pression peut fluctuer sous l'effet des émotions ou du stress (voir l'effet blouse blanche, p. 127), de l'activité (elle augmente à l'effort), de la position (elle descend un peu quand on se lève) ou du moment de la journée. Il est souvent recommandé de relever sa tension à domicile (automesure, voir p. 26) ou en continu sur 24 heures (mesure ambulatoire de la pression artérielle ou Mapa, voir encadré p. 26) pour confirmer un diagnostic d'hypertension, et éviter ainsi des surdiagnostics et donc des traitements inutiles.

Pourquoi faut-il s'en soucier ?

L'hypertension est qualifiée de « mal silencieux » car elle ne donne aucun symptôme hormis, parfois, des maux de tête. C'est pourquoi la pression artérielle doit être régulièrement vérifiée lors des consultations chez le médecin.

Que faire en cas de poussée de tension isolée ?

Une poussée de tension est une augmentation de la pression artérielle systolique au-delà de 180 ou de la pression artérielle diastolique au-delà de 110. On dit qu'elle est isolée car elle n'est pas associée à des signes de complication aiguë (AVC, œdème aigu du poumon, éclampsie, dissection de l'aorte).

Les causes habituelles de poussée de tension sont un régime trop riche en sel (au moment des fêtes, par exemple), des émotions fortes, une douleur physique, l'oubli de la prise des antihypertenseurs ou l'effet secondaire de divers médicaments, dont les anti-inflammatoires.

La poussée peut s'accompagner de maux de tête ou de troubles de l'équilibre. Dans l'immédiat, il faut se mettre au repos pour permettre à la pression de se normaliser et ne pas s'inquiéter : une poussée isolée n'a le plus souvent aucune conséquence immédiate. D'ailleurs, lors d'un effort physique (course à pied, par exemple), la pression artérielle systolique peut monter normalement jusqu'à 180 ou 200. Si la pression ne diminue pas, votre médecin décidera s'il doit majorer le traitement.

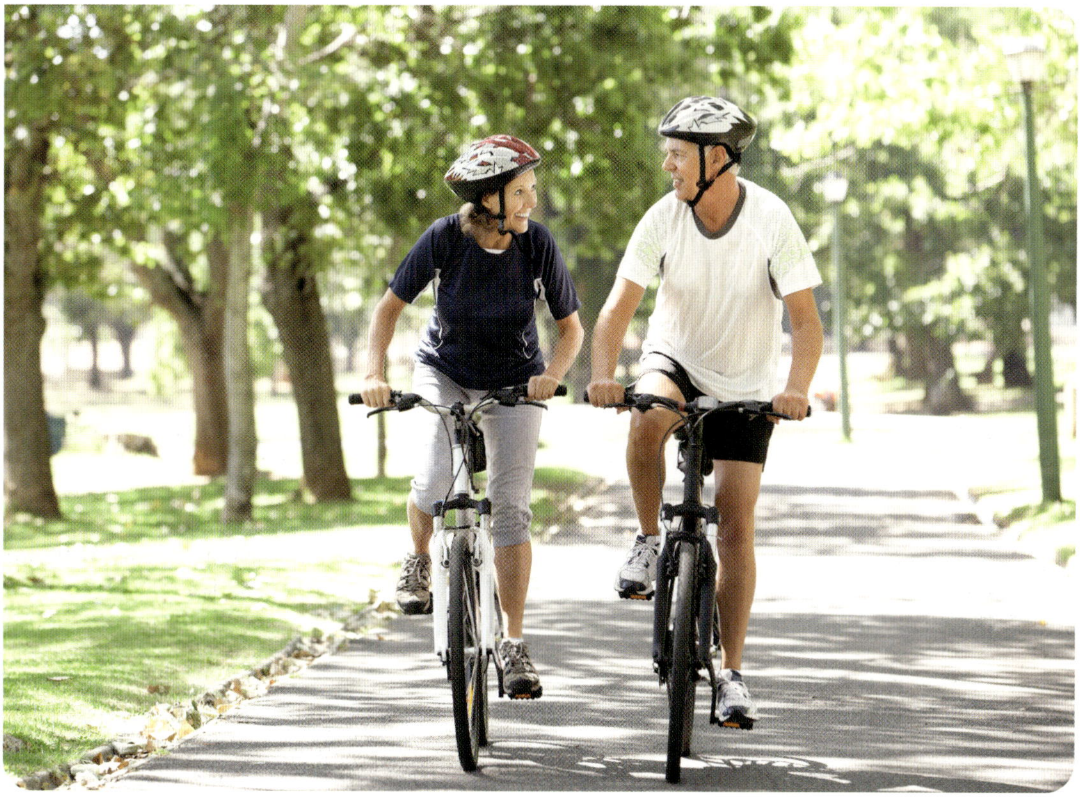

Des complications à long terme

Il est essentiel de ne pas négliger ce trouble qui altère peu à peu les vaisseaux, le fonctionnement du cœur, des reins et du cerveau. Après des années d'évolution, les complications surviennent. L'hypertension est la principale cause d'accident vasculaire cérébral (AVC) en France, elle favorise l'infarctus du myocarde, l'artérite des membres inférieurs (voir p. 94), et peut aboutir à une insuffisance cardiaque. D'autres complications sont possibles : insuffisance rénale, lésions de la rétine avec perte d'acuité visuelle pouvant aller jusqu'à la cécité, troubles sexuels chez l'homme...

Activité physique et alimentation : efficaces contre l'hypertension

S'il existe une prédisposition génétique à l'hypertension, le mode de vie détermine pour beaucoup le niveau de la pression artérielle. Ainsi, des changements d'habitude (activité physique, alimentation) peuvent faire chuter la tension artérielle tout en participant à la prévention des complications cardiovasculaires.

Une activité physique quotidienne

Les activités d'endurance de type marche, vélo, course ou natation sont particulièrement recommandées, par exemple marcher 30 minutes d'un pas soutenu tous les jours. Le ménage, le jardinage ou le bricolage ne suffisent pas.

Un régime peu salé

La réduction du sel est recommandée chez les hypertendus car elle peut faire diminuer la pression artérielle. Pour être respectées au mieux et durablement, les consignes ne doivent pas être trop contraignantes. En pratique, vous pouvez manger à peu près normalement, en concentrant vos efforts sur l'élimination des aliments hyper salés que sont :

- les biscuits apéritifs, chips et produits en saumure (olives, anchois, cornichons) ;
- la charcuterie, spécialement le jambon cru et les saucissons ;
- les fromages comme les bleus, la mimolette, la feta, qui sont particulièrement salés (à l'inverse du comté, de l'emmental ou du chèvre frais).

Salez raisonnablement et utilisez des épices et des herbes pour donner du goût. Mais souvenez-vous que la grande majorité de nos apports en sel vient des aliments transformés et non du sel de table. Limitez les produits industriels (souvent trop salés, comme les soupes) au profit d'ingrédients bruts à cuisiner. Regardez les teneurs en sel sur l'étiquetage des denrées emballées et choisissez les moins salées. Limitez également les huîtres et les moules, naturellement riches en sodium.
Le pain n'est pas l'aliment le plus salé, mais c'est une source importante de sel pour ceux qui en consomment à chaque repas. Si tel est votre cas, demandez éventuellement à votre boulanger s'il peut préparer un pain sans sel. Mais, si vous en mangez finalement assez peu (tartines du matin), faites-vous plaisir...

Les autres mesures

Pour réduire le risque de complications cardiovasculaires, modérez votre consommation d'alcool (pas plus de un à deux verres standards par jour), perdez du poids si nécessaire, arrêtez le tabac et inspirez-vous du régime méditerranéen (voir p. 250).

Quand faut-il prendre des médicaments ?

Si le repère d'une pression artérielle inférieure à 140/90 fait autorité, la cible thérapeutique doit être adaptée à chaque patient en tenant compte des autres facteurs de risque, des antécédents cardiovasculaires, de l'âge et de la tolérance aux médicaments. Ainsi, chez les plus de 80 ans, une valeur de pression artérielle moins stricte est retenue pour éviter les effets délétères de la surconsommation médicamenteuse, dont l'hypotension, à l'origine de sensations de déséquilibre, de malaises et de chutes. À l'inverse, la présence d'un diabète, maladie qui altère également les vaisseaux sanguins, oblige à traiter dès que la pression systolique est supérieure à 140.

Les seuils d'intervention

Un bon régime associé à une activité physique quotidienne peut suffire à prévenir l'hypertension artérielle ou à traiter une hypertension légère sans facteurs de risque associés (maladie cardiovasculaire ou rénale, diabète, tabagisme, obésité). Il faut essayer ces adaptations du mode de vie pendant environ six mois avant de conclure à la nécessité éventuelle d'un traitement. En cas d'hypertension plus élevée, le régime et l'activité physique restent essentiels pour diminuer les besoins en médicaments, mais ces derniers deviennent nécessaires.

Les médicaments

Le traitement débute avec une seule molécule. Ce n'est qu'en cas de résultat insuffisant que deux médicaments issus de classes différentes sont associés. De même, la prescription peut être ajustée en fonction des effets indésirables. Tous les médicaments antihypertenseurs peuvent provoquer une chute de pression artérielle en position debout, à signaler au médecin lorsque la sensation d'instabilité est prononcée ou entraîne des malaises.
Il existe cinq classes de médicaments : les diurétiques thiazidiques, recommandés si possible en premier choix car très efficaces, les inhibiteurs de l'enzyme de conversion et les sartans, plus adaptés s'il existe un diabète associé, les inhibiteurs calciques et les bêtabloquants, indiqués en cas d'insuffisance cardiaque, de maladie coronarienne ou de troubles du rythme cardiaque. Chacune de ces familles présente des effets indésirables, des contre-indications et interactions médicamenteuses dont le médecin tient compte au moment de la prescription. ■

Un traitement à vie ?

Le traitement médicamenteux est très souvent un traitement au long cours. Mais il est recommandé de réévaluer régulièrement la pertinence et la dose des médicaments, surtout avec l'avancée en âge, pour éviter les prises excessives sources d'effets indésirables. De même, une amélioration de l'hygiène de vie, une perte de poids, une diminution du stress professionnel ou familial peuvent avoir un impact sur l'hypertension et autoriser une révision des traitements.

Traitement de la tension : plus elle est basse, mieux c'est ?

Si l'hypertension est un facteur de risque cardiovasculaire, son traitement ne doit pas trop faire baisser la pression artérielle, surtout avec l'avancée en âge.

Des avantages à avoir une tension basse ?

Une pression artérielle systolique (voir p. 22) spontanément basse n'a habituellement pas d'inconvénient, au contraire. Mais est-ce le cas lorsqu'elle est obtenue par le biais d'un traitement antihypertenseur ?

Un intérêt cardiovasculaire, mais...

Plusieurs études ont cherché à savoir si une cible de pression très basse était meilleure pour la santé. Dans l'étude SPRINT publiée en 2015, 9 361 personnes hypertendues (sans antécédents d'AVC ou d'infarctus) ont été réparties dans deux groupes : les unes ont reçu un traitement intensif abaissant leur pression systolique jusqu'à 120 mmHg ; les autres, un traitement classique l'abaissant à 140. Résultat : moins d'infarctus et autres complications cardiovasculaires dans le groupe « traitement intensif », mais deux fois plus d'événements indésirables graves par rapport à l'autre groupe.

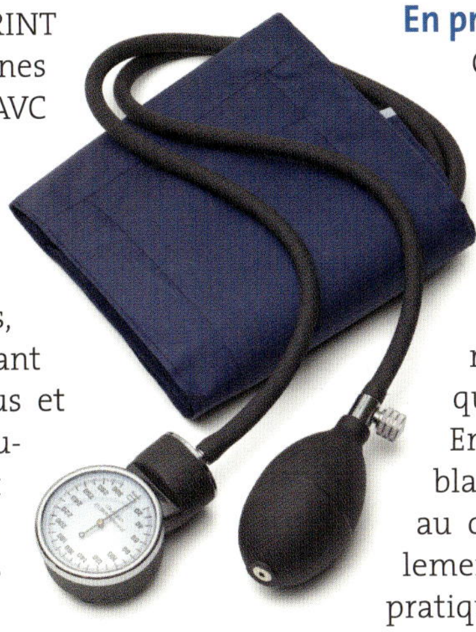

Les inconvénients d'une tension trop basse

Outre la fatigue qu'elle génère, une pression basse sous traitement expose à des risques importants.

L'hypotension orthostatique

La conséquence la plus courante est la chute de la pression artérielle en position debout. Cette hypotension orthostatique est un motif fréquent d'hospitalisation en urgence chez le sujet âgé, car elle génère une instabilité et des malaises à l'origine de chutes et donc de fractures (poignet, col du fémur, etc.).

Un risque cardiovasculaire accru

Chez les patients coronariens (souffrant d'une maladie des artères coronaires), en particulier ceux qui ont un antécédent d'infarctus du myocarde ou qui ont reçu un stent (ressort inséré dans l'artère pour augmenter son diamètre), une pression trop basse peut favoriser un infarctus par défaut de perfusion (insuffisance d'irrigation sanguine). De même, une chute trop brutale de pression artérielle peut déclencher un accident vasculaire cérébral (AVC). C'est la raison pour laquelle il est déconseillé d'utiliser des médicaments faisant brutalement chuter la pression lors d'une poussée de tension isolée (voir encadré p. 22).

En pratique

Chez les hypertendus, il est nécessaire de prendre des précautions pour obtenir la baisse de la pression.

Attention à la mesure

Le médecin doit s'assurer que la pression artérielle qu'il mesure est représentative. En effet, en cas d'effet blouse blanche (voir p. 127), la mesure au cabinet peut être inhabituellement élevée. Il est conseillé de pratiquer l'automesure à la maison (voir p. 26). Si le patient a une tension satisfaisante chez lui mais élevée en consultation, il ne faut pas majorer le traitement...

Une cible à adapter selon la tolérance aux médicaments

En cas d'hypotension en position debout, d'œdème des chevilles (médicaments anticalciques) ou d'autres effets indésirables, le médecin doit revoir l'objectif de tension (moins bas). En outre, après 80 ans, le but est d'abaisser la pression systolique sous 150 mmHg et non sous 140 comme chez l'adulte plus jeune. ■

Surveiller sa tension à domicile : est-ce nécessaire ?

À la portée de tous, la mesure de la tension artérielle par le patient lui-même a un véritable intérêt pour le diagnostic de l'hypertension et, par la suite, pour s'assurer de l'efficacité du traitement.

Pourquoi mesurer sa tension à domicile ?

S'il n'est pas obligatoire de s'équiper quand on souffre d'hypertension, les tensiomètres peuvent être utiles dans certains cas pour affirmer le diagnostic et suivre l'efficacité du traitement.

Le diagnostic initial

L'automesure permet de faire la part entre un « effet blouse blanche » (poussée de tension liée à l'anxiété ressentie en consultation par certains patients) et une véritable hypertension.

La mesure ambulatoire de la pression artérielle (Mapa)

Un brassard relié à un enregistreur porté en bandoulière est mis en place pendant 24 heures pour relever la tension à intervalles réguliers : toutes les 15 minutes dans la journée et toutes les 30 minutes la nuit. Ce dispositif permet de déjouer l'effet blouse blanche mais aussi de suivre les variations de la tension sur une journée, afin d'adapter si nécessaire les horaires de prise du médicament (le soir, par exemple, si la tension est élevée le matin au lever). L'inconvénient : le gonflement régulier du brassard peut être gênant. La Mapa permet par ailleurs de déceler une hypertension masquée : le patient présente une hypertension lorsqu'il est en activité (au travail ou au volant, par exemple), mais sa tension est normale au cabinet médical ou au repos chez lui. Ce phénomène représenterait 10 à 20 % des hypertensions.

En relevant la tension artérielle chez soi, dans un contexte de vie quotidienne, on évite des diagnostics erronés et la prescription de médicaments non seulement inutiles, mais également sources d'effets secondaires.

Le suivi

Entre deux consultations, l'automesure permet de s'assurer que la tension est bien normalisée, une précaution particulièrement utile après un infarctus ou un accident cardiovasculaire. Elle est également indiquée lors d'un changement de traitement, qu'il s'agisse d'une nouvelle posologie, d'une autre molécule ou de l'ajout d'un deuxième médicament. Pour le patient, c'est aussi une façon de s'impliquer un peu plus dans la gestion d'un trouble qui ne se manifeste par aucun symptôme ou presque mais représente un facteur de risque cardiovasculaire majeur (voir p. 23).

En pratique

Les tensiomètres électroniques sont faciles à manipuler, et les plus simples font très bien l'affaire. Les appareils mesurant au bras sont réputés plus fiables que les tensiomètres de poignet.

Quand faut-il mesurer sa pression artérielle ?

Votre médecin vous donnera des indications. En général, la mesure est préconisée durant trois jours, éventuellement cinq, avant une consultation ou peu de temps après un changement de médicament. Une surveillance est également recommandée en cas de maux de tête, de prise ou de perte de poids, de douleur inhabituelle. Sauf exception, il n'y a pas de raison de prendre sa tension tous les jours : cela ne doit pas devenir une obsession !

La mesure de la pression artérielle (au bras)

- À la première utilisation, il faut vérifier que la pression est identique aux deux bras. Si elle est plus élevée d'un côté, c'est à ce bras qu'il faut faire la mesure. Autrement, le choix du bras droit ou gauche est indifférent. Le brassard, naturellement, doit être adapté à la circonférence du bras.

- La mesure se fait matin et soir : le matin, entre le lever et le petit déjeuner, avant la prise de médicaments ; le soir, entre le dîner et le coucher.
- La mesure se fait en position assise, dans un endroit calme, après quelques minutes de repos.
- Le brassard comporte un repère « artère » à positionner en regard de l'artère humérale qui passe dans le creux du coude. L'avant-bras est posé à la hauteur du cœur, par exemple sur une table. Une touche permet d'actionner le tensiomètre, qui gonfle le brassard puis le dégonfle et mesure la pression.
- Pour améliorer la précision de la mesure et sa fiabilité, il est utile de prendre la tension trois fois d'affilée et de ne pas tenir compte de la première mesure, souvent plus élevée en raison d'une réaction d'« alarme ».

Le résultat

Notez précisément vos résultats avec le jour et l'heure (ils peuvent aussi être stockés via une application ou directement sur le tensiomètre). L'objectif d'une tension à moins de 140/90 mmHg (voir p. 22) correspond à une mesure

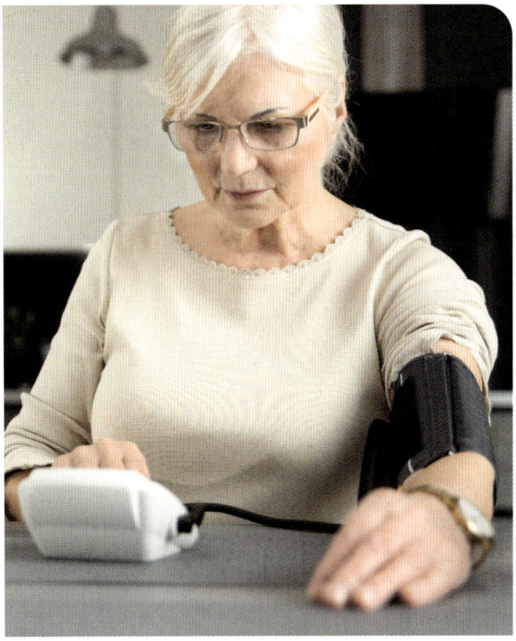

au cabinet du médecin. Mais, à la maison, au calme et sans déplacement préalable susceptible de faire monter un peu la tension, la cible est plus basse : la pression systolique doit dans l'idéal être en dessous de 135, et la pression diastolique en dessous de 85.

Si l'appareil affiche des valeurs successives très différentes, c'est probablement qu'il fonctionne mal. Vérifiez votre tension auprès de votre médecin ou de votre pharmacien. ■

D'autres automesures utiles

- **L'oxymètre**, ou saturomètre, est principalement destiné aux insuffisants respiratoires chroniques. Ce petit appareil en forme de doigtier mesure la saturation en oxygène du sang capillaire. Normalement, cette dernière est supérieure ou égale à 95 %. Chez le bronchitique chronique qui reçoit de l'oxygène au moyen de lunettes ou d'un masque, la saturation en oxygène doit atteindre au moins 92 %. Les oxymètres se révèlent également utiles en cas d'infection à coronavirus, pour détecter précocement un manque d'oxygène. En cas de saturation inférieure à 90 %, un apport en oxygène s'impose. Attention, l'oxymètre marche mal sur des ongles vernis, en cas d'anémie sévère ou de pouls faible. Il ne faut pas l'exposer à une lumière forte directe.
- **Le lecteur de glycémie** (taux de glucose dans le sang) est destiné aux diabétiques. Au moyen d'un autopiqueur, le patient pique le bout d'un doigt et dépose une goutte de sang sur une bandelette. Cette dernière est insérée dans le lecteur et la glycémie s'affiche.
- **Le lecteur de l'INR** (facteur de coagulation) mesure l'effet thérapeutique de la prise d'anticoagulants, médicaments dont le dosage est délicat. Il permet au patient d'ajuster son traitement pour éviter un surdosage, source d'hémorragie, ou un sous-dosage susceptible d'entraîner la formation de caillots. Le lecteur fonctionne selon le même principe que le lecteur de glycémie.

Douleur dans la poitrine : faut-il systématiquement appeler le 15 ?

Une douleur dans la poitrine n'est pas forcément le signe d'un infarctus. Mais, au moindre doute, le bon réflexe est d'appeler le 15 pour éliminer les diagnostics qui nécessitent une intervention d'urgence.

Ce qu'on appelle douleur dans la poitrine

La douleur dans la poitrine désigne toute douleur ou sensation anormale et pénible localisée dans la zone du thorax, partie du corps qui se trouve entre la première et la douzième vertèbre. Le thorax comprend les côtes, la cage thoracique (qui contient le cœur, les poumons, l'œsophage...) et le sternum.
La douleur thoracique est fréquente et peut avoir de nombreuses causes, plus ou moins graves. Parmi elles, on retrouve des urgences vitales, dont l'infarctus du myocarde, et des urgences relatives, qui nécessitent une consultation sans attendre.

Les urgences vitales

Ce sont les situations qui nécessitent un appel vers le 15 (voir p. 18) au moindre doute car le pronostic vital est en jeu.

Essayez de décrire la douleur

Pour déterminer l'origine de la douleur, le médecin interroge le patient ou le proche sur sa localisation, sa survenue brutale ou progressive, son type, ses circonstances d'apparition (froid, effort, toux, orgasme...), son aggravation ou non avec les mouvements ou à la palpation. Il relèvera également les signes associés : fièvre, sueurs, troubles digestifs, toux, expectoration, gêne respiratoire, malaise, pouls anormal... Ces précisions l'aideront à déterminer si l'origine est plutôt musculaire, respiratoire, cardiaque, osseuse, etc.

L'infarctus du myocarde

Communément appelé crise cardiaque, l'infarctus du myocarde est déclenché par l'obstruction brutale d'une artère (artère coronaire) qui alimente le cœur en sang et donc en oxygène. Il correspond à la destruction d'une partie du muscle cardiaque. Chaque année, 15 000 personnes meurent par infarctus du myocarde.
Généralement, la crise cardiaque se manifeste par une douleur aiguë située en plein milieu du thorax (derrière le sternum), qui peut irradier vers le dos, les mâchoires, le bras gauche. Elle produit une sensation angoissante de serrement et d'oppression.
Cette douleur se prolonge dans le temps (au moins 20 minutes) et peut s'accompagner d'une fatigue intense, de sueurs, d'une pâleur, d'un essoufflement, de palpitations ou encore de signes digestifs comme des nausées et des vomissements.
Il faut cependant savoir que près d'un quart des infarctus du myocarde ne s'accompagnent pas de ces signes typiques. La douleur siège parfois dans le creux de l'estomac, et s'accompagne de nausées et vomissements qui évoquent un problème plutôt digestif. Certains infarctus sont silencieux et ne sont découverts qu'après, en raison de leurs complications.

L'embolie pulmonaire

Elle est provoquée par un caillot de sang (ou thrombus) qui s'est formé le plus souvent dans une veine des membres inférieurs (phlébite). Le caillot se détache, remonte vers le cœur et se retrouve « piégé » dans la circulation artérielle pulmonaire, obstruant la circulation. L'embolie pulmonaire peut provoquer une syncope (perte de connaissance brutale), une chute tensionnelle sévère (état de choc), parfois une mort subite. Il y aurait environ 100 000 cas par an en France, dont 10 à 20 000 sont mortels.
L'embolie se manifeste par une douleur thoracique située sur un côté du sternum ou derrière. Elle augmente à l'inspiration et s'accompagne

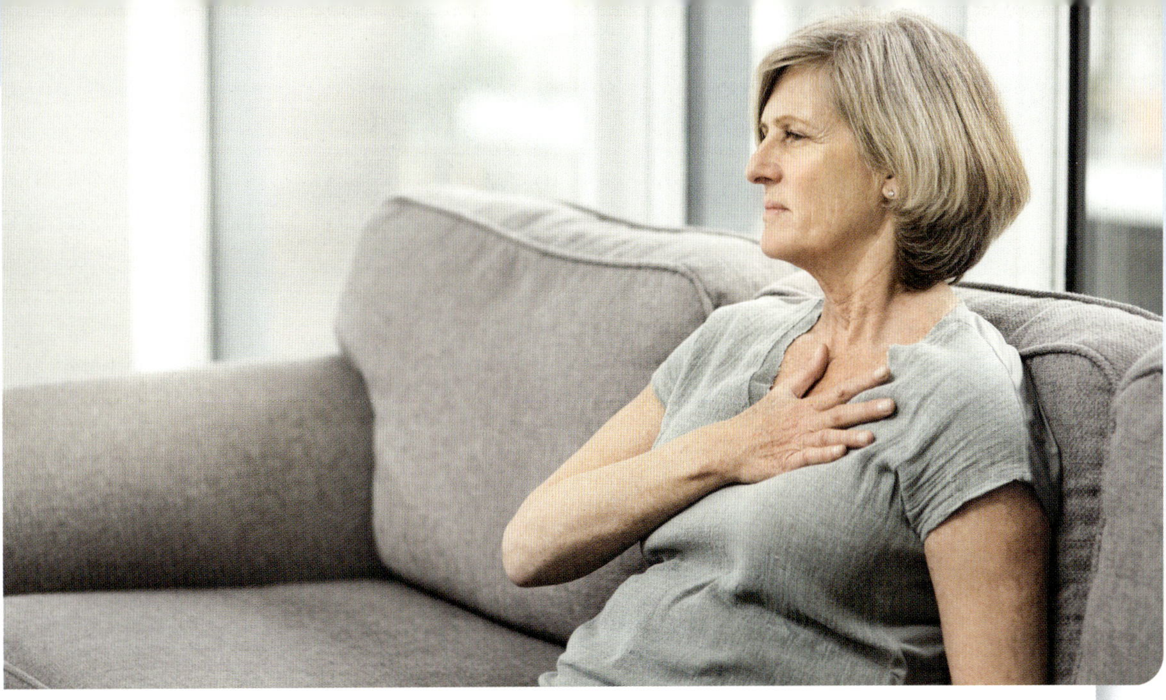

d'une respiration courte, rapide et superficielle, avec parfois une accélération du rythme cardiaque. Les symptômes sont quelquefois difficilement évocateurs, car peu intenses ou spécifiques. Une douleur modérée doit alerter lorsqu'elle survient dans un contexte à risque de phlébite (suite d'une intervention chirurgicale, immobilisation, cancer en cours de traitement...).

La dissection aortique

C'est un événement rare qui arrive chez des personnes hypertendues non traitées. L'hypertension artérielle provoque une fissuration entre les feuillets constituant la paroi de l'aorte, la plus grosse artère de l'organisme, avec un risque de rupture et d'hémorragie interne.
Généralement, les personnes présentant une dissection aortique perçoivent une douleur soudaine, atroce, souvent décrite comme déchirante. Son intensité peut même entraîner un évanouissement. Le plus souvent, la douleur est ressentie au niveau de la poitrine, mais elle peut l'être aussi dans le dos, entre les omoplates.

Les urgences relatives

D'autres pathologies à l'origine de douleurs thoraciques n'engagent pas le pronostic vital mais nécessitent néanmoins une consultation sans trop attendre.

L'angor, ou angine de poitrine

L'angine de poitrine résulte d'un rétrécissement des artères coronaires (irriguant le muscle cardiaque) qui limite les apports en oxygène au cœur. La douleur survient généralement lors d'un effort physique et s'apaise avec le repos. Elle est décrite comme une gêne, une lourdeur, une douleur vague ou une sensation d'oppression derrière le sternum. En général, l'angor s'aggrave quand il fait froid.
Avec le temps, l'angor peut devenir instable : la douleur survient de façon plus fréquente et plus durable pour des efforts plus faibles. Elle peut se déclencher spontanément, sans lien avec l'effort. Cette aggravation fait craindre la survenue d'un infarctus du myocarde.

Les pathologies pulmonaires

Plusieurs maladies des poumons peuvent être responsables de douleurs thoraciques. C'est le cas du pneumothorax, dû à la présence anormale d'air dans la cavité pleurale, entre les deux feuillets de la plèvre (qui entoure les poumons). Le pneumothorax peut être spontané ou dû à une fracture de côte ou à une blessure. Il se manifeste de façon brutale, par une gêne thoracique voire une douleur thoracique aiguë (douleur en « coup de poignard »).
D'autres affections comme la pneumonie ou la pleurésie (inflammation de la plèvre) peuvent être à l'origine d'une douleur thoracique. ■

Un mini-AVC sans séquelles : une alerte à prendre au sérieux ?

Les signes évoquent un accident vasculaire cérébral (AVC) mais ne durent que quelques minutes et ne laissent aucune séquelle. L'accident ischémique transitoire (AIT), surnommé mini- ou micro-AVC, ne doit pas être pris à la légère car il peut annoncer un véritable AVC.

L'accident ischémique transitoire

L'AIT est dû à une interruption temporaire de l'apport sanguin à une partie du cerveau. Ses facteurs de risque, dominés par l'hypertension artérielle, et ses mécanismes sont identiques à ceux des AVC dits ischémiques (la majorité des AVC, voir encadré). Environ 40 000 personnes seraient concernées chaque année, mais il arrive que les signes soient tellement fugaces qu'ils passent inaperçus.

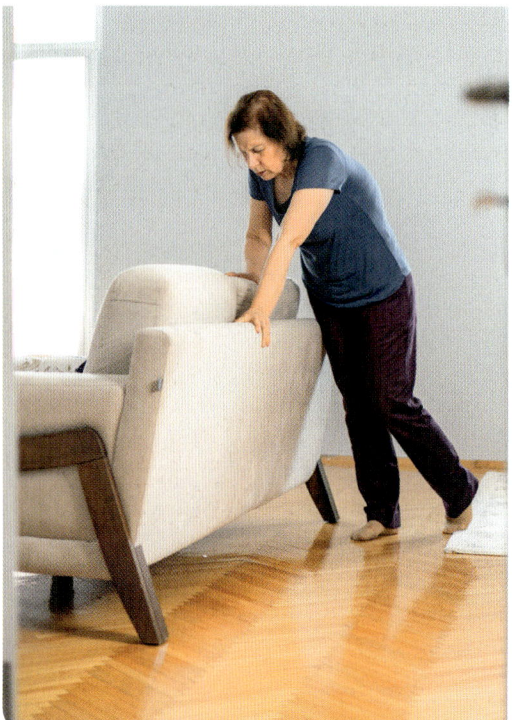

Les mécanismes

L'athérosclérose est l'une des causes. Des plaques d'athérome (mélange de lipides, de tissu fibreux, de calcaire, d'éléments sanguins) se déposent sur les parois des artères de gros et de moyen calibre, comme les artères carotides. Elles peuvent épaissir avec le temps puis se rompre, ce qui entraîne l'activation des plaquettes sanguines et un processus de coagulation responsable de la formation de caillots sanguins. Ces derniers entravent puis obstruent la circulation dans l'artère cérébrale.

Le caillot peut aussi provenir du cœur, notamment chez les personnes qui souffrent d'arythmie cardiaque (fibrillation atriale), pour ensuite atteindre le cerveau.

En cas d'AIT, ces caillots se dissolvent rapidement, d'où le caractère éphémère des symptômes.

Dans d'autres cas, l'AIT est provoqué par des lésions touchant les petites artères profondes cérébrales (microangiopathie cérébrale). L'occlusion de ces vaisseaux est à l'origine d'infarctus dits lacunaires ou profonds qui, en général, n'ont pas de conséquences immédiates, la partie touchée étant de petite taille. En revanche, les récidives peuvent à terme provoquer divers troubles, notamment une détérioration des fonctions cognitives.

Des symptômes identiques à ceux de l'AVC

Les symptômes d'un AIT sont schématiquement similaires à ceux d'un AVC, mais ils ne durent que quelques minutes et disparaissent complètement en moins d'une heure. Ils peuvent donc passer inaperçus ou être confondus avec un malaise passager. L'incident ne provoque pas de destruction cellulaire cérébrale, d'où l'absence de séquelles neurologiques. Ce tableau est faussement rassurant.

Les principaux symptômes d'un AIT

Ils apparaissent soudainement et brutalement, en quelques minutes, et varient selon la localisation et la taille de la lésion cérébrale.

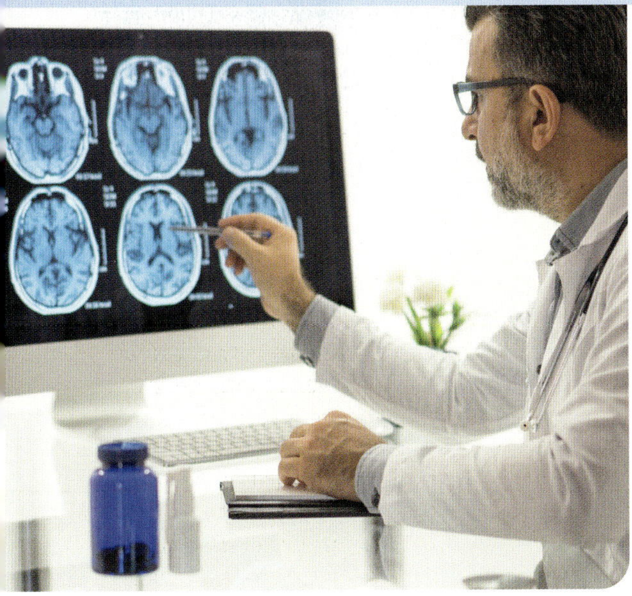

- Perte de la motricité et de la force d'une jambe ou d'un bras d'un côté du corps, parfois des deux.
- Perte de la sensibilité d'un bras, d'une jambe ou de la totalité d'un côté du corps, avec sensation d'engourdissement.
- Engourdissement du visage, atteinte latérale se traduisant par la déviation d'un côté de la bouche. La déformation est particulièrement visible lorsque la personne tente de sourire.
- Troubles de l'équilibre et de la marche.
- Troubles du langage : difficulté à trouver les mots, à les exprimer, à répéter une phrase.
- Confusion : difficulté à comprendre son interlocuteur.
- Perte de la vision d'un œil ou vision trouble.
- Maux de tête violents et intenses.

Un signe avant-coureur à ne pas négliger

Environ un quart des AVC qui frappent chaque année en France ont été précédés par un ou plusieurs épisodes d'AIT. Le risque est élevé dans les 24 à 48 heures, mais l'AVC peut aussi survenir dans les mois qui suivent. Selon l'Inserm (Institut national de la santé et de la recherche médicale), le risque de survenue d'un AVC serait de 5 % dans les 48 heures qui suivent un AIT en l'absence de prise en charge et d'environ 10 % dans le mois qui suit.

Une urgence neurologique : appeler le 15

Même si tout revient à la normale rapidement, quand vous ou vos proches pensez que vous avez fait un AIT, il est impératif d'appeler les urgences (15). Une prise en charge de l'AIT dans les 12 heures après son apparition permettrait de réduire de 80 % la probabilité de survenue d'un AVC ultérieur. L'examen clinique sera complété si nécessaire par un doppler des artères cérébrales, un électrocardiogramme et une IRM (imagerie par résonance magnétique) pour confirmer l'origine vasculaire du trouble et s'assurer qu'il n'existe pas de saignement cérébral.
Le traitement d'urgence repose sur la prise de fluidifiants sanguins (antiagrégant plaquettaire comme l'aspirine). Une intervention chirurgicale est parfois nécessaire pour améliorer la vascularisation de la carotide. ■

L'AVC, une urgence vitale

L'accident vasculaire cérébral, ou attaque cérébrale, frappe 140 000 personnes en France par an. Il représente la première cause de handicap acquis chez l'adulte et la deuxième cause de démence après la maladie d'Alzheimer. Au total, plus de 500 000 personnes vivent avec des séquelles d'AVC et 30 000 personnes en meurent chaque année.

L'AVC peut être ischémique ou hémorragique. Dans le premier cas (85 % des AVC), le flux sanguin est interrompu dans une partie du cerveau. Dans le second, une artère se rompt dans le cerveau et provoque une hémorragie : la circulation est coupée dans la partie irriguée par l'artère et le sang qui s'épanche endommage les tissus cérébraux.

Quelle que soit la forme de l'AVC, une zone plus ou moins importante du cerveau souffre et, en quelques minutes, des millions de neurones privés d'oxygène sont détruits, ce qui entraîne des séquelles potentiellement graves. Chaque minute compte dans la prise en charge pour rétablir au plus vite la circulation cérébrale et limiter l'extension des lésions. Il est par conséquent essentiel de connaître les premiers signes de l'AVC (voir texte).

Des palpitations cardiaques ne sont jamais anodines. Vrai ou faux ?

Tout le monde peut ressentir un jour les battements de son cœur. Les palpitations sont désagréables, mais elles sont généralement bénignes. Dans certains cas, cependant, elles indiquent un trouble du rythme cardiaque potentiellement très grave.

De quoi parle-t-on ?

Le cœur bat en moyenne au rythme de 60 à 80 fois par minute au repos, un peu moins chez les grands sportifs. En temps normal, ses contractions passent inaperçues. Lorsqu'elles deviennent perceptibles, qu'elles soient trop rapides, trop fortes ou irrégulières, on parle de palpitations : ce terme générique recouvre de multiples situations, des plus bénignes aux plus graves.

Des causes fonctionnelles

Le plus souvent, les palpitations résultent d'une réaction physiologique de l'organisme. Ainsi, il n'y a rien d'anormal à ce que les battements cardiaques s'accélèrent et soient ressentis lors d'un effort physique. Cet emballement répond à un processus adaptatif : la fréquence cardiaque plus rapide augmente le débit sanguin en direction des muscles et permet ainsi un approvisionnement suffisant en oxygène.

Le stress et les émotions fortes

Le stress est une cause commune de palpitations passagères : qui n'a jamais senti son cœur battre la chamade en entendant un bruit inquiétant ou avant un examen ? La tachycardie (plus de 100 battements par minute au repos) est une réaction habituelle du système nerveux végétatif en situation de stress aigu. Chez les personnes anxieuses, ces palpitations peuvent se déclencher sans cause apparente, à la seule évocation d'une peur ou d'un risque ou lors d'une attaque de panique (voir p. 129).

Des palpitations sont également possibles durant la grossesse, le rythme cardiaque ayant tendance à s'accélérer en raison de modifications hormonales et d'une augmentation du volume de sang.

L'abus de stimulants

La caféine (café, thé, boissons énergisantes, sodas au cola, chocolat) est une cause fréquente de palpitations, y compris chez l'enfant et l'adolescent. Il en est de même pour l'alcool, certaines drogues (cocaïne, cannabis...) et la nicotine.

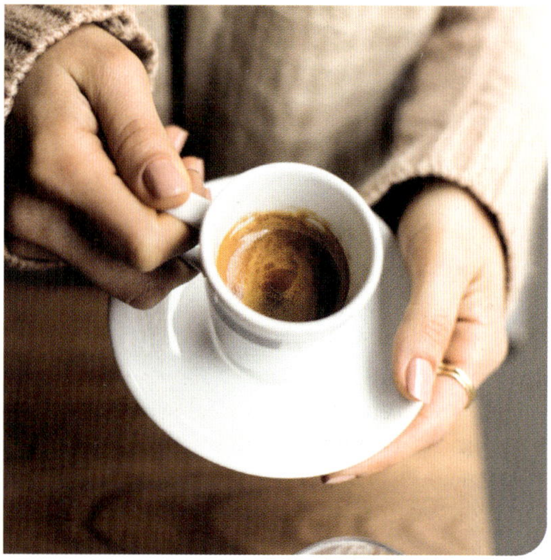

Un effet indésirable de certains médicaments

Certains médicaments (bronchodilatateurs, décongestionnants, antihypertenseurs, médicaments de la thyroïde, antidépresseurs...) peuvent également être responsables de palpitations.

Des causes non cardiaques

Les palpitations peuvent être ressenties à l'occasion de troubles ou maladies dont l'origine n'est pas cardiaque. Parmi les causes les plus courantes :

- une forte fièvre, car elle nécessite une adaptation du cœur qui peut être perçue sous forme de palpitations ;

- l'anémie (diminution du taux d'hémoglobine dans le sang), qui provoque une accélération du rythme cardiaque pour compenser le manque d'oxygénation lié à la baisse de l'hémoglobine ;
- l'hyperthyroïdie (production excessive d'hormones thyroïdiennes), qui s'accompagne d'une augmentation du rythme cardiaque ;
- les apnées du sommeil (voir p. 38), qui se manifestent par des interruptions brèves de la respiration plusieurs fois par heure.

Des troubles cardiaques à l'origine de palpitations

Les palpitations peuvent révéler un trouble du rythme et de la conduction cardiaque.

La maladie de Bouveret

Parfois appelée tachycardie paroxystique bénigne, cette maladie provoque des accès de palpitations à début et fin brusques, suivis d'une envie d'uriner. Elle est due à une anomalie du circuit électrique entre oreillettes et ventricules présente dès la naissance, et touche surtout des gens jeunes, plus souvent des femmes. Ces épisodes ne sont pas graves, il n'y a pas de cardiopathie sous-jacente, mais ils peuvent être impressionnants et handicapants s'ils sont fréquents.

Une manœuvre simple (expirer en se pinçant le nez et en fermant la bouche) stimule le nerf vague (nerf crânien contrôlant notamment la fréquence des battements cardiaques) et permet normalement de ralentir le rythme cardiaque et de faire cesser la crise.

La fibrillation atriale

Avec l'avancée en âge, à partir de la soixantaine, les palpitations peuvent être le signe d'un trouble du rythme cardiaque plus sérieux : la fibrillation atriale (ou auriculaire). Elle se produit dans les oreillettes (cavités supérieures du cœur), qui se contractent très rapidement et de façon anarchique. Outre les palpitations, les signes sont un essoufflement et de la fatigue. Mais surtout, lorsque le sang est emprisonné dans les oreillettes du fait de contractions anormales, il a tendance à coaguler et à former des caillots qui peuvent être à l'origine d'accidents vasculaires cérébraux.

La fibrillation ventriculaire

Plus rare mais beaucoup plus grave, la fibrillation ventriculaire est une urgence vitale. Les ventricules (cavités inférieures du cœur) sont soumis à des stimulations électriques si rapprochées qu'ils ne peuvent plus se contracter suffisamment pour faire circuler le sang dans l'organisme, entraînant l'arrêt cardiaque. En l'absence d'intervention immédiate, l'issue est fatale.

Quand il faut appeler les urgences

Si les palpitations sont associées à une sensation de malaise, à des vertiges, à des douleurs au niveau de la poitrine, à une respiration courte et difficile, appelez les urgences (15) car il peut s'agir d'un trouble du rythme cardiaque ou d'un infarctus. Faites-le également si vous souffrez d'une maladie cardiaque ou si vous avez des antécédents familiaux de mort subite liée à un problème cardiaque.

Par ailleurs, si les palpitations reviennent souvent, qu'elles durent longtemps, qu'elles ne sont pas liées à un stress ou à un abus de caféine, voyez rapidement votre médecin traitant afin d'en déterminer la cause. ■

Comment prendre son pouls ?

Pour avoir une idée de son rythme cardiaque et de sa régularité, la prise du pouls est un geste simple et efficace. Pour prendre le pouls, il faut utiliser l'index et le majeur d'une main et les appliquer au niveau du poignet opposé dans le prolongement du pouce. Autre méthode : appliquer l'index et le majeur sur le cou au niveau de l'artère carotide pour ressentir les pulsations cardiaques. Comptez les battements durant 15 secondes puis multipliez par quatre pour obtenir le nombre de battements par minute.

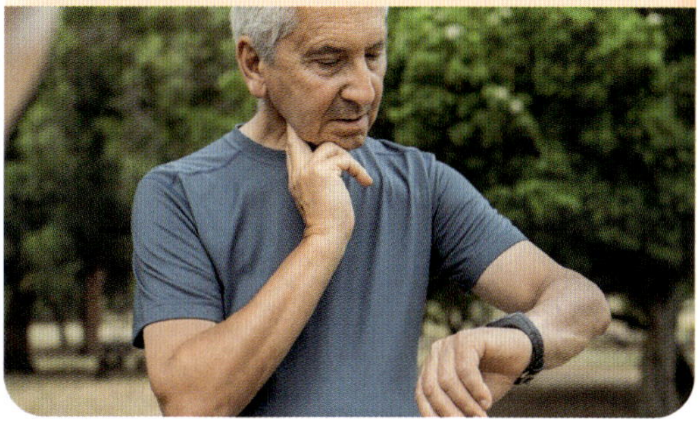

Un taux de cholestérol élevé, c'est grave, docteur ?

Le cholestérol a mauvaise réputation. Or, non seulement il est indispensable au bon fonctionnement de notre corps, mais le lien entre taux élevé de cholestérol dans le sang et maladies cardiovasculaires est loin d'être établi.

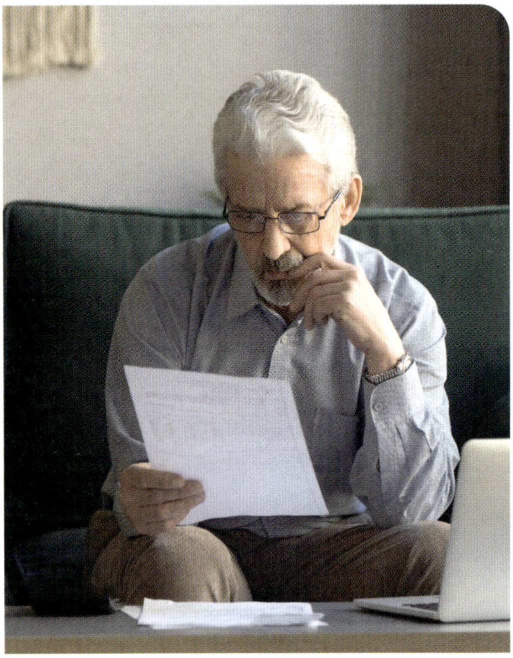

Le rôle du cholestérol dans notre organisme

Le cholestérol est un lipide présent dans le sang et dans les tissus du corps. La grande majorité du cholestérol circulant dans le sang est fabriquée par le foie. Le cholestérol consommé n'est qu'en partie absorbé par le sang. Des apports alimentaires abondants freinent la synthèse hépatique, tandis que des apports insuffisants la stimulent.

Indispensable à l'organisme

Le cholestérol est un constituant de la membrane de toutes les cellules. Il est aussi un élément essentiel à la production de plusieurs hormones (cortisol, œstrogènes, testostérone…), de la vitamine D ainsi que des acides biliaires que l'on retrouve dans la bile et qui nous aident à digérer.

Deux cholestérols différents ?

Pour parler du cholestérol, on évoque souvent le « bon » et le « mauvais » cholestérol. En réalité, il n'y a qu'un seul cholestérol. Les deux termes font référence aux molécules qui transportent cette graisse dans la circulation sanguine : les lipoprotéines de basse densité (LDL) et les lipoprotéines de haute densité (HDL). Les premières, qualifiées à tort de « mauvais cholestérol », ont pour but d'apporter ce lipide aux différents organes. Les secondes (« bon cholestérol ») le rapportent vers le foie pour qu'il y soit éliminé.

Un marqueur de risque, mais pas un facteur de risque

On présente souvent le cholestérol comme l'ennemi de nos artères. Pourtant, hormis le cas particulier de l'hypercholestérolémie familiale (voir plus loin), sa responsabilité est désormais remise en cause. L'élévation du taux de cholestérol n'est pas un facteur de risque en tant que tel : c'est une donnée biologique, ou un marqueur effectivement associé à un risque accru de maladie cardiovasculaire, mais

Quelle prévention ?

Arrêter de fumer, faire de l'exercice, adopter un régime de type méditerranéen (voir p. 250), ne pas boire d'alcool ou en boire très modérément, maintenir un poids de forme, agir contre l'hypertension et stabiliser sa glycémie si l'on souffre de diabète… Toutes ces mesures ont démontré leur efficacité pour protéger le cœur et les vaisseaux, diminuer le risque d'infarctus du myocarde, d'accident vasculaire cérébral – et de maladie en général.

le fait qu'il soit à l'origine du processus pathologique d'athérosclérose (voir p. 30) n'est pas prouvé. Chez une personne sans antécédent cardiovasculaire (voir ci-dessous), il est inutile de faire baisser le taux de cholestérol si l'on n'agit pas sur les vrais facteurs de risque que sont l'hypertension, le surpoids, le diabète ou le tabagisme.

Quand faut-il traiter ?

La prescription de statines (médicaments utilisés pour faire baisser la cholestérolémie) a longtemps été systématisée chez les patients présentant un fort taux de cholestérol, quels que soient leurs antécédents cardiovasculaires. Or tous n'ont pas besoin de ce traitement.

En prévention primaire

Si vous n'avez pas d'antécédent personnel d'accident cardiovasculaire, c'est-à-dire en prévention primaire, la prise de statines n'est pas justifiée. Elle fait courir beaucoup de risques d'effets indésirables gênants, voire graves (troubles digestifs, douleurs musculaires, risque accru de diabète de type 2, etc.), pour trop peu de bénéfices.
Si vous êtes dans ce cas, n'interrompez pas la prise de statines de vous-même, mais abordez la question de la pertinence de votre traitement avec votre médecin. Prenez éventuellement un deuxième avis si le praticien est fermé à tout dialogue sur les effets du cholestérol.

En prévention secondaire

Après un accident cardiovasculaire (infarctus, accident vasculaire cérébral), la prescription d'une statine (pravastatine, simvastatine) peut être indiquée pour réduire le risque de survenue d'un nouvel événement, c'est-à-dire en prévention secondaire. Elle doit être envisagée au cas par cas en fonction de l'âge, des risques d'interactions médicamenteuses, etc., et revue ou ajustée si elle s'accompagne d'effets indésirables gênants ou graves.

Le cas particulier de l'hypercholestérolémie familiale

Causée par une anomalie de gènes responsables du métabolisme du cholestérol, l'hypercholestérolémie familiale se caractérise par un taux anormalement élevé de LDL-cholestérol dans le sang, et ce dès la naissance. Dans les formes les plus sévères, ce taux peut même être jusqu'à 10 fois supérieur à la normale. L'absence de traitement accroît considérablement le risque d'accident cardiovasculaire entre 50 et 60 ans. Dans les formes les plus graves, ces accidents peuvent survenir bien plus tôt, autour de la vingtaine quelquefois.
De ce fait, il est essentiel de diagnostiquer précocement cette pathologie, surtout s'il existe des antécédents familiaux d'accident cardiovasculaire prématuré. Des signes extérieurs peuvent alerter, comme des dépôts de graisse jaunâtre au niveau des paupières (xanthélasma), des tuméfactions au niveau du tendon d'Achille, des mains ou des coudes (xanthome), ou un arc blanc autour de l'iris (arc cornéen). Un test génétique permet de confirmer le diagnostic clinique. Dans ce cas particulier, la prise de statines est nécessaire. Dans les formes sévères, une LDL-aphérèse (technique de filtrage du sang proche de la dialyse) doit être pratiquée à intervalles réguliers. ■

La levure de riz rouge : un intérêt ?

Pas plus que les aliments enrichis en phytostérols (voir encadré p. 257), les compléments de levure de riz rouge (moisissure se déposant sur le riz), présentés comme une alternative « naturelle » aux statines, n'ont d'intérêt en prévention cardiovasculaire. La levure de riz rouge contient une substance proche des statines et peut donc induire les mêmes effets secondaires que ces médicaments.

Son usage est contre-indiqué chez les patients déjà traités par statines ou ayant dû interrompre ces traitements. Les femmes enceintes et allaitantes, les plus de 70 ans ou encore les forts consommateurs de pamplemousse (qui interagit avec les statines en augmentant le risque d'effets indésirables) doivent également l'éviter. Même en dehors de ces populations, un avis médical est recommandé. En 2016, les autorités belges ont été plus tranchées et ont préconisé l'interdiction pure et simple de ces compléments.

Activité physique en cas de fragilité cardiaque : à haut risque ou bénéfique ?

L'activité est toujours bonne pour le cœur. Toutefois, chez les patients présentant un « problème cardiaque », elle peut nécessiter un réentraînement physique préalable et des mesures de prudence.

Les bénéfices de l'activité physique

Le cœur est un muscle qui fonctionne sans relâche pour faire circuler le sang et alimenter l'organisme en oxygène. Bien entraîné, il est plus tonique et « tient mieux la distance ». C'est pourquoi les spécialistes sont formels : pour protéger son cœur, il faut diminuer le temps de sédentarité (ne pas rester assis toute la journée) et pratiquer une activité physique régulière. Les personnes atteintes d'une maladie cardiaque (arythmie, insuffisance, cardiopathie congénitale...) ou ayant été victimes d'un infarctus du myocarde ont également tout intérêt à pratiquer régulièrement une activité physique.

Une amélioration de la qualité de vie

Il y a quelques décennies, l'activité physique était plutôt contre-indiquée en cas de maladie cardiaque, pour ménager le cœur et éviter de déclencher un accident cardiaque. Une meilleure connaissance de ces pathologies a montré que non seulement l'inactivité augmentait l'essoufflement et la fatigabilité par déconditionnement à l'effort, mais qu'elle aggravait le pronostic des malades. L'activité est désormais recommandée et considérée comme sûre, y compris chez les personnes qui portent un pacemaker ou un défibrillateur, qui ont besoin d'une assistance respiratoire ou ont été transplantées.

Les études rapportent un effet bénéfique sur la qualité de vie en grande partie dû à l'amélioration des capacités respiratoires et de la force musculaire, deux fonctions essentielles

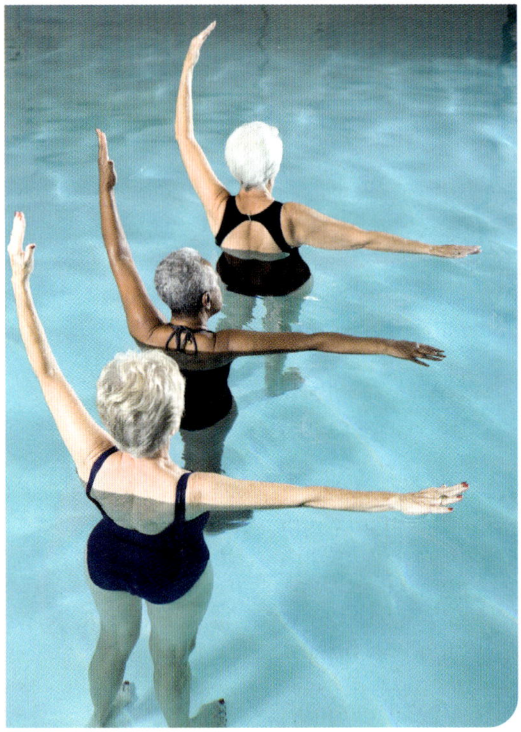

à l'autonomie physique. Elles montrent aussi une diminution du nombre et de la gravité des hospitalisations. Enfin, l'activité physique agit également de façon positive sur les facteurs de risque cardiovasculaire que sont l'hypertension artérielle, le diabète et le surpoids ou l'obésité.

La réadaptation cardiaque

Après un infarctus ou une chirurgie cardiovasculaire, mais aussi chez les personnes qui ont une maladie cardiaque et ne pratiquent pas ou plus d'activité, le cœur doit se réadapter progressivement à l'effort.

Mettre un programme en place

Pour permettre la reprise d'une vie la plus normale possible, il est recommandé de suivre un programme de réadaptation cardiaque personnalisé à poursuivre ensuite par soi-même. Ce programme, pris en charge par l'assurance maladie, peut être réalisé à domicile ou dans un centre de réadaptation cardiaque, en hospitalisation complète durant trois à quatre semaines ou en hôpital de jour. L'entraînement physique (gymnastique, aquagym, marche, vélo, etc.) peut être complété par des ateliers thérapeutiques pour aider au sevrage tabagique, mieux se nourrir, gérer le stress...

Dans les faits, moins de la moitié des personnes qui ont subi un accident cardiaque bénéficient de ce type de programme, soit faute de place, soit parce qu'elles ne le souhaitent pas, soit en raison d'autres maladies. Après un accident cardiovasculaire, il est conseillé d'insister auprès de l'hôpital pour bénéficier d'un tel séjour post-hospitalier, mais des solutions alternatives existent.

D'autres façons d'être accompagné

Les médecins généralistes ou les cardiologues peuvent prescrire de l'activité physique adaptée aux personnes atteintes de pathologies cardiovasculaires, qui sera dispensée par des professionnels qualifiés comme des kinésithérapeutes, des psychomotriciens, des ergothérapeutes ou des éducateurs sportifs spécialisés.

La Fédération française de cardiologie accompagne également les patients cardiaques à travers ses clubs « Cœur et santé » (plus de 250 en France), qui proposent des activités physiques et sportives encadrées par des cardiologues ou des kinésithérapeutes bénévoles.

Enfin, avec les recommandations de son médecin sur le choix des activités et les mesures de prudence, il est bien sûr possible de pratiquer de façon autonome en toute sécurité.

Quelles activités lorsqu'on a une maladie cardiaque ?

Les activités d'endurance d'intensité modérée constituent la base pour améliorer ses capacités cardiorespiratoires. La marche d'un bon pas (être à la limite de l'essoufflement) est l'activité idéale, mais la course lente, la natation, le vélo sur terrain plat, la gymnastique ou l'aquagym conviennent également si l'on peut pratiquer régulièrement : environ 30 minutes par jour ou presque.

Le renforcement musculaire est également préconisé pour maintenir les masses musculaire et osseuse et améliorer la tolérance à l'effort. Les pratiques douces comme le tai-chi ou le qi gong sont bénéfiques pour les fonctions cardiaque et respiratoire ainsi que pour l'équilibre. En revanche, les sports trop intenses, violents ou exigeants comme le tennis, le badminton, le football, le squash, les sports de combat, l'escalade ou encore la plongée sont à éviter.

Le fractionné serait également bénéfique

Des études suggèrent qu'un entraînement fractionné pourrait également être efficace pour accroître les capacités cardiorespiratoires. Bien connu des sportifs, le fractionné consiste à alterner des efforts intenses et brefs (« sprints » de 4 à 30 secondes) et des périodes de récupération (efforts de faible intensité ou repos complet). Mais attention : cette forme d'entraînement ne convient pas à tous les malades cardiaques, elle exige une évaluation et une supervision médicales ainsi qu'une adaptation des rythmes (durée de chaque phase) au profil individuel. ■

Quelques règles à respecter

L'exercice est bon pour votre cœur à condition de respecter certaines règles.

- Être suivi par un cardiologue, qui pourra vous faire passer un test d'effort et vous donner des recommandations correspondant à votre état de santé.
- Éviter les efforts brutaux trop intenses.
- Respecter un temps d'échauffement d'au moins 10 minutes avant une séance et un temps de récupération après l'effort.
- Éviter les sports à risque de traumatisme et de saignements si vous êtes sous anticoagulant.
- Ne pas pratiquer à l'extérieur lors de pics de pollution, par grand froid (cœur et froid ne font pas bon ménage) ou par forte chaleur.
- Penser à s'hydrater régulièrement.
- Éviter l'activité physique en cas de fièvre ou dans la semaine qui suit un épisode grippal.
- S'arrêter en cas de douleur dans la poitrine, d'essoufflement anormal, de palpitation cardiaque. En parler à votre médecin.

Apnée du sommeil : un trouble bénin ?

L'apnée du sommeil perturbe les nuits de 4 % de la population. Si elle se manifeste surtout par de la fatigue, elle est loin d'être bénigne. À long terme, ce trouble induit des complications cardiovasculaires, ce qui augmente le risque de mortalité.

Comprendre l'apnée du sommeil

Le syndrome d'apnées-hypopnées obstructives du sommeil (SAHOS) se caractérise par la survenue trop fréquente d'interruptions (apnées) ou de réductions (hypopnées) du flux respiratoire pendant le sommeil. Ces pauses durent de 10 à 30 secondes, au moins 5 fois par heure, et peuvent se répéter une centaine de fois par nuit. Entre 5 et 10 pauses par heure, l'apnée est légère ; entre 16 et 30, elle est modérée ; au-dessus, elle est sévère.

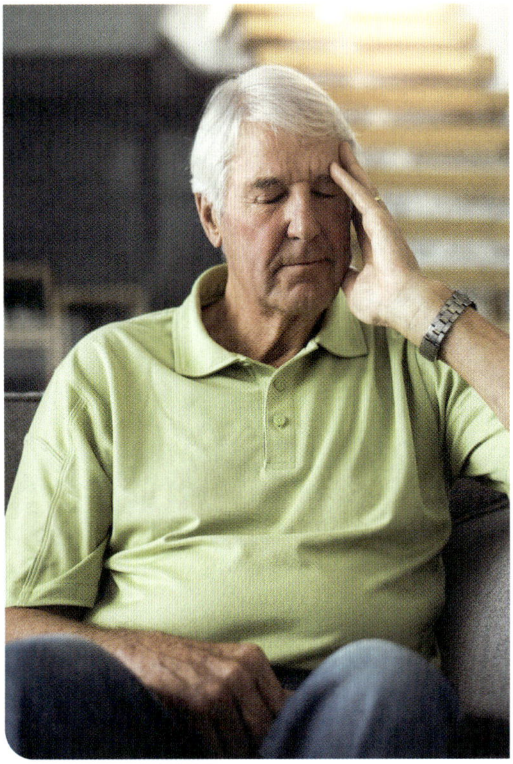

Obstructive ou centrale

Le principal mécanisme est celui de l'obstruction des voies respiratoires du fait du relâchement des muscles du pharynx. Si ses parois s'affaissent totalement, le passage de l'air est bloqué et l'apnée se produit. Un système d'alerte dans le cerveau conduit alors à un microréveil dont le dormeur ne garde pas forcément conscience, mais qui permet l'ouverture de la trachée et le passage de l'air.

Il existe une forme beaucoup plus rare d'apnée, dite centrale, qui découle d'une perturbation de la commande de la ventilation dans le cerveau et qui survient dans certaines maladies, comme l'insuffisance cardiaque grave.

Les facteurs de risque

La prédisposition génétique et morphologique n'explique pas tout. Le surpoids, l'âge et le sexe (les hommes sont plus touchés que les femmes) favorisent largement l'apnée du sommeil. Des facteurs ORL, allergiques ou chirurgicaux peuvent aussi jouer. Et 2 % des enfants entre 2 et 6 ans sont concernés, en raison de grosses amygdales ou végétations. L'obésité accroît également le risque d'apnée du sommeil chez les enfants et les adolescents.

Des conséquences néfastes

L'apnée du sommeil doit être prise au sérieux et traitée, car elle augmente la fatigue et le risque de complications cardiovasculaires à long terme.

Une vie quotidienne perturbée

Sans une bonne qualité de sommeil, on peut somnoler en journée, voire subir des endormissements incontrôlables. La fatigue entraîne des troubles de la mémoire, de la concentration, mais aussi un risque d'augmentation des accidents domestiques, du travail et de la route.

L'irritabilité, la baisse de la libido et les ronflements font aussi partie des désagréments directs. Un état anxieux, voire dépressif, peut se développer. Heureusement, la plupart de ces troubles sont réversibles.

Une mortalité augmentée

À long terme, l'apnée du sommeil augmente la mortalité, notamment cardiovasculaire. Elle favorise l'hypertension artérielle, les maladies coronariennes, l'insuffisance cardiaque, les troubles du rythme cardiaque et l'AVC.

Un traitement nécessaire

Souvent, l'entourage alerte sur les ronflements ou les interruptions de la respiration, parfois la personne elle-même note une somnolence diurne. Mais le diagnostic ne peut être établi que par un enregistrement médical du sommeil, qui permet d'évaluer la sévérité du trouble.

Des mesures diététiques jusqu'à l'appareillage

Le médecin adapte la démarche à la sévérité de l'apnée et à la situation du patient.

- Les mesures hygiéno-diététiques sont les premières à mettre en œuvre. Perte de poids, adoption d'une activité physique régulière, arrêt du tabac et réduction de la consommation d'alcool le soir sont préconisés, ainsi que la suppression des médicaments connus pour aggraver l'apnée (somnifères, anxiolytiques, relaxants musculaires et dérivés de la morphine). Le traitement d'éventuelles allergies est recommandé. Dormir sur le côté peut aider dans certains cas (voir encadré).
- Il existe des gouttières ou orthèses d'avancée mandibulaire façonnées sur mesure qui repoussent la mâchoire inférieure et empêchent la langue de bloquer le passage de l'air. Conseillées pour les apnées de moyenne gravité, quand le patient n'a pas de problèmes cardiovasculaires connus, elles nécessitent un temps d'adaptation et un suivi régulier de la dentition. Elles s'avèrent efficaces dans environ 40 % des cas.
- En cas d'échec des orthèses ou d'apnée sévère, un traitement par pression positive continue (PPC) peut être proposé. Une machine reliée à un masque nasal envoie de l'air dans les voies respiratoires, évite le blocage de l'inspiration et prévient l'apnée. Cette technique est contraignante, mais donne de bons résultats. Il existe des séances d'éducation thérapeutique pour apprendre à bien utiliser le matériel dans certains hôpitaux.
- Le traitement chirurgical n'est indiqué qu'en cas d'échec des autres approches et réservé à des cas particuliers (anomalies anatomiques de la sphère ORL). ■

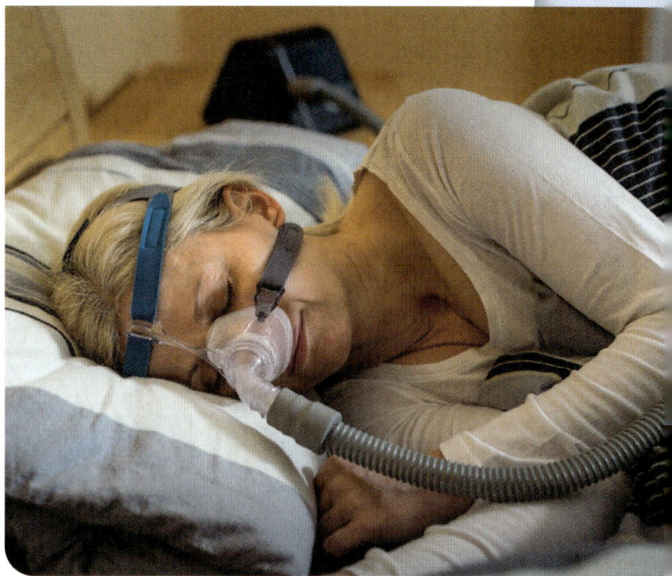

La thérapie posturale pour les apnées positionnelles

Il arrive que l'apnée du sommeil soit majoritairement voire exclusivement présente lorsque la personne dort en position dorsale. On parle alors d'apnée positionnelle, pour laquelle des thérapies posturales se sont développées.

Des dispositifs « maison » peuvent être réalisés, comme des petites balles en mousse cousues dans le dos du pyjama. Des sacs à dos avec coussin dorsal provoquent une gêne non douloureuse pour guider le dormeur en position latérale. Plus récemment sont apparus des petits appareils à fixer sur le thorax qui émettent des vibrations en position dorsale pour inciter le patient à changer de position. Cette approche n'est pas remboursée et présente, selon une synthèse de la revue Cochrane de 2019, une efficacité légèrement inférieure à celle de la PPC. Cependant, elle serait mieux suivie par les patients, ce qui pourrait compenser cet inconvénient sur le long terme.

Diabète de type 2 : alimentation et exercice physique, premiers traitements avant les médicaments ?

Dans la majorité des cas, l'alimentation et l'exercice physique sont les premières mesures du traitement du diabète de type 2, avant toute introduction médicamenteuse. Ils peuvent suffire, au moins dans un premier temps, à ralentir le développement de la maladie et à éviter ses nombreuses complications.

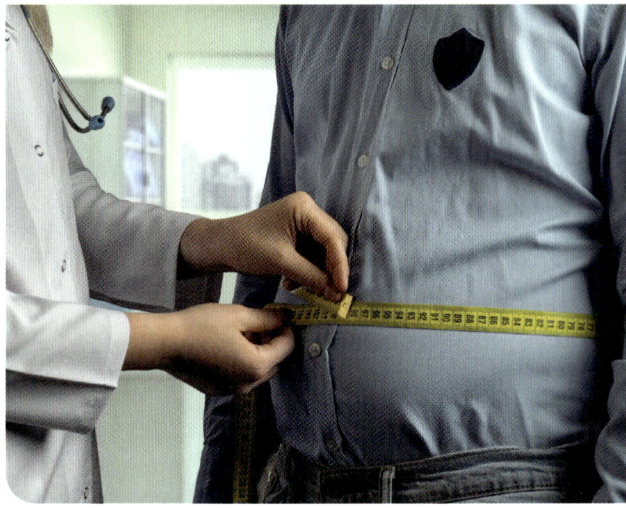

Le mode de vie en cause

Le diabète de type 2 est une maladie chronique caractérisée par une élévation anormale du taux de sucre dans le sang (glycémie). Il se développe sur plusieurs années, de façon totalement silencieuse au départ (voir p. 44). Les facteurs de risque principaux sont l'âge (survenue après la cinquantaine le plus souvent), une prédisposition génétique et le surpoids, surtout abdominal. Ainsi, l'augmentation de la fréquence du diabète est liée pour beaucoup aux déséquilibres nutritionnels et à la sédentarité, deux leviers sur lesquels on peut agir pour retarder l'apparition de la maladie puis ralentir sa progression vers des complications potentiellement graves.

Les mesures hygiéno-diététiques, une priorité

De nombreuses études ont montré l'efficacité des mesures hygiéno-diététiques (réduction du poids si nécessaire, activité physique) dans la prévention du diabète de type 2 chez les personnes à risque ou dans les situations de prédiabète (glycémie à jeun entre 1,1 et 1,25 g/l).
Toute prise de médicaments antidiabétiques est à bannir à ce stade. Même une fois le diabète déclaré, ces mesures demeurent le traitement de référence, avant la prescription de médicaments.

Diabète déclaré : une réponse graduée

À ce stade, l'objectif du traitement est de contrôler le diabète, c'est-à-dire de régulariser la glycémie sur le long terme, celle-ci étant estimée par la mesure du taux d'hémoglobine glyquée dans le sang (voir encadré p. 46). La prise en charge doit être graduée.
Dans un premier temps, sauf exception, des modifications du mode de vie sont proposées : équilibre alimentaire, perte de poids si nécessaire, lutte contre la sédentarité. L'effet de ces mesures est évalué après trois à six mois, avant qu'un traitement médicamenteux ne soit mis en place si le taux d'hémoglobine glyquée reste

Bien manger et bouger sous traitement aussi !

Même sous médication, il est important de continuer à appliquer les conseils d'hygiène de vie et d'activité physique. Une amélioration de l'état de santé grâce à une bonne hygiène de vie sous traitement peut éventuellement permettre d'alléger le traitement.

supérieur à l'objectif. Au besoin viennent donc les médicaments antidiabétiques, voire une insulinothérapie.

De rares exceptions

Au moment du diagnostic, si le médecin estime – en accord avec le patient – que les modifications du mode de vie ne suffiront pas à atteindre l'objectif, un traitement médicamenteux peut être institué d'emblée. Il en est de même si le déséquilibre glycémique initial est important.

Mieux contrôler sa glycémie par l'équilibre alimentaire

Exit les restrictions des régimes autrefois préconisés aux diabétiques : leur alimentation doit s'approcher du régime méditerranéen (voir p. 250) et viser l'équilibre alimentaire.

Les conseils nutritionnels

Dans ses grandes lignes, le régime du diabétique est le même que celui qu'on proposerait à quelqu'un de non diabétique qui voudrait faire attention à sa santé : des repas équilibrés riches en végétaux, pas d'excès caloriques, peu ou pas de grignotages et de boissons sucrées, etc.

Tous les groupes d'aliments peuvent être consommés, à rebours des anciennes recommandations qui limitaient drastiquement les glucides. Schématiquement, une assiette équilibrée contient pour moitié des légumes, pour un quart des féculents (en privilégiant ceux dont l'index est faible ou moyen, voir plus loin), complétés par de la viande, du poisson ou des œufs au repas principal. Seule précaution : les diabétiques doivent éviter de sauter des repas pour maintenir au mieux une stabilité glycémique.

À noter : des études suggèrent un risque accru de diabète associé à la consommation de boissons édulcorées, mais ce lien et son mécanisme restent à confirmer.

Un régime riche en fibres

Une consommation suffisante de fibres (30 g par jour dans l'idéal, voir p. 242) protège de l'obésité et du diabète de type 2. Abondantes dans les légumes, les fruits et les céréales complètes, les fibres, surtout celles qui sont solubles, ralentissent l'absorption des glucides durant la digestion et abaissent ainsi l'index glycémique.

Peut-on guérir du diabète ?

Au cours des dernières années, des essais cliniques ont été menés pour tenter d'obtenir une rémission du diabète de type 2 grâce à un traitement intensif. L'idée ? Associer chez des patients diagnostiqués assez récemment des mesures hygiéno-diététiques exigeantes avec des antidiabétiques oraux et une insulinothérapie.

Une étude canadienne publiée en 2017 sur un peu plus de 80 patients a ainsi montré une rémission du diabète chez 40 % des patients ayant suivi un tel traitement, plus de trois mois après l'arrêt des médicaments. De telles rémissions ont aussi été observées à la suite d'une chirurgie bariatrique (chirurgie de l'obésité) chez des sujets diabétiques obèses.

Cependant, cette notion récente de « rémission » ne doit pas être comprise comme une guérison définitive du diabète. Dans les études réalisées, les patients finissaient par reprendre du poids. Or, pour obtenir une rémission à plus long terme, il serait nécessaire de le stabiliser, un objectif difficile à atteindre.

Par ailleurs, leur fermentation dans l'intestin déclencherait une série de réactions bénéfiques pour le maintien de la glycémie.

L'index glycémique des aliments : un repère utile

Après les repas, la glycémie augmente plus ou moins en fonction des aliments consommés. L'index glycémique (IG) compare les effets sur la glycémie des aliments (céréales, pain, pommes de terre, pâtes, produits sucrés, fruits...).

Plus l'IG est élevé (supérieur à 70 sur une échelle de 0 à 100), plus l'aliment fait monter la glycémie après un repas et plus la sécrétion d'insuline sera importante. Les aliments à index faible (moins de 50) libèrent plus lentement leur glucose dans le sang, et leur impact sur la glycémie est plus modéré. Pour maintenir une glycémie la plus constante possible, il est conseillé d'éviter les aliments à index glycémique élevé.

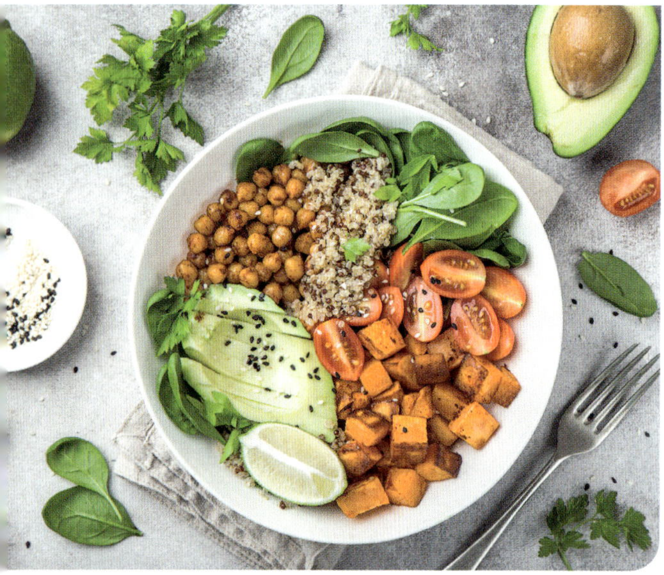

L'index glycémique est un repère utile, mais complexe à manier. Il varie en fonction de paramètres comme la cuisson, le mode de préparation ou les autres aliments consommés. Par ailleurs, un aliment peut avoir un IG faible tout en étant malsain – c'est le cas des produits très gras, puisque les lipides abaissent l'IG des glucides associés. L'IG vient en complément des préceptes de l'équilibre alimentaire : vous pouvez simplement en tenir compte pour orienter vos choix quotidiens.

Maintenir un poids stable, perdre du poids si nécessaire

Environ 40 % des personnes diabétiques de type 2 sont obèses, contre 15 % de la population générale, l'embonpoint abdominal étant plus à risque que le surpoids localisé sur les hanches et les fesses. Une perte de poids même modérée, d'environ 5 à 15 % du poids initial, permet d'améliorer le contrôle glycémique. Les régimes très restrictifs ne sont pas recommandés, car ils se soldent très souvent par une reprise de poids supérieure à la perte.

Il n'y a pas de recette miracle pour perdre du poids hormis l'adoption d'une alimentation équilibrée, modérée, respectant les sensations de faim et de satiété, complétée par une activité physique régulière. L'aide d'un professionnel (nutritionniste, diététicien) est souvent utile pour trouver un équilibre satisfaisant et ne pas abandonner.

Pratiquer une activité physique adaptée

L'activité physique contribue à améliorer le contrôle métabolique du diabète, en augmentant l'insulinosensibilité (le transport et l'utilisation du glucose musculaire) et en stabilisant la glycémie. Elle abaisse aussi la pression artérielle et limite les complications cardiovasculaires. La régularité est essentielle (voir p. 279).

Index glycémique : les meilleurs choix

- Les légumineuses (lentilles, pois chiches, haricots secs...), le quinoa, l'orge, les nouilles de sarrasin ou la patate douce ont un IG faible ou moyen.
- Dans la gamme des riz, le basmati et le riz brun sont ceux qui ont l'IG le plus satisfaisant (IG moyen).
- Le degré de cuisson a un impact sur l'IG, les pâtes cuites « al dente » ont un IG inférieur à celui des pâtes bien cuites. Même chose pour le riz.
- Les pommes de terre cuites à l'eau ou au four, la purée et les frites ont un IG élevé. Une cuisson vapeur avec la peau, source de fibres, est préférable.
- Les pâtes, le riz et les pommes de terre consommées froids ont un IG plus faible que celui des mêmes aliments consommés chauds. L'ajout d'un ingrédient acide (vinaigre, citron) abaisse aussi l'IG.
- Optez si possible pour du pain fermenté au levain (et non avec de la levure), car la présence de composés acides abaisse l'IG. Les pains complets, multicéréales et au seigle (pain noir allemand) ont un IG inférieur à celui de la baguette ou du pain blanc.
- Les céréales du petit déjeuner ont quasiment toutes un IG élevé, y compris les gammes « équilibre ». Le muesli nature et les flocons d'avoine traditionnels, sans sucre ajouté, font exception.

Quelques aliments et leur IG

Index glycémique élevé (plus de 70)

- Riz à cuisson rapide (87)
- Frites, purée de pommes de terre, pommes de terre cuites au four ou bouillies (78 à 95)
- Baguette ou pain blanc (95), pain de mie blanc ou complet (70)
- Corn flakes (77), riz soufflé (82)
- Dattes (103)

Index glycémique moyen (50 à 70)

- Riz blanc (64), riz basmati (58), riz brun (50), maïs (50-54), polenta (68)
- Pommes de terre vapeur avec la peau (65)
- Pain complet (65)
- Flocons d'avoine traditionnels (59)
- Betterave (64)
- Ananas (59), banane (52 à 65 si elle est bien mûre), melon (67), abricot (57), cerise (63)

Index glycémique faible (moins de 50)

- Pâtes « al dente » (40-45)
- Pain intégral et pain noir (50)
- Muesli naturel (49)
- Quinoa (35)
- Pois chiches, lentilles, haricots blancs et rouges (28 à 48)
- Patate douce (46)
- Carotte (crue, 16 ; cuite, 47), petits pois (40-48) ; les autres légumes ont un IG inférieur à 15
- Raisin (43 à 53), pomme et poire (35-38), orange (42), kiwi (46-53), fraise (40)

Les activités associant endurance et renforcement musculaire montrent la meilleure efficacité dans le contrôle de la glycémie. Une durée d'exercice de 30 à 60 minutes deux ou trois fois par semaine, au minimum de la marche, est recommandée par la Haute Autorité de santé (HAS) depuis 2014.

L'intensité des efforts doit être adaptée à la condition du patient, à son âge, à sa fragilité ou aux éventuelles complications déjà installées. Certains risques sont à prendre en compte, comme les chutes, les malaises hypoglycémiques (il faut toujours avoir un aliment glucidique sur soi pendant la pratique) ou les risques cardiovasculaires en cas de mauvais contrôle glycémique.

L'activité physique ne se résume pas au sport, elle comprend aussi des mouvements de la vie courante, à la maison, au travail ou dans les transports : monter les escaliers, descendre une station de métro ou de bus avant sa destination, sortir son chien plus souvent… ■

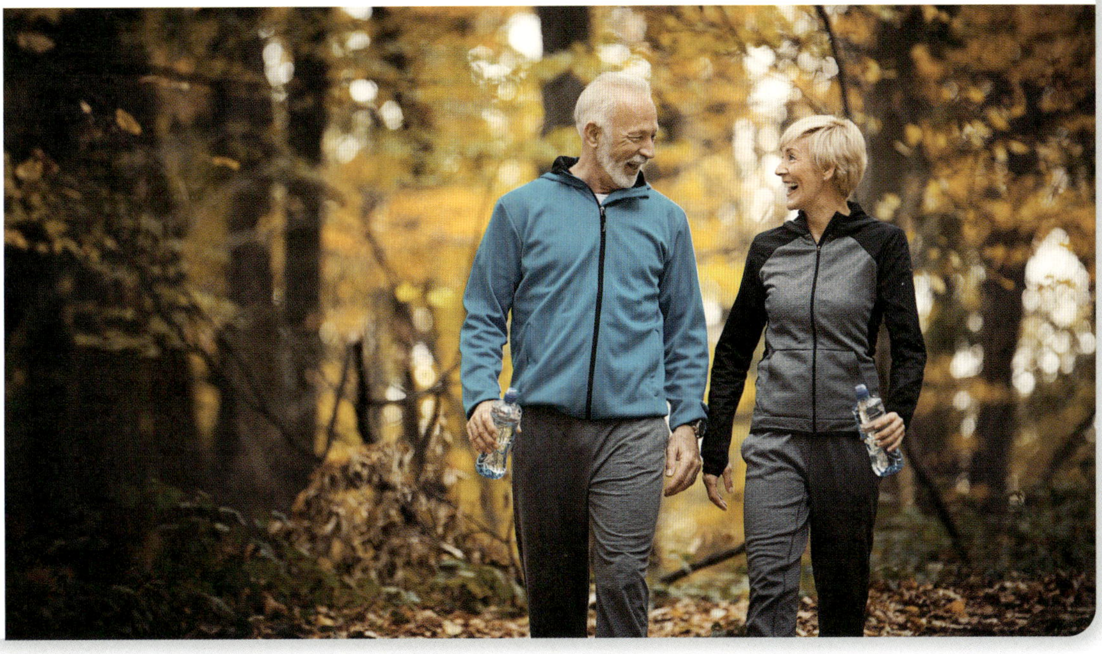

Le diabète de type 2 ne donne aucun symptôme. Vrai ou faux ?

Plus de 20 % des diabétiques ignoreraient qu'ils souffrent de cette maladie chronique. Un constat loin d'être étonnant face à une affection qui peut rester silencieuse pendant des années. Or le diabète engendre de graves complications. Le dépistage représente donc un enjeu de taille.

Une maladie d'abord silencieuse

Le diabète de type 2 correspond à une élévation anormale du taux de glucose (sucre) dans le sang. Le diagnostic est posé par deux mesures indépendantes de glycémie (taux de glucose dans le sang) à jeun supérieures à 1,26 g/l – la glycémie normale à jeun ne doit pas dépasser 1,10 g/l. Mais la maladie commence à se développer avant que ce marqueur passe dans le rouge et peut rester totalement silencieuse pendant plusieurs années.

Une première phase d'insulinorésistance

En cause dans le diabète de type 2, un dysfonctionnement de la régulation de la glycémie par l'insuline, hormone sécrétée par le pancréas. Cette hormone permet au glucose du sang de pénétrer dans les cellules pour y être utilisé ou stocké. Avec l'âge et le surpoids (les deux principaux facteurs de risque du diabète de type 2), les cellules deviennent plus résistantes à l'insuline et captent moins bien le glucose.

Au cours de cette première phase dite d'« insulinorésistance », aucun symptôme n'est ressenti et le taux de sucre dans le sang est plus ou moins normal. En réaction, l'organisme tente de maintenir la glycémie à un niveau normal en augmentant la sécrétion d'insuline par les cellules du pancréas après chaque repas.

Des hyperglycémies à répétition

Cet hyperinsulinisme épuise le pancréas, qui a de plus en plus de mal à produire de l'insuline.

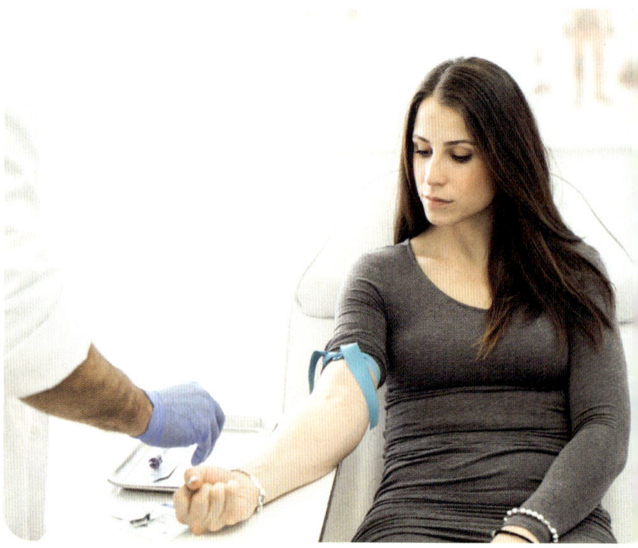

Dans cette phase dite d'« insulinodéficience », l'organisme n'arrive plus à contrôler la glycémie sanguine, qui affiche alors des taux légèrement supérieurs à la normale, entre 1,10 et 1,25 g/l, voire plus.

Cette phase de prédiabète ou d'hyperglycémie modérée à jeun n'expose pas à un risque de complications en elle-même : aucun traitement n'est recommandé. En revanche, elle rend plus probable la survenue ultérieure du diabète. Le dépistage à ce stade présente un intérêt préventif puisqu'il est possible de freiner le processus par des mesures d'hygiène de vie (voir p. 40).

Un diabète sans symptômes en général

Vient ensuite la phase de diabète asymptomatique, pendant laquelle, en dehors de l'hyperglycémie, aucun signe ne laisse deviner l'existence de la maladie. Cette phase peut s'étaler sur plus de 10 ans.

Cependant, alors que les hyperglycémies commencent à se répéter, des signes peuvent commencer à alerter. Ils ne sont pas systématiques et peuvent varier d'une personne à une autre, en intensité et en fréquence. On peut noter une soif intense, un besoin fréquent d'uriner, une fatigue récurrente ou encore un amaigrissement sans raison apparente. D'autres symptômes sont plus discrets : infections génitales ou urinaires à répétition, petites plaies qui cicatrisent moins vite que d'habitude, sensations de picotement dans les doigts ou les pieds, notamment.

Des complications graves

Dans 20 % des cas environ, le diabète de type 2 n'est diagnostiqué qu'à l'apparition des premières complications. Ces dernières peuvent être brutales et aiguës, ou bien d'évolution progressive et chroniques.

Les complications aiguës

Les diabétiques sont exposés à des malaises pouvant conduire à un coma si rien n'est fait. Le malaise hypoglycémique (glycémie trop basse) est le plus fréquent. Dû à une erreur de traitement, provoqué par un repas insuffisant, une activité physique trop intense, etc., il peut évoluer vers une forme sévère avec trouble de la conscience.

Dans d'autres cas, mais cela concerne surtout les diabétiques de type 1 (voir encadré ci-dessous), le malaise et la perte de conscience (coma dit acidocétosique) résultent d'une hyperglycémie élevée par déficit en insuline (oubli de traitement, maladie associée qui déstabilise le diabète). Il arrive d'ailleurs que cette complication soit la première manifestation du diabète de type 1.

Les complications chroniques

- L'hyperglycémie endommage les petits vaisseaux sanguins. À ce niveau microvasculaire, elle est à l'origine de rétinopathies exposant à un risque de déficience visuelle voire de cécité. Elle est également un facteur d'insuffisance rénale, la néphropathie diabétique étant la première cause de mise sous dialyse.
Le diabète génère en outre des lésions des nerfs (neuropathies) se traduisant par des douleurs et une perte de sensibilité des membres inférieurs. Il retarde aussi le mécanisme de cicatrisation, d'où un risque de plaies chroniques, notamment aux pieds. Et il favorise les infections (urinaires, génitales, buccodentaires...).
- Au niveau macrovasculaire, l'atteinte des artères accroît le risque d'infarctus du myocarde, d'accident vasculaire cérébral ou encore d'artérite des membres inférieurs.

Un suivi régulier

Il est recommandé de consulter son médecin ou son diabétologue (endocrinologue) tous les trois mois, plus souvent si nécessaire. C'est l'occasion de faire le point sur l'équilibre du diabète, mais aussi de déceler d'éventuelles complications et d'envisager des consultations avec des spécialistes pour des problèmes particuliers (pieds, dents, cœur, reins...).

Le dépistage précoce, un enjeu fondamental

Au cours des années où les anomalies de la régulation glycémique restent silencieuses, le diagnostic ne peut être réalisé que par le dépistage biologique (prise de sang). Il est fondamental que celui-ci soit précoce, car le développement des complications est fonction de l'intensité des hyperglycémies et de la durée d'exposition à celles-ci, à savoir la durée d'évolution du diabète avant qu'il ne soit contrôlé.

Ce dépistage est d'autant plus important que les mesures hygiéno-diététiques (activité physique, équilibre alimentaire, perte de poids) sont efficaces pour prévenir ou retarder l'apparition de la maladie.

Diabète de type 1 : d'emblée symptomatique

La période très peu voire non symptomatique du diabète de type 2 n'est pas retrouvée dans le diabète de type 1, qui correspond à une destruction auto-immune des cellules du pancréas productrices d'insuline et se révèle généralement assez tôt, dès l'enfance ou l'adolescence.

La carence absolue en insuline qui en résulte entraîne en effet rapidement des hyperglycémies importantes et des signes caractéristiques (soif intense, besoin d'uriner incessant). Certains rares cas de diabète de type 1 d'évolution lente (LADA, *latent autoimmune diabetes in adults*) sont cependant diagnostiqués chez des adultes.

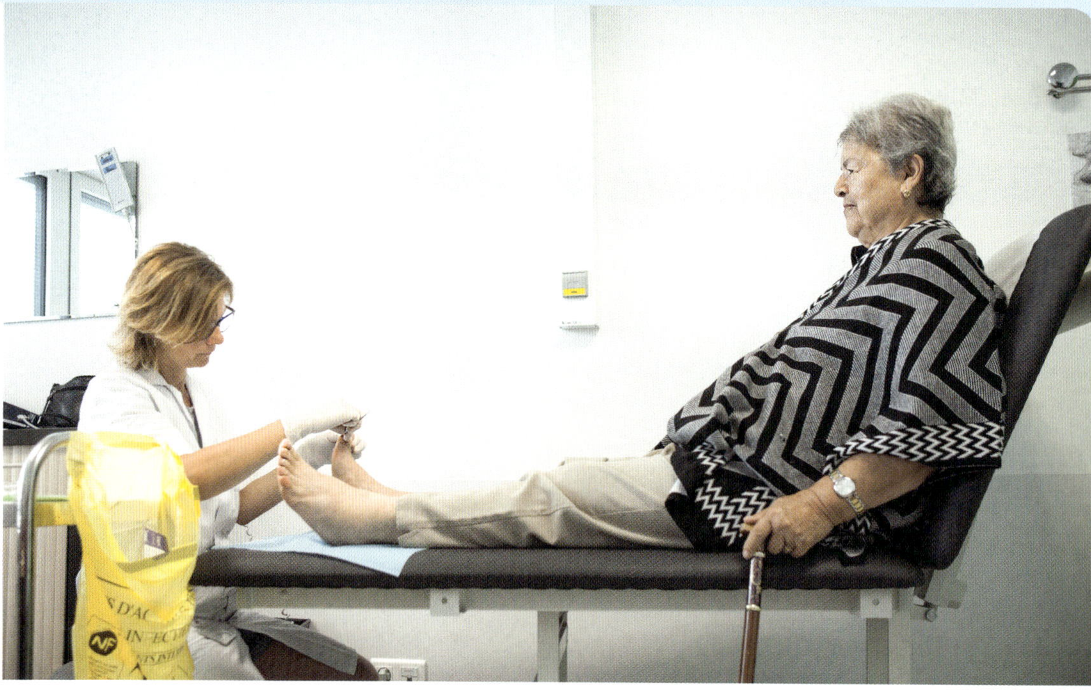

Quand dépister ?

Le dépistage du diabète de type 2 doit être envisagé face à tout symptôme évocateur, mais aussi chez les personnes de plus de 45 ans présentant un ou plusieurs facteurs de risque : antécédent familial de diabète de type 2 ; antécédent de diabète gestationnel (survenu pendant une grossesse) ou accouchement d'un enfant d'un poids de naissance supérieur à 4 kg ; surpoids, surtout au niveau abdominal.

La HAS (Haute Autorité de santé) cite également d'autres motifs de dépistage : personnes présentant des facteurs de risque cardiovasculaire, patients suivant un traitement susceptible d'induire un diabète (neuroleptiques, corticoïdes...), situation de précarité en raison d'une prévalence plus importante de cette maladie.

L'importance du suivi

Ce suivi repose sur une glycémie à jeun, réalisée tous les un à trois ans selon les cas. L'objectif de la prise en charge est le contrôle des facteurs de risque modifiables (équilibre alimentaire, activité physique, réduction pondérale). Un soutien pluridisciplinaire (généraliste, diététicien, psychologue...) peut s'avérer utile pour éviter au patient de baisser les bras et de perdre sa motivation face à une maladie encore « virtuelle ». Dès que la glycémie dépasse 1,26 g/l, la prise en charge du diabète à proprement parler s'amorce. ■

La surveillance de la glycémie : l'hémoglobine glyquée

Si l'examen de base du dépistage est la glycémie à jeun, le suivi se fait essentiellement par le dosage tous les trois ou quatre mois (moins souvent si le diabète est bien contrôlé) de l'hémoglobine glyquée (HbA1c). Il s'agit d'une fraction de l'hémoglobine (composant des globules rouges) qui se lie au glucose : plus la glycémie s'élève au fil des jours, plus cette fraction devient importante dans le sang.

On obtient une moyenne de la glycémie sur les deux ou trois mois précédents (durée liée à l'âge moyen des globules rouges dans un échantillon de sang), plus instructive pour apprécier l'équilibre global de la maladie qu'une mesure glycémique à un instant T. L'objectif à atteindre se situe autour de 7 % (pourcentage de l'hémoglobine glyquée par rapport à l'hémoglobine totale), un seuil qui peut être ajusté au cas par cas selon l'âge et l'existence ou non de complications.

Des tremblements, c'est forcément Parkinson ?

Pour beaucoup, trembler rime avec maladie de Parkinson. En réalité, ces mouvements involontaires répondent à des causes variées et ne sont pas tous pathologiques.

Tremblements normaux, tremblements pathologiques

La main qui tremble, le bras parcouru par des secousses, la tête qui oscille comme pour dire non... Les tremblements, provoqués par des contractions musculaires involontaires, représentent 5 à 10 % des consultations en neurologie.

Les tremblements physiologiques exagérés

Naturellement, le corps tremble. Ces petits mouvements normaux, dits physiologiques, sont à peine perceptibles par l'entourage. Mais ils peuvent devenir visibles, exagérés, dans certaines situations :

- le froid, le stress, la peur, la privation de sommeil, l'excès de caféine et la prise de drogues excitantes ;
- le sevrage d'alcool ;
- la prise de certains médicaments (voir encadré p. 49) ou quelquefois leur sevrage (antidépresseurs, anxiolytiques) ;
- une hyperthyroïdie (production anormalement élevée d'hormones thyroïdiennes) ;
- un épisode d'hypoglycémie.

Ces tremblements sont bénins et en principe ne nécessitent pas de prise en charge médicamenteuse. Il est plutôt conseillé d'éviter les facteurs favorisants, de consulter son médecin pour adapter le traitement d'une pathologie sous-jacente, de réduire ou supprimer le médicament aggravant ces mouvements involontaires. Néanmoins, s'ils sont très gênants au quotidien, le médecin peut prescrire de petites doses de bêtabloquant (propranolol).

Les tremblements pathologiques

On en distingue deux grands types. Ceux qui surviennent au repos, c'est-à-dire sur des muscles relâchés, et à l'opposé ceux qui apparaissent lorsque les muscles sont en action. Ils nécessitent chacun une prise en charge différente.

Les tremblements de repos ou tremblements parkinsoniens

La plus grande caractéristique de ces mouvements involontaires est leur présence au repos et leur disparition lorsque la personne se met à bouger, initie un geste, maintient une attitude. Les tremblements sont amplifiés par les émotions ou la concentration intellectuelle (calcul mental, par exemple). Ils cessent durant le sommeil.

Ils touchent les membres supérieurs, souvent d'un seul côté du corps, mais peuvent aussi concerner un membre inférieur, le menton et la langue.

Le syndrome parkinsonien

Dans la maladie de Parkinson, ces tremblements sont ceux que l'on observe chez les deux ▶▶▶

Chorée, dystonie, tics... : les autres mouvements anormaux

Ils sont dus à des troubles ou dysfonctionnements cérébraux variés.

- La chorée est un mouvement brusque, anarchique, involontaire, observé notamment dans la maladie de Huntington.
- Dans les dystonies, les contractions musculaires sont responsables d'une posture anormale ou de mouvements répétitifs.
- La myoclonie consiste en secousses musculaires brusques touchant un membre ou le corps entier.
- Les tics, mouvements soudains, stéréotypés et répétitifs, sont les mouvements anormaux les plus fréquents.

tiers environ des patients, d'autres symptômes (lenteur, rigidité musculaire douloureuse...) étant parfois au premier plan.
Cette maladie neurodégénérative qui touche environ 150 000 personnes en France est la plus fréquente d'un ensemble de troubles regroupés sous le terme de syndrome parkinsonien, se manifestant par des tremblements de repos. La démence à corps de Lewy, affectant environ 250 000 personnes, en fait partie, comme d'autres affections neurologiques. Elle peut s'exprimer comme une maladie de Parkinson, mais comprend aussi des troubles cognitifs (troubles de la mémoire, difficultés d'orientation, hallucinations...).
Le syndrome parkinsonien peut également avoir une origine médicamenteuse, en particulier avec les neuroleptiques (voir encadré p. 49), susceptibles d'induire des tremblements identiques à ceux de la maladie de Parkinson.

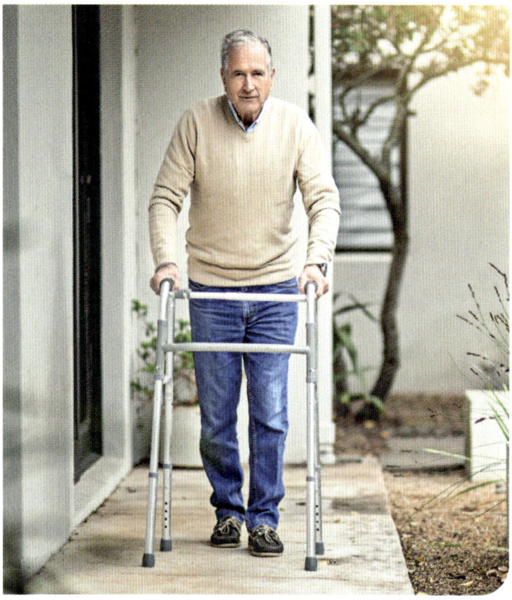

Le mécanisme

Quelle que soit la cause du syndrome parkinsonien, ces tremblements témoignent d'un manque de dopamine (neurotransmetteur indispensable au contrôle des mouvements) dans le cerveau. Ce déficit peut être dû à la perte progressive des neurones chargés de synthétiser et de libérer la dopamine, comme dans le cas de la maladie de Parkinson, ou à un blocage des récepteurs dopaminergiques lié notamment à la prise de neuroleptiques.
Dès lors, en vue d'atténuer ces tremblements, des médicaments sont prescrits pour pallier le déficit en dopamine, comme la L-dopa (lévodopa, qui se transforme en dopamine dans le cerveau) ou les agonistes dopaminergiques, qui agissent sur les récepteurs dopaminergiques. D'autres médicaments agissent sur une voie appelée système cholinergique afin de diminuer l'effet de l'acétylcholine (neurotransmetteur essentiel à la contraction musculaire). Dans le cas où les tremblements sont un effet secondaire d'un neuroleptique, il est recommandé de réduire la posologie ou, si possible, d'arrêter le traitement. En général, les tremblements régressent dans les semaines qui suivent.

Les tremblements d'action

Les secousses sont observées dans certaines positions (tremblement postural) ou lors de certains gestes (tremblement intentionnel). Le tremblement s'exprime quand les personnes écrivent, réalisent des gestes du quotidien comme se servir un verre d'eau, nouer leurs lacets...

Les tremblements essentiels

Avec plus de 300 000 personnes atteintes, les tremblements essentiels sont la cause la plus fréquente de tremblements. Dans la moitié des cas, des antécédents familiaux sont retrouvés, suggérant une cause héréditaire.
Touchant surtout les bras et les mains de chaque côté, le cou (tremblements de la tête qui peuvent aussi exister isolément) mais aussi la voix, qui devient chevrotante, les tremblements essentiels évoluent lentement sur plusieurs années. Ils peuvent débuter dans l'enfance, mais leur fréquence augmente avec l'âge. Majorées par le stress, la caféine, les secousses peuvent curieusement être calmées par l'alcool. La symétrie et la survenue des tremblements de bras ou de mains à l'action différencient les tremblements essentiels du syndrome parkinsonien, mais une confusion est possible car certains tremblements essentiels surviennent au repos et les tremblements de Parkinson sont possibles à l'action. L'absence

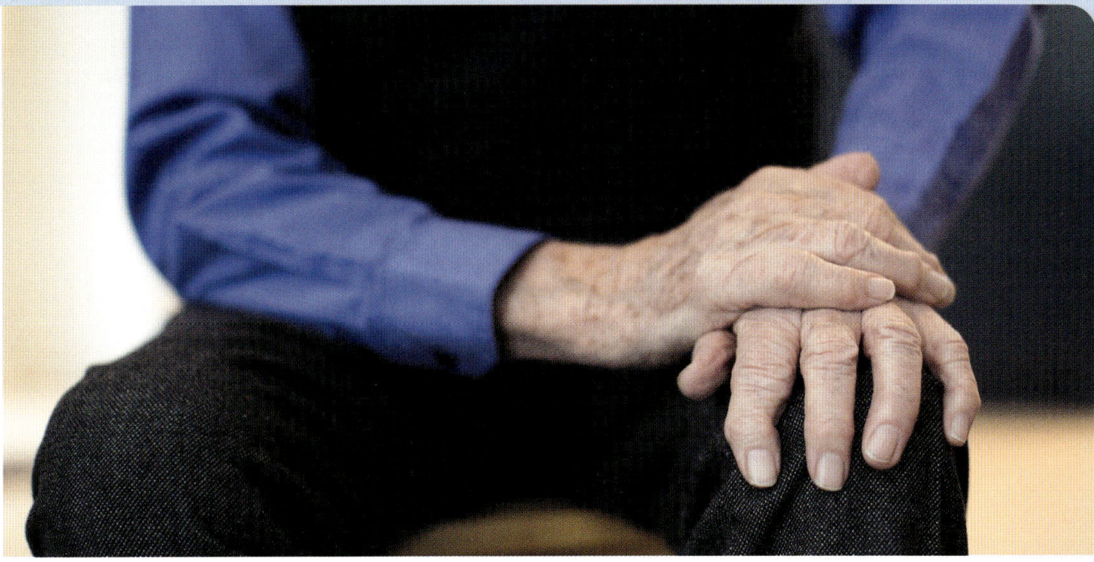

de signes moteurs caractéristiques de Parkinson (rigidité des membres et ralentissement des gestes) et d'autres signes neurologiques, ainsi que des examens comme l'électromyographie (enregistrement de l'activité électrique des muscles et des nerfs), permettent alors d'établir le diagnostic.
Bénins, les tremblements essentiels ne requièrent pas de traitement. Toutefois, lorsqu'ils deviennent handicapants et que le regard des autres est mal vécu, la prise de bêtabloquant (propranolol) ou d'un antiépileptique (primidone) peut les atténuer. Dans les cas les plus sévères pour lesquels les médicaments ne font plus effet, un acte chirurgical (stimulation cérébrale profonde au niveau du thalamus, surtout), réalisé dans certains centres spécialisés, peut être proposé.

D'autres causes

Plus rarement, les tremblements d'action peuvent être la conséquence d'une lésion du système nerveux (tremblement dit cérébelleux) due à un accident vasculaire cérébral (AVC) ou à une maladie auto-immune (lupus, maladie cœliaque, sclérose en plaques...). Il n'existe pas de traitement symptomatique. Seul le traitement de la cause, s'il est possible, permet de les atténuer. La rééducation avec un kinésithérapeute et un ergothérapeute fait partie intégrante du traitement. ■

Médicaments : identifier ceux qui peuvent être en cause

Tous les mouvements anormaux peuvent être dus à des médicaments. Leur responsabilité doit donc être suspectée d'emblée.

Les médicaments qui exacerbent les tremblements physiologiques. Il s'agit dans la majorité des cas d'antidépresseurs (environ 20 % des patients sont touchés), de stimulants cardiaques, d'antiépileptiques ou de corticoïdes.

Les médicaments qui provoquent ou aggravent un syndrome parkinsonien. Outre les tremblements, des symptômes moteurs identiques à ceux de la maladie de Parkinson – lenteur des mouvements, raideur musculaire – peuvent être observés. Les molécules le plus souvent mises en cause sont les neuroleptiques, qu'ils soient utilisés comme antipsychotiques, antiémétiques (traitement des nausées et des vomissements), régulateurs d'humeur (lithium), antimigraineux (en prévention des crises) ou contre l'allergie (certains antihistaminiques).

Les médicaments responsables de tremblements d'action. Sont en cause certains antiarythmiques, des antiasthmatiques, des bronchodilatateurs et des médicaments du sevrage tabagique (bupropione), par leur effet stimulant sur le système nerveux central.

Les trous de mémoire, c'est souvent un signe précurseur d'Alzheimer. Vrai ou faux ?

Les troubles de la mémoire sont un sujet de préoccupation fréquent, en particulier chez les seniors. Heureusement, ils sont rarement un symptôme avant-coureur de la maladie d'Alzheimer ou d'une autre démence. Les petits oublis qui empoisonnent le quotidien peuvent avoir de multiples causes, au premier rang desquelles le vieillissement normal des fonctions cognitives et un manque d'attention.

Un processus normal de vieillissement

Oublier où on a posé ses clés, ne pas retrouver un nom propre ou le titre d'un film, ça arrive à tout le monde ! Mais, lorsque ces petites défaillances deviennent récurrentes, on a tendance à s'inquiéter. Les plaintes mnésiques débutent autour de la cinquantaine et augmentent avec l'âge, surtout après 75 ans. En filigrane, la crainte que ces troubles ne soient annonciateurs d'une pathologie neurodégénérative comme la maladie d'Alzheimer... En réalité, cette baisse de performance est rarement liée à de réels déficits, le manque d'attention étant le plus souvent en cause.

Les effets de l'âge

Inscrites dans un processus normal de vieillissement, les altérations mineures de la mémoire seraient dues à des modifications de l'activité des neurones ainsi qu'à des connexions neuronales moins nombreuses et de moins bonne qualité. Par ailleurs, le cerveau peut être moins irrigué car les vaisseaux sanguins ont tendance à se rigidifier et à diminuer de diamètre.
Ces désagréments sont toutefois compensés par une mémoire plus intégrative, les capacités de synthèse et de globalisation ayant tendance à se bonifier avec l'âge !

Des mémoires inégalement touchées

La mémoire n'est pas unique. Intuitivement, nous comprenons bien que se remémorer un souvenir d'enfance, restituer une connaissance apprise ou taper un code que l'on vient de nous donner ne relève pas des mêmes attributs. Le déclin de la mémoire n'est pas homogène : non seulement il varie d'une personne à une autre, mais il affecte plus volontiers certains systèmes de mémoire.
Ainsi, la mémoire sémantique (celle des connaissances), la mémoire perceptive (reconnaître les sons, les images, les odeurs) et la mémoire procédurale (marcher, faire du vélo, conduire...) sont plutôt préservées, tandis que la mémoire de travail et la mémoire épisodique ont tendance à décliner avec l'âge.

La mémoire de travail

Elle permet de retenir une information à court terme : un numéro de téléphone, la quantité d'ingrédients d'une recette, les enchaînements d'un exercice de gymnastique... Elle est

L'oubli, un processus nécessaire

On estime qu'environ 70 à 90 % des informations perçues dans une journée sont appelées à être effacées. Et heureusement ! Notre mémoire est déjà un véritable capharnaüm, qu'en serait-il si le moindre détail anodin devait s'y faire une place ?
La mémoire est sélective, et effectue en permanence un travail de tri qui lui évite d'être saturée. On oublie d'autant plus volontiers un événement qu'on n'y a pas prêté attention, et cette sélection s'opère souvent indépendamment de notre volonté. Loin d'être synonyme de défaillance, l'élimination est un processus salutaire qui permet à la mémoire d'évoluer et de bien fonctionner.

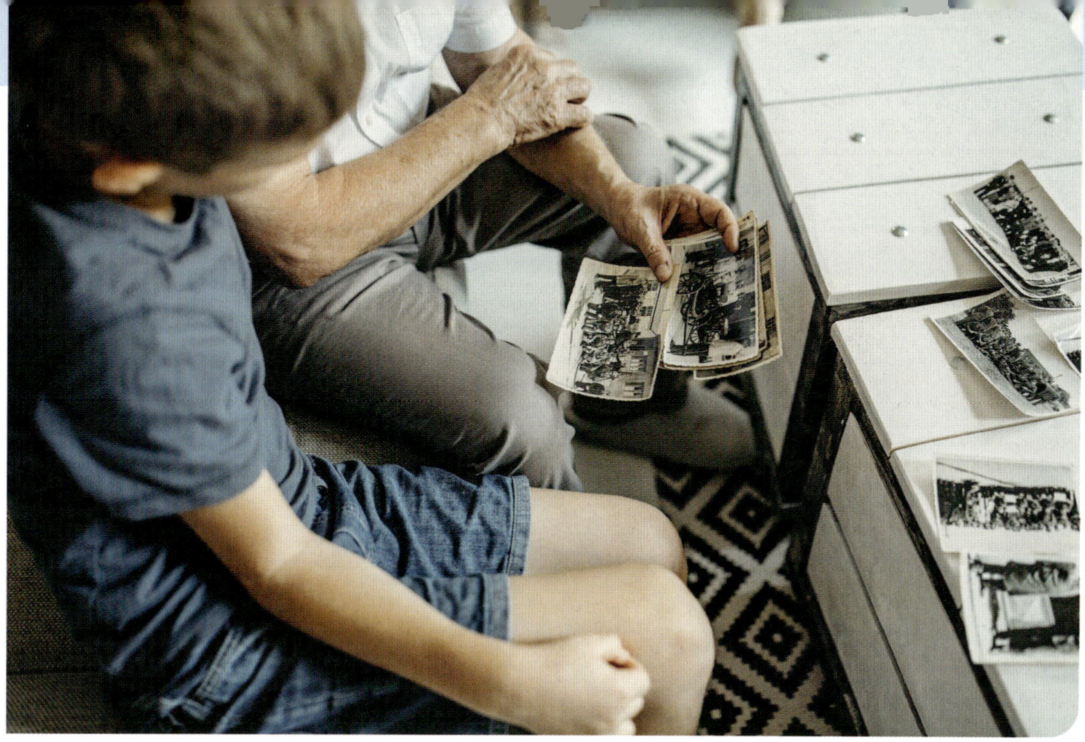

sensible aux effets de l'âge, surtout quand on réalise plusieurs tâches en même temps ou que l'information à retenir est complexe – mémoriser un chiffre pour l'intégrer à une autre opération, par exemple.

La mémoire épisodique

Elle regroupe les souvenirs personnels que l'on parvient à resituer dans leur contexte d'acquisition (date, lieu, circonstances…). Avec le temps, ce contexte qui rattache de multiples données entre elles a tendance à s'effacer – on connaît une personne sans se souvenir de la première rencontre. Ce déficit serait lié à un appauvrissement de l'enregistrement des informations (l'encodage). En prenant de l'âge, nous avons plus de mal à capter dans le même temps un fait et ses multiples caractéristiques (l'année, le lieu, les personnes présentes…), sauf connotation émotionnelle forte. Une telle évolution explique en partie ce paradoxe assez courant : des personnes qui conservent précisément des souvenirs anciens, mais qui oublient les détails d'événements récents.

La mémoire épisodique comprend deux volets : celui des souvenirs vécus (mémoire rétrospective) et celui du souvenir des intentions (mémoire prospective, c'est-à-dire de ce qu'il faut faire dans le futur), qui devient lui aussi moins alerte. Peut-être avez-vous une tendance plus marquée à oublier des plats sur le feu, à manquer des rendez-vous, à omettre de prendre vos médicaments, etc. Fort heureusement, des aide-mémoire sont faciles à mettre en place : agenda, alarmes, post-it, listes de choses à faire.

Pour bien mémoriser : prêter attention

La plupart de nos « trous de mémoire » sont en réalité dus à un défaut d'attention qui nous a empêchés de fixer l'information : on a vu sans regarder, entendu sans écouter, et il n'en est rien resté… Les ressources attentionnelles diminuent naturellement avec le vieillissement cérébral. Il devient alors plus difficile de courir plusieurs lièvres à la fois. Si l'on doit en parallèle réfléchir à sa liste de courses, préparer ses affaires pour un cours de yoga et répondre au téléphone, rien d'étonnant à ce qu'on oublie de poster une lettre importante !

Ne pas en faire trop

Avec l'âge, la mémoire se surcharge plus facilement. Pour optimiser votre capacité à retenir une information, essayez d'être plus attentif tout en évitant les sources de distraction externes (musique, conversations, notifications du mobile…) ou même internes (pensées parasites). Plus jeune, vous parveniez sans doute à faire deux choses simultanément,

Réagir aux situations d'urgence

Si les troubles de la mémoire surviennent brutalement et sont accompagnés de confusion, appelez les urgences (le 15) car il peut s'agir d'un accident vasculaire cérébral (voir p. 30), d'une hémorragie méningée, d'un abcès ou d'un hématome cérébral, etc. Une prise en charge précoce peut améliorer le pronostic.

surtout si l'une ne requérait pas d'attention (conduire ou marcher tout en bavardant) : c'est moins le cas avec l'avancée en âge.

Évacuer le stress

En évitant d'en faire trop à la fois, vous serez aussi moins stressé. Non seulement le stress perturbe l'enregistrement de nouvelles informations en provoquant des troubles de l'attention, mais des études ont montré qu'un niveau trop élevé d'hormones du stress affecte directement l'hippocampe, une région du cerveau jouant un rôle clé dans la mémoire épisodique (celle des événements) et dans la mémoire spatiale (celle des lieux et de l'organisation de l'espace).
La méditation et les techniques de relaxation ont des effets positifs sur l'attention et la mémoire.

Bien voir, bien entendre

Des problèmes de vue ou d'ouïe peuvent être en cause dans le déficit d'attention et d'enregistrement de nouvelles données. La baisse d'audition pourrait par ailleurs accélérer le déclin cognitif, d'où l'importance de s'équiper d'audioprothèses le plus vite possible si cela devient nécessaire (voir encadré p. 147).

Un peu d'organisation

Différentes techniques de compensation ont fait leurs preuves : il suffit souvent d'utiliser des mémos, de prendre des notes, d'énoncer des instructions ou des textes à voix haute, voire de les répéter, pour lutter contre l'oubli. Si vous avez tendance à vous disperser, vous affecterez mieux vos ressources attentionnelles en vous organisant différemment et en finissant toute tâche commencée avant d'en démarrer une autre.

Sommeil la nuit, activité le jour

Les troubles du sommeil comme le manque de stimulation et de motivation ont un impact sur l'attention et sur la mémoire.

Bien dormir pour mémoriser

Le sommeil permet de consolider le travail de la mémoire. Durant la nuit, sans interférences extérieures, le cerveau traiterait les événements et apprentissages de la journée, en les triant et en incorporant ceux qui sont utiles aux acquis antérieurs, à l'instar d'un travail de synthèse.
Les bienfaits du sommeil sur la mémoire sont notamment constatés durant les études : ce qu'on apprend le soir est normalement bien restitué le lendemain matin si le temps de sommeil est suffisant. Une courte sieste est également bénéfique pour consolider les acquis de la matinée. Se lever et se coucher à des heures régulières, pratiquer une activité physique journalière, dormir dans une chambre fraîche, éviter les écrans dans sa chambre, etc., peut aider à améliorer la qualité du sommeil.
Enfin, il est évident que la fatigue nuit aux capacités d'attention.

Le mode de vie

Bon nombre d'études mettent en avant l'impact positif de l'hygiène de vie comprise au sens large. L'équilibre alimentaire, l'activité physique, une vie active et un environnement riche sur les plans affectif et social jouent très probablement un rôle protecteur vis-à-vis des fonctions cognitives (voir aussi p. 56).

Troubles de la mémoire : ce n'est pas forcément Alzheimer

De multiples troubles, le plus souvent réversibles, sont susceptibles d'avoir un impact sur la mémoire. Leur correction permet généralement de rétablir son fonctionnement normal.

Des maladies diverses

Des maladies aiguës provoquant une déshydratation ou de la fièvre peuvent ainsi retentir sur les capacités de mémorisation, de même que des maladies chroniques comme l'hypothyroïdie, l'insuffisance rénale ou cardiaque.

La dépression

Les ruminations mentales, l'angoisse, la tendance à s'isoler, etc., ont des répercussions directes sur le fonctionnement cognitif. Les difficultés d'attention, de concentration et de mémoire figurent ainsi parmi les symptômes pris en compte dans le diagnostic de dépression, et sont en outre majorées par les troubles du sommeil. Chez les sujets âgés dépressifs, ces perturbations peuvent ressembler à celles que provoque une démence.

La prise de médicaments

Divers médicaments peuvent être mis en cause, surtout chez les personnes âgées.

- Les molécules psychotropes (benzodiazépines, neuroleptiques, lithium...), utilisées comme anxiolytiques, antidépresseurs, somnifères ou pour traiter des affections neuropsychiatriques, peuvent altérer la mémoire.
- Certains médicaments antinauséeux ou antiallergiques (antihistaminiques), mais aussi des anticholinergiques prescrits dans le traitement de certains troubles urinaires ou de la maladie de Parkinson, des opiacés, des relaxants musculaires, etc., sont susceptibles d'engendrer des troubles mnésiques.

Les atteintes neurologiques

Responsables de déficiences généralement sévères, les atteintes neurologiques peuvent être consécutives à un traumatisme ayant entraîné des lésions du cerveau, à un accident vasculaire cérébral, à une tumeur ou à une démence dégénérative comme Alzheimer. Leurs manifestations sont très variables en fonction des zones du cerveau atteintes.

Reconnaître la maladie d'Alzheimer

L'oubli d'épisodes de sa vie personnelle à forte charge émotionnelle ou du nom d'un être cher, les difficultés à effectuer certaines tâches quotidiennes, la perte des repères spatiaux et temporels, les difficultés de langage ou de compréhension sont des signes d'alerte.

Au niveau des troubles de la mémoire, on observe d'abord de petits oublis, puis un oubli « à mesure », c'est-à-dire une incapacité à enregistrer de nouvelles informations. La perte des souvenirs, qui traduit une détérioration de la mémoire épisodique, est aussi progressive. Les événements récents s'effacent en premier, les souvenirs de jeunesse étant d'abord conservés. La mémoire sémantique et la mémoire procédurale résistent plus longtemps.

Lorsque la maladie s'aggrave, toutes les mémoires sont atteintes, y compris celle des procédures (s'habiller, faire sa toilette...), ainsi que le langage, le raisonnement et le comportement.

Consultez votre médecin

Si des problèmes de mémoire persistent et vous inquiètent, n'hésitez pas à consulter votre médecin traitant, qui pourra, grâce à des tests, évaluer leur origine et vous diriger si nécessaire vers une consultation mémoire (en milieu hospitalier ou dans un cabinet privé, où vous passerez des tests neuropsychologiques) ou vers un spécialiste (psychiatre, neurologue, gériatre). ■

Utiles ou non pour la mémoire ?

- Les programmes d'entraînement cérébral n'ont pas d'intérêt démontré sur la mémoire. Tout au plus améliorent-ils les capacités directement stimulées par les exercices eux-mêmes, sans transfert dans la vie quotidienne.
- Les ateliers mémoire proposés dans de nombreuses villes aux seniors sont réputés plus efficaces, ne serait-ce que par leurs interactions sociales.
- Les médicaments actuels contre le déclin cognitif sont inefficaces et peuvent avoir des effets indésirables (voir p. 182). Si vous en prenez, parlez-en à votre médecin avant d'arrêter.
- Les compléments alimentaires proposés dans les pharmacies, dans les grandes surfaces ou sur Internet n'ont pas d'efficacité démontrée et peuvent, eux aussi, avoir des effets indésirables.

Les neurones ne se renouvellent pas... Une vieille idée reçue ?

Longtemps, on a cru que la perte de matière grise était inéluctable avec l'âge, les neurones ne pouvant être remplacés. Cette théorie semblait définitivement balayée au début du XXIe siècle, mais des controverses récentes montrent qu'il y a encore beaucoup à découvrir.

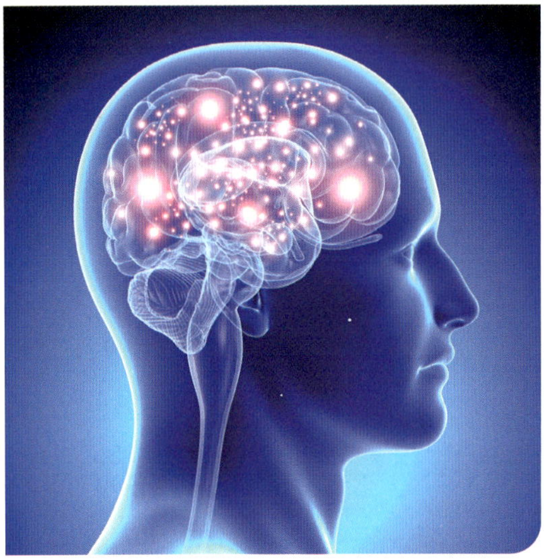

Le corps, un chantier permanent

Le corps est le siège de remaniements permanents. Chaque jour, des cellules meurent et sont remplacées par de nouvelles. Les cellules de l'intestin se renouvellent en quelques jours, celles de la peau en trois à quatre semaines, les globules rouges ont une durée de vie de 120 jours, tandis que les hépatocytes du foie vivent une année ou plus... En revanche, on a longtemps pensé que les cellules cardiaques et les neurones n'étaient pas renouvelables.

La saga des néoneurones

Ce dogme du non-renouvellement des neurones a été formulé par l'Espagnol Santiago Ramón y Cajal, prix Nobel de médecine en 1906 et découvreur des neurones. Pour lui, l'affaire était entendue : fixé à la naissance, le stock de cellules nerveuses était appelé à décroître tout au long de la vie. Le cerveau n'avait donc aucune capacité de régénération.

Neurogenèse animale

L'influence de ce pionnier était telle que lorsque, dans les années 1960, le biologiste américain Joseph Altman observa pour la première fois la production de nouveaux neurones dans le cerveau adulte de rats et de chats, il se heurta à un scepticisme généralisé. Dans les décennies qui suivirent, ce phénomène dit de « neurogenèse adulte » fut pourtant mis en évidence chez d'autres espèces de mammifères, mais aussi chez des poissons, des oiseaux et même des invertébrés.

Premières preuves chez les primates

Au printemps 1998, la formation de nouveaux neurones, ou néoneurones, fut pour la première fois observée dans le cerveau de primates adultes. Son existence chez l'homme semblait de plus en plus probable, mais des raisons éthiques rendaient impossible le même type d'expérimentations que chez l'animal.

Confirmation chez l'homme

Cette difficulté fut contournée dans une étude publiée en novembre 1998 par l'équipe du Suédois Peter Eriksson et de l'Américain Fred Gage. Post mortem, ils ont révélé dans les tissus cérébraux de patients cancéreux la présence d'un marqueur spécifique de la prolifération cellulaire qui leur avait été injecté pour suivre l'évolution de leur maladie. Cette molécule s'incorporant uniquement aux cellules en formation, ils tenaient là une preuve du renouvellement des neurones humains.

Caractéristiques de la neurogenèse

Chez les mammifères, deux « niches » de cellules souches ont été identifiées dans le cerveau adulte : la zone sous-ventriculaire, à partir de laquelle les précurseurs des neurones migrent dans le bulbe olfactif (une structure au rôle clé dans la mémoire olfactive) ; et une région de l'hippocampe appelée gyrus denté, essentielle à la mémoire spatiale. Des études ont détecté la neurogenèse ailleurs dans le cerveau, mais uniquement après un stress ou sous l'effet de substances pharmacologiques.

Taux de renouvellement

Variable d'une espèce à une autre, le nombre de neurones nouvellement formé a été évalué à 9 000 par jour dans l'hippocampe de jeunes rats. Chez l'homme, d'après certaines estimations, 700 neurones naîtraient chaque jour dans chaque hippocampe, soit un taux de renouvellement annuel de 1,75 % dans le gyrus denté.

Un phénomène qui perdure avec l'âge ?

La production de nouveaux neurones décline avec l'âge. Mais à quel rythme ? Chez l'homme, de nombreuses études ont, au fil des ans, suggéré une faible influence du vieillissement et le maintien de la production de nouveaux neurones chez les sujets âgés… Ce renouvellement des neurones reste toutefois hypothétique (il a été remis en cause, notamment, dans une étude publiée par la revue *Nature* en 2018) et à confirmer avec l'avancée des recherches.

Prévenir les méfaits de l'âge

Mieux comprendre comment la neurogenèse est modulée pourrait aider à lutter contre le déclin cognitif, voire à mettre au point des traitements utiles dans certaines pathologies neurologiques.

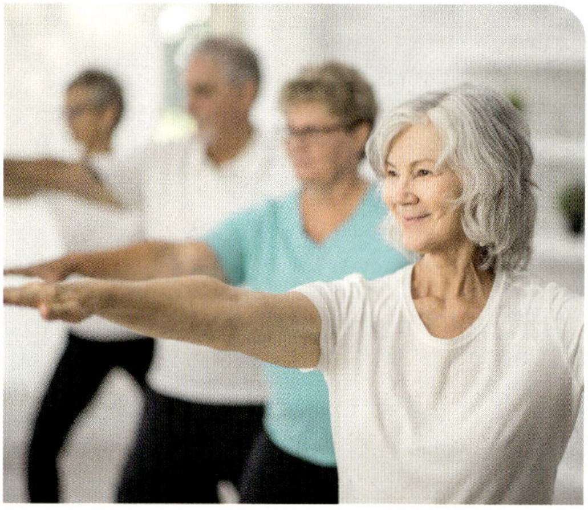

Le rôle de l'hygiène de vie

Le renouvellement des neurones serait stimulé par l'exercice physique et par l'apport de certains micronutriments ou nutriments (vitamines B9, B12 et E, polyphénols, oméga 3…). Il serait diminué par le stress, le manque de sommeil ou l'isolement social. Tous ces paramètres protecteurs restent hypothétiques.

La plasticité cérébrale

Le renouvellement des neurones ne fait pas tout. La capacité du cerveau à réorganiser ses voies nerveuses et à créer de nouvelles connexions entre neurones est tout aussi importante pour les performances cognitives. La plasticité cérébrale permet tout au long de la vie à l'architecture cérébrale de se reconfigurer en fonction des apprentissages (voir aussi p. 56). Comme la neurogenèse, elle serait favorisée par une bonne hygiène de vie et une vie sociale et émotionnelle enrichissante. ■

Comment se forment les nouveaux neurones

La formation de nouvelles cellules résulte d'un processus de division cellulaire durant lequel une cellule donne naissance à deux cellules filles. Aux premiers stades de la vie, l'embryon est formé de cellules souches caractérisées par leurs propriétés d'autorenouvellement et leur capacité à engendrer toutes les lignées cellulaires de l'organisme. Ces cellules immatures se cantonnent ensuite progressivement dans des registres différents, tandis que se constituent les ébauches des organes et des tissus.

Ainsi, au début du développement fœtal, la neurogenèse est opérée par des cellules souches nerveuses aptes à engendrer n'importe quel type de neurones, mais aussi d'autres cellules du cerveau appelées cellules gliales. Avec les divisions cellulaires, cependant, apparaissent des cellules souches nerveuses dont les possibilités de différenciation sont plus restreintes.

Le déclin cognitif devient inéluctable avec l'âge. Une vision trop pessimiste ?

Comme tous les organes, le cerveau est affecté par le vieillissement. La bonne nouvelle, c'est que les capacités cognitives peuvent être entretenues grâce à une bonne hygiène de vie et à un mode de vie intellectuellement et socialement actif.

Le vieillissement est un processus hétérogène

La détérioration des performances cognitives est très variable d'un individu à un autre.

Un déclin cognitif inégal

Si le vieillissement est un processus naturel auquel on n'échappe pas, il existe une grande hétérogénéité entre ceux qui résistent plutôt bien aux effets du temps et ceux qui, sans être atteints de pathologies compliquées, semblent plus diminués physiquement et/ou mentalement.

Une grande partie des travaux scientifiques menés sur le déclin cognitif portent sur ces différences : quels sont les facteurs susceptibles d'accélérer les pertes chez les uns et de préserver les performances chez les autres ? En filigrane, il y a l'idée que des actions de prévention précoces ou des comportements de vie quotidienne pourraient favoriser un maintien optimal des capacités de mémoire, d'attention, de raisonnement, d'adaptation au changement...

Un impact du vieillissement inégal selon les fonctions cognitives

Le vieillissement entraîne des modifications du cerveau et de l'activité neuronale qui affectent la mémoire (voir p. 50) mais aussi l'attention, la vitesse de traitement de l'information, le raisonnement, l'adaptation au changement, la planification, etc. En revanche, des fonctions comme le langage et les opérations mentales, s'appuyant sur les connaissances générales, restent largement préservées. Et les apprentissages, même s'ils sont moins agiles, sont toujours possibles !

Pas de fatalité !

Le cerveau n'est pas un organe figé. Les recherches en neurosciences ont montré qu'il se réorganisait constamment sous l'effet des expériences, des émotions, des apprentissages et même de l'activité physique.

La plasticité cérébrale

Cette dynamique est appelée plasticité cérébrale. Elle est particulièrement intense durant l'enfance, mais elle perdure tout au long de la vie et reste présente à un âge avancé. Elle se traduit par des modifications du réseau des connexions neuronales en réponse aux expériences et aux apprentissages.

Réserve cérébrale et réserve cognitive

Les notions de « réserve cérébrale » et de « réserve cognitive » rendent en partie compte de ces reconfigurations qui permettraient de mieux résister aux dommages du temps, de compenser des déficits et, probablement, de retarder la survenue des démences du type Alzheimer et apparentées.

- La réserve cérébrale, ou passive, correspond à la quantité de neurones et de connexions

D'autres facteurs à l'étude

Dans les études menées sur le déclin cognitif et les démences, dont la maladie d'Alzheimer est la plus emblématique et fréquente, d'autres facteurs de risque ou de protection sont étudiés. C'est le cas de la dépression, de l'exposition à des toxiques (via l'environnement professionnel, notamment), de l'alcool, de la baisse d'audition non appareillée (voir encadré p. 147), de certains médicaments ou compléments alimentaires...

Des études complexes

Les résultats d'études sur le cerveau sont délicats à traiter et peuvent évoluer au fil des analyses. Ainsi, le lien entre activité physique et déclin cognitif est très étudié, mais les conclusions varient tour à tour, allant d'un effet protecteur notable à l'absence d'impact. Comme pour les loisirs ou les interactions sociales, se pose aussi la question du sens de la relation. Les activités préservent-elles du déclin cognitif, ou est-ce parce que nous jouissons d'une bonne santé physique et mentale que nous faisons plus d'exercice, que nous rencontrons plus de monde ou que nous nous adonnons à des loisirs stimulants ? Quoi qu'il en soit, la majorité des travaux sont plutôt positifs quant à l'impact du mode de vie sur la qualité du vieillissement.

(synapses) disponible. Elle serait en partie déterminée génétiquement, mais également influencée par l'environnement (le mode de vie).

- La réserve cognitive, ou active, correspond quant à elle à l'efficacité des réseaux de neurones. Sa constitution est modulée par le niveau d'éducation mais aussi, sans doute, par l'activité professionnelle, les interactions sociales, les loisirs et apprentissages, l'alimentation, l'activité physique... Elle n'est pas figée et pourrait s'entretenir tout au long de la vie grâce à des activités stimulantes et à l'hygiène de vie.

La réserve cognitive fait l'objet de nombreuses recherches en neurosciences. Non seulement elle constituerait un atout majeur pour préserver l'autonomie et la qualité de vie, mais elle améliorerait aussi le potentiel d'adaptation du cerveau en présence d'atteintes pathologiques, en particulier dans la maladie d'Alzheimer. S'il n'existe pas de recette miracle, différentes stratégies peuvent être mises en œuvre à tout âge pour l'améliorer.

Stimuler ses neurones : un art de vivre

Des recommandations émises par l'OMS (Organisation mondiale de la santé) en 2018 placent la stimulation cognitive en première ligne dans la protection de la santé cognitive. Plus qu'un entraînement cognitif au sens strict, les spécialistes prônent le maintien d'une vie active à un âge où les occupations et relations ont souvent tendance à s'étioler. La nouveauté et l'exigence intellectuelle sont de bons stimulants, mais il est inutile de bouleverser ses habitudes ou d'aller à l'encontre de son tempérament et de ses goûts. L'essentiel est de ne pas s'enfermer dans des routines sédentaires, de conserver sa curiosité et sa soif d'apprendre.

Continuer à être actif

La pratique de langues étrangères ou d'un instrument de musique a été particulièrement étudiée comme stimulant cognitif, de même que le fait de continuer à travailler jusqu'à un âge tardif si l'on exerce un métier qui apporte des satisfactions. Mais tous les moyens sont bons ! Que l'on choisisse de fréquenter les musées, de s'atteler à la peinture ou de s'inscrire à un club d'échecs, de développer ses talents en matière de jardinage ou de cuisine, dès lors que le cerveau est actif, il se portera mieux !

Préserver sa vie sociale

L'isolement est délétère, alors que les interactions sociales (sorties entre amis, activités communautaires ou associatives, etc.) constituent probablement un levier important pour prévenir le déclin cognitif.

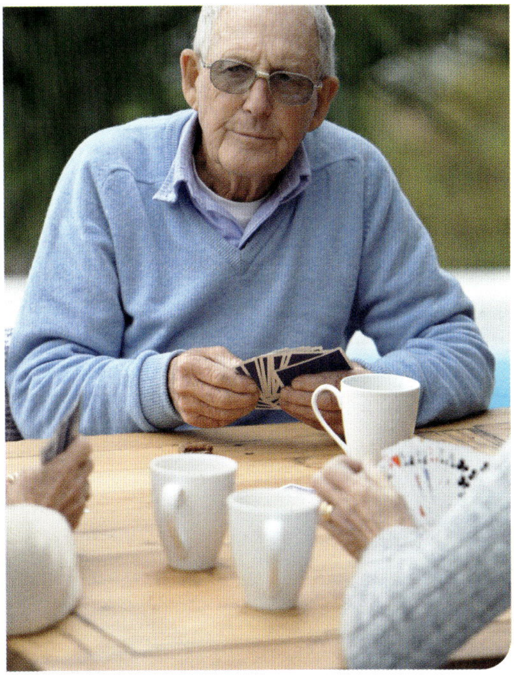

▶▶▶

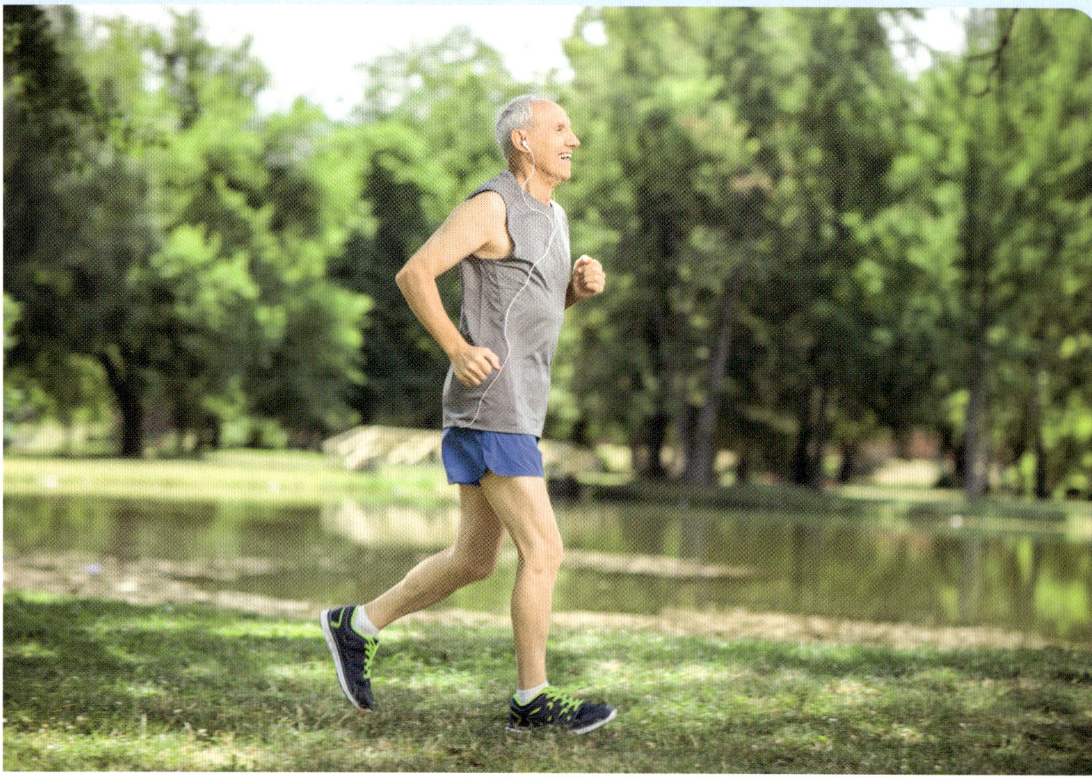

Pratiquer une activité physique

Plusieurs mécanismes peuvent expliquer les bénéfices probables de l'activité physique sur la santé du cerveau. Le mieux établi est d'ordre vasculaire. Les activités d'endurance de type aérobie (marche soutenue, natation, vélo...) augmentent le flux sanguin et permettent une meilleure oxygénation du cerveau, essentielle pour exercer pleinement ses capacités cognitives. L'irrigation du cerveau stimulerait également la plasticité cérébrale en favorisant la libération de neurotransmetteurs et en créant des conditions favorables au renouvellement des neurones. Et l'activité physique mobilise elle aussi des compétences cérébrales : habiletés motrices, attention ou mémoire dans la danse, par exemple, réactivité dans les sports collectifs, etc.
Mais peu importe l'activité pratiquée, séances de gym à la maison, jogging solitaire ou fréquentation d'un cours collectif, l'essentiel est de maintenir sa motivation afin d'être régulier !

S'alimenter correctement

Le cerveau est un organe exigeant. Pour tourner à plein régime, il a besoin d'apports équilibrés en glucides, en protéines et en lipides, ainsi qu'en vitamines et en sels minéraux. À ce jour, les études ne montrent pas d'effet protecteur d'apports supplémentaires, par exemple avec des compléments d'acides gras oméga 3 ou de vitamines B6 ou B12, importants pour la santé cérébrale. Leurs conclusions sont plutôt en faveur d'un rééquilibrage alimentaire global. Le régime de type méditerranéen (voir p. 250), qui a fait ses preuves en matière de prévention cardiovasculaire, serait également bénéfique pour un bon vieillissement cognitif.

La santé cardiovasculaire

Les maladies cardiovasculaires concernent aussi le cerveau : les attaques cérébrales, qu'il s'agisse d'accidents cardiovasculaires ou, plus discrets, d'accidents ischémiques transitoires (voir p. 30), peuvent laisser des séquelles cognitives. L'hypertension artérielle peut induire des lésions des petites artères cérébrales à l'origine de pertes de mémoire et d'autres défaillances ; elle est un facteur de risque avéré de démence. Le tabagisme, le diabète ou l'obésité affectent les fonctions cognitives par leurs complications vasculaires et peut-être également par des effets toxiques (tabac surtout) ou métaboliques. ■

Les femmes sont plus touchées par la maladie d'Alzheimer que les hommes. Encore vrai ?

C'est indiscutable : parmi les personnes atteintes de la maladie d'Alzheimer, il y a plus de femmes que d'hommes. Peut-on expliquer cette différence ? Est-elle uniquement due à leur espérance de vie plus longue ? Les chercheurs explorent le rôle d'autres facteurs et émettent l'hypothèse que ces disparités pourraient s'amenuiser à l'avenir...

Une tendance liée à l'espérance de vie

En France, d'après l'Inserm (Institut national de la santé et de la recherche médicale), les femmes auraient, par rapport aux hommes, un risque de développer une maladie d'Alzheimer augmenté d'environ 50 %. Dans le monde, elles représenteraient environ les deux tiers des cas. Ce surrisque serait dû à une combinaison de différents facteurs, au premier rang desquels une espérance de vie supérieure.

L'âge, premier des facteurs de risque

La maladie se déclare le plus souvent à partir de 65 ans, et le risque augmente de façon exponentielle avec l'âge pour atteindre un pic chez les plus de 80 ans. Les femmes, dont l'espérance de vie est plus longue (voir encadré) ont donc plus de « chances » d'atteindre l'âge de survenue de cette démence.

Espérance de vie : avantage aux femmes

D'après les données de l'Insee (Institut national de la statistique et des études économiques), en France, dans les conditions de mortalité de 2021, une femme de 60 ans a encore en moyenne 27,5 années à vivre, contre 23 pour un homme.

D'autres mécanismes en cause

L'âge ne fait pas tout puisque, à âge égal, le risque de démence n'est pas le même pour les deux sexes. Les femmes sont plus exposées que les hommes, et leur état cognitif se détériore aussi plus rapidement.

Le rôle des facteurs hormonaux ou génétiques

Le statut hormonal des femmes protégerait leur cerveau avant la ménopause, le déclin du taux d'œstrogènes étant ensuite associé à une vulnérabilité plus élevée. Des études ont par ailleurs montré que les femmes porteuses d'un gène de susceptibilité baptisé ApoE4 présentent un risque de présenter la maladie plus élevé que chez les hommes porteurs du même gène.

Le niveau d'études

Des recherches récentes suggèrent que la maladie d'Alzheimer progresse moins vite qu'attendu, en particulier dans les pays développés. Ce ralentissement s'expliquerait par une meilleure prise en charge des pathologies cardiovasculaires et par une amélioration de l'hygiène de vie, qui joueraient un rôle protecteur, mais aussi par l'élévation du niveau d'études, qui augmenterait la « réserve cognitive » (voir p. 56) et permettrait de mieux résister à la maladie.
À cet égard, les disparités d'accès à l'éducation pourraient partiellement expliquer la plus forte prévalence de la maladie chez des femmes nées dans la première moitié du XXe siècle, une hypothèse étayée par une étude épidémiologique parue en 2021 dans la revue scientifique *The Lancet*. La hausse du niveau d'études des femmes à partir des années 1960 dans les pays développés pourrait par conséquent réduire l'écart dans les années à venir. Une tendance et une interprétation qui restent à confirmer, même si le niveau d'éducation semble bel et bien constituer un paramètre protecteur. ■

Le soleil, c'est dangereux pour la santé. Vrai ou faux ?

En la matière, *« c'est la dose qui fait le poison »*, pour reprendre l'affirmation de Paracelse. Avec mesure et précaution, le rayonnement solaire, notamment essentiel à la synthèse de la vitamine D, est source de bienfaits. Mais, avec excès, il accélère le vieillissement de la peau et, surtout, favorise les cancers cutanés dont le redoutable mélanome.

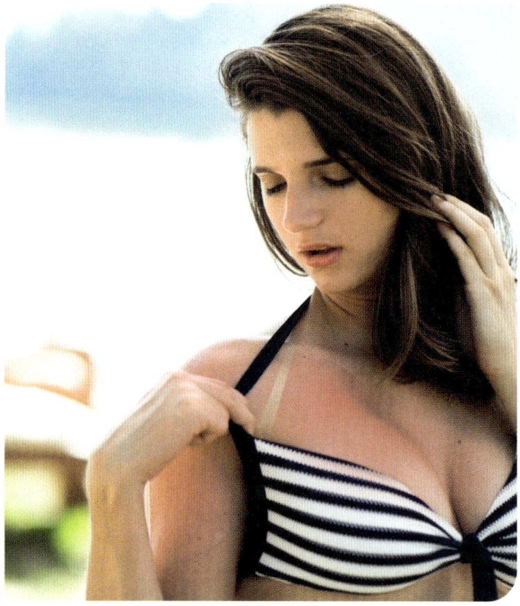

La synthèse de la vitamine D : des bénéfices biologiques

Le soleil favorise la synthèse de la vitamine D par notre organisme. Cette opération biochimique s'effectue dans les couches profondes de la peau, là où se trouve un dérivé du cholestérol qui, sous l'action des rayons ultraviolets B (UVB), se convertit en vitamine D. La majeure partie de cette vitamine, essentielle à l'absorption du calcium et donc à la minéralisation osseuse, est fabriquée par la peau, le reste étant apporté par l'alimentation.

À la belle saison, une exposition du visage et des bras de 10 à 15 minutes par jour, quand le soleil ne frappe pas fort, suffit amplement pour fabriquer toute la vitamine D nécessaire. Pas de quoi justifier de longs bains de soleil, d'autant que, lorsque la peau est bronzée, la mélanine fait barrière aux UVB et la synthèse s'effectue moins bien. Les UV artificiels d'une cabine de bronzage quant à eux ne permettent pas la synthèse de la vitamine D.

La peau se défend en bronzant

Le processus du bronzage est principalement déclenché par les UVB. En pénétrant dans l'épiderme, ils stimulent les mélanocytes, cellules qui synthétisent le pigment appelé mélanine, lequel protège la peau en absorbant une partie des ultraviolets. Les UVB provoquent aussi une multiplication des kératinocytes, cellules majoritaires de l'épiderme. La peau s'épaissit et devient moins perméable au rayonnement.

Les carnations foncées (phototypes élevés) produisent beaucoup de mélanine sombre, l'eumélanine, efficace contre les ultraviolets. À l'inverse, les carnations claires synthétisent plutôt de la phéomélanine, pigment jaune orangé des taches de rousseur, inopérante face au soleil.

À partir de 30 ans, le nombre de mélanocytes décroît d'environ 10 % par décennie. Le bronzage devient plus difficile, et la protection qu'il confère face aux UV diminue.

Des bienfaits psychiques ?

Pour beaucoup d'entre nous, le soleil a des effets positifs sur le moral car il apporte bonne humeur et sensation de bien-être. La perception visuelle de la lumière contribue à la régulation du rythme veille/sommeil, mais elle aurait également des effets sur le psychisme en stimulant la production de sérotonine,

neurotransmetteur qui intervient dans la régulation de l'humeur, et d'endorphines, hormones qui agissent contre la douleur et l'anxiété.
L'idée selon laquelle le manque de lumière serait un facteur de dépression (« dépression saisonnière ») date du début des années 1980, avec les travaux du psychiatre américain Norman E. Rosenthal. De cette hypothèse est né un traitement, la luminothérapie, qui consiste à exposer les personnes déprimées à une lumière blanche d'intensité similaire à celle de l'astre solaire. Quoique couramment utilisée en hiver, surtout dans les pays d'Europe du Nord, cette méthode reste empirique, sans efficacité démontrée.

Le côté sombre de l'exposition au soleil

Le soleil peut aussi faire des dégâts. Depuis des décennies, les autorités sanitaires alertent sur les dangers d'une exposition immodérée. Et pourtant, le nombre de cancers de la peau ne cesse d'augmenter.

L'érythème solaire

Le coup de soleil est une brûlure du premier degré qui génère un érythème (rougeur) accompagné de démangeaisons. L'apparition de cloques, ou phlyctènes, signale une brûlure du second degré, qui peut nécessiter un avis médical.
En détruisant des milliers de cellules épidermiques, les érythèmes solaires endommagent et fragilisent durablement la peau. Leur survenue dans l'enfance augmente singulièrement le risque de cancer cutané à l'âge adulte.

Le vieillissement prématuré

Les UVB, mais aussi les UVA qui atteignent les couches profondes de la peau, précipitent le processus de sénescence cutanée : le derme et l'épiderme s'atrophient, la peau s'amincit, perd son élasticité, se dessèche et se ride. Les effets de l'irradiation solaire se manifestent des années après l'exposition.
Outre ses aspects inesthétiques, le vieillissement prématuré fragilise la peau. Plus sensible aux agents infectieux et aux allergènes, elle devient facilement irritable. Par ailleurs, ses capacités de cicatrisation diminuent.

Des lésions cutanées disgracieuses

Aussi connus sous la dénomination quelque peu macabre de « fleurs de cimetière », les lentigos sont des amas de mélanine produits par des mélanocytes dysfonctionnels. Ces taches cutanées fréquentes chez les plus de 60 ans ne sont pas imputables à l'âge, mais bien au soleil. Bénins, les lentigos ne requièrent aucun traitement si ce n'est cosmétique pour les dissimuler.
La kératose actinique, autre affection courante

Inégaux sous le soleil

Le phototype est une catégorisation des types de peau selon leur sensibilité aux UV. Cette gradation permet d'apprécier les risques de l'exposition au soleil : plus le phototype est faible, plus le danger est grand. Mais qu'on ne s'y trompe pas, aucun phototype n'est à l'abri des méfaits du soleil, même les peaux noires peuvent brûler et développer un mélanome.

Phototype	Caractéristiques	Réaction au soleil
1	Peau très blanche, cheveux blond pâle ou roux, yeux clairs bleus ou verts, parfois présence de taches de rousseur	Ne bronze jamais, coup de soleil systématique et rapide
2	Peau blanche, cheveux blonds à bruns, yeux bleus ou bruns	Bronze peu et difficilement, coup de soleil rapide
3	Peau mate, cheveux bruns, yeux bruns	Bronze graduellement, coup de soleil assez fréquent
4	Peau olivâtre, cheveux brun foncé à noirs, yeux brun foncé à noirs	Bronze facilement, coup de soleil rare
5	Peau brune, cheveux noirs, yeux noirs	Bronze rapidement et intensément, coup de soleil très rare
6	Peau noire, cheveux noirs, yeux noirs	Coup de soleil exceptionnel

due à une surexposition aux UV, se manifeste par l'apparition de petites plaques rugueuses, rouges ou brunes, ayant tendance à la desquamation. Plus ou moins nombreuses et plus ou moins étendues, les lésions se situent préférentiellement sur le dos des mains, le visage et le cuir chevelu en cas de calvitie. Cette maladie exige un suivi dermatologique, en raison de son caractère récidivant et de son risque d'évolution cancéreuse.

Les cancers cutanés

Le rayonnement solaire est potentiellement cancérogène. Les ultraviolets créent des désordres dans l'ADN des cellules cutanées. Quand les moyens de défense face aux dommages cellulaires se trouvent débordés, les cellules cancéreuses prolifèrent. Plus on s'expose au soleil, y compris durant l'enfance, plus on épuise ces défenses et plus le risque est grand. Il est donc important de surveiller sa peau pour repérer des éventuels signes de cancer cutané, dont le très grave mélanome (voir p. 64).

Les dommages oculaires

Les ultraviolets peuvent léser le cristallin et la rétine et occasionner des dommages oculaires sérieux. Selon l'OMS (Organisation mondiale de la santé), environ 20 % des cataractes (opacification du cristallin pouvant conduire à la cécité) dans le monde seraient imputables à une exposition solaire.

L'autre lésion ophtalmique fréquente est la photokératite, aussi baptisée « ophtalmie des neiges » car elle survient souvent en montagne, où le rayonnement est particulièrement intense. Inflammation douloureuse de la conjonctive et de la cornée, cette affection provoque parfois des cécités transitoires. En général, des collyres cicatrisants suffisent pour faire disparaître les symptômes en moins de 48 heures.

Prendre des mesures de haute protection

Pour profiter du soleil, il faudrait respecter ces trois consignes :

- ne pas s'exposer entre 12 heures et 16 heures, moment du plus fort rayonnement ;
- porter un chapeau à larges bords, des lunettes de soleil et des vêtements amples et couvrants pour toute activité en plein air ;
- faire usage de crèmes solaires dès le printemps, y compris par temps nuageux, et renouveler l'application toutes les deux heures.

Crèmes solaires : attention à l'indice

Le facteur de protection solaire (FPS) indique l'indice de filtration contre les UVB. Mais une bonne crème solaire doit aussi protéger contre les UVA, dont l'indice n'est pas obligatoirement indiqué. N'hésitez pas à consulter des tests comparatifs.

- Un FSP inférieur à 10 assure une protection faible.
- Un FSP compris entre 15 et 25 assure une protection moyenne.
- Un FSP entre 30 et 50 assure une protection haute.

Le choix d'un produit solaire s'effectue en fonction du phototype (voir encadré p. 61), mais aussi de l'intensité du rayonnement. Cependant, quelle que soit votre carnation, un index élevé est indispensable à la montagne, à la plage ou sous les tropiques.

Enfin, ne faites pas usage d'une crème solaire pour prolonger les temps d'exposition en vue de bronzer davantage : cette attitude augmente le risque de cancer cutané.

Crèmes solaires : éviter les composés indésirables

Comme tous les cosmétiques, les produits solaires peuvent receler des composés indésirables (perturbateurs endocriniens, composés allergisants). L'application gratuite Quelproduit de l'UFC-Que Choisir peut vous aider dans votre achat : en scannant un article, vous avez accès aux informations utiles sur les ingrédients qu'il contient.

À noter : selon une étude du CNRS publiée début 2021, certaines crèmes solaires pourraient se révéler cancérogènes avec le temps. En cause, un filtre très courant, l'octocrylène, qui en une douzaine de mois se dégrade en benzophénone, dangereux perturbateur endocrinien. Ne conservez pas les produits solaires qui contiennent ce filtre d'une année sur l'autre et, si possible, évitez-le en le débusquant dans les compositions.

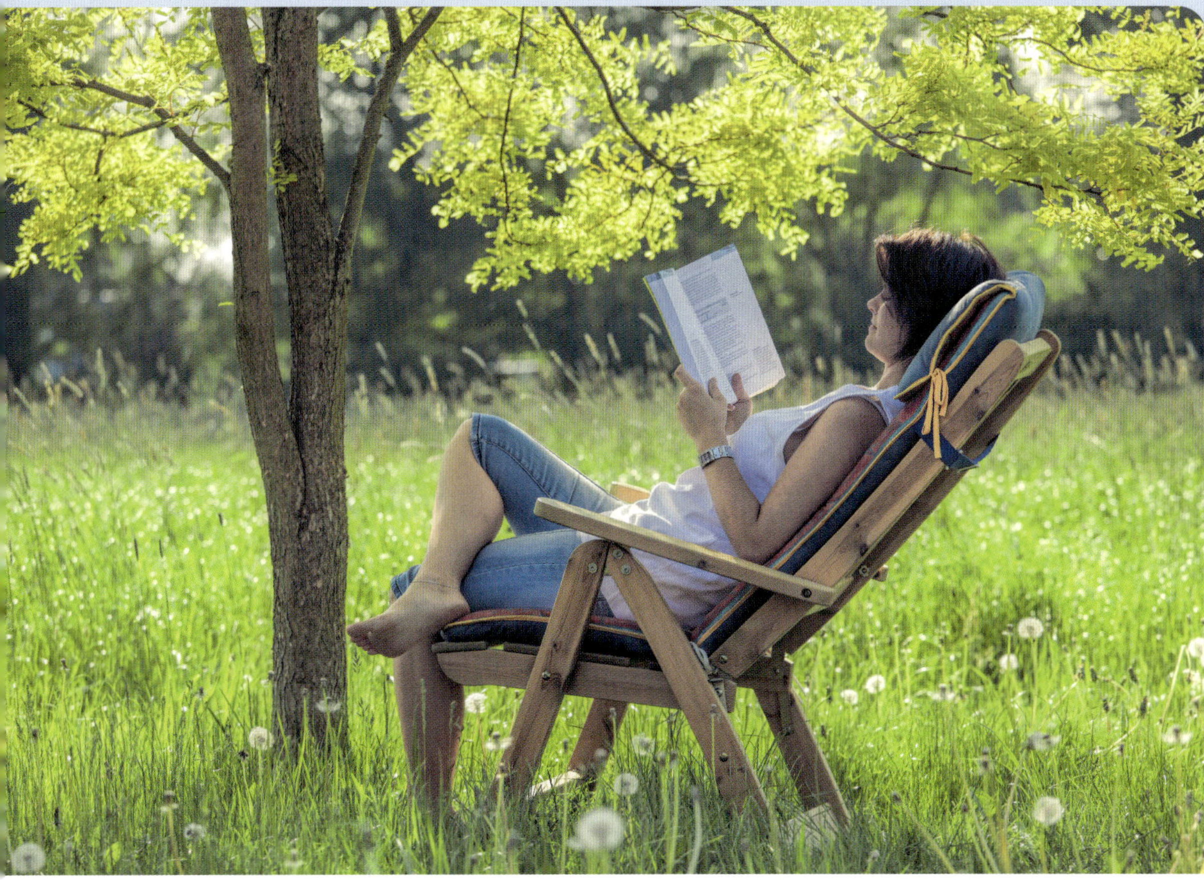

Lunettes noires : ne pas lésiner sur la qualité

Les lunettes de soleil sont indispensables pour vous protéger. Ne pas en avoir ou porter des lunettes sans filtration adéquate peut entraîner de graves lésions de l'œil.

Pour être fiables, les lunettes de soleil doivent répondre à certaines exigences de construction et de performances, dont le respect se traduit par l'apposition de façon visible, lisible et indélébile du marquage « CE ».

Comme les crèmes solaires, les lunettes de soleil ont des capacités de filtration plus ou moins fortes, adaptées à l'intensité du rayonnement. Il existe cinq catégories de protection, allant de 0 (absence de protection UV) à 4 (protection en cas de très forte luminosité). La catégorie 3 convient pour des vacances au bord de la mer.

Proscrire les cabines de bronzage

Au début des années 2000, le Centre international de recherche sur le cancer (CIRC) a classé les UV artificiels comme cancérogènes certains. En dépit de leur dangerosité et des demandes d'interdiction formulées par l'Anses (Agence nationale de sécurité sanitaire de l'alimentation, de l'environnement et du travail), les cabines de bronzage restent autorisées en France. En 2020, une étude australienne a calculé que la suppression des installations d'UV artificiels permettrait d'éviter 10 millions de cancers de la peau en Amérique du Nord et en Europe. ■

Préférez l'ombre des arbres à celle du parasol

Si vous aimez pique-niquer en famille ou bouquiner en plein air, préférez l'ombre des arbres à celle du parasol. Non seulement parce que l'ombre des végétaux apporte une fraîcheur que ne procure pas celle du parasol, mais aussi parce que la toile, surtout si son tissage est peu serré, laisse passer les UV et que le risque de coup de soleil n'est pas exclu.

Un mélanome, c'est vraiment grave ?

Toute lésion de la peau qui paraît étrange, tel un grain de beauté d'apparition subite ou dont l'aspect se modifie, doit être montrée sans délai à un dermatologue. Compte tenu de l'agressivité des mélanomes, mieux vaut une inquiétude inutile que le dépistage tardif d'un cancer de la peau métastasé.

Une tumeur cutanée vraiment maligne

Le mélanome est un type de cancer de la peau qui prolifère à partir des mélanocytes, les cellules de l'épiderme fabriquant la mélanine, pigment qui donne la couleur de peau et protège cette dernière contre les rayonnements ultraviolets du soleil. Bien plus rare que les carcinomes (voir p. 66) puisqu'il représente environ 10 % des cancers cutanés, le mélanome est aussi bien plus dangereux du fait de sa propension à générer des métastases à distance.

Une incidence en hausse

Environ 15 000 nouveaux cas de mélanome sont diagnostiqués chaque année en France. Avec une augmentation moyenne de 10 % des cas par an depuis 1970, il est de tous les cancers dits solides (par opposition aux cancers hématologiques) celui qui connaît la plus forte progression. S'il se rencontre majoritairement chez les plus de 50 ans, il n'épargne pas les jeunes adultes (25-50 ans), l'âge moyen du diagnostic ayant tendance à diminuer. Cette évolution est avant tout la conséquence d'une augmentation de l'exposition au rayonnement ultraviolet (UV) naturel ou artificiel.

Les facteurs de risque

Certaines particularités augmentent le risque de mélanome. Soyez spécialement vigilant si vous avez :

- une peau claire qui ne bronze pas ou qui bronze peu ;
- un grand nombre de grains de beauté (ou nævus) ;
- des grains de beauté de grande taille et/ou de forme irrégulière (nævus dysplasiques) ;
- un nævus à mélanocyte congénital (tache de vin présente depuis la naissance) ;
- une immunodépression ;
- des antécédents familiaux ou personnels de mélanome.

Le soleil, principal facteur de risque

Qui ignore encore qu'une exposition excessive au soleil mais également aux lampes à bronzer peut causer un cancer de la peau ? Pour autant, la mode du bronzage pousse toujours à l'imprudence et les cabines à UV continuent à fonctionner en France...

Le risque de mélanome est corrélé à la durée d'exposition aux UV, et il est démontré que les érythèmes solaires (coups de soleil) durant l'enfance augmentent le risque de mélanome à l'âge adulte. Il est donc essentiel de limiter les expositions au soleil et de se protéger de son rayonnement dès le plus jeune âge. Si vous travaillez à l'extérieur, pratiquez souvent des loisirs de plein air, vivez ou avez vécu dans un pays à fort ensoleillement, votre niveau de risque de cancer cutané est plus élevé : surveillez très régulièrement votre peau.

À savoir aussi :

- Le bronzage n'assure en rien une protection, bien au contraire : plus on reste au soleil, plus le bronzage s'accentue et plus le risque s'accroît.
- Les vêtements couvrants et l'application d'une crème solaire efficace sont essentiels pour éviter les coups de soleil et prévenir les cancers de la peau, mélanomes ou carcinomes.

Le smartphone n'est pas un dermato

Les applications pour téléphone mobile qui proposent d'aider à dépister un cancer de la peau ne sont pas fiables. Des recherches anglaises ont prouvé que, très souvent, elles ne détectaient pas les lésions précancéreuses. Or, en la matière, être rassuré à tort est très dangereux.

• Le fait d'avoir une peau foncée ou noire réduit l'incidence du mélanome sans l'exclure ; la maladie affecte tous les épidermes, quelle que soit leur pigmentation.

Dépister au plus vite

Repéré tôt, le mélanome se soigne la plupart du temps par simple ablation chirurgicale et le pronostic est généralement bon (98 % de guérison à cinq ans pour le mélanome localisé). En revanche, un diagnostic tardif expose à un pronostic plus sombre. Compte tenu des enjeux, il est très important de détecter rapidement les lésions suspectes en pratiquant un auto-examen régulier de tout le corps et en consultant un dermatologue au moindre doute. Attention, le mélanome peut se développer partout, y compris dans les muqueuses de la bouche et de la région génitale.

Une nouvelle tache ou un grain de beauté qui évolue

Dans la grande majorité des cas, le mélanome se manifeste par l'apparition d'une nouvelle tache pigmentée ou d'un nouveau grain de beauté, auxquels il faut donc être attentif. Mais il peut aussi se développer à partir d'un nævus ancien. En général, les grains de beauté se ressemblent, celui qui vous paraît différent des autres doit vous inquiéter. La règle ABCDE réunit les différents critères qui doivent vous alerter et vous conduire à consulter rapidement un dermatologue.

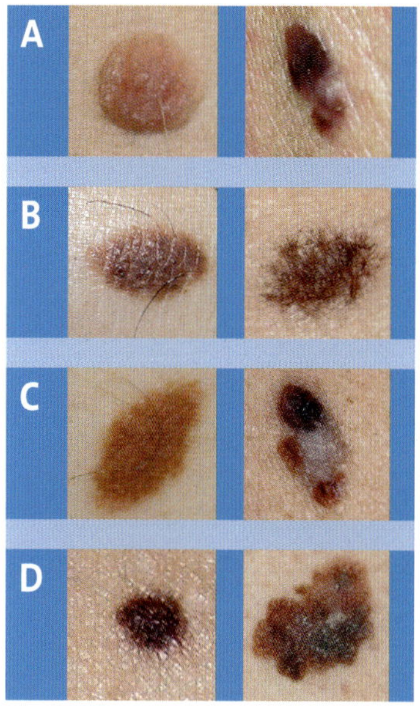

© Service dermatologique de l'Institut Gustave-Roussy
Source : Institut national du cancer

• A comme asymétrie, reliefs mal répartis autour du centre, forme ni ronde ni ovale.
• B comme bords irréguliers, déchiquetés, mal délimités.
• C comme couleur non homogène.
• D comme diamètre en augmentation rapide.
• E comme évolution de la taille, de la couleur, de l'épaisseur.

À noter : l'apparition d'une tache brune évoquant parfois un grain de beauté peut aussi révéler un autre type de cancer de la peau, le carcinome épidermoïde ou le carcinome basocellulaire (voir p. 66). ■

Des traitements innovants

Certaines thérapies ciblées et formes d'immunothérapie ont été développées contre le mélanome. Elles ne s'appliquent pour le moment qu'à un nombre restreint de malades et peuvent avoir des effets indésirables lourds, mais permettent quelquefois une survie prolongée.

• **Les thérapies ciblées.** Elles visent des altérations des cellules tumorales qui jouent un rôle dans le développement ou la dissémination du cancer. Elles peuvent ainsi bloquer un mécanisme qui permet à la cellule de se diviser, ou bien empêcher la tumeur de fabriquer des vaisseaux sanguins, ce qui prive les cellules cancéreuses d'éléments nutritifs et de voies de propagation. Ces altérations (mutation du gène BRAF dans le cas du mélanome, par exemple) contre lesquelles il existe une thérapie ciblée ne sont présentes que chez certains malades.

• **L'immunothérapie.** Le système immunitaire ne reconnaît pas les cellules cancéreuses, et ne peut donc les éliminer comme il le ferait de virus ou de bactéries. L'immunothérapie consiste à donner aux cellules immunitaires (lymphocytes T) la capacité d'identifier et de combattre les cellules cancéreuses. Cette stratégie thérapeutique concerne plusieurs cancers, dont le mélanome.

Les carcinomes cutanés : aussi dangereux que les mélanomes ?

Sur la peau, une boursouflure lisse et ferme, une petite plaie qui ne guérit pas ou une plaque croûteuse peuvent être le signe d'un carcinome. Les carcinomes sont des cancers de la peau fréquents, le plus souvent sans gravité à la différence du terrible mélanome. Il importe cependant de les traiter pour éviter des complications ou une extension métastatique.

Des cancers cutanés

Les carcinomes représentent environ 90 % des cancers cutanés (10 % pour le mélanome, voir p. 64). On distingue le carcinome basocellulaire (70 %) et le carcinome épidermoïde (20 %).

Les facteurs de risque

Les carcinomes sont des lésions tumorales des kératinocytes, cellules principales de l'épiderme qui sont altérées par les rayons ultraviolets (UV). Dans la majorité des cas, ils siègent donc dans les zones les plus exposées au soleil (visage, oreilles, décolleté, dos des mains, etc.), mais les sources artificielles d'UV sont également impliquées. Il convient donc d'être très prudent en s'exposant au soleil (voir p. 62) et de ne pas fréquenter les cabines de bronzage.

Le carcinome épidermoïde présente d'autres facteurs favorisants, comme les infections à papillomavirus humains (expliquant des localisations génitales et anales), l'exposition au tabac (localisation sur la lèvre inférieure) ou à d'autres toxiques, un déficit immunitaire ou certaines chimiothérapies locales.

Ces cancers se développent en plusieurs phases et n'apparaissent que tardivement, sauf, quelquefois, chez des personnes de phototype très sensible (voir encadré p. 61) ayant abusé du soleil. Surveillez votre peau et n'hésitez pas à demander un avis dermatologique en cas de doute.

Le carcinome basocellulaire

Il se développe dans la couche la plus profonde de l'épiderme, la membrane basale, et apparaît le plus souvent sur le visage, notamment sur le nez. Il se manifeste par des petites boursouflures ou perles roses qui dégénèrent parfois en plaies ayant pour particularité de saigner facilement et de cicatriser difficilement. Il a parfois l'aspect d'un nodule isolé, comme un kyste, qui, lorsqu'il contient de la mélanine, peut être confondu avec un mélanome. Son évolution est lente et en principe il ne donne pas de métastases. En revanche, si l'on attend trop, il peut envahir et détruire les tissus cutanés adjacents, avec de possibles séquelles esthétiques et fonctionnelles lorsqu'il touche le visage.

Le carcinome épidermoïde

Il se développe dans la couche épineuse de l'épiderme, dans les zones les plus exposées au soleil mais aussi sur les muqueuses buccales ou génitales. Il peut migrer dans les ganglions lymphatiques et métastaser. Quoique rare, ce risque souligne l'importance d'un diagnostic et d'une prise en charge précoces.

Ce carcinome apparaît sous la forme de lésions ou d'excroissances en relief qui ne guérissent pas. Il peut constituer l'évolution néfaste d'une affection préalable : la kératose actinique. Due à une trop forte exposition aux UV, cette dernière forme sur la peau des taches plus ou moins brunes et des petites lésions croûteuses qui dégénèrent. Soigner à temps la kératose actinique réduit le risque de carcinome épidermoïde. ■

Le traitement des carcinomes

L'ablation chirurgicale suffit normalement au traitement (sauf extension ganglionnaire ou métastatique pour le carcinome épidermoïde), mais une surveillance régulière chez un dermatologue est nécessaire ensuite, car la survenue d'un carcinome indique un terrain favorable.

L'hypertrophie de la prostate peut évoluer en cancer de la prostate. Une crainte infondée ?

L'hypertrophie de la prostate et le cancer de la prostate sont deux pathologies distinctes. Elles peuvent être confondues car elles induisent des symptômes similaires, mais l'hypertrophie ne favorise pas le cancer de la prostate.

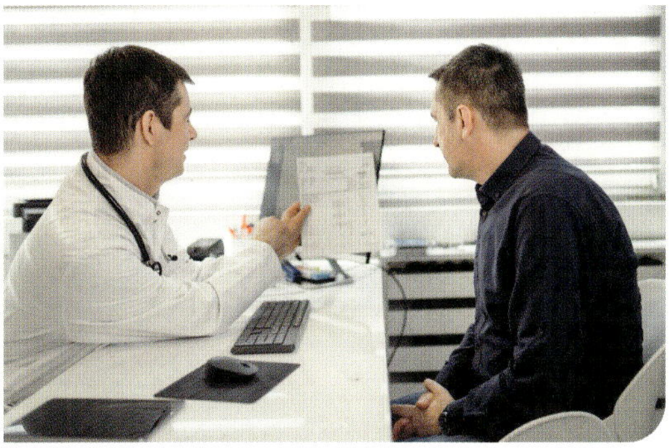

L'hypertrophie bénigne de la prostate

Chez l'homme jeune, la prostate a la forme et la taille d'une châtaigne. Mais le volume de cette glande augmente avec l'âge. Passé 50 ans, au moins la moitié des hommes seraient concernés par l'hypertrophie bénigne de la prostate, ou adénome de la prostate – à ne pas confondre avec l'adénocarcinome, qui est une tumeur de nature cancéreuse.

Les symptômes

Ce trouble reste bien souvent silencieux. Mais, chez certains, l'adénome comprime la vessie et l'urètre, entravant l'évacuation des urines. Aussi les principaux symptômes sont-ils urinaires : diminution de la force du jet, gêne à la miction (il faut « pousser » pour uriner), vidange incomplète qui favorise les infections urinaires, fréquence des mictions avec levers nocturnes, besoins urgents avec risque d'incontinence. Des troubles sexuels (dysfonction érectile, troubles de l'éjaculation) sont également possibles. Des calculs urinaires et des infections peuvent être plus fréquents en raison de la stagnation des urines dans la vessie. Dans de rares cas, une obturation complète de l'urètre est observée, ce qui peut entraîner un reflux vers le rein et provoquer une insuffisance rénale chronique. Ce trouble nécessite une prise en charge chirurgicale en urgence pour éliminer l'obstacle.

Le traitement

Des médicaments peuvent améliorer les troubles urinaires. S'il existe des complications de type rétention urinaire, un traitement chirurgical (une partie de la prostate est enlevée) peut s'avérer nécessaire. Les traitements médicamenteux ou chirurgicaux de l'adénome peuvent avoir des effets sur la sexualité – négatifs ou positifs – sans que, souvent, la relation de cause à effet puisse être précisément établie.

Pas de lien avec le cancer de la prostate

Un adénome de la prostate ne se complique jamais en cancer. Ces deux pathologies n'ont pas la même origine : alors que l'hypertrophie est due à un épaississement de la glande elle-même, le cancer se développe à partir des cellules de la capsule qui l'entoure. Toutefois, les deux peuvent coexister puisqu'elles apparaissent avec le vieillissement. Par ailleurs, même s'il est souvent asymptomatique, le cancer de la prostate peut également se manifester par des troubles urinaires ou sexuels.

En présence de ces signes, le praticien cherchera à différencier l'un et l'autre de ces troubles en réalisant un toucher rectal. En cas d'adénome, la glande est souple, indolore, lisse et régulière. Au contraire, si la prostate est dure, asymétrique et/ou présente des nodules, le médecin proposera une biopsie pour analyser la nature des cellules et confirmer le diagnostic de cancer (voir aussi p. 68). ■

Les autorités de santé ne recommandent pas le dépistage systématique du cancer de la prostate. Justifié ?

Le dépistage généralisé du cancer de la prostate n'est pas recommandé, car il présente plus d'inconvénients que d'avantages. Les études ne montrent quasiment pas de bénéfice sur l'espérance de vie, alors qu'il entraîne des surdiagnostics et des traitements inutiles dont les séquelles ne sont pas anodines.

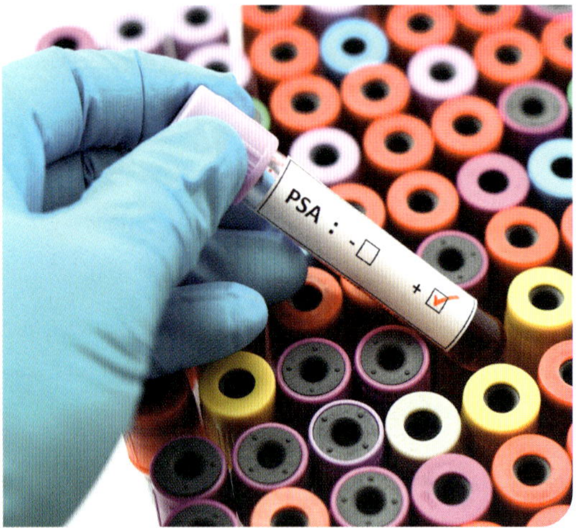

Le cancer de la prostate, fréquent mais d'évolution souvent lente

La prostate est une glande sexuelle masculine située sous la vessie, au carrefour des voies urinaires et génitales. Elle sécrète le liquide séminal qui, avec les sécrétions des glandes séminales et les spermatozoïdes, constitue le sperme.
Avec quelque 50 000 cas diagnostiqués tous les ans, le cancer de la prostate représente 25 % des cancers masculins. C'est le plus fréquent des cancers chez l'homme, mais ce n'est pas le plus meurtrier. Dans la majorité des cas, il survient après 65 ans et évolue très lentement, entraînant peu ou pas de symptômes.

Les facteurs de risque

Il existe un risque accru de cancer de la prostate en cas d'antécédents familiaux (père, frère) et chez les personnes d'origine africaine. Les études n'indiquent pas à ce jour que les hommes présentant ces facteurs ont plus de risques de développer des formes graves ou d'évolution rapide.
Par ailleurs, l'incidence de ce cancer est particulièrement élevée aux Antilles, très vraisemblablement en lien avec l'exposition des hommes au chlordécone. Cet insecticide employé de 1973 à 1993 dans les bananeraies persiste dans les eaux et les sols et se retrouve dans les aliments consommés. Selon une étude française de 2019, il serait responsable de récidives.
À noter : l'hypertrophie bénigne de la prostate (ou adénome de la prostate) n'a pas d'influence sur le risque de développer un cancer de la prostate (voir p. 67).

En quoi consiste le dépistage ?

Le dépistage du cancer de la prostate repose sur deux examens : le toucher rectal et le dosage du taux de PSA dans le sang.
Le toucher rectal permet au médecin de vérifier le volume, la consistance et la texture de la surface de la prostate. Il donne une orientation et accompagne souvent le dosage du PSA, mais ne permet pas de diagnostiquer un cancer.
PSA est une abréviation de l'anglais *prostatic specific antigen* (antigène spécifique de la prostate). Il s'agit d'une protéine produite par la prostate, normalement présente en petite quantité dans le sang. Un taux de PSA élevé peut être lié à la présence d'un cancer de la prostate, mais les faux positifs représentent environ 70 % des cas : d'autres troubles comme une hypertrophie de la prostate, une prostatite (infection ou inflammation de la prostate) ou une infection urinaire peuvent aussi augmenter le taux de PSA dans le sang. À l'inverse, il existe aussi des

La surveillance active pour éviter trop de traitements

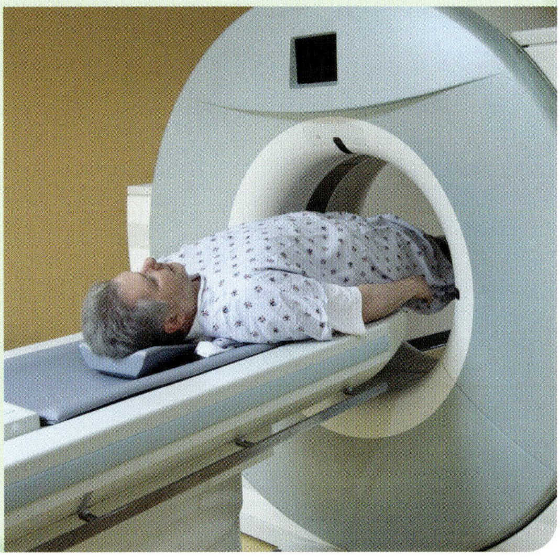

Lorsqu'un cancer de la prostate est avéré, la stratégie thérapeutique dépend du bilan diagnostique. Lorsque le cancer est localisé et apparaît à faible risque d'évolution, les médecins proposent désormais une surveillance active pour éviter ou retarder le plus possible les traitements et les effets indésirables qui les accompagnent.

Cette surveillance active repose sur des bilans réguliers (toucher rectal, dosage du PSA), des biopsies prostatiques dont la fréquence est déterminée par le médecin, des IRM si nécessaire, permettant de détecter une éventuelle évolution. Cette surveillance est généralement poursuivie tout au long de la vie. En cas d'évolution défavorable, un traitement peut être décidé.

faux négatifs : un taux de PSA normal n'exclut pas le cancer – dans 10 à 15 % des cas, le taux de PSA est bas alors qu'un cancer est présent.
Le taux de PSA n'est donc pas un marqueur spécifique du cancer. Il nécessite un examen complémentaire invasif, la biopsie.

Excès de diagnostic et de traitement

La biopsie permet de confirmer ou non la présence de cellules cancéreuses dans la prostate. Sous anesthésie locale, plusieurs échantillons sont prélevés avec une fine aiguille en passant par le rectum. C'est un examen désagréable, qui peut générer des saignements et une douleur, plus rarement une infection de la prostate ou une rétention d'urine.

Des surtraitements

Le principal problème de ce dépistage est la détection de nombreux cancers de la prostate qui n'auraient eu aucune conséquence sur la santé. Une grande partie des cancers dépistés n'auraient évolué que très lentement, sans générer de souffrance et sans altérer la vie quotidienne des hommes atteints.
En revanche, les traitements du cancer de la prostate – ablation de la glande, radiothérapie ou curiethérapie (radiothérapie interne) – peuvent avoir des effets indésirables notables : incontinence, impuissance, troubles intestinaux, sans compter l'impact psychologique du diagnostic et des traitements.

Pas de dépistage systématique

En France, comme dans la plupart des autres pays, aucun programme de dépistage systématique (c'est-à-dire pour tous à partir d'un certain âge, y compris en l'absence de symptômes) n'est recommandé par les autorités de santé. Un conseil souvent négligé par les médecins généralistes et les urologues : le dosage du PSA reste largement pratiqué chez les hommes de plus de 55 ans. Avec le risque de les traiter ou de les opérer pour une maladie qui les aurait autrement laissés tranquilles. Dans ces conditions, les autorités de santé soulignent qu'« *aucun homme ne doit s'engager dans une démarche de dépistage sans avoir été tenu informé, au préalable, de l'ensemble des bénéfices, des limites du dosage du PSA et des risques éventuels du traitement du cancer de la prostate lui permettant de prendre une décision éclairée* ». N'hésitez pas à refuser cet examen si vous ne présentez pas de symptômes.
Pour réaliser un dépistage utile, il faudrait déterminer des marqueurs permettant de distinguer les formes agressives nécessitant un traitement de celles dont la lente évolution n'aura pas d'impact sur la vie des patients, ce qui n'est pas encore d'actualité. ■

Le dépistage généralisé du cancer du sein par la mammographie est à l'origine de surdiagnostics. Vrai ou faux ?

Mis en place en 2004, le dépistage organisé du cancer du sein vise à détecter tôt les tumeurs mammaires pour augmenter les chances de guérison. Mais il arrive que soient diagnostiqués des cancers qui n'auraient jamais progressé. Des surdiagnostics qui mènent à des traitements éprouvants et inutiles.

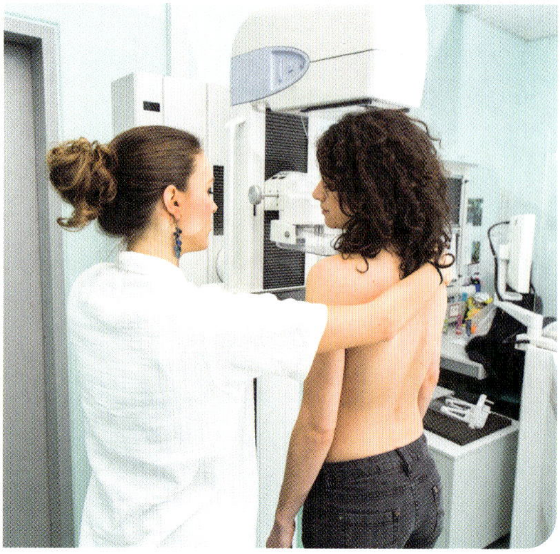

Le dépistage organisé du cancer du sein

Avec plus de 58 000 nouveaux cas par an, le cancer du sein est le cancer le plus fréquent chez la femme en France. Il est aussi le plus meurtrier : quelques 12 000 femmes en meurent chaque année. Pour réduire le nombre de décès et espérer endiguer le premier cancer féminin, la France, comme de nombreux pays en Occident, a mis en place un programme de dépistage organisé. Il s'adresse à toutes les femmes de 50 à 74 ans, qui sont invitées tous les deux ans à réaliser une mammographie. L'objectif de ce dépistage est de détecter les petites tumeurs avant même qu'elles soient palpables ou provoquent des symptômes.

Qu'est-ce que le surdiagnostic ?

Le bien-fondé du dépistage généralisé a été maintes et maintes fois remis en cause. L'une des principales limites est le risque de surdiagnostic, avec les traitements inutiles et mutilants qu'il entraîne. Longtemps omise ou négligée, notamment en France, cette notion est aujourd'hui clairement démontrée par pléthore de travaux scientifiques de qualité.

Des tumeurs « inoffensives »

Le surdiagnostic n'est pas une erreur de diagnostic. Les cas dits « surdiagnostiqués » sont des « vrais » cancers. Observée sous microscope, la tumeur correspond à tous les critères actuels. Mais elle n'aurait pas progressé et n'aurait pas menacé la vie de la patiente. Sans dépistage, cette tumeur n'aurait jamais fait parler d'elle.

Identifier le degré de risque

Ces cancers diagnostiqués par excès sont notamment évoqués pour les carcinomes canalaires ou lobulaires in situ (les cellules cancéreuses sont présentes uniquement dans les canaux ou les lobules du sein). Ces derniers représentent aujourd'hui 20 à 25 % des tumeurs dépistées. L'arrivée de la mammographie numérique a augmenté leur détection.

Parmi ces carcinomes, certains peuvent évoluer vers une forme agressive, mais on sait qu'une part de ces cancers présentent un faible risque d'évolution. Certains travaux suggèrent même que seuls 1 % des carcinomes in situ progressent.

Mais toute la difficulté réside dans leur identification. Aujourd'hui, les médecins n'ont pas les outils ni les connaissances suffisantes pour distinguer les tumeurs ayant le potentiel de s'étendre et de présenter un danger et celles qui ne l'ont pas. Conséquence : une partie des femmes chez qui on détecte un carcinome in situ reçoivent des traitements (ablation de la tumeur, voire du sein, radiothérapie, parfois hormonothérapie) alors qu'il n'y a pas de danger.

Un surdiagnostic aujourd'hui reconnu

Même s'il est difficile d'estimer clairement le nombre de femmes concernées, les données vont dans le sens d'un nombre significatif de surdiagnostics, à l'origine d'examens (biopsies, notamment) inutiles et sources d'angoisse, mais aussi d'actes chirurgicaux lourds. Une revue d'études marquante de 2013 réalisée par l'organisation indépendante Cochrane estime que, sur 1 000 femmes âgées de 50 ans et plus dépistées pendant 11 ans, 100 ont été victimes de fausses alertes et soumises à des examens comme la biopsie, et 5 ont subi inutilement une ablation partielle ou totale du sein. Selon des données de 2016 publiées par un organisme public américain d'évaluation de la prévention (USPSTF), pour 1 000 femmes ayant participé au dépistage tous les deux ans entre 50 et 74 ans et suivies jusqu'à leur mort, entre 120 et 200 ont subi des examens complémentaires, notamment des biopsies, et entre 11 et 34 cancers ont été diagnostiqués par excès.

Combien de vies sauvées ?

Le nombre de vies que le dépistage permet de sauver fait l'objet de controverses. Dans une synthèse de différentes études, la revue indépendante *Prescrire* estime que, sur 1 000 femmes participant au dépistage à partir de l'âge de 50 ans, et ce pendant 20 ans, entre 0 et 6 éviteraient une mort par cancer du sein grâce au dépistage. Dans la revue d'études Cochrane, l'estimation est de 1 décès évité sur 10 ans alors que, d'après l'USPSTF, l'estimation est de 4 à 9 décès évités.

Le bénéfice du dépistage n'est donc pas évident, et c'est à chaque femme de décider si elle souhaite se faire tester ou non. Encore faudrait-il que l'information délivrée par les autorités de santé soit complète et non principalement en faveur du dépistage.

Les pistes d'amélioration du dépistage

Plus on réalise d'examens de mammographie, plus la probabilité de détecter des carcinomes in situ et donc de surdiagnostiquer augmente. Il serait par conséquent primordial de savoir prédire le risque individuel de progression de ces tumeurs.

À travers le monde, plusieurs études sont en cours pour comparer l'effet d'une surveillance active par rapport aux traitements usuels sur le risque d'évolution des tumeurs. Concrètement, des femmes présentant un carcinome in situ considéré comme à risque faible bénéficient d'un suivi médical régulier destiné à observer l'évolution de la tumeur dans le temps. À terme, ces travaux devraient permettre de mieux connaître le profil des tumeurs qui doivent être opérées, et d'opter pour une surveillance en ce qui concerne les autres. ■

La surveillance par autopalpation

Environ 90 % des cancers du sein sont diagnostiqués lors d'un dépistage sans signe particulier. Le reste, soit 10 %, le sont à la suite de symptômes ayant amené les femmes à consulter. Pour près des trois quarts, la découverte d'une masse ou boule dans le sein est le signe d'appel. Pour d'autres, il peut s'agir d'une déformation du sein, d'une inflammation (rougeur et chaleur localisée), de l'apparition d'un effet peau d'orange, de la rétractation du mamelon ou encore d'un écoulement contenant parfois du sang. Toutes ces manifestations doivent amener à consulter. Pour autant, l'autopalpation régulière ne permet pas de découvrir des petites tumeurs. En réalité, la littérature scientifique montre que le stade du cancer, et donc son agressivité, est similaire chez les femmes qui réalisent l'autopalpation et chez celles qui ne le font pas. Outre cette absence de bénéfices, cette pratique entraîne des effets négatifs : les femmes sont deux fois plus susceptibles de subir une biopsie si elles s'auto-examinent. Or, dans la plupart des cas, les résultats ne révèlent rien d'inquiétant.

Le dépistage du cancer colorectal : désagréable mais utile ?

Le test immunologique de dépistage à faire chez soi peut susciter des réticences, mais il est parfaitement indolore. La coloscopie, certes peu plaisante, se pratique sous anesthésie et présente peu de danger. Compte tenu de la fréquence du cancer colorectal, ces examens se révèlent vraiment utiles. Non seulement ils permettent de repérer la maladie à un stade précoce, mais ils peuvent aussi la prévenir.

Un cancer fréquent et meurtrier

Le cancer colorectal connaît une incidence élevée. En France, il se hisse sur la troisième marche du triste podium des maladies cancéreuses chez l'homme, après celui de la prostate et celui du poumon ; chez la femme, il occupe la deuxième place derrière le cancer du sein. En 2018, selon les chiffres de l'Institut national du cancer (INCa), 43 336 nouveaux cas ont été recensés en France. Cette même année, le cancer colorectal a causé 17 117 décès.

L'évolution maligne d'une tumeur bénigne

Dans 80 % des cas, le cancer colorectal résulte de l'évolution lente d'un polype (excroissance bénigne des cellules épithéliales de la muqueuse intestinale) qui se transforme en adénocarcinome, tumeur maligne et invasive.

La maladie reste longtemps discrète. Ses premiers signes, en général des troubles du transit intestinal, n'incitent pas toujours à consulter. Il s'agit de : traces de sang dans les selles, diarrhées ou/et constipations inexpliquées qui durent ou se répètent ; envies fréquentes de défécation ; selles étroites (minces comme un crayon), douloureuses et/ou difficiles à évacuer ; douleurs abdominales, ballonnements et sensations de lourdeur dans le bas-ventre en position assise ; tensions au niveau du rectum et vomissements.

Enfin, le cancer colorectal provoque parfois une occlusion intestinale ou une péritonite, complications graves qui révèlent tardivement sa présence.

Un pronostic favorable si la détection est précoce

Quand la tumeur est décelée à temps, qu'elle reste peu étendue et limitée à la muqueuse interne du côlon ou du rectum, la guérison intervient dans 90 % des cas. Ainsi, une étude américaine récente estime que, sur 1 000 personnes qui se font dépister, de 23 à 27 morts et de 39 à 58 cas de nouveaux cancers seront évités. Les chances de survie à cinq ans sont de 70 % en cas d'atteinte ganglionnaire, et chutent à 13 % seulement si le cancer a métastasé et envahi d'autres organes. L'ablation des lésions traite la maladie dans ses débuts. Quand celle-ci est plus développée, chimiothérapie et radiothérapie complètent les mesures chirurgicales.

Prédispositions et facteurs de risque

Pour 80 % des patients environ, le cancer colorectal survient sans contexte pathologique identifié. Mais, dans 15 % des cas, des facteurs qui prédisposent à la maladie sont identifiés, parmi lesquels une maladie inflammatoire chronique de l'intestin (maladie de Crohn, rectocolite hémorragique) ou des antécédents familiaux d'adénome ou de cancer colorectal. Dans environ 5 % des cas, une mutation génétique (maladie de Lynch, polypose adénomateuse familiale) est en cause. Un suivi spécifique est nécessaire dans ces circonstances.

Par ailleurs, des facteurs liés au mode de vie pourraient accroître le risque : sédentarité, surpoids, excès de charcuterie voire de viande (voir p. 246), régime pauvre en fibres, tabagisme et consommation d'alcool.

Un dépistage systématique pour les plus de 50 ans

Dans 95 % des cas, le cancer colorectal se développe après l'âge de 50 ans. Compte tenu de l'incidence et de la gravité de l'affection, les autorités de santé proposent tous les deux ans un test de dépistage immunologique à toute personne âgée de 50 à 74 ans.

Un kit gratuit fourni par le médecin traitant

Simple à réaliser, le test de dépistage est complètement pris en charge par l'assurance maladie. Il suffit de demander au médecin traitant un kit de prélèvement, puis d'envoyer l'échantillon de selles recueilli au laboratoire d'analyses indiqué. Celui-ci recherchera la présence de sang, qui peut signaler la présence d'un polype ulcéré. Les résultats vous sont transmis environ deux semaines plus tard avec copie au médecin traitant. S'ils sont positifs (environ 4 % des tests), une coloscopie est indiquée.

Un dépistage encore trop timide

Si le dépistage a permis de faire reculer l'incidence de ce cancer et la mortalité associée, les résultats restent en deçà des attentes des autorités de santé. La raison principale ? Environ un tiers seulement des plus de 50 ans profitent du dépistage, un pourcentage plus faible que dans la plupart des autres pays européens.

La coloscopie : un examen diagnostique avec bénéfice préventif

La coloscopie permet de visualiser la paroi interne du côlon à l'aide d'un tube fin (endoscope) relié à une source lumineuse et à une caméra miniature qui envoie les images à un écran. C'est un examen diagnostique performant pour les maladies digestives basses. Dans le même temps, des prélèvements de tissu (biopsies) ou des petites résections (ablations) chirurgicales peuvent être réalisés. Ainsi, tout

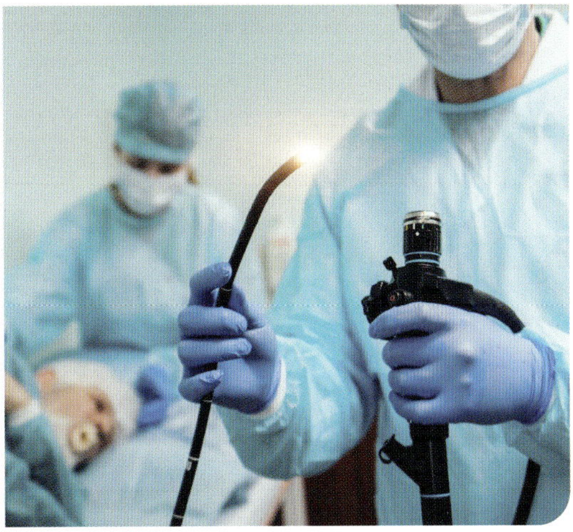

polype ou adénome repéré peut être éliminé. Cette précaution constitue une mesure de prévention contre l'évolution vers un cancer colorectal.

Pour se préparer à l'examen

Durant les trois jours précédant la coloscopie, il faut observer un régime dit sans résidus, c'est-à-dire sans fibres (pas de légumes verts, pas de fruits, pas de céréales complètes) qui peuvent se coller à la paroi du côlon et masquer les lésions. La veille au soir et tôt le matin, des laxatifs sont prescrits pour bien nettoyer le gros intestin.

Un moment plus inconfortable que douloureux

La coloscopie est souvent redoutée. La préparation est un peu laborieuse, et l'examen peu agréable il est vrai. Il n'est cependant pas douloureux, car il s'effectue sous anesthésie générale. S'il existe des contre-indications à l'anesthésie, l'examen est réalisé sous sédation légère ou parfois sous hypnose.

Pour que le médecin puisse visualiser la totalité de la muqueuse, de l'air est insufflé afin de « déplier » et tendre la paroi du côlon. Raison pour laquelle des sensations inconfortables de ballonnements sont éprouvées au réveil. S'il y a eu résection d'un ou de plusieurs polypes, de légers saignements surviennent quelquefois.

En raison de l'anesthésie, la coloscopie nécessite une hospitalisation en ambulatoire. Les complications sont rares : la plus à craindre, la perforation de l'intestin, reste exceptionnelle. ■

Traces de sang ? Consultation !

En cas de présence minime de sang dans les selles, ne déduisez pas hâtivement qu'il s'agit d'un saignement hémorroïdaire. Consultez un médecin pour définir la marche à suivre.

Téléphone mobile et tumeurs au cerveau, c'est confirmé ?

À ce jour, aucune preuve scientifique ne permet d'établir ou de rejeter un lien entre l'usage des téléphones portables et les tumeurs cérébrales. Si le bilan est globalement rassurant, rien n'empêche de réduire son exposition par quelques gestes simples.

Une cancérogénicité toujours débattue

Le téléphone mobile est la première source d'émission de radiofréquences pour les particuliers. Le porter à l'oreille entraîne une exposition conséquente de la tête à ces radiofréquences. Cela peut-il avoir un impact sur le développement de cancers du cerveau ?

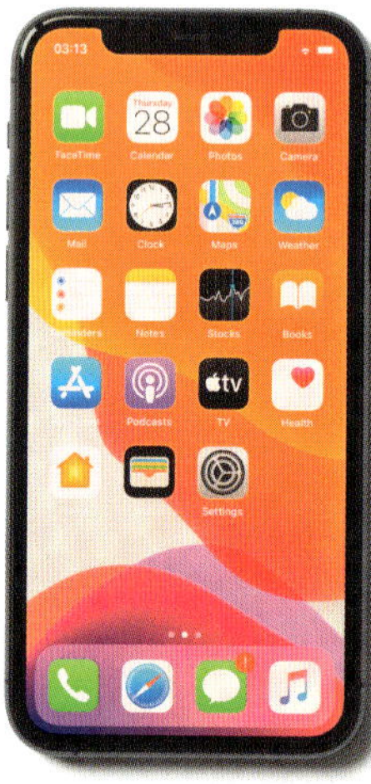

Les expertises

Dans une attitude prudente, le Centre international de recherche sur le cancer (CIRC) a classé les radiofréquences comme « *peut-être cancérogènes pour l'homme* ». Le groupe de travail a estimé qu'il existait un lien possible entre un usage intensif du téléphone portable (plus de 1640 heures d'exposition sur au moins 15 ans d'usage, soit au moins 30 minutes tous les jours) et l'apparition de gliomes (un type de tumeur du cerveau) et de neurinomes de l'acoustique (une tumeur du nerf de l'audition). Depuis, plusieurs études ont en revanche conclu à l'absence de lien entre utilisation du téléphone portable et tumeurs.

En 2019, une expertise de l'Anses (Agence nationale de sécurité sanitaire de l'alimentation, de l'environnement et du travail) a quant à elle rapporté des « *éléments de preuve limités sur de possibles effets biologiques sur l'activité cérébrale* » en cas d'exposition intense.

Réduire l'exposition, notamment chez les enfants

Si, en dehors d'un possible risque lors de l'utilisation intensive du téléphone portable pendant plusieurs années, les données sont rassurantes, rien n'empêche d'appliquer le principe de précaution.

- En 2016, l'Anses a recommandé de limiter l'exposition des enfants, plus à risque, aux téléphones portables et de privilégier pour eux les kits mains libres. Équipez-les le plus tard possible et assurez-vous qu'ils le portent rarement près du corps (à l'oreille, dans une poche de pantalon...).
- Privilégiez les appareils ayant un faible débit d'absorption spécifique (DAS). Si la réglementation impose maintenant un DAS inférieur à 2 W/kg, certains modèles affichent moins de 1 W/kg (les modèles anciens émettent plus d'ondes).
- Il est conseillé de ne pas téléphoner quand la réception est mauvaise (notamment dans les transports, les sous-sols, etc.) et d'éloigner son téléphone juste après la numérotation pendant quelques secondes car, dans ces deux cas, l'appareil émet plus d'ondes.
- Évitez de dormir la nuit avec votre téléphone allumé près de votre tête. ■

Pas de risque nouveau identifié avec la 5G

Des interrogations légitimes émergent avec le déploiement du réseau de téléphonie 5G. Une expertise de l'Anses publiée en avril 2021 n'a cependant pas mis en évidence de risque nouveau pour la santé au vu des données disponibles. L'Agence encourage cependant à poursuivre la production de données, notamment concernant le développement de cancers.

Électrosensibilité : maladie imaginaire ou symptômes réels ?

En 2018, un rapport de l'Anses a permis de faire le point sur les connaissances scientifiques relatives à l'électrohypersensibilité (EHS) : l'Agence a conclu que les symptômes ressentis par les personnes se déclarant EHS sont réels et nécessitent une prise en charge adaptée. En revanche, les experts n'ont pas pu établir de lien formel avec une exposition à des champs électromagnétiques.

Une centaine de symptômes non spécifiques

Les personnes se déclarant EHS évoquent des symptômes très divers et non spécifiques, que l'on retrouve dans d'autres pathologies : troubles du sommeil, maux de tête, fatigue, douleurs diverses, symptômes cutanés... Le nombre de symptômes rapportés et leur intensité varient beaucoup d'une personne à une autre. Certaines études évoquent une prévalence au sein de la population allant de 1 à 5 %. Le diagnostic est lui aussi incertain.

Le rapport de l'Anses (Agence nationale de sécurité sanitaire de l'alimentation, de l'environnement et du travail) s'en tient aux critères émis par l'OMS (Organisation mondiale de la santé) pour définir l'électrosensibilité : la perception de troubles non spécifiques, une absence d'explication clinique ou biologique et l'attribution par les sujets eux-mêmes de ces troubles à une exposition aux champs électromagnétiques, ceux-ci pouvant être divers (basses fréquences comme les lignes à haute tension ou hautes fréquences comme celles de la téléphonie mobile).

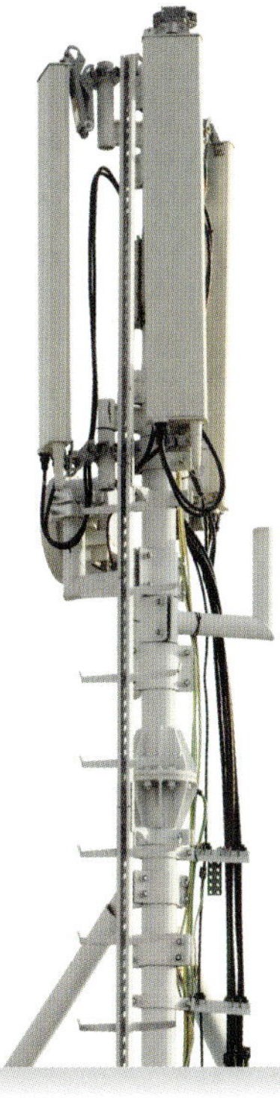

Une reconnaissance en demi-teinte par les tribunaux

Ces dernières années, des tribunaux ont parfois, mais pas toujours, ordonné en référé à Enedis de poser des filtres au domicile de plaignants EHS disposant d'un certificat médical, pour limiter la nocivité alléguée des compteurs Linky. Ces arrêts ne constituent cependant pas des jugements sur le fond et les tribunaux ne remettent pas en question ce type de compteurs, comme l'ont respectivement rappelé les cours d'appel de Bordeaux et de Versailles.

Pas de lien prouvé avec les ondes, mais une prise en charge nécessaire

L'électrosensibilité fait l'objet de recherches dans le monde entier. Mais aucune n'a permis d'aboutir à un consensus sur l'impact des ondes. Des études « de provocation », par exemple, dans lesquelles on teste à l'aveugle la sensibilité des personnes à des champs électromagnétiques activés ou non, n'ont permis ni de démontrer ce lien ni de l'exclure.

Un effet nocebo, par lequel on ressent un désagrément attendu (voir aussi encadré p. 158), pourrait exister, mais d'autres pistes doivent être explorées selon l'Anses : l'existence d'un dysfonctionnement basal du système nerveux autonome ou central ou de l'horloge circadienne, un terrain migraineux ou encore d'« hypersensibilité » plus large à l'environnement.

L'Agence recommande en tout état de cause une meilleure prise en charge des personnes se déclarant EHS par les médecins traitants et dans le cadre de la médecine du travail, voire au titre du handicap. Elle souligne une véritable souffrance, qui influe fortement sur le quotidien des personnes concernées. ■

Des taux de TSH élevés : faut-il toujours traiter ?

Le dosage de la TSH (*thyroid stimulating hormone*, ou thyréostimuline) est un examen couramment prescrit lorsqu'on soupçonne une hypothyroïdie (la TSH est alors élevée). Mais les spécialistes alertent sur le risque de surdiagnostic lié à une mauvaise interprétation de ses résultats : un taux un peu élevé n'impose pas toujours d'initier un traitement.

Le rôle clé des hormones thyroïdiennes

Située à la base du cou, la glande thyroïde sécrète les hormones T3 (tri-iodothyronine) et T4 (tétra-iodothyronine, ou thyroxine), qui jouent un rôle essentiel dans nombre de fonctions de l'organisme : contrôle du métabolisme, régulation du rythme cardiaque, de la respiration, du transit intestinal, de la température corporelle ou encore de l'humeur, fonctionnement du système nerveux, maintien du capital osseux...

Une production régulée par la TSH

La production des hormones T3 et T4 est sous le contrôle direct de la TSH, hormone fabriquée par l'hypophyse, une petite glande logée à la base du cerveau. Ainsi, lorsque les taux sanguins de T3 et de T4 baissent, la production de TSH augmente pour stimuler la sécrétion de ces hormones par la thyroïde. En revanche, si les taux de T3 et de T4 deviennent trop élevés, la production de TSH diminue, avec pour conséquence une baisse d'activité thyroïdienne.

Des dysfonctionnements fréquents

Les dérèglements de la thyroïde (dysthyroïdies) sont des affections courantes. Les hypothyroïdies, caractérisées par une thyroïde trop « paresseuse » (production insuffisante d'hormones, et donc augmentation de la production de THS), sont les plus fréquentes. En France, ce problème toucherait 1 à 2 % de la population, principalement des femmes, avec une moyenne d'âge de 60 ans au moment du diagnostic. Il provoque un ralentissement général et une fatigue globale, à la fois physique et psychique, et peut s'accompagner d'une prise de poids modérée, de crampes, de constipation, etc. L'hyperthyroïdie, liée à une thyroïde trop active, est moins répandue (voir encadré).

Hypothyroïdie : trop de prescriptions inutiles

En France, environ 3 millions de personnes sont traitées par lévothyroxine (Lévothyrox), une hormone thyroïdienne de synthèse prescrite pour pallier les déficits de production d'hormones naturelles. Ce chiffre a fortement augmenté depuis le début des années 2000.

De nombreux spécialistes estiment qu'une fois sur trois le traitement est inutile. Cet abus de prescription serait lié à des diagnostics posés à tort, notamment sur la base d'analyses biologiques difficiles à interpréter, que les médecins demandent de plus en plus « par précaution », et non sur celle de symptômes évoquant une maladie de la thyroïde.

Un diagnostic difficile

Les symptômes pouvant indiquer une hypothyroïdie sont peu spécifiques et fréquents au sein de la population générale. Par conséquent, ils ne suffisent pas à poser le diagnostic. Le dosage de la TSH dans le sang constitue l'examen de référence : en cas d'insuffisance thyroïdienne, sa production par l'hypophyse augmente pour stimuler la thyroïde. Le dosage des hormones T3 et T4 peut permettre de confirmer l'ampleur du problème, mais n'est pas utile en première intention.

Les valeurs de la TSH

On admet généralement que les valeurs normales de la TSH dans le sang sont comprises entre 0,4 et 4 mUI/l (micro-unités internationales par litre de sang), ce repère pouvant varier en fonction de facteurs comme l'âge, le

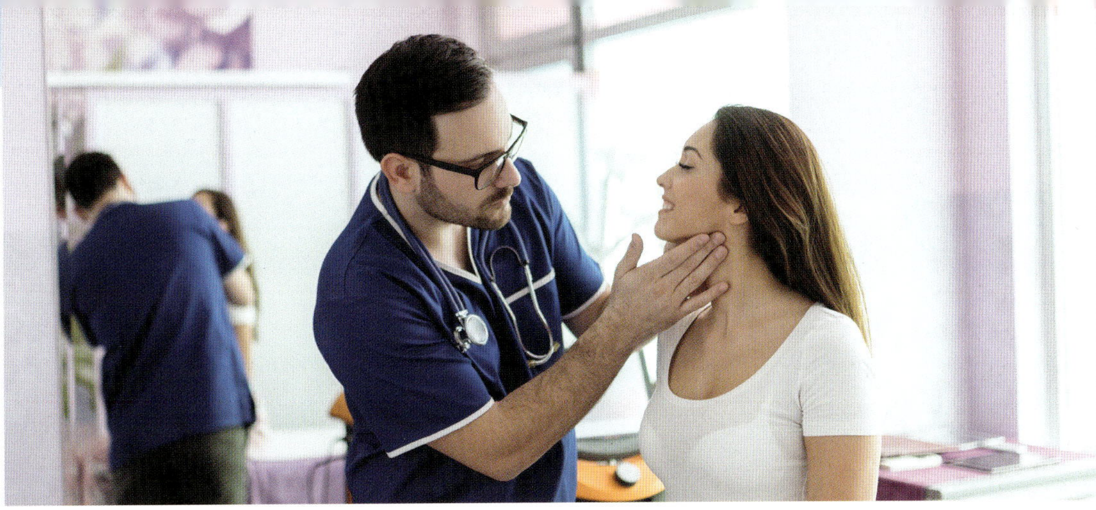

poids ou une grossesse. Des taux très élevés de TSH (supérieurs à 10 mUI/l) accompagnés de faibles taux de thyroxine libre (T4L) ne prêtent pas à confusion : l'hypothyroïdie est avérée et un traitement doit être envisagé.

Distinguer hypothyroïdie fruste et hypothyroïdie avérée

Les choses se compliquent lorsque les taux de THS sont supérieurs à 4 mUI/l mais inférieurs à 10 mUI/l. Si ces taux modérément élevés s'accompagnent de symptômes évocateurs (voir ci-dessus) et de faibles taux de T4L, on parle d'hypothyroïdie avérée.

Mais, si les taux d'hormones thyroïdiennes sont normaux, l'hypothyroïdie est dite fruste ou infraclinique. Elle n'est pas systématiquement accompagnée de symptômes, et peut évoluer vers une normalisation spontanée aussi bien que vers une aggravation.

Les recommandations

En 2019, la HAS (Haute Autorité de santé) a publié des recommandations qui rappellent l'inutilité du dépistage en l'absence de symptômes. Lorsqu'une hypothyroïdie est suspectée et que le taux de TSH est anormalement élevé, les analyses doivent être répétées et accompagnées du dosage de la T4L.

Le traitement par Lévothyrox sera proposé à ceux qui présentent une hypothyroïdie avérée mais, en cas d'hypothyroïdie fruste, il vaudra mieux surveiller et attendre avant d'initier le traitement. En effet, environ deux tiers des patients voient leur taux de TSH se normaliser avec le temps, sans médicaments.

L'instauration d'un traitement doit aussi prendre en compte certains facteurs susceptibles d'augmenter les taux de TSH (âge du patient, obésité...) ainsi que les facteurs de risque individuels (cardiovasculaires notamment). ■

Quand penser à une hyperthyroïdie ?

Votre rythme cardiaque est élevé, vous avez des palpitations, vous vous sentez agité ou irritable, vous transpirez beaucoup, vous souffrez d'insomnies et la fatigue vous tenaille... Si vous avez aussi perdu quelques kilos récemment sans raison apparente, ces symptômes peuvent révéler une hyperthyroïdie. Caractérisée par un emballement de la production d'hormones T3 et T4, elle provoque une accélération du métabolisme et peut s'accompagner d'une augmentation du volume de la thyroïde (goitre).

Comme l'hypothyroïdie, elle est à prédominance féminine. Elle est le plus souvent diagnostiquée chez les adultes jeunes, même si les enfants et les personnes âgées peuvent aussi être touchés. Dans la grande majorité des cas, une maladie auto-immune, la maladie de Basedow, est à son origine. Le diagnostic s'effectue aussi par mesure de la TSH dans le sang (taux anormalement bas) et, en deuxième intention, par dosage de la T4.

Un endocrinologue décidera du traitement le plus adapté, soit chirurgical (ablation totale ou partielle de la thyroïde), soit médicamenteux (antithyroïdiens de synthèse ou traitement à l'iode radioactif, qui ont pour effet de réduire la production d'hormones thyroïdiennes).

Se dépenser pour être moins fatigué : paradoxal mais vrai dans certains cas ?

Cela peut paraître étonnant, mais la fatigue n'est pas toujours soulagée par le repos. Dans nombre de situations, le sommeil ne diminue pas la sensation de fatigue alors que le mouvement et l'exercice se révèlent très profitables.

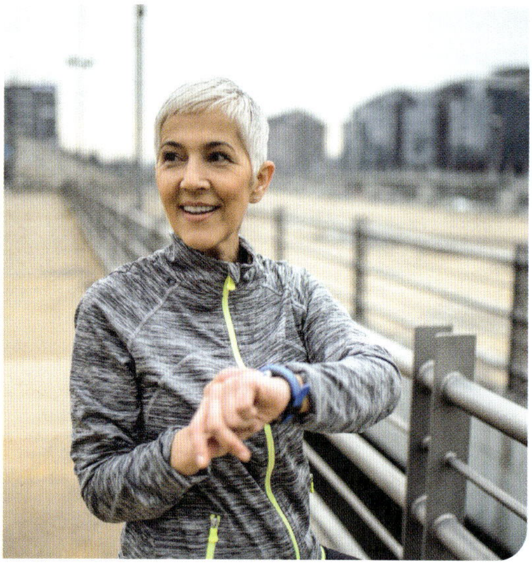

Fatigue normale et asthénie

Après des efforts physiques ou intellectuels, la fatigue constitue une réponse physiologique normale de l'organisme. Il en est de même après une nuit trop courte et un mauvais sommeil, qui, à l'évidence, appellent le repos.

La fatigue devient un symptôme si elle se manifeste sans raison apparente, si elle est chronique, présente dès le matin, si elle ne cède pas après une bonne nuit : on parle alors d'asthénie. Ses causes sont multiples. L'asthénie est présente dans toutes les maladies ou presque, que celles-ci soient infectieuses, inflammatoires, hormonales, hématologiques, respiratoires, cardiaques, métaboliques, cancéreuses ou encore psychiques.

Bien évidemment, certains troubles interdisent toute activité physique. Une infection telle que la grippe, pour citer un exemple commun, impose une phase de repos strict. Mais, dans maintes affections chroniques, l'activité physique est bénéfique. En améliorant les capacités cardiorespiratoires et pulmonaires, en aidant à réguler l'hypertension ou le diabète, en entretenant la masse musculaire ou simplement par le bien-être qu'elle procure, elle permet de diminuer la sensation de fatigue.

Cancer : l'activité physique est recommandée

La fatigue est vécue par beaucoup de malades atteints de cancer comme particulièrement pénible et invalidante, car elle empêche les actes de la vie quotidienne. Et le repos ou le sommeil ne sont pas toujours réparateurs.

Conséquence du cancer lui-même, la fatigue est également liée aux traitements (chirurgie, radiothérapie, chimiothérapie, thérapies ciblées, immunothérapie), via leurs séquelles, l'alitement prolongé qu'ils imposent quelquefois et leurs effets indésirables (complications cardiovasculaires, anémie, diarrhée, etc.). L'état psychologique, marqué par l'anxiété, le manque de motivation, la perte de confiance en ses capacités physiques ou la peur de bouger par anticipation de la fatigue, participe également à l'épuisement et au déconditionnement à l'effort.

Bouger soulage la fatigue

L'impact de l'activité physique sur la sensation de fatigue ressort de nombreuses études. Selon une synthèse réalisée par l'INCa (Institut national du cancer) en 2017, il existe « *des arguments probants pour considérer que l'activité physique permet de réduire la perception de la fatigue liée au cancer* ». Cet effet a surtout été montré dans les cancers du sein et de la prostate, mais les observations portent à croire qu'il concerne d'autres localisations : sphère ORL, endomètre (muqueuse interne de l'utérus), ovaire, côlon, poumon, etc.

Les recommandations

Le niveau d'activité doit rester modéré, des efforts trop importants risquant d'avoir l'effet inverse. Les exercices de type aérobie, développant les capacités cardiorespiratoires, sont recommandés, éventuellement assortis de renforcement musculaire. Mais les techniques plus douces (yoga, tai-chi...) sont également bénéfiques. L'idéal est de débuter le plus tôt possible après le diagnostic et de continuer après la fin des traitements. Les soins de support destinés à soutenir les patients pendant et après leur maladie comprennent souvent un volet activité physique. Autrement, il peut être prudent de pratiquer une « activité physique adaptée (APA) » encadrée par un professionnel (kinésithérapeute, éducateur sportif...), qui tiendra compte des capacités du patient et surtout des limites liées à la maladie. Parlez-en à votre médecin.

Le cas du syndrome de fatigue chronique

L'encéphalomyélite myalgique, plus connue sous le nom de syndrome de fatigue chronique (SFC), a longtemps été considérée comme la conséquence d'un état dépressif avant d'être reconnue comme une pathologie à part entière. Elle se manifeste par une très grande fatigue, des troubles du sommeil, un malaise diffus, des douleurs musculaires et articulaires. Les causes demeurent encore énigmatiques : infection, exposition à des toxiques environnementaux, suites d'une anesthésie, séquelles d'un traumatisme ? Il n'existe à ce jour aucun traitement spécifique de cette affection, hormis le soulagement des symptômes. Mais plusieurs études ont fait valoir les bienfaits de l'exercice physique dans la prise en charge de la maladie. Une activité modérée comme la gymnastique douce ou la marche, pratiquée pendant 10 à 15 minutes à raison de trois ou quatre fois par semaine, réduirait la sensation de fatigue et les troubles du sommeil.

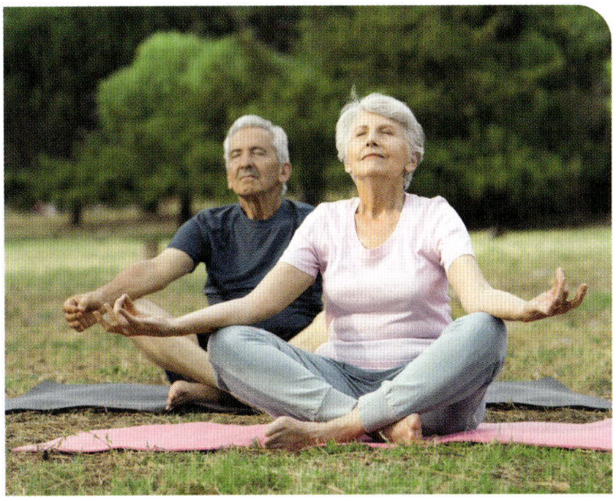

Doser ses efforts, voir son médecin si nécessaire

À chacun de choisir une activité conforme à ses goûts et à ses possibilités. Pour être efficace contre la fatigue, la dépense physique doit être régulière. Mieux valent trois séances de yoga ou de marche rapide de 20 minutes qu'une heure de tennis intensif. Par ailleurs, il est préférable d'éviter les séances tardives, qui peuvent nuire à l'endormissement et donc à la récupération. Si la fatigue est liée à un problème de santé, il est recommandé de voir son médecin pour s'assurer que l'activité pratiquée ou envisagée est compatible avec la pathologie.

Fatigué d'être sédentaire

La sédentarité atrophie les muscles, diminue les capacités d'endurance et augmente la fatigabilité. Autrement dit, moins on bouge, plus on se fatigue rapidement. Le sentiment de fatigue lié à la sédentarité a tendance à s'autoentretenir : le manque d'énergie fait craindre le moindre effort et pousse plus encore à l'immobilisme. L'activité devient synonyme d'inconfort, d'essoufflement, de douleurs musculaires, qui génèrent un déconditionnement à l'effort.

Dépenser de l'énergie pour en gagner

Pour lutter contre cette fatigue récurrente, la seule solution est la reprise progressive de l'activité. Le premier objectif est de modifier le « vécu douloureux » rattaché à l'effort physique afin que dominent les bienfaits sur la qualité de vie, la mobilité, l'image de soi... Assez rapidement, la fatigue de sédentarité cède alors la place à une « bonne » fatigue liée à la dépense d'énergie, procurant une meilleure qualité de sommeil et un réveil avec l'impression d'être vraiment reposé. La kinésithérapie constitue souvent une bonne solution pour se remettre en mouvement en douceur. ■

Céphalée et migraine, c'est la même chose. Vrai ou faux ?

La migraine est une vraie maladie, différente de la céphalée dite de tension que tout le monde ou presque ressent un jour. À ces deux types de maux de tête s'ajoutent les céphalées symptomatiques, qui accompagnent ou révèlent d'autres troubles de gravité variable.

Trois types de céphalées

« *J'ai mal à la tête.* » Cette plainte, très fréquente, recouvre plusieurs situations.

La migraine : des signes spécifiques

La migraine survient par crises de fréquence variable, de quelques-unes dans l'année à plusieurs par mois. La douleur, qui dure moins de 6 heures pour la majorité des patients mais peut dépasser 24 heures, est souvent intense, obligeant à interrompre ses activités. Elle prédomine en général d'un côté de la tête, ce dernier pouvant changer d'une crise à l'autre. Elle est pulsatile, comme un martèlement rythmé par les battements du cœur. Une intolérance à la lumière ou au bruit ainsi que des nausées voire des vomissements sont courants. La douleur est aggravée par l'effort physique.

La céphalée de tension

Le terme « tension » se rapporte à la tension nerveuse et musculaire qui accompagne fréquemment ce mal de tête, il n'a rien à voir avec l'hypertension artérielle.

Comparée à la migraine, cette céphalée est plutôt bilatérale : elle touche les deux côtés comme une barre au niveau du front, se fait ressentir quelquefois dans les tempes ou le haut de la nuque. Autres différences : la douleur n'est pas pulsatile, il n'y a pas de nausées et de vomissements. Mais elle est, elle aussi, souvent majorée par l'exercice physique. Sa durée est très variable : elle peut être présente dès le réveil et se maintenir toute la journée, voire les jours suivants.

Les céphalées symptomatiques

Elles sont le signe d'une maladie, de la plus bénigne à la plus grave. Si un mal de tête déjà familier, migraine ou céphalée de tension, ne nécessite pas de consulter son médecin, il en va autrement lorsque le caractère de la douleur change. Surtout s'il existe des signes associés : vomissements, vision floue, nuque raide, faiblesse musculaire anormale, somnolence, etc.

La migraine, une vraie maladie

Très répandue, la migraine est une maladie complexe relevant de mécanismes neurovasculaires. Elle touche plus les femmes que les hommes, du moins avant la ménopause, pour des raisons hormonales.

Les facteurs déclenchants

S'ils sont spécifiques à chacun, certains sont plus fréquents.

- Le stress, une émotion intense, une contrariété peuvent provoquer la crise.
- Les changements de rythme de vie (horaires, voyage, sommeil, surmenage…) peuvent jouer, différemment selon les individus : nuit trop

Des médicaments qui provoquent la douleur

De nombreux médicaments peuvent provoquer des maux de tête (antihypertenseurs, antibiotiques, antiulcéreux…). Mais les antidouleurs eux-mêmes, qu'il s'agisse d'antalgiques courants ou d'antimigraineux, utilisés de façon excessive, peuvent être à l'origine d'une accoutumance et d'une aggravation progressive des céphalées, qui deviennent de plus en plus rebelles au traitement. L'arrêt brutal du médicament provoque un rebond de la douleur, véritable syndrome de sevrage, dont il est difficile de se défaire.

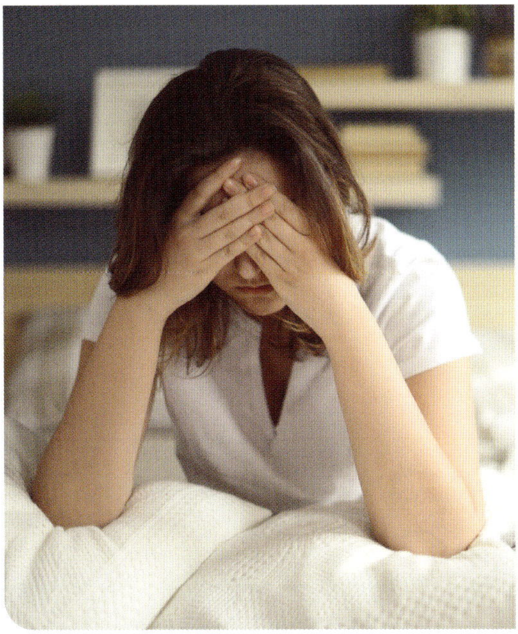

courte chez les uns, grasse matinée chez les autres, par exemple.

- L'alcool est un facteur reconnu, le plus souvent cité par les migraineux.
- De nombreux aliments sont des facteurs déclenchants de migraines : fromages fermentés (roquefort, camembert, brie, etc.), lait, charcuterie, graisses cuites, conserves de poisson, glaces, chocolat, aliments renfermant du glutamate, etc.
- Les excès alimentaires peuvent être en cause. Mais le fait de sauter un repas ou de suivre un jeûne sont aussi des déclencheurs.
- La caféine a un effet ambivalent : elle peut activer une crise chez certains migraineux alors qu'elle aide à faire passer la douleur chez d'autres.
- Des stimulations sensorielles comme la lumière, les odeurs, quelquefois le bruit, sont des facteurs de survenue.
- Un effort physique inhabituel peut déclencher une migraine, mais l'exercice régulier est plutôt bénéfique, ne serait-ce que parce qu'il permet d'évacuer le stress, souvent impliqué dans le mal de tête.

En notant les circonstances de survenue des crises, vous pouvez parvenir à identifier vos facteurs personnels pour mieux les éviter (voir encadré ci-contre).

Des signes annonciateurs

Ils débutent dans les 24 à 48 heures qui précèdent la crise, varient selon les migraineux et s'estompent quand la douleur s'installe. Ce sont notamment :

- des modifications de l'appétit, des fringales pour le sucre, un dégoût pour certains aliments ;
- des signes digestifs (hoquet, nausées, ballonnement abdominal...) ;
- une fatigue, une somnolence, des bâillements ;
- des signes sensoriels de type vertiges, sensibilité à la lumière, au bruit, aux odeurs ;
- une irritabilité ou une humeur triste.

Apprendre à reconnaître ces signes vous permettra de réagir plus vite.

Des sensations étranges : la migraine avec aura

L'aura consiste en un ensemble de déficits neurologiques qui précèdent la crise chez 15 à 20 % des migraineux. La palette est large : troubles de la vue (point lumineux au centre du champ de vision, déformations visuelles...), de l'audition (sons déformés, bourdonnements...) ou de l'odorat (odeurs perçues comme nauséabondes, perte d'odorat...) ; sensations de fourmillements du bras ou du visage ; déficits moteurs ; troubles du langage, etc. Ces auras disparaissent en moins d'une heure pour céder la place aux maux de tête.

Un agenda des migraines

En tenant un agenda de vos crises migraineuses, vous pourrez plus facilement déceler les facteurs déclenchants et évaluer l'efficacité de vos traitements. Présentez-le à votre médecin.

- Notez chaque épisode en précisant son intensité, sa durée (heures de début et de fin), les signes associés.
- Notez les médicaments utilisés pour calmer la douleur, avec leur dosage, le degré de soulagement et les éventuels effets indésirables.
- Essayez de vous rappeler ce que vous avez mangé et bu avant, les activités que vous avez pratiquées, un changement de rythme de vie (sommeil, heure des repas, etc.), une source de stress, etc.

Les traitements

Lorsque le paracétamol et l'ibuprofène ne suffisent pas, des antidouleurs spécifiques (famille des triptans) sont prescrits. Prenez-les dès les premiers signes annonciateurs pour plus d'efficacité (n'attendez pas d'avoir très mal).

Au-delà de quatre crises par mois, un traitement préventif est généralement proposé (propranolol en première intention) pour tenter d'espacer les épisodes et en diminuer l'intensité. Il doit être évalué au bout de quelques mois.

Par ailleurs, certaines mesures peuvent apaiser : massage des tempes, prise de café, repos dans le noir, application de poches de glace, etc.

La céphalée de tension

Très courant, ce mal de tête est souvent relié à des tensions ou contractures musculaires du cou causées par de mauvaises postures, mais aussi par le stress, la fatigue, une attention soutenue et prolongée. La douleur est quelquefois le signe d'une dépression latente ou masquée qui s'exprime avant tout par des maux physiques.

Les traitements

Le paracétamol (en première intention), l'aspirine, voire les anti-inflammatoires non stéroïdiens (ibuprofène, naproxène...) soulagent la plupart de ces céphalées. Même s'ils sont en vente libre, respectez la posologie. Les massages qui détendent les muscles, un bain chaud ou à l'inverse l'application de froid ainsi que le repos peuvent aussi faire passer une douleur légère ou modérée.

Le mal de tête-symptôme

Le mal de tête est le signe de nombreuses maladies au degré d'urgence et de gravité variable.

Les causes possibles

La liste est longue des troubles chroniques ou aigus susceptibles de provoquer un mal de tête.

- La méningite, l'hémorragie cérébrale, le glaucome aigu, l'artérite temporale (ou maladie de Horton), les intoxications aiguës (monoxyde de carbone, par exemple) ou les traumatismes crâniens sont des causes de première urgence.
- Une hypertension intracrânienne, due à une tumeur, à un œdème cérébral ou à d'autres causes, une poussée d'hypertension artérielle sévère, une forte fièvre, etc., sont des causes également urgentes. À noter : les tumeurs cérébrales peuvent provoquer une céphalée mais, assez souvent, d'autres signes surviennent avant (vertiges, convulsions, troubles moteurs ou sensitifs).
- D'autres causes sont à l'origine de céphalées : alcoolisme, tabagisme, sinusite, problèmes dentaires, fatigue visuelle, insolation, mal des montagnes (grave ou bénin selon les cas), arthrose cervicale, etc.

Des traitements non médicamenteux

Différentes techniques peuvent soulager les douleurs de migraine ou de céphalée de tension en complément des traitements médicamenteux, quelquefois en substitution. La relaxation, la méditation ou le yoga, qui aident à se détendre, agissent sur les facteurs déclenchants ou aggravants que sont le stress et l'anxiété. Certaines plantes comme l'aubépine ou la valériane ont des vertus relaxantes qui peuvent avoir un effet bénéfique. L'acupuncture pourrait soulager les migraines peu intenses, et permettre ainsi de diminuer les médicaments. Comme souvent avec les médecines alternatives, c'est à chacun de juger de l'efficacité de telle ou telle technique.

Quand consulter ?

Vous devez consulter en urgence si :

- vous avez une forte fièvre ;
- votre nuque est raide, vous avez du mal à supporter la lumière ;
- vous vomissez ;
- la douleur fait suite à un choc sur la tête ;
- vous avez des troubles visuels ;
- vous présentez une faiblesse musculaire ou une anomalie de sensibilité ;
- votre entourage a les mêmes symptômes (cela peut indiquer une intoxication au monoxyde de carbone).

Voyez votre médecin sans trop attendre si votre douleur n'a pas les caractères habituels ou qu'elle résiste à la prise d'antalgiques. ■

Arthrose : contre les douleurs, il n'y a pas grand-chose à faire, il faut se résigner à souffrir ?

Les douleurs d'arthrose sont extrêmement fréquentes, mais restent difficiles à soulager. Cependant, avant de se résigner à « faire avec », il faut savoir que diverses mesures peuvent les apaiser ou aider à mieux les supporter.

Une maladie du cartilage

L'arthrose est une maladie des articulations qui survient avec l'avancée en âge. Elle peut toucher une ou plusieurs articulations, et se manifeste par une dégradation plus ou moins importante du cartilage. La majorité des patients sont plutôt âgés, mais des adultes jeunes peuvent aussi être concernés.

Le mécanisme

Dans une articulation, les surfaces osseuses en contact sont revêtues d'une couche plus ou moins épaisse de cartilage. Celle-ci favorise le glissement des os en diminuant les forces de friction et en répartissant plus également les forces de compression. Lorsque le cartilage s'altère, il s'amincit et se fissure, voire s'ulcère. L'os n'est plus protégé et affleure. Lors des mouvements, la friction augmente et les forces de compression sont davantage concentrées sur l'os. Ce dernier réagit en se densifiant et en fabriquant des ostéophytes, excroissances osseuses

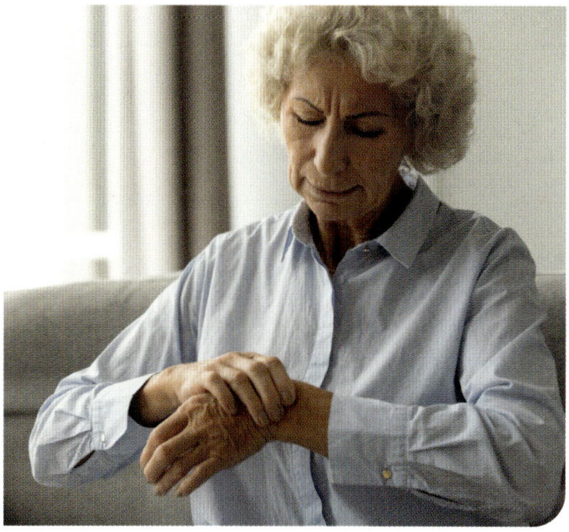

couramment appelées « becs de perroquet ». Ce mécanisme compensatoire est cependant peu efficace et ne peut empêcher des douleurs d'apparaître. Il est toutefois à noter que les douleurs ne sont pas nécessairement proportionnelles à l'importance des lésions : certaines arthroses évoluées sont quasiment indolores !

Les facteurs de risque

Il existe plusieurs facteurs de risque bien identifiés, au premier rang desquels vient l'héritage génétique : « *arthrose chez les parents, arthrose chez les enfants* » est un adage qui se vérifie souvent. Vient ensuite l'excès de contraintes articulaires : obésité pour la hanche et le genou, utilisation d'outils vibrants pour le pouce, déformations ou malformations squelettiques pour la hanche et le genou, séquelles de fractures ou autres traumatismes pour le poignet ou le genou... Contrairement à une idée reçue, le port de charges lourdes n'a quasiment aucune influence sur la survenue de l'arthrose vertébrale. De même, les facteurs météorologiques n'ont pas d'incidence sur l'arthrose en général. L'arthrose peut également survenir en dehors de tout facteur favorisant.

Un rhumatisme, c'est quoi ?

« Rhumatisme » est un terme générique classiquement employé pour désigner des douleurs plutôt articulaires qui surviennent avec le vieillissement. En réalité, c'est une notion un peu fourre-tout, englobant de nombreuses pathologies – arthrose, arthrite, ostéoporose, fibromyalgie, tendinite, bursite... – qui ne sont pas toutes liées à l'âge.

▶▶▶

Le retentissement de l'arthrose : la douleur

Les douleurs d'arthrose apparaissent progressivement dans la journée avec l'activité, elles sont maximales le soir et s'atténuent avec le repos nocturne. Elles s'accompagnent d'une raideur articulaire plus ou moins invalidante, et peuvent être à l'origine de gestes d'évitement comme la boiterie. De plus, une articulation arthrosique est parfois le siège d'une inflammation avec épanchement de liquide synovial qui fait gonfler l'articulation et exacerbe la douleur.

Des poussées d'arthrose

Une douleur est dite chronique lorsqu'elle dure depuis plus de trois mois. Sinon, il s'agit d'une douleur aiguë ou récente. Seul un faible pourcentage de douleurs arthrosiques évoluent vers la chronicité. L'arthrose se manifeste plutôt par poussées entrecoupées de rémissions plus ou moins prolongées. Souvent, elle est douloureuse lorsqu'elle s'installe, puis devient silencieuse avec le temps.

Mais il est des cas où la douleur persiste malgré les traitements, avec un retentissement important sur la vie quotidienne. Il peut s'agir d'une forme grave d'arthrose, avec une usure croissante de l'articulation pouvant nécessiter une opération (prothèse, voir p. 192). Dans d'autres cas, les lésions d'arthrose ne sont pas directement responsables : la douleur s'est en quelque sorte « imprimée » dans le système nerveux, et elle est ressentie de façon constante (voir encadré ci-dessous).

Les traitements

S'il n'existe pas de traitement miracle, de nombreuses techniques ou thérapies peuvent être essayées, différentes selon l'articulation concernée.

Les moyens physiques

- En cas de surpoids, la perte de poids est essentielle afin de limiter les contraintes articulaires sur le genou et la hanche.
- Il existe des aides techniques. Le port de semelles orthopédiques est parfois conseillé en cas d'arthrose du genou, car un mauvais appui plantaire peut se répercuter sur le genou, mais l'efficacité d'une telle mesure est peu documentée. Une attelle d'immobilisation nocturne peut être indiquée pour soulager une arthrose du pouce. Le recours à une canne, tenue du côté sain, peut être recommandé en cas d'arthrose de genou ou de la hanche avec boiterie.
- La kinésithérapie s'avère très utile pour assouplir l'articulation et renforcer les muscles qui l'entourent ; elle doit être complétée par la pratique d'une activité physique régulière. La physiothérapie (ultrasons, par exemple) peut soulager.

Les médicaments

Pour commencer, le paracétamol est à essayer, aux doses recommandées. Si cela ne suffit pas, et c'est souvent le cas, des anti-inflammatoires non stéroïdiens (diclofénac, naproxène, ibuprofène) sont prescrits pour de courtes périodes en raison de leurs effets indésirables sur l'estomac, les reins et le cœur.

Des centres et consultations dédiés à la douleur

Les structures douleur chronique (SDC) sont spécialisées dans la prise en charge de la douleur chronique (voir p. 202). Leur intérêt tient au fait que certaines douleurs, quelle que soit leur localisation, n'ont pas de cause clairement identifiée. Dans le cas de l'arthrose, on peut souffrir sans que l'usure articulaire justifie la mise en place d'une prothèse ou sans processus inflammatoire qui pourrait être traité par une infiltration. Ces douleurs qui semblent évoluer indépendamment de toute lésion articulaire sont nommées « douleurs-maladies » : ce sont véritablement des maladies ayant pour seul symptôme la douleur chronique. Le retentissement est majeur sur le quotidien de ceux qui en souffrent. On invoque comme mécanisme un phénomène incontrôlable de mémorisation et d'amplification des sensations douloureuses par le système nerveux qui peut durer plusieurs années.

L'approche est multidisciplinaire : médicaments, en particulier ceux qui sont difficiles à manier par un non-spécialiste (antidépresseurs à action antalgique, morphine ou morphiniques, etc.), acupuncture, soutien psychologique, etc.

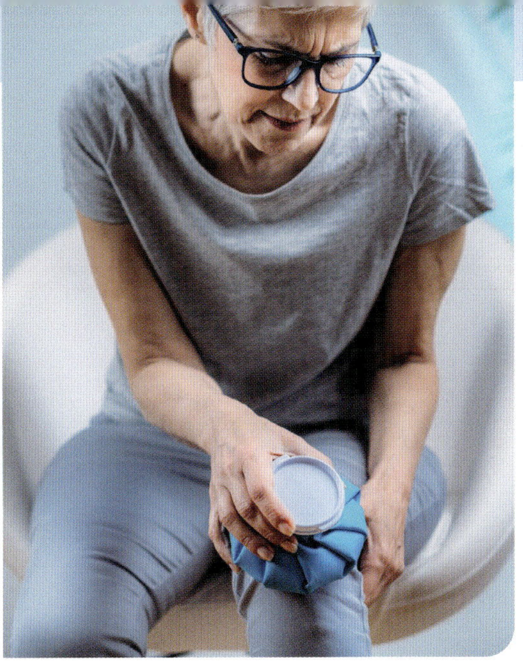

Les médicaments antiarthrosiques d'action lente ont une efficacité minime la plupart du temps, au prix d'effets indésirables parfois graves.
Les infiltrations de cortisone s'adressent aux articulations avec arthrose enflammée. Dans un premier temps, en particulier pour le genou, une ponction peut être réalisée pour évacuer une partie de l'épanchement de liquide synovial. De la cortisone, puissant médicament anti-inflammatoire, est ensuite injectée. On ne doit pas dépasser trois injections annuelles dans la même articulation (voir p. 191).

D'autres traitements
La chaleur (bain, bouillotte) est souvent efficace pour soulager les douleurs. En période inflammatoire, une poche de glace peut aussi faire du bien. Les massages, l'acupuncture, la balnéothérapie ou les cures thermales peuvent apporter un mieux : à vous de déterminer ce qui vous soulage le plus pour orienter vos soins. Vous pouvez aussi vous tourner vers une structure douleur chronique (voir encadré p. 84).

L'activité physique
Un des acquis de ces deux dernières décennies est la découverte de l'importance de l'activité physique pour protéger les articulations. Ce qui est réellement bénéfique, c'est l'activité régulière et modérée. Ainsi, pour le genou ou la hanche, la course à pied n'est pas conseillée alors que la marche soutenue est excellente. Pour le dos, il faut privilégier tout ce qui renforce les muscles (voir p. 86).
Pourquoi cet effet bénéfique de l'activité physique ? Parce que la sollicitation des structures articulaires (cartilages en particulier), des tendons et des muscles les rend plus solides face aux contraintes. L'activité favorise aussi la cicatrisation des fissures du cartilage, elle améliore la mobilité, renforce les muscles et augmente la solidité des tendons. Elle n'a que des avantages... ■

L'arthrite : ne pas confondre avec l'arthrose

Alors que l'arthrose est une dégradation du cartilage, l'arthrite, beaucoup plus rare et touchant tous les âges, est une atteinte inflammatoire de la membrane synoviale qui tapisse l'intérieur des articulations. Elle peut atteindre une ou plusieurs articulations. La douleur est de nature inflammatoire : à la différence de celle de l'arthrose, elle survient surtout la nuit, avec un pic d'intensité le matin au réveil, et génère des raideurs articulaires. Certaines arthrites sont chroniques, comme la polyarthrite rhumatoïde et la spondylarthrite. D'autres sont aiguës : elles apparaissent soudainement et sont épisodiques, comme la goutte et les arthrites infectieuses.

La prise en charge dépend de la maladie. L'arthrite infectieuse doit être traitée en urgence (antibiotiques si l'origine est bactérienne, évacuation du pus), la goutte est essentiellement soulagée par la colchicine (voir p. 101). Pour les formes chroniques que sont la polyarthrite rhumatoïde et la spondylarthrite, les anti-inflammatoires sont utilisés en appoint, lors de poussées douloureuses, et un traitement de fond est habituellement instauré pour espacer les crises et ralentir l'évolution (méthotrexate dans la polyarthrite ou anti-TNF alpha, essentiellement).

Comme dans l'arthrose, des thérapies complémentaires (ultrasons, acupuncture, etc.) peuvent être essayées.

Bouger quand on souffre de lombalgie : un bon conseil ?

Les douleurs lombaires, ou lombalgies (mal dans le bas du dos), sont le deuxième motif de consultation chez le médecin généraliste. Dans l'écrasante majorité des cas, ce trouble est sans gravité bien qu'il ait de fortes répercussions sur le quotidien. On sait aujourd'hui que l'alitement prolongé et l'inactivité favorisent la récidive et la persistance des douleurs.

Quelles sont les causes de la lombalgie ?

D'après les études épidémiologiques, environ quatre personnes sur cinq souffriront au moins une fois dans leur vie d'une lombalgie. Mais ce terme générique rassemble en fait trois diagnostics différents.

La lombalgie commune, ou « lumbago »

Elle désigne les situations les plus fréquentes (environ 75 % des cas). Aucune lésion n'est identifiée. Même si la douleur apparaît brutalement, elle n'est pas due à une « vertèbre déplacée » ou à un nerf coincé, contrairement à des croyances très ancrées. Si son origine exacte n'est pas encore élucidée, la littérature scientifique montre que le stress, l'épuisement professionnel, l'obésité, la sédentarité ou encore la mauvaise condition physique sont des facteurs de risque importants.

La lombalgie associée à des complications neurologiques

- La hernie discale est la principale responsable (15 % des cas). Résultat de la cassure d'un disque intervertébral (coussin amortisseur situé entre deux vertèbres) et du débordement du disque, la hernie peut irriter les racines nerveuses. Les douleurs générées descendent le long de la fesse, à l'arrière de la jambe (sciatique) ou à l'avant (cruralgie). Ces douleurs radiculaires sont fréquemment associées à des fourmillements ou à des engourdissements. Cependant, une hernie discale n'est pas systématiquement synonyme de douleurs.
- Le rétrécissement du canal lombaire (5 % des cas) est le plus souvent secondaire à l'arthrose (voir p. 95). Le calibre du canal diminuant, les nerfs destinés aux membres inférieurs sont comprimés. Outre les douleurs lombaires, des crampes, des difficultés et des douleurs à la marche apparaissent. Dans les cas les plus graves, une incontinence urinaire et/ou fécale peut être observée.

La lombalgie spécifique

Très rare (5 % des cas), elle est causée par une fracture vertébrale, une tumeur cancéreuse, une maladie infectieuse ou inflammatoire touchant les disques intervertébraux. Les douleurs lombaires sont alors associées à d'autres symptômes (fièvre, douleurs, perte de poids...) et des examens sont nécessaires pour établir le diagnostic.

En quoi bouger fait-il du bien ?

L'activité physique est un traitement non seulement préventif mais également curatif de la lombalgie. Il est en effet admis que le repos

La place de la kinésithérapie

En phase aiguë (généralement quatre à six semaines), la kinésithérapie n'a pas fait la preuve de son efficacité. En revanche, lorsque les douleurs s'installent, le kinésithérapeute trouve toute sa place, à condition que les techniques fassent appel à la participation active du patient. Les massages ou les manipulations peuvent atténuer la douleur, mais n'auront qu'un effet de courte durée. À l'inverse, les exercices dits de proprioception, visant à améliorer l'équilibre tout en renforçant les muscles du dos et, dans une moindre mesure, les abdominaux, permettent d'éviter les récidives et le passage à la chronicité.

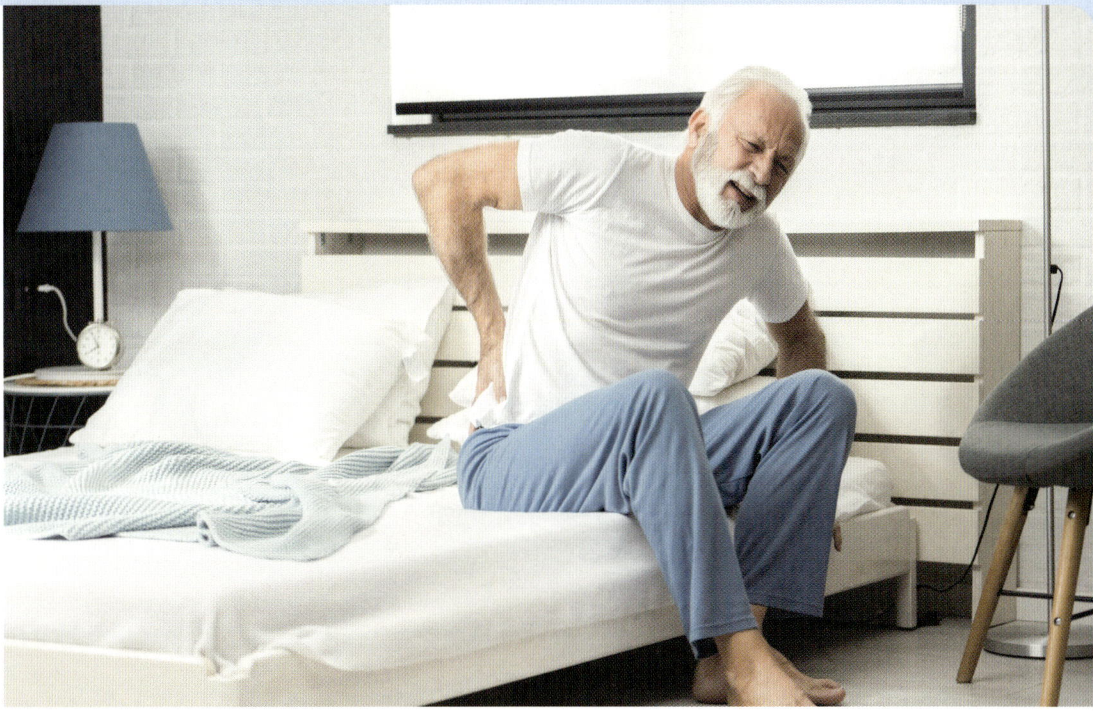

strict est inefficace, voire délétère. En revanche, les patients qui reprennent rapidement leurs activités quotidiennes récupèrent plus vite.

Bouger pour lutter contre le déconditionnement

L'immobilisme entretient un cercle vicieux : moins on bouge, plus les muscles fondent et les articulations se raidissent, et plus il y a de risques que la lombalgie persiste. Et surtout, il sera de plus en plus difficile de reprendre ses activités quotidiennes. Il est donc recommandé de se remettre en mouvement dès que les douleurs s'atténuent et, au besoin, de prendre des antalgiques comme le paracétamol pour faciliter l'activité. Marcher chez soi, descendre les escaliers, faire ses courses suffit au début. Progressivement, il est utile d'ajouter des exercices de renforcement musculaire et des étirements.

Profiter d'un antidouleur naturel

Au cours de l'exercice physique, l'organisme produit des antidouleurs naturels, les endorphines, mais également des hormones comme la sérotonine qui apportent un sentiment de bien-être. Il faut être un peu patient, car ces bénéfices mettent quelques jours à se faire sentir.

Ne plus avoir peur du mouvement

Par peur de voir les douleurs s'aggraver, les patients lombalgiques optent pour une solution qui paraît logique : ne plus bouger. Or, cette crainte du mouvement est un des principaux freins à la guérison. Ce mécanisme de protection perturbe la façon de bouger, la posture, mais également les circuits de la douleur. Toujours en alerte, les neurones ne savent plus distinguer un mouvement douloureux d'un geste quotidien et déclenchent le signal d'alarme. Seule solution pour éviter que la douleur ne se grave dans les neurones : bouger.

Quelles activités ?

Le yoga, le tai-chi, le pilates ont montré leur efficacité pour calmer les douleurs, améliorer la mobilité du rachis et apaiser le stress. En principe, aucune activité n'est interdite, mais il est prudent d'éviter les sports trop exigeants ou brutaux et d'y aller progressivement. La douleur éventuelle doit rester tolérable. Des séances de kinésithérapie peuvent aider à renouer avec le mouvement et apprendre à bouger sans crainte de souffrir. Les cours collectifs encadrés sont également une bonne façon de se dépenser sans risque, en adoptant de bonnes postures. ■

Après une fracture du col du fémur, il faut remarcher très vite. Vrai ou faux ?

La fracture du col du fémur peut avoir des conséquences dramatiques sur la santé et l'autonomie de la victime, qui dépassent largement la gravité de la lésion. On sait aujourd'hui que la reprise rapide de la marche, comme d'autres mesures appliquées dès l'arrivée aux urgences, peut aider à récupérer au mieux sa santé et sa mobilité d'avant l'accident.

Pourquoi cette fracture est-elle si fréquente ?

Environ 70 000 personnes sont hospitalisées chaque année en France pour une fracture du col du fémur, en majorité des plus de 80 ans et trois fois plus souvent des femmes que des hommes. Cette fréquence tient à la fois à l'anatomie du fémur et à des facteurs de risque propres au vieillissement.

- Situé entre la tête du fémur et la partie longiligne de l'os, le col du fémur est vulnérable en raison de sa forme étroite et de la contrainte exercée par le poids du corps.

L'intervention dans les meilleurs délais

Les études montrent que le retard de prise en charge chirurgicale est un facteur important de complications : plus le délai est long (supérieur à 48 heures), plus la récupération est compromise et plus la mortalité s'élève. Pour éviter les pertes de temps, il est judicieux que l'entourage pense à apporter les prescriptions de médicaments. Cela permet d'assurer la continuité des soins, de traiter les comorbidités sans retarder le délai chirurgical, mais aussi d'informer l'équipe médicale sur une éventuelle prise d'anticoagulants exposant à un risque d'hémorragie.

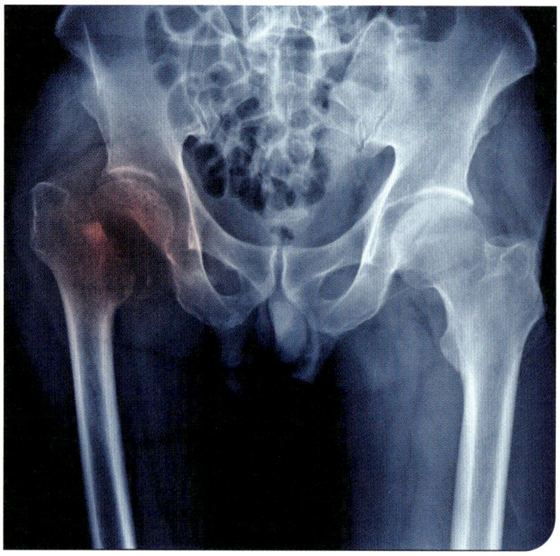

- La fréquence des chutes chez les plus de 65-70 ans et la fragilisation du squelette (ostéoporose), plus marquée chez les femmes, sont les deux grands facteurs de fracture chez les gens âgés.

Pourquoi est-ce grave ?

Si l'accident marque souvent un tournant, c'est qu'il peut rapidement dégrader l'état de santé de patients déjà vulnérables. Le taux de mortalité à un an est estimé entre 20 et 30 %.

Des décompensations

Soumis au stress physique de la fracture, de l'intervention et de l'hospitalisation, l'organisme n'a plus la capacité de compenser les faiblesses du cœur, de la circulation, des reins, etc. Des affections chroniques préexistantes (neurologiques, cardiaques, respiratoires, rénales, métaboliques avec le diabète) s'aggravent alors soudainement. Cet état de crise est appelé décompensation en médecine.

Une perte de repères

L'hospitalisation en soi est une source de confusion et d'aggravation des troubles cognitifs. L'attente sur un brancard, le changement

Une approche « ortho-gériatrique »

La fracture du col du fémur n'est pas qu'un problème orthopédique. Dans l'idéal, à la sortie du bloc opératoire, le patient devrait être pris en charge dans un service de gériatrie, plus à même qu'un service orthopédique de gérer les comorbidités (maladies chroniques) et de prévenir les complications liées à l'hospitalisation. Une équipe gériatrique sera normalement attentive aux méfaits de l'alitement prolongé, au risque d'infection ou d'incontinence induit par la pose d'une sonde urinaire ou l'usage de couches, au problème fréquent de dénutrition, aux effets indésirables des médicaments de type psychotropes ou anticholinergiques, etc.

Si l'un de vos proches est hospitalisé pour une fracture du col du fémur, essayez dans la mesure du possible d'obtenir un suivi conjoint chirurgie-gériatrie.

de lieu, de rythme, d'entourage perturbent le patient, quel que soit le motif de l'admission. Dans les jours qui suivent l'intervention, des pertes de mémoire, une désorientation dans le temps et l'espace, une agitation ou une apathie, de l'anxiété ne sont pas rares. Cette confusion hospitalière est associée à une mortalité accrue dans les six mois, mais peut être prévenue par des soins comme la mobilisation précoce.

L'immobilisation

L'immobilité dans un lit ou dans un fauteuil peut rapidement provoquer une perte de masse musculaire. Elle est également à haut risque de complications dites « du décubitus » (position allongée) favorisant un syndrome de glissement (mutisme, repli sur soi, refus alimentaire, régression). Les altérations sont également cardiovasculaires (formation de caillots sanguins pouvant provoquer l'obstruction d'un vaisseau, ou embolie), respiratoires (encombrement bronchique, infections), digestives (constipation), cutanées (escarres), urinaires (infections, incontinence).

Par conséquent, la priorité des soins est, ou devrait être, de limiter au maximum la durée d'alitement.

Remarcher dans les meilleurs délais

La reprise rapide de la marche est un objectif majeur pour éviter les méfaits de la position couchée. Dans les 48 heures qui suivent l'intervention, le kinésithérapeute devrait aider le patient à se lever pour faire quelques pas avant de commencer la rééducation à la marche avec un déambulateur ou des cannes (souvent deux au début).

Le patient et les proches peuvent être surpris, ne pas comprendre cet empressement, croyant qu'il faut rester allongé après une telle fracture : c'est une erreur, mieux vaut au contraire s'assurer que le kinésithérapeute, l'infirmière ou l'aide-soignante viennent plusieurs fois par jour aider le patient à se lever pour s'asseoir sur un fauteuil, aller aux toilettes, faire quelques pas.

La rééducation

La grande majorité des patients rejoignent ensuite un établissement de soins de suite et de réadaptation (SSR). Le mieux est de choisir un établissement spécialisé en gériatrie. Ce séjour, d'une durée de trois semaines à un mois en général, laisse aussi à la famille le temps d'aménager le logement pour éviter une nouvelle chute.

La rééducation comprend un apprentissage de gestes et de postures pour se lever et se coucher

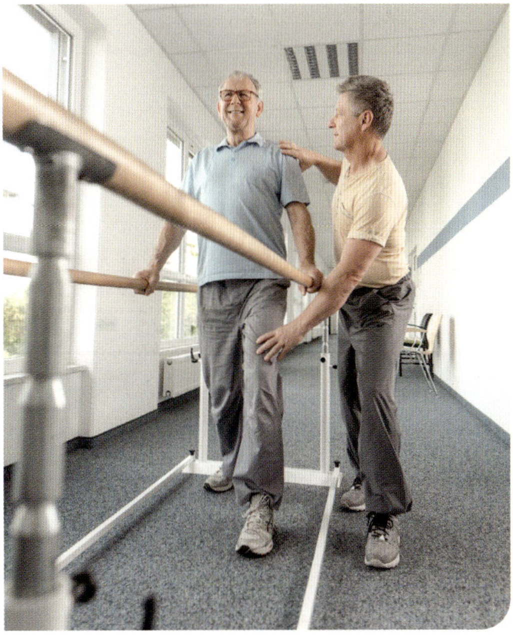

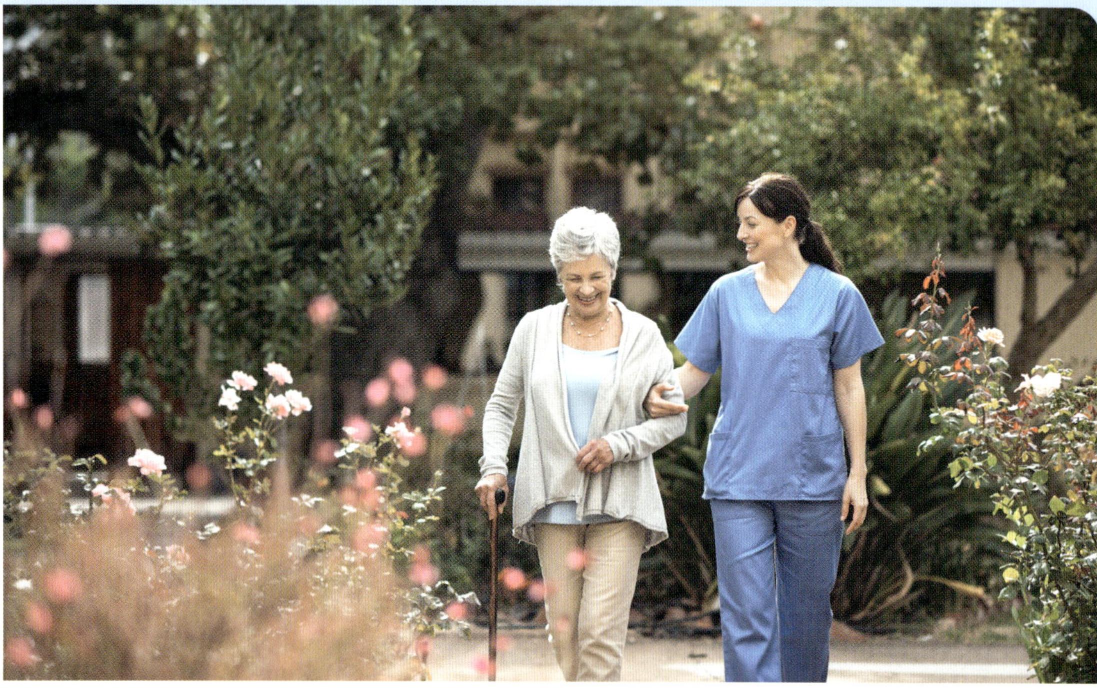

sans aide, s'habiller, se chausser ou ramasser des objets plus facilement...

Dans les SSR, des couloirs de marche sécurisés permettent de réapprendre à marcher en surmontant sa peur de retomber. Les activités d'équilibre, d'enjambement d'obstacles, de montée et descente d'escaliers entraînent à des mouvements du quotidien. Des exercices en piscine et/ou avec des appareils permettent de se remuscler et de limiter la fonte musculaire. S'ajoutent des séances de kinésithérapie (exercices, massages) pour travailler l'amplitude articulaire, entretenir la musculature, décontracter et apaiser des douleurs. Ce passage en SSR est donc particulièrement important, il ne doit pas être négligé, même si la personne souhaite avant tout rentrer chez elle.

Le bilan

Environ un tiers des personnes récupèrent une bonne partie de leur mobilité d'avant la chute en quelques semaines ou mois. Les autres ne retrouvent pas une marche normale, à des degrés divers : besoin d'une canne ou d'un déambulateur, accompagnement nécessaire pour les déplacements, parfois déplacement en fauteuil. En plus de ces difficultés, des douleurs ou la peur de retomber expliquent aussi que certains patients sortent de moins en moins.

Ne jamais minimiser une chute

Toute chute, même sans blessure, devrait faire l'objet d'un bilan pour rassurer et tenter de prévenir un nouvel épisode. En effet, la chute induit parfois une perte de confiance en soi qui peut aller jusqu'à un « syndrome post-chute » : une désadaptation psychomotrice qui réduit partiellement ou totalement les activités et l'autonomie physique.

Le bilan de la chute

Un bilan approfondi doit être réalisé pour identifier le ou les facteurs qui ont conduit à l'accident. Les circonstances (s'être pris les pieds dans un tapis, avoir glissé sur un objet, etc.) ne sont généralement pas seules en cause. Un trouble cognitif, une déficience visuelle, des douleurs articulaires, une maladie neurologique comme Parkinson prédisposent aux chutes. Les tests de marche, essentiels, peuvent révéler un problème d'équilibre, de posture ou d'attention. L'analyse des ordonnances est également cruciale, car le lien médicaments-chute est clairement établi. Par leurs effets indésirables, leurs interactions ou à cause d'erreurs de prise, les médicaments peuvent provoquer une confusion, des chutes de tension, des épisodes d'hypoglycémie ou une baisse de réactivité qui sont, bien évidemment, à risque de chute. ■

L'ostéodensitométrie : un examen de dépistage indispensable pour les femmes après 50 ans ?

Cet examen qui mesure la densité osseuse est un indicateur de l'ostéoporose. Il est souvent prescrit aux femmes au moment de la ménopause à titre de dépistage, mais n'a pas d'utilité en l'absence de vrai risque de fracture.

Qu'est-ce que l'ostéoporose ?

Avec l'âge, les os deviennent moins résistants. Ils perdent en densité, leur structure s'affaiblit : c'est l'ostéoporose. Cette fragilisation osseuse s'accélère chez la femme au moment de la ménopause en raison de la baisse de production des œstrogènes, hormones qui interviennent dans la régénération du tissu osseux. Chez l'homme, le processus est plus lent et plus tardif.

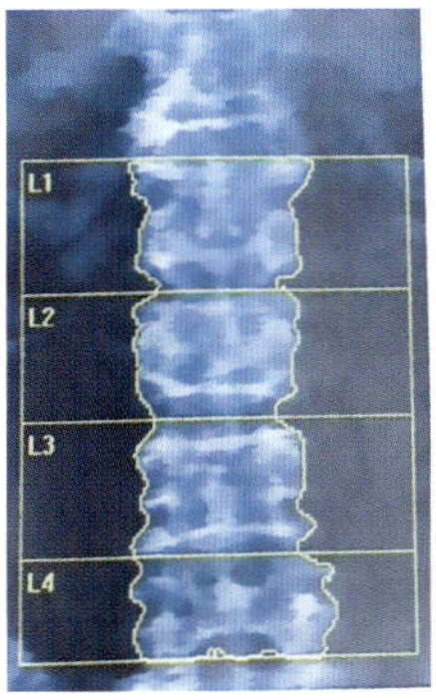

L'ostéodensitométrie et le diagnostic d'ostéoporose

L'ostéodensitométrie est un examen d'imagerie à base de rayons X à faible dose (20 fois moins que dans une radiographie pulmonaire). Elle mesure la densité de calcium qui se trouve dans deux types d'os différents : le fémur et les vertèbres lombaires. Plus l'os est dense, moins nombreux sont les rayons qui atteignent le détecteur. Le résultat est exprimé en T-score, qui, s'il est inférieur ou égal à – 2,5, signe l'ostéoporose.

Les fractures de fragilité, qu'est-ce que c'est ?

Ce sont des fractures qui surviennent pour des accidents minimes comme une banale chute, quelquefois même sans traumatisme évident. Elles peuvent toucher tous les os, mais plus fréquemment les vertèbres (tassement vertébral), les avant-bras et les poignets, le col du fémur.

Faire une ostéodensitométrie : des indications limitées

Si l'ostéodensitométrie est l'examen de référence pour détecter une ostéoporose, il n'est pas utile de le prescrire systématiquement aux femmes après la ménopause.

Un diagnostic « pour rien »

En prévention primaire, c'est-à-dire en l'absence d'antécédent de fracture de fragilité (voir encadré) et de facteurs de risque particuliers (voir ci-dessous), le dépistage n'a pas d'intérêt pour la bonne raison qu'aucun traitement ne sera normalement prescrit. Un score trop bas ne suffit pas pour que soit prise la décision de traiter : les médicaments (biphosphonates et autres traitements) n'apportent au mieux qu'un bénéfice marginal à ce stade, alors qu'ils ont des effets indésirables parfois graves. L'activité physique et la prévention des chutes sont bien plus efficaces pour prévenir les fractures.

Dans quels cas faut-il passer l'examen ?

L'ostéodensitométrie ne devrait être prescrite qu'en présence de facteurs de risque de fracture plus poussés que l'âge et la ménopause. Selon les résultats, une prise en charge médicamenteuse peut alors s'avérer utile. Parmi les indications qui peuvent pousser à prescrire une ostéodensitométrie, on peut citer : un antécédent personnel de fracture de fragilité ; un traitement long (plus de trois mois consécutifs) par corticoïdes oraux en cours ou passé ; une ménopause spontanée ou provoquée avant 40 ans ; un traitement du cancer du sein par inhibiteurs de l'aromatase. ■

Après une chute sans blessure quand on est âgé, il faut consulter. Excès de précaution ?

Par principe, la chute d'une personne âgée ne doit pas être considérée comme un accident fortuit. Le fait de tomber, même sans se blesser, peut être le signe de fragilités prédisposant à de nouvelles chutes dont les conséquences pourront être plus sérieuses.

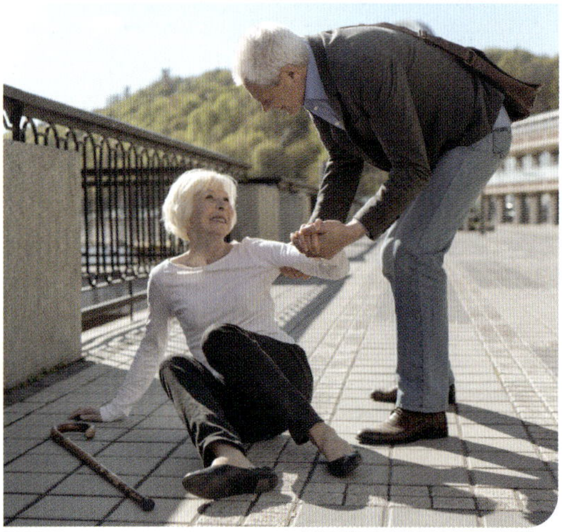

Une chute n'est pas un événement anodin

Certaines chutes sont franchement accidentelles (vous tombez d'un escalier branlant, on vous a bousculé...). Mais une chute parce qu'on a trébuché, glissé ou heurté un objet n'est pas anodine.

Ce que signifie la chute

« *Tout événement au cours duquel la personne se retrouve involontairement au sol* » : la chute, telle qu'elle est ainsi définie, peut être le signe d'un défaut d'adaptation posturale (qui permet habituellement de ne pas se retrouver « au sol »). Elle indique aussi un possible manque d'équilibre.

Le risque de récidive

Assez souvent, des troubles de la marche précèdent la chute. Ils traduisent une altération de la mobilité et sont considérés comme un marqueur de fragilité en raison des maladies et déficiences dont ils témoignent mais aussi, justement, de risque accru de chute. La chute s'inscrit donc souvent dans un contexte d'affaiblissement, elle n'est pas un événement ponctuel. Plus de la moitié des personnes âgées ayant chuté récidivent dans l'année. C'est pour tenter de prévenir un nouvel épisode éventuellement plus sérieux qu'il est important d'aborder la question avec son médecin.

Des conséquences à ne pas minimiser

Des chutes répétées peuvent instiller une appréhension à la marche qui, peu à peu, restreint les activités et induit une sorte de « régression psychomotrice » à risque de dépendance. Sans compter les traumatismes (plaies, contusions, fractures, notamment celle du col du fémur), dont les complications vont bien au-delà de la blessure elle-même (voir p. 88).

Les facteurs de chute

La chute découle d'un ensemble de facteurs liés à l'état de santé de la personne, ainsi qu'à des comportements et à l'environnement.

L'état de santé

La chute peut être liée à un malaise mais aussi à différents facteurs qui peuvent s'associer :

- diminution de la force musculaire liée à l'âge (sarcopénie), qui complique le maintien de la posture ;
- troubles de l'équilibre dus au vieillissement, à des maladies, à des médicaments ;
- baisse d'acuité visuelle due à une mauvaise correction ou à des maladies comme la cataracte ou la dégénérescence maculaire liée à l'âge (DMLA) ;

- maladie altérant la mobilité et/ou les facultés cognitives (arthrose, maladie de Parkinson ou d'Alzheimer, séquelles d'accident vasculaire cérébral, dépression aussi…) ;
- affaiblissement général dû à un état de dénutrition ou de déshydratation.

Par ailleurs, de nombreux médicaments sont directement à l'origine de chutes par leurs répercussions sur la vigilance (effet sédatif) ou l'équilibre (hypotension orthostatique, vertiges). Les plus grands responsables sont les psychotropes (voir p. 173).

Les comportements

Ce sont des facteurs hétérogènes tels que le port de lunettes ou de chaussures inappropriées, le refus d'utiliser une canne, la consommation d'alcool, etc. La déshydratation et la dénutrition relèvent à la fois de l'état de santé et des comportements.

Les dangers de l'environnement

Ce sont les caractéristiques du lieu de la chute – domicile, jardin, rue… Dans la majorité des cas, la chute survient lors d'activités banales, de simples déplacements. En cause : un obstacle au sol (tapis, prise électrique ou objet qui traîne…), un éclairage insuffisant, un sol glissant ou irrégulier chez soi ou à l'extérieur, des hauteurs de marche différentes, une baignoire glissante et qu'il faut enjamber, l'absence de barre d'appui (toilettes, baignoire, douche…), des rangements peu accessibles, etc.

La prévention des chutes

Les mesures dépendent des facteurs favorisants de chacun ainsi que des conditions de logement.

L'aide médicale

Le médecin traitant peut réaliser un bilan et revoir les ordonnances. Il peut prescrire des soins (kinésithérapie, pédicurie, etc.) et adresser son patient à un spécialiste : ophtalmologue, ORL (la perte d'acuité auditive étant aussi un facteur de risque), psychiatre, nutritionniste, rhumatologue, etc.

L'activité physique

Le lien est certain entre un faible niveau d'activité physique et l'augmentation du risque de chute. Des séances de kinésithérapie peuvent être nécessaires pour renouer avec l'effort physique et connaître les bons gestes. Autrement, des programmes destinés aux seniors sont conçus pour améliorer l'équilibre, renforcer les muscles des jambes, et même apprendre à tomber sans se faire mal puis à se relever. En plus de leurs bienfaits physiques, ces ateliers aident à reprendre confiance en soi et à surmonter sa peur de tomber.

Par ailleurs, des aides à la marche peuvent être préconisées, comme la canne ou le déambulateur.

L'aménagement du logement

Une bonne partie des chutes surviennent au domicile. Pour qu'une personne âgée puisse rester chez elle dans les meilleures conditions possibles, des transformations sont souvent nécessaires. Elles peuvent être très simples : enlever les tapis ou coller leurs bords avec de l'adhésif double face, fixer les câbles, améliorer l'éclairage, rendre plus accessibles les objets d'usage courant, poser un tapis antidérapant dans la salle de bains, coller des adhésifs phosphorescents pour repérer l'interrupteur dans l'obscurité, etc. D'autres nécessitent un peu de bricolage, voire des travaux : équiper la salle de bains et les toilettes de barres d'appui, changer les WC s'ils sont trop bas, créer une douche si la baignoire est trop dangereuse, installer une deuxième rampe dans les escaliers, poser des veilleuses à détection de mouvement, etc.

L'expertise d'un ergothérapeute ou d'un professionnel peut être utile. ■

La téléassistance

L'incapacité à se relever après une chute quand on est seul est une situation particulièrement redoutée. Les systèmes de téléassistance permettent de demander de l'aide 24h/24 grâce à un bouton d'alarme situé sur un médaillon ou un bracelet que l'on porte continuellement. Le cas échéant, si l'alerte est confirmée, l'opérateur contacte les proches ou les secours. Le téléphone portable est bien utile, mais on ne se déplace pas toujours avec, surtout chez soi…

Une douleur à la jambe, c'est musculaire, ça va passer ?

Motif de consultation fréquent, les douleurs à la jambe sont loin d'être exclusivement musculaires. L'éventail des causes est varié, des plus bénignes aux plus sérieuses, et certains signes doivent vous conduire à consulter sans vous dire « *Ça va passer* ».

Des douleurs musculaires

Elles sont le plus souvent liées à un effort physique.

Les courbatures

Elles touchent plutôt les mollets et surviennent en général le lendemain d'une activité physique inhabituelle. La meilleure façon de les éviter : faire de l'exercice régulièrement en s'échauffant au début de la séance et en s'étirant à la fin.

Les crampes et contractures

Elles sont dues à des contractions involontaires.

- Les crampes font très mal, mais il suffit souvent d'étirer le muscle pour les faire disparaître (voir p. 218). Elles peuvent survenir sans lien avec l'effort, plutôt la nuit. La déshydratation, la chaleur ainsi que certains médicaments (diurétiques, corticoïdes...) sont des facteurs favorisants.
- Les contractures surviennent quelques heures après l'effort, voire le lendemain, et durent plus longtemps. Elles sont soulagées par l'application de chaleur et par les massages.

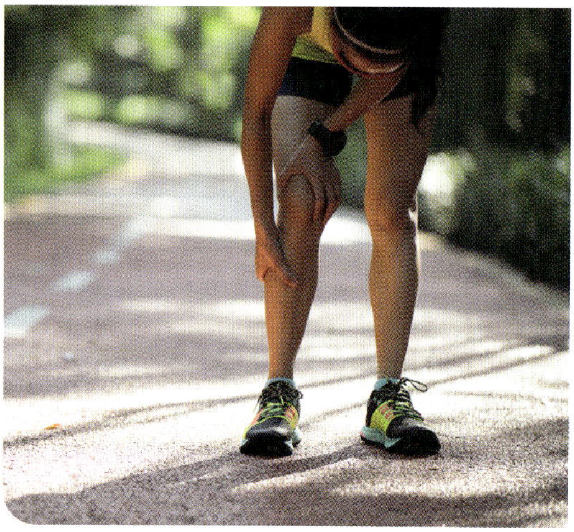

Les lésions aiguës du muscle

Déchirures, contusions et autres lésions sont dues à un effort violent ou inadapté, ou bien à un choc sur la jambe. Le repos est indispensable pour ne pas aggraver la lésion. L'application de froid et d'une bande élastique adhésive peut soulager dans l'attente d'une consultation.

Des douleurs osseuses

Ce sont typiquement les fractures du tibia et/ou de la fibula (anciennement appelée péroné). Elles sont quelquefois provoquées par un choc minime, auquel cas une cause de fragilité (ostéoporose, maladie osseuse) devra être recherchée. Les fractures spontanées ou de fatigue, sans lien avec un accident, s'observent essentiellement chez les sportifs surentraînés. La douleur peut traduire une tumeur osseuse, une inflammation de l'os (ostéite) d'origine infectieuse ou d'autres maladies. L'imagerie osseuse permet d'établir le diagnostic.

Des douleurs vasculaires

La douleur provient d'une anomalie du système vasculaire, artère ou veine.

L'artérite des membres inférieurs

La douleur est progressive, elle ressemble à une crampe et survient au cours de la marche, provoquant un boitement après quelques centaines de mètres. Elle disparaît au repos puis revient avec la marche, d'où le terme de « claudication intermittente ». L'origine est une diminution du calibre des artères qui gêne la circulation et réduit l'apport d'oxygène aux muscles pendant l'effort, ce qui fait mal. Le muscle se réoxygène à l'arrêt, ce qui soulage. À mesure que l'artère se bouche, le

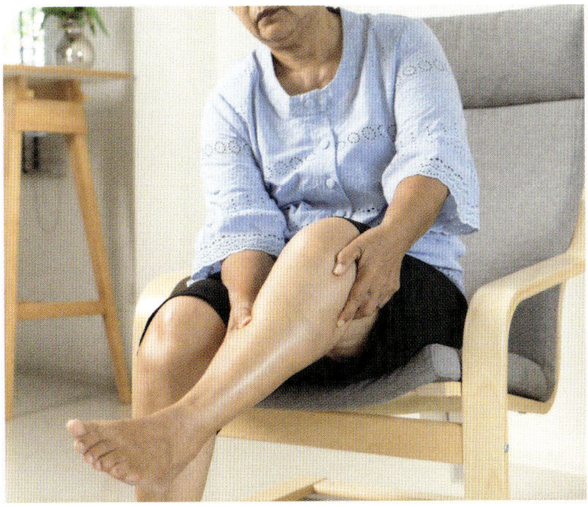

périmètre de marche sans crampe se raccourcit, puis la douleur se manifeste aussi au repos.
Consultez votre médecin sans attendre pour éviter une obstruction de l'artère. Le traitement est médical ou chirurgical.

La phlébite

La phlébite, ou thrombose veineuse, est la formation d'un caillot de sang (thrombose) dans une veine profonde, le plus souvent au niveau du mollet. Le retour du sang vers le cœur est entravé, ce qui provoque des douleurs à un mollet voire à toute la jambe, douleurs qui sont aggravées par la marche. S'y ajoutent une sensation de pesanteur et un gonflement du mollet, de la cheville ou de la cuisse, une rougeur et une chaleur, un mollet dur (plus de ballottement), parfois une fièvre discrète.
La phlébite est une urgence, car elle peut se compliquer en embolie pulmonaire. Le caillot se détache alors des parois de la veine ; entraîné par le flux sanguin vers le cœur, il est propulsé vers les poumons et se bloque dans une artère pulmonaire, plus étroite. Cette obstruction de la circulation est appelée embolie pulmonaire.

Des douleurs neurologiques projetées

La douleur peut être ressentie dans les jambes alors qu'elle provient de la région lombaire (bas du dos).

La sciatique et la cruralgie

La compression d'une racine nerveuse au niveau des vertèbres lombaires (souvent due à une hernie discale) provoque une douleur qui suit le trajet du nerf correspondant à la racine lésée. Elle part de la fesse, irradie vers l'arrière ou le côté de la cuisse (sciatique) ou bien vers l'avant (cruralgie), et peut descendre jusqu'au pied. On ne ressent rien à la palpation de la jambe car l'origine est vertébrale.
Une douleur aiguë impose quelques jours de repos, mais il est déconseillé de rester longtemps alité car l'inactivité aggrave les problèmes de dos. Il est recommandé de reprendre une activité physique dès que possible (voir p. 86). Consultez un médecin s'il s'agit d'une première crise ou si vous n'êtes pas soulagé rapidement.

Le canal lombaire étroit

Le canal lombaire où se logent les racines nerveuses peut se rétrécir à cause d'une arthrose vertébrale. Lors de la marche, la circulation s'accélère, le sang veineux remonte vers la colonne, les veines de l'intérieur du canal se dilatent et compriment les racines nerveuses, provoquant une douleur aux cuisses et/ou aux jambes (d'un côté ou des deux) similaire à celle d'une sciatique. L'arrêt de la marche soulage, comme le fait de s'incliner vers l'avant car cela élargit le diamètre du canal. Le traitement est médical ou chirurgical. ■

Quand faut-il consulter ?

Appelez le Samu (15) :

- si vous présentez des signes de phlébite (jambe gonflée, rouge, chaude, douleurs au mollet...) – évitez alors de marcher ;
- si vous ressentez une douleur brutale et intense dans une jambe, avec refroidissement, perte de sensibilité et pâleur du membre (il peut s'agir de l'obstruction complète d'une artère si vous souffrez d'artérite des membres inférieurs insuffisamment traitée) ;
- en cas de douleur aiguë causée par un traumatisme sportif ou un accident.

Dans les autres cas, il est recommandé de consulter son médecin si la douleur même modérée persiste quelques jours – hors banales courbatures qui peuvent durer jusqu'à trois-quatre jours.

Avoir des fourmis dans les jambes, les pieds et les mains, c'est anodin ?

Qui n'a jamais ressenti des fourmillements dans les jambes, les pieds ou les mains ? Cette sensation, qui fait partie des paresthésies, est en général anodine, mais elle peut signaler un trouble affectant le plus souvent le système nerveux.

L'immobilité prolongée, une cause banale et courante

Pour la plupart d'entre nous, la sensation de fourmillements accompagnés d'une disparition plus ou moins importante de la sensibilité intervient à la suite d'une mauvaise posture et d'une immobilité prolongée – typiquement, lorsqu'on est resté accroupi longtemps ou qu'on s'est endormi sur son bras. Ce phénomène est dû à la compression des nerfs et de la circulation sanguine. La sensation disparaît rapidement lorsqu'on remue le membre engourdi : la circulation reprend son cours normal et la sensibilité revient.

Des troubles et maladies à l'origine de fourmillements

Les paresthésies (fourmillements, picotements, engourdissement ou impression de raideur ressentis au niveau de la peau) sont dans la majorité des cas liées à un dysfonctionnement du système nerveux, d'origine et de gravité variables. Lorsqu'elles persistent, s'aggravent ou s'étendent, il est nécessaire de consulter pour en déterminer la cause.

Les causes possibles

- La sciatique et la cruralgie (voir p. 86 et 95) peuvent donner des fourmillements dans la fesse, la cuisse et la jambe, à cause de la compression de la racine du nerf sciatique ou du nerf crural.
- Le syndrome du canal carpien (voir p. 103), dû à la compression d'un nerf passant dans le poignet, se caractérise par des fourmillements ou un engourdissement, une perte de la sensibilité au bout des doigts, des douleurs ressenties au poignet et remontant souvent jusqu'au coude.
- Les neuropathies (atteintes des nerfs) sont des complications assez courantes du diabète mal équilibré. Elles provoquent des douleurs accompagnées d'engourdissement, de faiblesse et de fourmillements dans les pieds, parfois dans les mains.
- Une carence en vitamine B12, possible chez les végétaliens, affecte le fonctionnement du système nerveux, provoquant divers troubles dont les paresthésies. La carence en magnésium ou en d'autres vitamines du groupe B peut également provoquer des fourmillements dans les mains, les jambes ou les pieds.
- Le syndrome des jambes sans repos, qui peut être associé à une carence en fer, se traduit par des sensations de fourmillements et de picotements survenant au repos, notamment la nuit.
- Les fourmillements font partie des déficits neurologiques appelés « auras » qui précèdent la migraine chez certaines personnes (voir p. 81). Ils peuvent toucher la main et le visage du côté douloureux.
- La sclérose en plaques, dans laquelle la gaine des fibres nerveuses est altérée, provoque des troubles sensitifs dont les fourmillements.
- Associés à des maux de tête, des vertiges et des palpitations, les fourmillements dans les pieds et les mains peuvent être le signe d'une hypertension artérielle.
- La prise de certains médicaments, notamment en cas de chimiothérapie, est à l'origine de paresthésies des mains et des pieds. ■

Une urgence

La perte de la sensibilité d'un bras, d'une jambe ou de la totalité d'un côté du corps, avec sensation d'engourdissement voire fourmillements, fait partie des signes annonciateurs d'un accident ischémique transitoire ou d'un accident vasculaire cérébral (voir p. 30).

Sensation de jambes lourdes : rien de grave ?

Cette sensation est généralement due à une insuffisance veineuse qui, à ce stade, n'est pas inquiétante. Des mesures simples de vie quotidienne et le port de bas de contention apportent un soulagement.

Les symptômes et le mécanisme

La sensation de tension et de pesanteur dans les jambes s'accompagne typiquement d'un gonflement des pieds et des chevilles en fin de journée, en cas de forte chaleur et après une station debout ou assise prolongée. Ces signes régressent avec le repos, mais des crampes nocturnes sont possibles. L'origine est un mauvais retour veineux : le sang a du mal à être propulsé vers le cœur, ce qui provoque une dilatation des parois veineuses à l'origine de la sensation de pesanteur et du gonflement. À un stade plus avancé, des varices peuvent apparaître (voir p. 98).

Les facteurs de risque

Les femmes sont plus sujettes à la sensation de jambes lourdes. Outre l'hérédité, les facteurs de risque sont le surpoids, le fait de rester assis ou debout sans bouger, la chaleur (chauffage par le sol, soleil), qui dilate les veines, la grossesse et les variations hormonales chez la femme.

Des mesures qui soulagent

Il n'est pas nécessaire de consulter un médecin si le retentissement est minime. Les veinotoniques, sous forme de complément alimentaire ou de médicaments vendus sans ordonnance, sont supposés stimuler le tonus veineux, mais leur efficacité est généralement limitée. Vous pouvez néanmoins les essayer durant quelques semaines et arrêter en l'absence d'amélioration.

Au quotidien

- La marche à un rythme assez soutenu est un excellent remède contre les jambes lourdes. Pendant le mouvement et la contraction des muscles, la voûte plantaire et le mollet jouent un rôle de pompe et aident à propulser le sang vers le haut. Marchez au moins 30 minutes par jour. Le vélo et la natation sont également recommandés.
- Que vous soyez en position assise ou debout, ne restez pas trop longtemps immobile : bougez les chevilles et les jambes.
- Marcher à plat ou avec des talons bas (moins de 4 cm) active la voûte plantaire et donc la pompe sanguine.
- Surélever les pieds régulièrement dans la journée et la nuit (placer des cales de quelques centimètres sous les pieds du lit) permet de diminuer la stase veineuse et de faire refluer le sang vers le cœur.
- S'allonger sur le dos, faire des mouvements de pédalo avec les jambes ou des rotations des chevilles peut soulager, de même que poser les pieds contre un mur avec les jambes tendues.
- La chaleur favorisant la dilatation des veines, évitez autant que possible les expositions au soleil, les bains, le sauna, l'épilation à la cire chaude... Terminer la douche par un jet d'eau froide en remontant du pied jusqu'en haut de la cuisse active la circulation et soulage la sensation de lourdeur.
- Les vêtements serrés au niveau de l'abdomen et des jambes (ceinture, pantalon étroit) ainsi que les bottes hautes compriment les veines et entravent la circulation de retour. En revanche, les bas et chaussettes de contention, qui exercent une pression dégressive de la cheville vers la cuisse favorisant le retour veineux, sont utiles (voir p. 198). Pensez-y si vous devez rester longtemps immobile (voir encadré p. 99). ■

> **Quand consulter ?**
>
> Il est recommandé de consulter si l'état des jambes ne s'améliore pas (gonflement notamment) en dépit des mesures préconisées et/ou si des varices d'au moins 3 mm de diamètre apparaissent.

Les varices ne sont qu'un souci esthétique. Vrai ou faux ?

Les varices ne sont pas qu'un problème esthétique. Chez certaines personnes, elles peuvent être gênantes voire douloureuses. De plus, elles sont à risque de complications, raison pour laquelle il est sage de les montrer régulièrement à son médecin.

L'origine des varices

Les varices sont le signe visible d'une insuffisance veineuse. Elles sont dues à une perte d'élasticité et de tonicité des veines qui acheminent le sang vers le cœur et à une insuffisance des valvules, petits clapets dont le rôle est d'empêcher le sang de retomber vers les pieds sous l'effet de la gravité. Lorsque les valvules ne sont plus hermétiques, le sang qui reflue crée une pression dans les veines touchées. Il s'accumule dans le bas des jambes et les veines se dilatent, puis se déforment pour prendre un aspect sinueux.

Les symptômes

Localisées sur les cuisses et les mollets, les varices forment des rubans bleuâtres de 3-4 mm de diamètre ou plus ainsi que des reliefs noueux sur le trajet veineux. En plus d'une sensation de jambes lourdes (voir p. 97), elles peuvent s'accompagner de picotements, d'élancements et de crampes la nuit, d'un gonflement des chevilles et des pieds le soir. La stagnation du sang fait ressortir des varicosités (petites veines bleutées) sur les chevilles et les pieds.

L'intensité de ces symptômes n'est pas proportionnelle à la taille des varices. Un doppler ou une échographie doppler permet de visualiser les veines et d'évaluer la sévérité de l'insuffisance veineuse.

Les facteurs de risque

Les varices ont une composante génétique, même si celle-ci reste encore mal documentée.

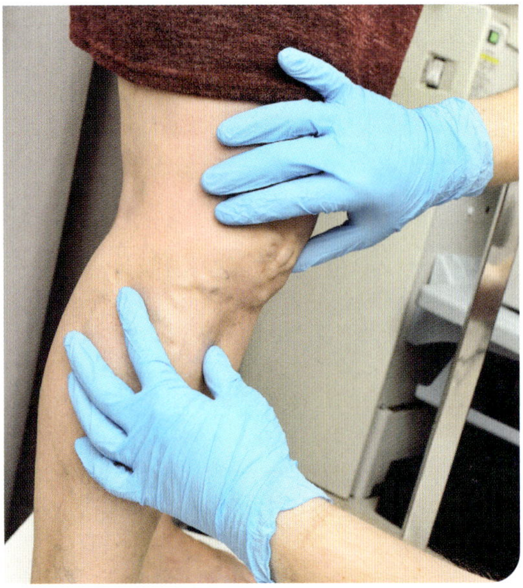

Le surpoids, qui contribue à la distension des veines, est un facteur de risque important. Par ailleurs, les femmes sont plus sujettes aux varices : 30 à 50 % d'entre elles seraient concernées à des degrés variables, contre 15 à 30 % des hommes. Les varices peuvent ainsi apparaître à l'occasion de la grossesse, en raison de changements hormonaux induisant une distension veineuse et de l'augmentation du poids. Elles sont aussi favorisées par la sédentarité et le manque d'activité physique, propices à l'insuffisance veineuse. Le fait de rester longtemps debout, comme c'est le cas dans certaines professions, favorise la stagnation du sang dans les membres inférieurs, tout comme la position assise prolongée associée à un relâchement musculaire. La chaleur (chauffage au sol, soleil) est également un facteur de risque.

Des complications possibles

Si les varices sont la plupart du temps sans gravité, des complications sont possibles lorsque le retour veineux est significativement diminué. Ces complications sont cutanées et circulatoires.

Les ulcères veineux

Les tissus avoisinants se fragilisent et, de façon spontanée ou à la suite d'un traumatisme, il peut se former des plaies qui ne guérissent pas, sont douloureuses, peuvent s'étendre en creusant la peau ou s'infecter. Ces ulcères veineux ou variqueux exigent une prise en charge rapide, car ils ne cicatrisent pas d'eux-mêmes.

La phlébite superficielle

Un caillot peut se former dans le réseau des veines superficielles et bloquer la circulation, provoquant une phlébite ou thrombose veineuse superficielle. La varice (parfois une veine indemne) devient alors inflammatoire, chaude et douloureuse. Une thrombose superficielle peut être associée à une thrombose veineuse profonde, exposant à un risque d'embolie pulmonaire : le caillot de sang qui s'est formé dans la jambe se détache, rejoint les poumons et obstrue une artère. Une prise en charge s'impose, reposant sur la compression veineuse (bas ou chaussettes de contention), la prise d'anticoagulants, voire le traitement chirurgical des varices.

Des précautions en avion

Chez les personnes souffrant d'insuffisance veineuse (jambes lourdes, varices), le risque de faire une phlébite lors d'un voyage en avion est accru. En cause : une position assise prolongée, la compression des cuisses sur le bord du siège, la chaleur parfois. C'est pourquoi, lorsque le vol dure plus de quatre heures, il est conseillé de se déplacer fréquemment, au mieux toutes les heures, et d'étirer les muscles du mollet en faisant des mouvements de flexion-extension et de rotation des pieds. Les bas ou collants de contention sont utiles, sans trop serrer le genou ou la cuisse. S'hydrater correctement et éviter l'alcool est recommandé. Les mêmes conseils s'appliquent aux longs trajets en voiture, en car ou en train.

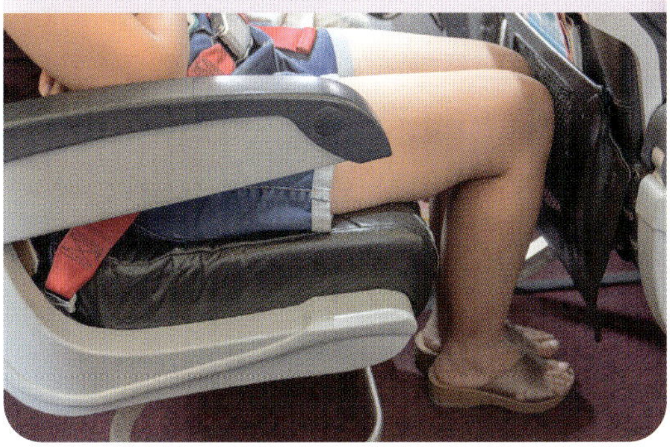

Comment traiter les varices ?

La marche ou d'autres activités physiques, la surélévation des jambes, les jets d'eau froide sur les mollets, l'évitement de tout ce qui peut bloquer ou heurter le sang au niveau des jambes (pantalon serré, bottes hautes, sport comme l'équitation...) peuvent soulager et favoriser le retour veineux (voir aussi p. 97).

La compression ou contention élastique

Les bas, collants et chaussettes de contention sont recommandés. Ils exercent de la cheville vers la cuisse une pression dégressive qui favorise le retour veineux (voir aussi p. 198).

Les veinotoniques

Ces médicaments ou compléments alimentaires peuvent être essayés, mais les données d'études sont insuffisantes pour que leur usage soit recommandé.

La chirurgie

Si la compression ne suffit pas, que des complications l'exigent ou que le préjudice esthétique est important ou mal toléré, une intervention est proposée.

- La chirurgie conventionnelle consiste à retirer les vaisseaux qui présentent des varices. L'intervention, un peu lourde, est moins pratiquée aujourd'hui.
- Moins invasive, l'occlusion endovasculaire thermique consiste à introduire dans la veine une fibre qui délivre de la chaleur (laser, radiofréquence) et détruit la veine malade.
- La sclérothérapie, intervention la plus pratiquée, consiste à injecter un produit sclérosant en divers points de la veine variqueuse pour la faire régresser puis disparaître progressivement. Non invasive, elle peut être pratiquée au cabinet du praticien (phlébologue ou angiologue, par exemple).

Aucune de ces interventions ne permet d'éviter à coup sûr les récidives. ■

Des bleus qui apparaissent pour un rien : faut-il s'inquiéter ?

Certaines personnes ont facilement des bleus (ou ecchymoses) sur les bras ou les jambes, sans gravité. Néanmoins, leur apparition spontanée ou après un choc minime peut être le signe d'un trouble, principalement de la coagulation. Des médicaments sont quelquefois en cause.

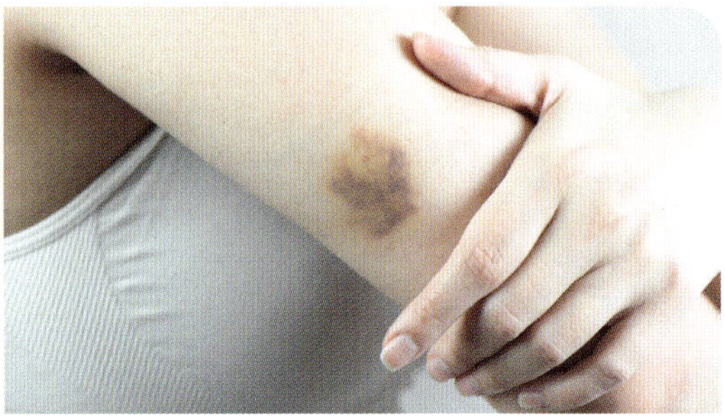

Des médicaments en cause

Les bleus spontanés peuvent être favorisés par des traitements qui perturbent la coagulation du sang en agissant sur l'agrégation des plaquettes sanguines ou bien qui fragilisent les vaisseaux sanguins. En tête on trouve les anticoagulants (antivitamine K, apixaban...), les antiagrégants (aspirine, clopidogrel) et, dans une moindre mesure, les anti-inflammatoires non stéroïdiens (ibuprofène, naproxène...). La prise prolongée de corticoïdes oraux peut quant à elle fragiliser les petits vaisseaux.

Cet effet secondaire est la plupart du temps bénin et ne nécessite pas de révision du traitement. Cependant, si les bleus sont fréquents, s'ils ne se résorbent pas, s'ils sont associés à des saignements de nez ou rectaux ou s'ils apparaissent au niveau de l'abdomen, une consultation est recommandée.

Des bleus révélateurs d'un trouble

La plupart du temps, l'origine est un trouble de la coagulation, mais d'autres mécanismes peuvent expliquer l'apparition de ces bleus.

Une diminution du nombre des plaquettes sanguines

Les ecchymoses spontanées peuvent indiquer un dysfonctionnement des plaquettes sanguines (ou thrombocytes), composants du sang qui jouent un rôle majeur dans la coagulation. Un bilan sanguin est préconisé. Une concentration basse, appelée thrombopénie, peut expliquer une propension aux bleus spontanés. Les causes sont multiples : atteinte de la rate qui mène à une trop grande destruction des plaquettes, anomalie de la moelle osseuse qui perturbe leur production, leucémie, infection à VIH...

Un déficit des facteurs de coagulation

Un temps de coagulation trop long, révélé lors d'un examen sanguin, peut refléter un déficit en facteurs de coagulation, des protéines essentielles à la formation de caillots qui arrêtent le saignement. Ce résultat peut indiquer une maladie du foie comme une hépatite ou une cirrhose, car le foie est un site majeur de production de ces protéines. Il peut également s'agir d'une hémophilie, maladie héréditaire du sang dont les formes légères peuvent être diagnostiquées tardivement.

Des carences en vitamines

Le test de coagulation peut aussi montrer une carence en vitamine K. Cette dernière agit comme un activateur des facteurs de coagulation et, elle aussi, est essentielle à la formation des caillots.

Une carence en vitamine C peut également être suspectée. Responsable du scorbut, ce déficit est devenu très rare, mais il s'observe encore chez les personnes alcooliques, désocialisées ou consommant très peu de fruits et de légumes.

Une insuffisance veineuse

L'altération de la microcirculation veineuse est souvent associée à des saignements qui occasionnent l'apparition de bleus spontanés (voir p. 97). ■

Une douleur au gros orteil, c'est forcément la goutte ?

La douleur touchant le gros orteil a une conséquence immédiate : elle gêne la marche, voire la rend impossible. Elle ne passe donc pas inaperçue. Traditionnellement attribuée à la goutte, elle connaît d'autres causes qu'il convient de rechercher.

La goutte

La goutte est la plus ancienne des causes décrites de douleur au gros orteil. Elle tient son nom de l'idée que l'on se faisait du mécanisme de la crise : une humeur acide et irritante coulant goutte à goutte dans l'articulation.
La goutte, qui est une forme d'arthrite, est causée par l'accumulation de cristaux d'acide urique dans l'articulation du gros orteil, la plus fréquemment touchée mais pas la seule – celles du pied, de la cheville, du genou ou des doigts peuvent aussi être concernées. La crise survient souvent la nuit, avec une douleur intense au moindre contact et un aspect rouge vineux de la peau. Spontanément, en l'absence de traitement, elle peut durer deux à trois semaines avant de disparaître et se répéter à intervalles réguliers.

Goutte : quels aliments éviter ?

Les aliments très riches en purine, qui se transforme en acide urique, sont fortement déconseillés : abats (ris de veau, rognon, foie, cervelle) surtout, mais aussi charcuterie, viandes jeunes (veau, agneau, chevreau), poissons gras, fruits de mer. L'alcool et la bière (y compris sans alcool) sont également des facteurs déclenchants. D'autres aliments sont à limiter : volailles grasses (oie, canard), fromages fermentés (camembert, munster, bleus...), légumineuses, légumes riches en acide oxalique (oseille, rhubarbe, asperges, épinards, cresson, chou de la choucroute, chou-fleur...).

Le traitement et la prévention

Le traitement à base de colchicine (parfois d'autres anti-inflammatoires) en vient rapidement à bout. Attention, ce médicament expose à des effets indésirables graves par surdosage, lequel est rapidement atteint car la dose efficace est proche de la dose toxique. De plus, certains médicaments pris concomitamment diminuent son métabolisme et augmentent sa concentration dans le sang.
Un taux élevé d'acide urique favorisant la survenue de la goutte, il convient de tenter de l'abaisser par un régime adapté (perdre du poids, bannir les aliments qui augmentent le taux d'acide urique) et par la prise de médicaments (le plus connu est l'allopurinol).

Les autres arthrites du gros orteil

Si la goutte est la plus fréquente des arthrites du gros orteil, d'autres arthrites peuvent quelquefois présenter la même localisation. C'est le cas de la polyarthrite rhumatoïde et des spondylarthropathies (spondylarthrite et rhumatisme du psoriasis). Attention : si la douleur s'accompagne de signes généraux (fièvre et frissons souvent, fatigue, perte d'appétit), il peut s'agir d'une infection de l'articulation (arthrite septique), qui constitue une urgence médicale.

L'arthrose du gros orteil

L'arthrose du gros orteil n'est pas fréquente. C'est une maladie du cartilage, qui touche l'articulation entre le métatarsien et la première phalange. Elle conduit à des douleurs plus ou moins constantes et à un enraidissement de l'orteil, qui perd de sa souplesse. On parle alors d'hallux rigidus. La marche devient douloureuse. Souvent aussi, l'orteil paraît gonflé du fait de la saillie sous la peau des ostéophytes (« becs de perroquet », voir p. 83). Le traitement fait appel à des méthodes simples : anti-inflammatoires locaux ou en comprimés lors des crises, chaussage adapté, infiltrations parfois, et chirurgie si ces mesures ne sont pas suffisantes. ■

Saignements de nez : ce n'est jamais grave ?

Le saignement de nez, ou épistaxis, est un problème fréquent. L'incident est désagréable, parfois inquiétant si la quantité de sang est importante, mais généralement sans gravité. Dans des cas exceptionnels, cette hémorragie doit donner lieu à une consultation médicale.

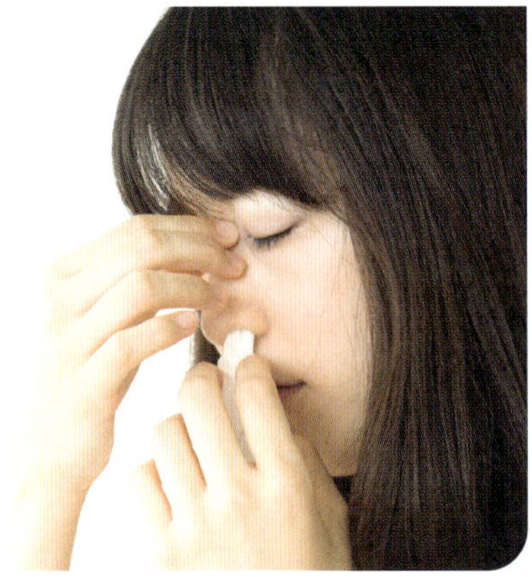

L'origine du saignement

Le nez est divisé en deux cavités par la cloison nasale, un cartilage recouvert par une muqueuse et parcouru par de nombreux petits capillaires sanguins dont le rôle est de réchauffer et d'humidifier l'air inspiré. Ces vaisseaux sont très fragiles. Une inflammation de la muqueuse, un air chaud et sec, un choc, un mouchage un peu trop fort, un grattage trop vif ou encore l'usage de spray nasal (décongestionnant ou solution d'eau de mer) peuvent les léser et provoquer un saignement. L'épistaxis peut également survenir lors de la prise de médicaments anticoagulants ou antiagrégants plaquettaires.

Certaines pathologies, comme l'hypertension artérielle et les troubles de la coagulation, ou des anomalies vasculaires, responsables d'une plus grande fragilité des vaisseaux, favorisent aussi sa survenue. Dans de très rares cas, l'épistaxis peut aussi signaler la présence d'un fibrome, d'un polype ou d'une tumeur bénigne ou cancéreuse dans le nez ou les sinus. Enfin, elle peut être liée à un choc à la tête ou au visage.

Comment réagir ?

Dans la grande majorité des cas, vous pouvez vous-même stopper le saignement. Asseyez-vous et mouchez-vous doucement pour évacuer les caillots de sang. N'insistez pas si rien ne vient. Penchez légèrement la tête vers l'avant et pincez les narines (la partie molle) pendant une dizaine de minutes (le temps de la coagulation), en posant le coude sur une table ou sur le genou pour plus de confort. Si cela ne suffit pas, répétez l'opération : mouchez-vous puis pincez-vous le nez. Appliquer de la glace (entourée dans un tissu) au-dessus du nez ou à la base de la narine qui saigne peut aussi réduire le saignement, en provoquant une constriction des vaisseaux.

Si le saignement persiste, l'utilisation d'une mèche hémostatique, vendue en pharmacie, permet d'interrompre le saignement.

Quand faut-il consulter ?

Il est nécessaire d'appeler les urgences (15) :

- si l'hémorragie se fait par les deux narines ainsi que dans l'arrière-gorge, même si le saignement s'arrête ;
- si elle ne s'arrête pas malgré la compression et la pose d'une mèche hémostatique ;
- si elle est associée à d'autres symptômes (malaise, sueurs, rythme cardiaque rapide) ;
- si elle fait suite à un traumatisme du visage ou de la tête ;
- si l'écoulement est abondant et survient chez une personne traitée par anticoagulant ou antiagrégant plaquettaire.

Il est également préconisé de consulter son généraliste si les saignements se répètent dans les 15 jours pour en déterminer la cause. ■

Syndrome du canal carpien : le seul traitement est chirurgical ?

Selon les données de l'assurance maladie, on recense chaque année quelque 600 000 cas de syndrome du canal carpien et 130 000 opérations. La chirurgie n'est donc pas systématique : elle représente l'ultime recours quand les autres solutions ont échoué.

Un trouble musculosquelettique

Le nerf médian innerve une moitié de la main ainsi que le pouce, l'index, le majeur et une partie de l'annulaire. Le syndrome du canal carpien résulte d'une compression de ce nerf à la hauteur du poignet, dans le canal carpien. Il donne lieu à un ensemble de symptômes plus ou moins sévères qui touchent la main et le bras : sensation de fourmillements, ankylose, perte de sensibilité, diminution de la force musculaire, difficultés de préhension dues à une mauvaise flexion des doigts, douleurs souvent nocturnes, remontant dans l'avant-bras et affectant parfois le coude.
La maladie frappe davantage les femmes que les hommes. Selon Santé publique France, les tranches d'âge les plus exposées sont les 50-59 ans (femmes) et les 75-84 ans (hommes et femmes).

Des causes souvent obscures

Les gestes répétitifs sollicitant fortement la main et le poignet (flexion-extension du poignet) constituent des circonstances propices à l'apparition de l'inflammation. Mais ce syndrome se manifeste aussi sans cause apparente, certains facteurs favorisant cependant sa survenue, dont :

- le diabète avec complications neurologiques ;
- des facteurs hormonaux (grossesse, ménopause, hypothyroïdie) ;
- des troubles musculosquelettiques constitutionnels (canal carpien naturellement étroit), traumatiques (antécédent de tendinite ou de fracture du poignet) ou pathologiques (maladies ostéo-articulaires, dont la polyarthrite rhumatoïde).

Une maladie professionnelle

Menuisiers, maçons, couturiers, jardiniers, caissiers, etc. : nombre d'activités exposent au syndrome du canal carpien. Inscrite au tableau des maladies professionnelles, l'affection bénéficie d'une prise en charge spécifique de l'assurance maladie.

Les traitements

Dans environ un tiers des cas, le syndrome du canal carpien s'apaise puis guérit avec le temps et l'arrêt des gestes répétitifs si un lien a été établi. Certains mouvements de poignet et de flexion des doigts peuvent apporter un mieux, et des séances de kinésithérapie ou d'ultrasons peuvent être préconisées.
La nuit, le port d'une orthèse qui maintient la main et le poignet dans une position neutre de confort permet de ne pas être réveillé par la douleur.
Si ces mesures ne suffisent pas, des infiltrations de cortisone peuvent être proposées. Les anti-inflammatoires non stéroïdiens, souvent recommandés, ne seraient pas plus efficaces qu'un placebo, alors qu'ils ont des effets indésirables (risque d'ulcère digestif notamment).

Opération : le dernier recours

Quand ces remèdes ne fonctionnent pas ou que la situation s'aggrave (diminution de la force et de la sensibilité), une intervention chirurgicale est envisagée. Il s'agit d'une opération courante et assez simple qui consiste à décomprimer le nerf dans le poignet. En général, les résultats sont très bons, les suites post-opératoires sans complications, et les douleurs disparaissent rapidement. La récupération de la sensibilité et de la force, qui peut prendre quelques semaines à quelques mois, est variable. ■

La santé du microbiote : une piste à creuser ?

Notre tube digestif abrite des milliers de milliards de bactéries, parasites, virus et champignons non pathogènes. Cet écosystème complexe, désigné sous le nom de microbiote intestinal, fonctionne en symbiose avec le reste de l'organisme. Les chercheurs lui consacrent quantité d'études pour mieux comprendre son fonctionnement ou sa possible implication dans le déclenchement de certaines maladies.

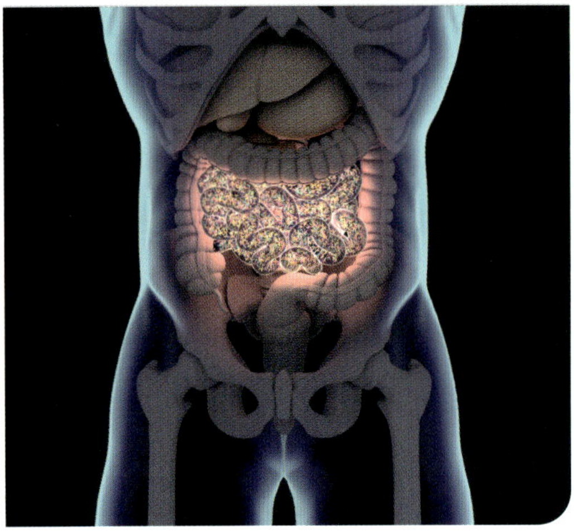

Comprendre le microbiote intestinal

L'organisme comprend plusieurs microbiotes, par exemple au niveau de la peau, du vagin ou encore de la bouche et du nez. Cependant, par son poids (2 kg), la quantité de micro-organismes qu'il contient et son impact sur notre santé, le microbiote intestinal est le plus important et le plus étudié. Il est principalement localisé dans l'intestin grêle et le côlon.

La formation du microbiote

La composition du microbiote varie fortement d'un individu à un autre, sur les plans quantitatif et qualitatif (sa diversité). Elle est principalement acquise au cours des premières années de la vie et influencée par plusieurs facteurs : la génétique, le mode d'accouchement (voie basse ou césarienne), l'alimentation (allaitement maternel ou biberon), l'environnement et l'hygiène (exposition à des germes), le mode de diversification alimentaire, la prise d'antibiotiques.

La recherche sur le microbiote

Si l'existence du microbiote est connue depuis longtemps, la mise au point au début des années 2000 de techniques de séquençage pour étudier le génome des bactéries a permis aux scientifiques d'acquérir de nouvelles connaissances et d'ouvrir des pistes de recherche. On sait désormais que le microbiote intervient non seulement dans les fonctions digestives, mais également dans les systèmes immunitaire, métabolique et même neurologique.

Le microbiote, acteur clé de la digestion

Le microbiote intestinal joue un rôle digestif primordial. Ses micro-organismes assurent la dégradation et la fermentation des résidus alimentaires (fibres surtout), qui autrement ne pourraient pas être digérés. Il participe aussi à la synthèse de certaines vitamines (B5, B8, B12 et K) et favorise l'absorption du calcium, du magnésium ou encore des acides gras. Le microbiote intestinal assure son propre métabolisme à partir des aliments que nous consommons.

Un lien avec le système immunitaire intestinal

Le microbiote participe au fonctionnement du système immunitaire intestinal. Par sa diversité et son abondance, la flore intestinale fait barrière au développement de micro-organismes pathogènes susceptibles de perturber son équilibre. Les antibiotiques, surtout s'ils sont à spectre large, peuvent l'affaiblir en éliminant non seulement les bactéries responsables de l'infection mais également de « bonnes » bactéries sensibles

Le microbiote intestinal, notre « deuxième cerveau » ?

L'intestin est parfois qualifié de « deuxième cerveau ». Cette appellation provient du fait qu'il s'agit de l'endroit de l'organisme où l'on retrouve le plus de neurones après le cerveau. L'intestin contiendrait en effet à lui seul 200 millions de neurones (100 milliards dans le cerveau).

On sait aujourd'hui que le microbiote dialogue avec le cerveau pour contrôler certains processus, comme la sensation de satiété. Le lien entre altération du microbiote et dégradation de la santé mentale commence à être exploré. Les résultats restent contradictoires, même si une association entre santé du microbiote et déclenchement de la schizophrénie, de l'anxiété et des troubles bipolaires a été suggérée. Par ailleurs, des études sont en cours pour analyser le lien éventuel entre le microbiote et des maladies neurodégénératives comme Alzheimer.

à ces médicaments. Cet appauvrissement est normalement temporaire. D'après certaines études, il pourrait être contré par la prise d'Ultra-Levure (probiotique).

Des pistes à explorer pour appréhender certaines maladies

L'altération de la flore intestinale, appelée dysbiose, pourrait contribuer au développement de certaines maladies, notamment lorsque des mécanismes inflammatoires et auto-immuns sont en jeu.

Les maladies chroniques inflammatoires de l'intestin

De nombreux travaux ont été menés sur les maladies inflammatoires chroniques de l'intestin (MICI) que sont la rectocolite hémorragique et la maladie de Crohn. Chez des patients atteints de rectocolite hémorragique, par exemple, on a pu constater un déséquilibre du microbiote caractérisé par la prédominance de certaines espèces bactériennes (fusobactéries ou entérobactéries) favorisant l'inflammation ou par la raréfaction de bactéries anti-inflammatoires. Par ailleurs, parmi les gènes de prédisposition aux MICI ayant été identifiés, certains auraient un impact sur le fonctionnement du microbiote.

Le diabète de type 2 et l'obésité

Le profil de la flore intestinale pourrait être associé au développement du diabète de type 2 et de l'obésité, même si ces affections sont multifactorielles et que les mécanismes précis demeurent encore à élucider. Des expériences de laboratoire ont ainsi montré que le transfert de microbiote de souris obèses à des souris élevées sans microbiote (en milieu stérile) entraînait chez ces dernières une tendance à l'obésité et au diabète, l'alimentation continuant toutefois à jouer un rôle facilitateur ou au contraire limitant.

Une alimentation déséquilibrée ou trop riche pourrait provoquer une diminution de la diversité bactérienne, certaines bactéries devenant plus abondantes et d'autres plus rares. Cette rupture d'équilibre augmenterait la perméabilité de la paroi intestinale et laisserait passer des bactéries ou leurs métabolites (les substances qu'elles produisent). Ce processus pourrait entretenir un état inflammatoire et enclencher des réactions favorisant le stockage des graisses ou la résistance à l'insuline. À terme, la meilleure connaissance du lien entre des groupes bactériens et le stockage de la masse grasse pourrait aboutir à de nouvelles stratégies thérapeutiques visant à moduler la composition du microbiote.

La greffe fécale

La transplantation fécale destinée à enrichir et rééquilibrer le microbiote est à l'étude dans de nombreuses indications, dont la maladie de Crohn, la rectocolite hémorragique et les troubles métaboliques. Pour le moment, elle n'a démontré d'efficacité que dans les infections nosocomiales causées par la bactérie *Clostridium difficile* à la suite de la prise répétée d'antibiotiques. La transplantation, réalisée dans un cadre médical contrôlé, se fait à partir de microbiote fécal issu de banques de donneurs bien caractérisés. L'objectif : s'assurer que l'on transplante de « bonnes » bactéries, non pathogènes et compatibles avec le receveur.

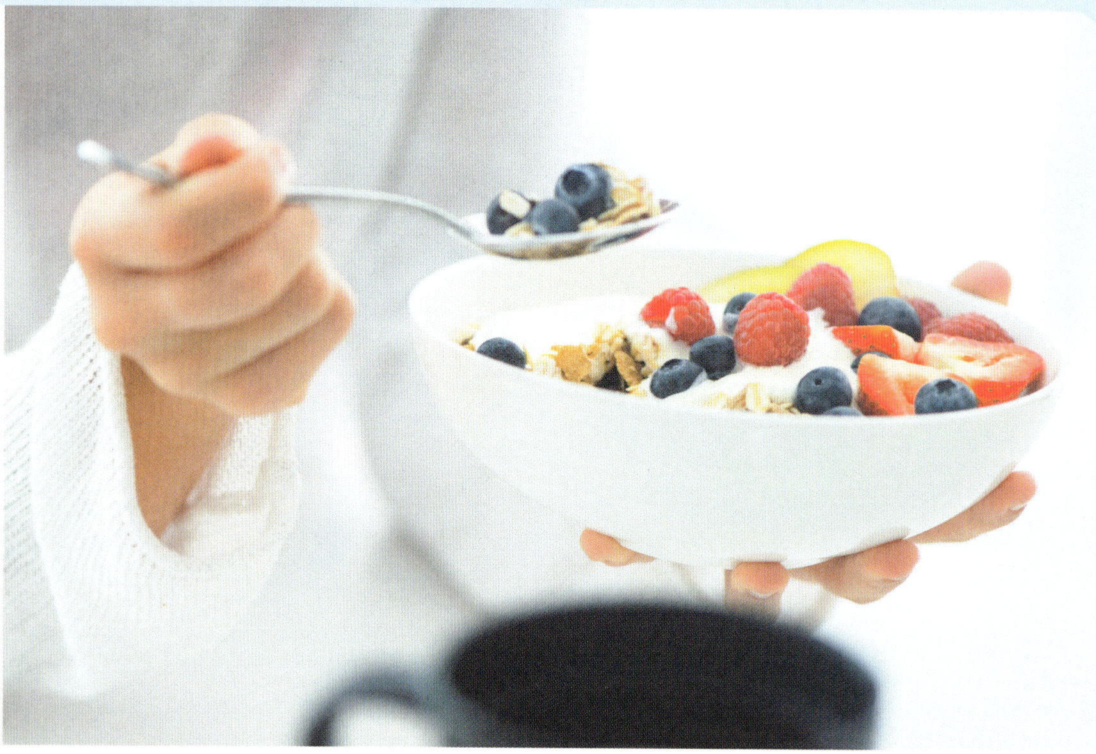

Les cancers

Les études portent sur deux domaines : la cancérogenèse (processus de formation d'un cancer) et l'efficacité des traitements.

- Un déséquilibre du microbiote ou la présence de certains micro-organismes pourraient favoriser la survenue de certains cancers, notamment colorectaux et gastriques. Il est possible que le rôle protecteur des fibres vis-à-vis du cancer colorectal soit lié à l'influence bénéfique de ces dernières sur la composition du microbiote.
- Des traitements contre le cancer seraient en partie influencés par le microbiote. Dans le cas de l'immunothérapie, par exemple, certaines bactéries intestinales travailleraient en synergie avec le traitement et stimuleraient la capacité du système immunitaire à combattre la maladie.

Rééquilibrer le microbiote pour mieux soigner ?

Maintenir son microbiote en bonne santé serait donc l'une des clés pour prévenir certaines maladies. Cependant, même si les espèces qu'abrite le tube digestif, leurs interactions voire leurs effets sur l'organisme sont mieux connus, il reste difficile de caractériser ce qui constitue un « microbiote sain ».

Prendre soin de son microbiote via l'alimentation

Il est acquis, cependant, qu'une alimentation équilibrée est primordiale pour maintenir la biodiversité de la flore intestinale.

Les fibres sont la première source d'énergie des bactéries intestinales. Le régime devrait donc comprendre des végétaux de différentes natures (céréales complètes, légumes, légumineuses, fruits) afin de maintenir des niches bactériennes diversifiées. Les aliments fermentés (yaourts et laitages fermentés, fromages, pain au levain, choucroute), qui apportent de bonnes bactéries, seraient également bénéfiques.

À l'inverse, les études de laboratoire suggèrent les effets néfastes de certains additifs que l'on trouve dans l'alimentation industrielle, comme les émulsifiants (qui permettent de mélanger les graisses et l'eau).

La prise de probiotiques (souches bactériennes non pathogènes) est quelquefois recommandée, mais les études ne montrent que de rares bénéfices sur la santé (voir p. 222). ■

La constipation, c'est surtout une question d'alimentation. Aussi simple que ça ?

La constipation concerne 20 % des adultes au moins. Une alimentation pauvre en fibres est souvent incriminée, mais d'autres facteurs entrent en ligne de compte, comme le ralentissement du transit intestinal avec l'âge et l'effet constipant de nombreux médicaments. Par ailleurs, la constipation peut être le symptôme d'une maladie organique. Comment la soulager et dans quelles situations est-il recommandé de voir son médecin ?

Plusieurs types de constipation

La constipation est définie par deux symptômes qui peuvent s'associer.

- L'émission trop rare de selles (constipation de transit). Ne pas aller à la selle tous les jours ne signifie pas que l'on est constipé si on n'éprouve pas de gêne, la fréquence variant d'un individu à un autre. Néanmoins, les médecins parlent de constipation à moins de trois selles par semaine.
- Une difficulté d'évacuation (constipation distale), avec des selles dures nécessitant des efforts douloureux de poussée, un temps anormalement long, voire un blocage exigeant une manœuvre rectale.

Des médicaments constipants

Des médicaments très courants peuvent induire une constipation, au premier rang desquels les antalgiques (morphine, codéine, tramadol), mais aussi des antihypertenseurs, des diurétiques, des antidépresseurs, des antihistaminiques, etc. Même certains laxatifs (voir p. 184) peuvent induire une constipation s'ils sont trop utilisés.

Si vous prenez un ou plusieurs médicaments constipants, le praticien pourra peut-être revoir les dosages ou opter pour un médicament voisin moins à risque.

Si vous êtes facilement constipé et que vous devez prendre un nouveau médicament, soyez attentif à cet effet secondaire – lisez la notice et interrogez votre médecin.

Occasionnelle, organique, fonctionnelle

- La constipation peut être occasionnelle et passagère, clairement liée à des circonstances particulières comme un alitement, un voyage, une grossesse.
- Dans la constipation organique, elle est le symptôme d'une maladie intestinale, neurologique, métabolique...
- Le plus souvent, la constipation est fonctionnelle et chronique, favorisée par le vieillissement de la fonction intestinale et des facteurs de mode de vie, dont un régime pauvre en fibres.

En marge de cette classification, la colopathie fonctionnelle, ou syndrome de l'intestin irritable (voir p. 112), se manifeste par des troubles de la motricité du côlon à l'origine de constipations ou de diarrhées.

Les conséquences

La constipation peut occasionner une grande gêne. Aux ballonnements, flatulences et douleurs abdominales peuvent s'ajouter une impression inconfortable de rectum plein, des nausées, des fuites anales en cas de pression importante dans le rectum.

Par ailleurs, la constipation favorise l'apparition d'hémorroïdes (voir p. 118), de fissures anales (plaies douloureuses), de diverticules coliques (poches se formant dans la paroi du côlon). Dans des cas rares et sévères, un bouchon de matières fécales sèches (fécalome) peut obstruer le passage des matières et des

▶▶▶

gaz, provoquant une occlusion intestinale : c'est une situation d'urgence qui se manifeste par une douleur, une absence de selles, des vomissements et un gonflement du ventre.

La constipation organique ou secondaire

La constipation peut être le symptôme de maladies sous-jacentes, intestinales ou générales. Face à une constipation récente et sans cause évidente, un bilan médical peut donc être nécessaire.

- Des maladies du côlon ou du rectum peuvent être à l'origine de constipation. Une apparition progressive, entrecoupée quelquefois d'épisodes de diarrhée, avec des selles noires ou parfois sanglantes, peut évoquer un cancer du côlon. Les diverticules coliques et des tumeurs bénignes sont d'autres causes locales, tout comme les séquelles d'un acte de chirurgie digestive, les malformations anales ou encore les prolapsus (descentes d'organes).
- Le diabète, l'hypothyroïdie ou des maladies neurodégénératives (maladie de Parkinson, sclérose en plaques...) sont quelques-unes des pathologies pouvant occasionner une constipation.

Des urgences

Une constipation subite et aiguë impose une consultation rapide car elle peut traduire une urgence : péritonite (inflammation du péritoine, la membrane qui tapisse les organes de l'abdomen), occlusion intestinale, colique néphrétique (liée à des calculs rénaux), méningite, entre autres.

La constipation fonctionnelle

Elle est multifactorielle, favorisée par l'âge, le manque de fibres végétales ou le fait de trop se retenir.

Le vieillissement intestinal

Avec l'avancée en âge, les couches musculaires intestinales régressent et ne sont plus assez puissantes pour bien faire progresser les selles. Ce ralentissement du péristaltisme (contractions musculaires qui font progresser le bol alimentaire jusqu'au rectum) explique une tendance croissante à la constipation.
Les personnes âgées peuvent cumuler les facteurs de risque : diminution de la motilité intestinale, mais aussi sédentarité, manque de boissons, prise de plusieurs médicaments à effet constipant...

Le mode de vie

- Un apport insuffisant en fibres, courant, peut causer ou aggraver la constipation. Les fibres augmentent le volume du bol alimentaire et facilitent le transit intestinal en stimulant l'action des muscles de la paroi intestinale, dont la « paresse » est souvent en cause dans la constipation fonctionnelle.

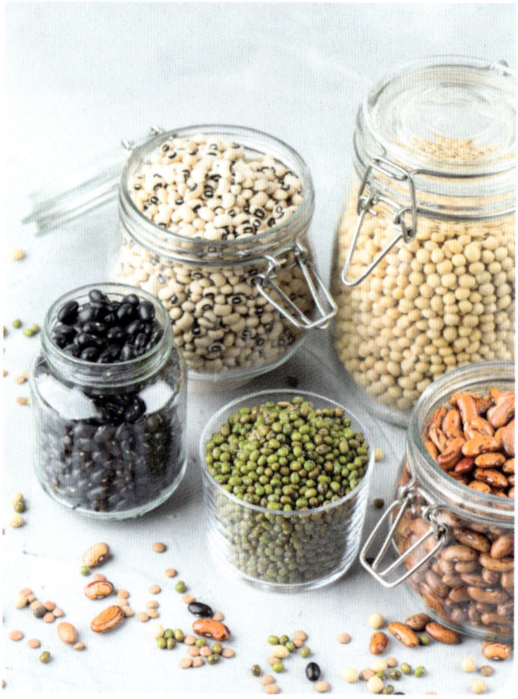

- Se retenir, notamment parce qu'on ne souhaite pas aller dans des toilettes collectives, peut être un facteur de constipation dès le plus jeune âge. La sensation de besoin est transitoire, et le fait de ne pas la respecter au moment où elle se fait sentir peut, à la longue, émousser le réflexe d'exonération (ou d'évacuation). L'attente peut aussi durcir les selles et compliquer leur évacuation.
- Le manque d'activité et le fait de rester assis une bonne partie de la journée pourraient jouer sur la motricité du côlon et augmenter le risque de constipation, à l'instar d'un alitement prolongé.

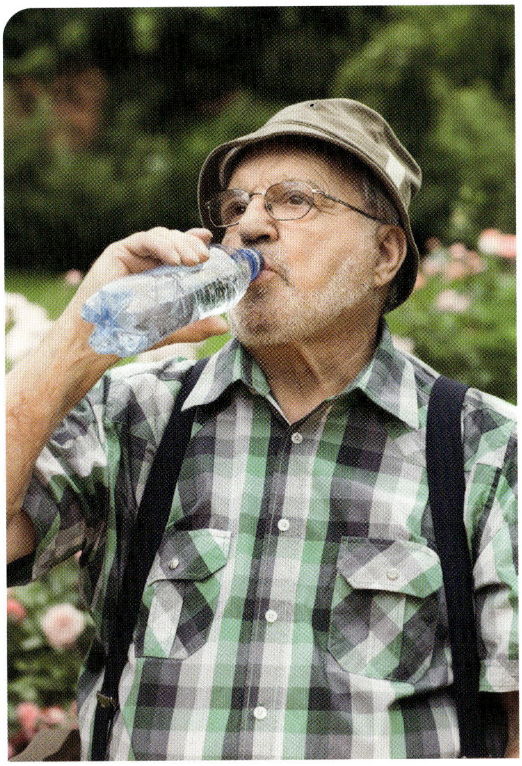

• Des apports en eau trop faibles, possibles chez les personnes âgées qui ressentent moins bien la sensation de soif, pourraient aggraver la constipation.

Lutter contre la constipation

Les premières mesures portent sur l'hygiène de vie quelle que soit la forme de constipation, l'augmentation des fibres étant sans doute la plus efficace. Le recours à des laxatifs (voir p. 184) n'est en principe recommandé qu'en deuxième intention.
En cas d'échec, d'autres traitements peuvent être entrepris, comme la rééducation par biofeedback dans certaines constipations distales sévères.

Plus de fibres végétales

L'apport recommandé en fibres est de 30 g par jour, voire 40 g en cas de constipation. Les aliments qui en sont les mieux pourvus sont les céréales complètes, les légumes, les légumineuses (lentilles, pois chiches, haricots secs...), les fruits frais (fruits rouges, kiwi, figue, pomme, banane...), secs (pruneau, notamment) et oléagineux (amandes surtout). L'augmentation des apports en fibres doit se faire progressivement pour éviter les ballonnements et irritations intestinales. Si vous prenez du son de blé, très riche en fibres, faites-le à dose modérée : une cuillerée à café dans une salade ou un yaourt pendant quelques jours, puis un peu plus si vous n'êtes pas incommodé (voir aussi p. 242).

Boire assez, choisir une eau riche en magnésium

Boire beaucoup n'a pas d'effet démontré sur la constipation si l'on s'hydrate déjà suffisamment. En revanche, augmenter ses apports si l'on boit très peu (souvent le cas des personnes âgées) et choisir une eau minérale magnésienne à effet laxatif est profitable.

L'activité physique

Elle peut améliorer la constipation en stimulant la motricité intestinale. Ses bienfaits sur le bien-être général comptent aussi, l'anxiété et la dépression pouvant être des facteurs aggravants.

Les conseils défécatoires

Il est important de répondre à la sensation de besoin, sans la différer. Physiologiquement, l'évacuation devrait plutôt se faire le matin. Il est recommandé de s'installer sur les toilettes chaque jour 30 minutes à 1 heure après un repas, dans l'idéal le petit déjeuner. La position la plus propice, qui permet la meilleure ouverture de l'angle recto-anal, consiste à remonter les genoux vers la poitrine à l'aide d'un marchepied et à se pencher légèrement en avant. ■

Oser en parler à son médecin

Certaines personnes hésitent à aborder avec leur médecin leurs problèmes de constipation ou d'autres symptômes comme l'incontinence anale, par pudeur et pour ne pas se faire examiner. Elles continuent à subir des troubles qui pénalisent leur quotidien et peuvent s'avérer sérieux. Une constipation chronique peut être le signe de maladies organiques qui doivent être diagnostiquées.

Les diarrhées sont gênantes mais pas graves. Pas de quoi s'inquiéter ?

Mécanisme naturel de défense contre les infections ou les intoxications, les diarrhées aiguës sont très fréquentes et majoritairement sans gravité dans les pays développés. Des mesures hygiéno-diététiques simples permettent d'y remédier. Mais il peut être nécessaire de consulter un médecin.

Diarrhée aiguë, prolongée ou chronique

On définit la diarrhée par l'émission de plus de trois selles très molles à liquides par jour. La grande majorité des diarrhées sont aiguës : d'apparition brutale, elles ne durent que quelques jours (par définition, moins de 15 jours). Chaque année, plus de 3 millions de personnes consultent leur médecin généraliste pour une diarrhée aiguë.

On parle de diarrhée prolongée entre deux et quatre semaines, et de diarrhée chronique (voir encadré) au-delà. Les causes sont diverses et nécessitent une consultation.

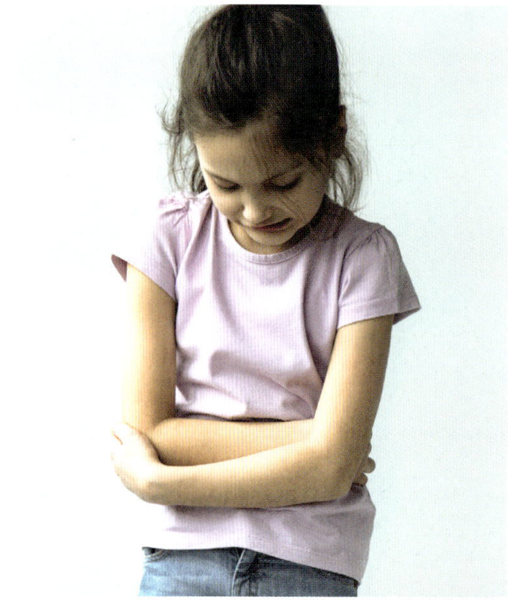

Diarrhée chronique : les causes possibles

Plusieurs pathologies peuvent être à l'origine d'une diarrhée prolongée ou chronique : le syndrome de l'intestin irritable, un diabète compliqué d'une neuropathie, une hyperthyroïdie, certains cancers, des intolérances alimentaires. Ainsi, la maladie cœliaque, ou intolérance au gluten, est la cause la plus fréquente de diarrhée chronique. La maladie de Crohn et la rectocolite hémorragique (maladies inflammatoires chroniques de l'intestin ou MICI) provoquent une inflammation et une ulcération de la muqueuse intestinale à l'origine de diarrhées. Enfin, une mycose intestinale ou une parasitose digestive peuvent être en cause et doivent impérativement être traitées.

Les causes de diarrhée aiguë

Dans l'immense majorité des cas, l'origine est une infection ou une intoxication. L'organisme se défend ainsi en tentant d'évacuer les germes ou les toxines. La diarrhée peut s'accompagner de douleurs abdominales, de nausées et vomissements ainsi que de fièvre. On parle de gastro-entérite car elle se traduit par une inflammation de l'intestin (« entérite »).

Les gastro-entérites d'origine virale, surtout dues aux norovirus et rotavirus, sévissent toute l'année mais connaissent deux grandes vagues épidémiques : une importante en hiver et une plus modeste en été. Les virus sont essentiellement transmis par contact direct avec une personne malade, par les mains notamment, mais aussi par contact indirect via un objet souillé par des selles (poignée de porte, par exemple). La gastro-entérite virale concerne surtout les enfants.

L'infection peut être due à des bactéries envahissant la paroi intestinale (salmonelle, shigella, staphylocoque doré, etc.) ou à leurs toxines (substances qu'elles produisent). Le plus souvent, l'origine est un aliment contaminé (intoxication alimentaire) et elle peut donc concerner plusieurs personnes (repas familial, restaurant, cantine...). Aussi appelée diarrhée du voyageur, la turista peut être liée à une intoxication par des aliments ou de l'eau souillés par des bactéries ou des parasites (amibes, giardia). Mais un changement rapide et important du régime alimentaire peut aussi déclencher une diarrhée dite d'« acclimatation ».

Des médicaments parfois en cause

Les antibiotiques peuvent provoquer une diarrhée aiguë chez environ 10 % des patients : en cause, notamment, un déséquilibre du microbiote pouvant laisser proliférer un germe opportuniste. Les anti-inflammatoires non stéroïdiens, les laxatifs, la colchicine et certaines chimiothérapies anticancéreuses peuvent aussi être à l'origine de diarrhées.

Comment réagir ?

Hors fragilité ou risque de complications, la diarrhée aiguë ne requiert pas de médicaments. Ceux qui ralentissent le transit, à base de lopéramide (Imodium), sont contre-indiqués en cas de suspicion de diarrhée bactérienne car ils empêchent l'évacuation des germes. En outre, ils peuvent favoriser une constipation. Les antidiarrhéiques antisécrétoires à base de racécadotril (Tiorfan) agissent en diminuant le volume d'eau dans les selles. Leur efficacité est modeste, mais ils peuvent apporter une aide ponctuelle – durant un voyage, par exemple. Les remèdes à base d'argile de type Smecta sont à écarter car ils peuvent contenir du plomb.
Les préparations à base de probiotiques comme l'Ultra-Levure peuvent éventuellement réduire un peu la durée de l'épisode diarrhéique si ce dernier est dû à la prise d'antibiotiques.

Prévenir la déshydratation

Lors d'une diarrhée aiguë sans gravité, le plus important est de prévenir la déshydratation, surtout chez les nourrissons et les personnes âgées ou fragiles. Pour cela, il faut boire beaucoup (eau plate, bouillon clair, eau de riz...), si nécessaire en utilisant des solutions de réhydratation orale ou un mélange d'eau, de sucre et de sel à boire par petites gorgées très régulièrement. Le café et les

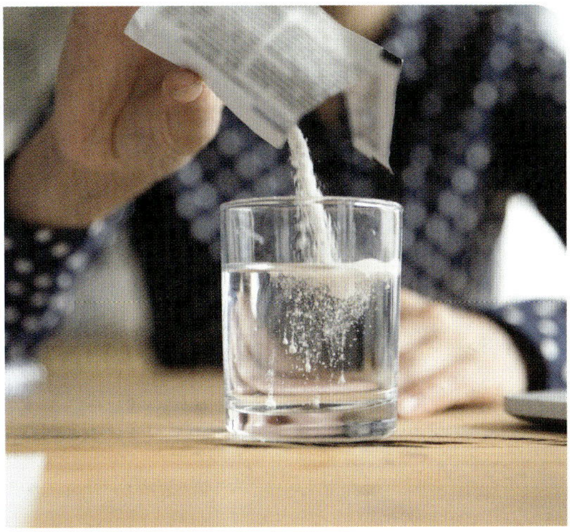

sodas renfermant de la caféine sont à éviter car ils ont tendance à accélérer le transit.

Mettre les intestins au repos

Les premières 24 heures, on peut très bien se passer de manger. Ensuite, il convient d'éviter les aliments solides pour épargner le travail des intestins, et d'opter pour des soupes ou purées de carottes, compotes de pommes, bananes écrasées, riz très cuit... Les yaourts, qui ont en principe un effet probiotique, pourraient aider à reconstituer le microbiote intestinal (voir p. 106).

L'hygiène pour limiter la contamination

La prévention des diarrhées infectieuses repose essentiellement sur le lavage fréquent des mains, l'hygiène de la cuisine et la bonne conservation des aliments (voir p. 266). Lors de voyages dans des pays où le niveau d'hygiène n'est pas satisfaisant, des précautions supplémentaires s'imposent (préférer l'eau en bouteille, éviter les aliments crus, peler soi-même ses fruits et légumes, etc.).

Quand consulter ?

Il convient de consulter lorsque :

- la diarrhée dure plus de 3 jours ;
- la fièvre est importante (plus de 39 °C) ;
- les selles comportent des traces de sang et/ou des glaires ;
- des signes indiquent une possible déshydratation : fatigue, yeux creusés ou cernés, troubles de la vigilance, muqueuses sèches, soif, accélération du rythme cardiaque, hypotension... ■

Le syndrome de l'intestin irritable : à mettre sur le compte du stress ?

Si le stress peut entrer en ligne de compte, d'autres facteurs, mal connus, sont impliqués dans cette maladie. Par ailleurs, même s'il est bénin, ce trouble peut avoir des répercussions importantes sur la vie quotidienne, ce qui en soi peut générer du stress.

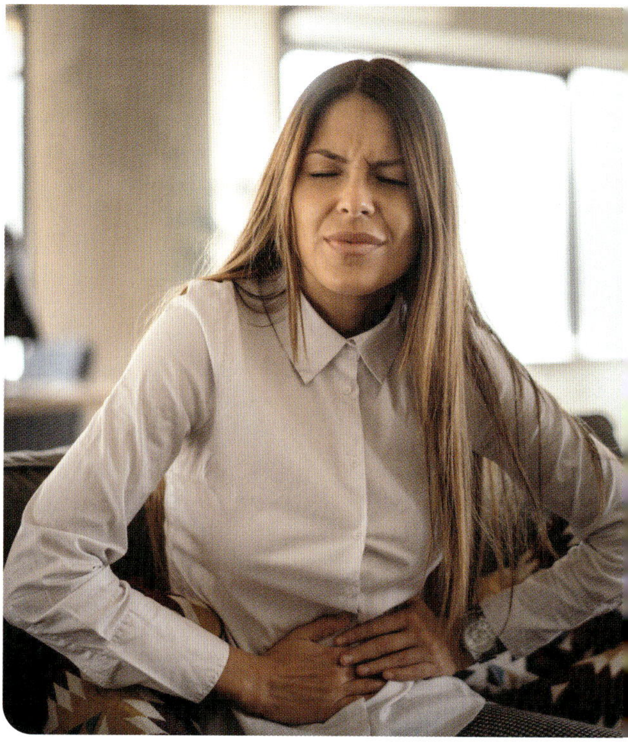

Un syndrome encore mal connu

Anciennement appelé colopathie fonctionnelle, le syndrome de l'intestin irritable associe plusieurs symptômes : douleurs abdominales, troubles du transit (diarrhée, constipation ou alternance des deux), accumulation de gaz et ballonnements. Il concernerait environ 15 % de la population, plus souvent des femmes que des hommes.

Le diagnostic

Il repose sur l'interrogatoire mené en consultation. Cependant, des examens peuvent s'avérer nécessaires pour vérifier que les symptômes relèvent bien de ce syndrome et non d'une autre maladie : maladie inflammatoire chronique de l'intestin (MICI) comme la maladie de Crohn ou la rectocolite hémorragique, maladie cœliaque (intolérance au gluten), problème de thyroïde, etc.

Les mécanismes

Si les causes restent mal comprises, des anomalies du fonctionnement intestinal ont été mises en évidence :

- une irrégularité de la motricité intestinale, avec des contractions trop rapides pouvant expliquer la diarrhée ou trop lentes et faibles favorisant la constipation ;
- une hypersensibilité à la douleur due à un mauvais contrôle du système nerveux (des sensations indolores en temps normal, comme les contractions digestives, sont ressenties douloureusement) ;
- une altération de la composition du microbiote intestinal, susceptible d'augmenter la production de gaz et de perturber la motricité digestive.

Des facteurs déclenchants ?

Le plus souvent, aucun facteur déclenchant n'est identifié, mais une composante héréditaire est possible et le syndrome débute parfois brutalement après une gastro-entérite ou une chirurgie digestive.

Le stress, souvent cité comme facteur de survenue, pourrait agir en abaissant le seuil de sensibilité viscérale (des stimulations digestives qui ne sont normalement pas ressenties deviennent inconfortables voire douloureuses). La relation de cause à effet existe aussi en sens inverse, le syndrome de l'intestin irritable pouvant altérer grandement la qualité de vie.

Enfin, l'alimentation joue un rôle chez une partie des patients, selon plusieurs mécanismes qui font qu'il n'est pas possible de préconiser une diète unique à même de soulager tous les malades.

La prise en charge

Le syndrome de l'intestin irritable est fréquent, mais reste tabou à la fois par ses symptômes et par sa réputation de « maladie psychosomatique ». Il est essentiel de consulter un médecin, généraliste ou gastro-entérologue, qui reconnaisse la souffrance endurée par le patient tout en sachant le rassurer sur le caractère bénin de ce trouble (pas d'évolution vers un cancer ou une maladie inflammatoire chronique de l'intestin).

La diététique

Aucun aliment n'est à exclure par principe. Un agenda alimentaire dans lequel le patient note ce qu'il mange et ses signes digestifs pendant quelques semaines peut aider à déterminer ce qui est susceptible d'aggraver ses symptômes. En fonction de ces observations et des signes dominants, des ajustements sont envisagés avec le médecin, qui évitera les exclusions multiples à risque de carences. Schématiquement, les principales recommandations portent sur :

- Les fibres alimentaires, à consommer en quantité raisonnable et réparties sur les trois repas. Les fibres solubles sont mieux tolérées que les fibres insolubles (voir p. 242). En cas de constipation, l'apport ne doit être augmenté que très progressivement pour limiter les ballonnements.
- Les végétaux favorisant la production de gaz intestinaux (légumes secs, chou, poireau, artichaut, oignon…), qui doivent être limités.
- Les aliments gras, en principe à réduire.

Par ailleurs, un régime de réduction des Fodmaps (voir encadré) semble donner des résultats encourageants chez certains.

Les médicaments

Des traitements peuvent être envisagés au cas par cas : antispasmodiques, absorbants intestinaux, ralentisseurs de la motricité intestinale, laxatifs. Ils ne sont pas tous efficaces et exposent à des effets indésirables. La revue *Prescrire*, par exemple, ne préconise pour soulager les douleurs qu'un antispasmodique (pinavérium) et un remède naturel, l'huile essentielle de menthe poivrée (voir p. 212).
Des études suggèrent que les probiotiques pourraient être efficaces à condition que les souches bactériennes et les dosages soient spécifiques, ce qui n'est pas forcément le cas des compléments et médicaments vendus en pharmacie.

D'autres thérapies

Une psychothérapie est utile lorsque les troubles sont associés à du stress et à de l'angoisse. La relaxation, la sophrologie, la méditation, l'hypnose, qui pourrait agir sur les sensations digestives, peuvent aider, de même que l'ostéopathie ou les massages. Dans la mesure où l'anxiété peut majorer les symptômes, ces thérapies peuvent être bénéfiques au moins temporairement, ne serait-ce que par leur effet placebo (voir p. 158). ■

Le régime ou programme « sans Fodmaps »

Fodmaps signifie *Fermentable Oligo-, Di-, Monosaccharides And Polyols*. Cette notion regroupe des aliments renfermant des glucides peu ou pas absorbés par l'intestin grêle, qui sont fermentés dans le côlon sous l'action de la flore intestinale (microbiote). Concrètement, il s'agit des aliments riches en lactose (la plupart des produits laitiers), en fructose (fruits comme la pomme ou la poire), en polyols (champignons, chou, pois, confiseries sans sucres), en galacto-oligosaccharides (légumineuses) et en fructanes (chou, fenouil, poireau, artichaut, oignon, blé et seigle…).
Ces aliments sont d'abord exclus pendant plusieurs semaines, puis réintroduits progressivement, groupe par groupe, afin d'identifier ceux qui déclenchent ou aggravent les symptômes. L'objectif est non pas de les éliminer tous, mais d'identifier ceux qui posent problème et à quelle dose.
Cette diète peut facilement générer des déséquilibres, voire une sous-alimentation.
Il est utile de se faire suivre par un praticien (nutritionniste, gastro-entérologue) connaissant bien cette méthode.

Le reflux gastro-œsophagien : douloureux mais sans gravité ?

Banal lorsqu'il est occasionnel, le reflux gastro-œsophagien (RGO) peut provoquer des symptômes désagréables ou douloureux, mais il est le plus souvent sans gravité. Lorsqu'il évolue de façon chronique, il peut toutefois être à l'origine de lésions de la muqueuse de l'œsophage et entraîner des complications.

Le RGO, qu'est-ce que c'est ?

Le reflux gastro-œsophagien désigne la remontée du contenu acide de l'estomac dans l'œsophage. Le plus souvent, ces remontées sont occasionnelles (après un repas lourd, par exemple) et n'ont rien d'inquiétant. La sensation n'est pas agréable, mais ce phénomène, qui toucherait plus d'une personne sur dix, reste anodin. Il arrive toutefois que le reflux persiste et évolue sur un mode chronique. Il est alors considéré comme pathologique.

Brûlures, régurgitation et autres symptômes

Typiquement, le RGO engendre des brûlures remontant derrière le sternum – ce que les médecins appellent pyrosis – et des régurgitations acides, parfois jusqu'au pharynx et même jusque dans la bouche. Ces manifestations se déclarent après un repas et sont aggravées par la position penchée en avant ou allongée. Elles peuvent laisser un goût désagréable et persistant dans la bouche, s'accompagner d'éructations, de hoquets et de nausées.

Le RGO provoque quelquefois des symptômes atypiques qui compliquent le diagnostic.

- Des signes respiratoires : toux sèche et quinteuse surtout la nuit, perturbant le sommeil, asthme, laryngite chronique...
- Des problèmes ORL : maux de gorge, sensation de corps étranger ou de boule dans la gorge, voix enrouée, douleurs d'oreilles, sinusites à répétition...
- Des douleurs thoraciques pouvant évoquer une crise d'angor (angine de poitrine, voir p. 29).

Les causes et facteurs de risque

Le RGO peut être associé à une défaillance du muscle annulaire (ou sphincter) situé à la base de l'œsophage, son relâchement inopportun provoquant de façon récurrente le reflux de nourriture et de sucs gastriques. Présenter une hernie hiatale (remontée de l'estomac à travers l'espace hiatal, orifice du diaphragme traversé par l'œsophage) constitue aussi un facteur de risque. Les autres circonstances favorisant le RGO sont la grossesse, le tabagisme, la consommation d'alcool, la prise de poids et le surpoids. Certains médicaments (voir encadré) sont également en cause.

Le diagnostic

La sensation de brûlure et les remontées acides, très évocatrices, suffisent à poser le diagnostic. En revanche, face à des manifestations atypiques ou chez un patient de plus de 50 ans, plus exposé au risque de lésions œsophagiennes, une exploration endoscopique (endoscopie digestive haute) peut se révéler nécessaire.

Les mesures qui soulagent

Le RGO peut être soulagé par des mesures alimentaires ou des changements d'habitudes de vie. Si les symptômes persistent, le médecin pourra prescrire des médicaments.

La diététique et les habitudes de vie

- Limiter les repas copieux et gras, qui peuvent favoriser le RGO en ralentissant la vidange gastrique, et prendre le temps de bien mastiquer.
- Essayer de repérer les aliments et boissons qui aggravent les reflux. Ceux qui sont le plus souvent en cause sont le café, les épices, les aliments acides comme les agrumes, le chocolat, les boissons alcoolisées ou gazeuses.

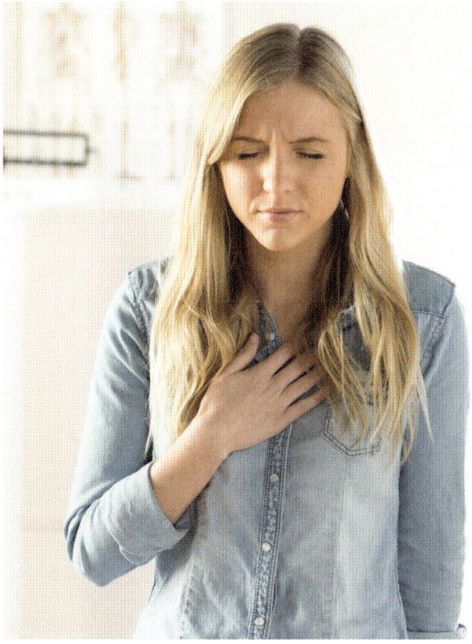

• Après un repas, attendre au moins deux heures avant de se coucher car la position allongée aggrave les reflux. Éviter de comprimer l'estomac par la posture penchée en avant ou par le port de vêtements ou d'une ceinture serrés sur l'abdomen.
• En cas de surpoids, perdre du poids pour atténuer les symptômes.
• Dormir plutôt sur le dos et en surélevant la tête de lit d'une quinzaine de centimètres pour diminuer les reflux nocturnes, car l'estomac se trouve alors plus bas que l'œsophage.
À noter : le tabac est un facteur aggravant significatif.

Les médicaments
Lorsque les mesures d'hygiène de vie ne suffisent pas, le traitement du RGO repose sur la prescription de trois grands types de médicaments.
• Les antiacides et les alginates soulagent ponctuellement les symptômes. Ils sont en vente libre, mais il convient de consulter son médecin en cas d'usage au-delà de trois semaines.
• Les antihistaminiques H2 (anti-H2) réduisent les sécrétions acides et favorisent la cicatrisation de l'œsophage, mais n'empêchent pas les rechutes.
• Les inhibiteurs de la pompe à protons (IPP) réduisent la sécrétion acide gastrique. Ils sont efficaces mais, sauf complication (syndrome de Barrett, également appelé endobrachyœsophage), ils ne devraient être prescrits que pour une courte période en raison de leurs effets indésirables en cas d'usage prolongé (fractures, atteintes rénales, troubles digestifs, etc.).
La chirurgie du reflux peut être bénéfique, mais peu de personnes y sont éligibles.

Quand faut-il s'inquiéter ?
Le RGO provoque parfois une érosion et une inflammation de la muqueuse de l'œsophage, l'œsophagite, qui peut entraîner des conséquences importantes lorsqu'elle est sévère et non prise en charge. L'apparition de difficultés à avaler, un amaigrissement inexpliqué, des vomissements répétés ou encore une anémie constituent des signes d'alerte.

Repérer d'éventuelles complications
L'endoscopie digestive haute constitue l'examen de référence. Elle permet d'explorer l'œsophage et de mettre en évidence des lésions spécifiques de la muqueuse de l'œsophage (ulcérations et syndrome de Barrett) ou une sténose peptique (rétrécissement au niveau de la jonction avec l'estomac), qui sont des signes de sévérité et constituent un facteur de risque de cancer de l'œsophage, heureusement très exceptionnel. D'autres examens plus spécifiques (pH-métrie mesurant le taux d'acidité, impédancemétrie enregistrant les mouvements de liquides, manométrie mesurant la pression dans l'œsophage) peuvent aussi être demandés. ■

Des médicaments parfois en cause
Différentes classes de médicaments peuvent exposer au RGO, surtout chez les personnes qui présentent déjà une prédisposition au reflux. Il s'agit par exemple des antidépresseurs imipraminiques, des inhibiteurs calciques utilisés dans le contrôle de l'hypertension artérielle, de certains antiparkinsoniens, des antispasmodiques urinaires ou encore des bronchodilatateurs utilisés dans le traitement de l'asthme ou de la bronchite chronique. En cas de doute, parlez-en à votre médecin : il pourra peut-être leur substituer une autre classe de médicaments.

Un ulcère de l'estomac, c'est souvent le stress ?

Dans l'immense majorité des cas, les ulcères gastroduodénaux résultent de la présence de la bactérie *Helicobacter pylori* dans la muqueuse gastrique. Parfois, des médicaments anti-inflammatoires peuvent être à l'origine des lésions. Quant au stress, il ne constitue pas une cause en soi.

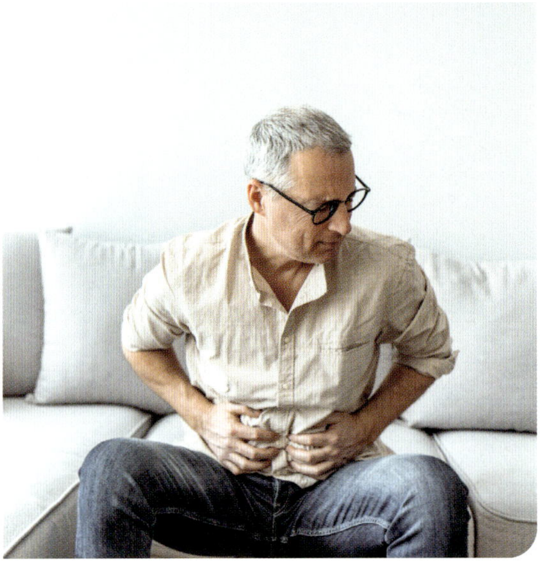

De l'inconfort aux douleurs vives

L'ulcère gastroduodénal est une plaie de la muqueuse de l'estomac ou du duodénum (la partie haute de l'intestin) qui, dans les cas les plus graves, atteint la paroi de ces organes.
Les douleurs sont plus ou moins intenses selon l'extension et surtout la profondeur de la plaie. Elles se manifestent le plus souvent pendant la digestion (dans les deux à trois heures qui suivent un repas) et se calment si l'on mange un peu. La présence de l'ulcère se signale en général par un inconfort, une difficulté à digérer, des crampes douloureuses au-dessus du nombril et sous les côtes (zone épigastrique), qui peuvent irradier jusque dans le dos.
Pour poser avec certitude le diagnostic et écarter la possibilité d'un cancer de l'estomac, le médecin demande une endoscopie des voies digestives hautes, examen qui permet de visualiser la muqueuse et d'effectuer des biopsies.

Une cause presque toujours infectieuse

À la fin des années 1980, Barry Marshall et Robin Warren, deux médecins australiens, ont mis en évidence la responsabilité d'un germe, *Helicobacter pylori*, dans le développement des ulcères gastroduodénaux. Longtemps considérée avec scepticisme par la communauté scientifique, leur découverte a été récompensée par le prix Nobel de médecine en 2005. Elle ne fait désormais plus de doute.
On estime que 95 % des ulcères du duodénum et 85 % des ulcères de l'estomac sont imputables à *Helicobacter pylori*. Cette bactérie, qui infecterait la moitié de la population mondiale, se contracte le plus souvent dans l'enfance, par contact direct avec des régurgitations ou de la salive souillées. Sa propagation se trouve facilitée par des conditions de grande promiscuité (crèche, école) et de mauvaise hygiène. En France, *Helicobacter pylori* touche 50 % des personnes âgées de plus de 60 ans ; l'incidence tend à baisser dans les générations plus jeunes.

Un germe adapté au suc gastrique

En général, les microbes ne survivent pas longtemps dans l'estomac en raison de l'acidité du milieu. Mais *Helicobacter pylori* s'y plaît beaucoup. Grâce à ses flagelles (des filaments mobiles), il se déplace et se niche dans la muqueuse, où il fabrique une protéine, l'uréase. Celle-ci, en se décomposant en urée, CO_2 et ammoniac, annihile l'acidité autour du germe. Ainsi protégé, le germe prospère tranquillement sur la surface de la paroi stomacale ou duodénale, où il endommage le mucus protecteur ; les sucs gastriques peuvent alors créer des lésions.

Des complications redoutables

Dans 20 % des cas, l'ulcère se complique d'une hémorragie digestive. Celle-ci est évidente et aiguë quand elle se manifeste par des vomissements de sang ; elle est chronique et à bas bruit quand elle se traduit par la présence de sang noir (sang digéré) dans les selles. Plus exceptionnellement, l'ulcère provoque une perforation digestive, qui se signale par une douleur très vive, décrite comme un coup de poignard dans l'estomac, suivie de nausées et parfois de vomissements. Ces complications graves engagent le pronostic vital. Ce sont des urgences médicales qui requièrent une hospitalisation.

Souvent, l'infection persiste silencieusement pendant des années. On estime que 15 à 20 % des personnes infectées déclarent un ulcère, les autres demeurent asymptomatiques. Dans 1 % des cas, *Helicobacter pylori* provoque un cancer de l'estomac, c'est pourquoi une surveillance médicale régulière est préconisée en cas d'ulcère gastrique (un ulcère duodénal n'évolue jamais vers un cancer).

Le traitement

Maladie infectieuse, l'ulcère se soigne dans 85 % des cas par une antibiothérapie adaptée, souvent en association avec des antiacides (inhibiteurs de la pompe à protons, comme l'oméprazole) ou avec des antihistaminiques H2 (médicaments qui diminuent la sécrétion des sucs gastriques), mais ces derniers semblent moins efficaces.

Des raisons médicamenteuses

Les anti-inflammatoires non stéroïdiens (AINS) courants, tels que le naproxène, le diclofénac mais aussi l'aspirine, sont également responsables d'ulcères digestifs. Toutes ces molécules contrarient la production de prostaglandines, des substances qui participent aux mécanismes de défense de la muqueuse contre l'acide chlorhydrique. Le risque d'ulcère est à considérer dans des circonstances de prise régulière et prolongée d'AINS, pour soulager des douleurs chroniques par exemple.

D'autres médicaments moins communs, dont les biphosphonates prescrits en cas d'ostéoporose, sont aussi incriminés.

Le traitement

Si l'ulcère est dû aux anti-inflammatoires, l'arrêt de ces médicaments est la première des mesures. Des antiacides à plus ou moins longue échéance sont prescrits. Des changements diététiques adaptés pourraient aider à réduire les douleurs et la gêne.

Et le stress ?

Avant la découverte des deux médecins australiens sur son origine infectieuse, l'ulcère était majoritairement considéré comme une maladie psychosomatique : selon cette interprétation, les tensions, l'anxiété, le stress déclenchaient une hypersécrétion gastrique à l'origine de l'ulcère. Désormais, la composante psychologique n'est plus identifiée comme une cause directe d'ulcère. Cependant, elle reste considérée par certains comme un éventuel motif d'aggravation.

D'autres facteurs possiblement favorisants

Le tabac, l'alcool et le café à fortes doses, qui augmentent les sécrétions acides, pourraient favoriser les ulcères. Mais, à l'instar d'aliments souvent incriminés, épices ou agrumes par exemple, leur responsabilité reste incertaine et variable selon les individus. ■

Maux de ventre : et si c'était aussi *Helicobacter pylori* ?

En dehors des ulcères, *Helicobacter pylori* peut aussi être à l'origine de gastrites. Ces inflammations de la muqueuse de l'estomac provoquent des douleurs survenant à la fin du repas, parfois quelques heures après : crampes, brûlures, sensation de mauvaise digestion… À la différence de l'ulcère, la gastrite ne s'accompagne pas de lésion véritable de la muqueuse. En revanche, elle peut précéder un ulcère. Pensez-y pour détecter plus vite, via une endoscopie, l'éventuelle présence d'*Helicobacter pylori*.

Les « hémorroïdes », c'est embêtant mais jamais sérieux. Vrai ou faux ?

Fréquente, la maladie hémorroïdaire est effectivement sans gravité. Elle peut néanmoins conduire aux urgences quand la douleur est intense, et exige une consultation en cas de saignements pour confirmer leur origine.

La maladie hémorroïdaire

Les hémorroïdes sont des réseaux de vaisseaux sanguins situés sous la peau de la région anale (hémorroïdes externes) et plus en profondeur dans le canal anal (hémorroïdes internes). Lorsque les hémorroïdes sont dilatées ou irritées, on parle de crise d'hémorroïdes ou de maladie hémorroïdaire. Les principaux facteurs de risque ou d'aggravation sont le vieillissement, les troubles du transit en raison de la poussée exercée quand l'émission des selles est difficile, la fin de la grossesse et l'accouchement, l'alcool par son action vasodilatatrice et les plats épicés pour la même raison.

Deux cas de figure

Ils peuvent coexister chez une même personne.

- Des hémorroïdes internes enflées peuvent provoquer des saignements plus ou moins abondants. Lorsque leur maintien dans le canal anal est compromis, elles peuvent glisser ponctuellement à l'extérieur de l'anus lors d'efforts ou bien de façon permanente. Ce prolapsus est inconfortable et peut occasionner des démangeaisons, mais il est en principe indolore.
- Les hémorroïdes externes deviennent douloureuses lorsqu'un caillot se forme dans les veines dilatées : on parle alors de thrombose externe (la thrombose interne est rare). Ce caillot n'est pas dangereux car il ne migre pas vers les poumons, mais il peut faire souffrir.

Quand faut-il consulter ?

Les symptômes de la maladie hémorroïdaire sont le plus souvent passagers et bénins : en l'absence de gêne importante, aucun traitement n'est utile si ce n'est l'application de produits locaux pour apaiser les démangeaisons et l'inconfort. La consommation de fibres est recommandée pour diminuer la constipation et les saignements, des laxatifs étant parfois utiles.
Si ces symptômes sont nouveaux et s'accompagnent de saignements, il est nécessaire de consulter un médecin pour qu'il établisse un diagnostic. Il en va de même en cas de fortes douleurs.

Des saignements

En cas de saignement anal, un examen est indispensable pour vérifier qu'il s'agit bien d'un problème d'hémorroïdes et non d'une autre maladie plus grave (rectocolite hémorragique, fissure anale, cancer colorectal). Par la suite, même si la maladie hémorroïdaire est connue, des saignements justifient des consultations régulières. Après 50 ans, l'examen clinique est habituellement complété par une coloscopie.

Des douleurs très vives

La thrombose externe peut être très douloureuse. Elle exige une intervention en urgence si les traitements locaux et les antalgiques ne suffisent pas pendant la crise, qui dure environ une semaine. Un geste sous anesthésie locale est alors réalisé pour évacuer le caillot et soulager le patient. En cas de thrombose interne douloureuse ne cédant pas aux traitements médicaux, une intervention chirurgicale s'avère nécessaire. ■

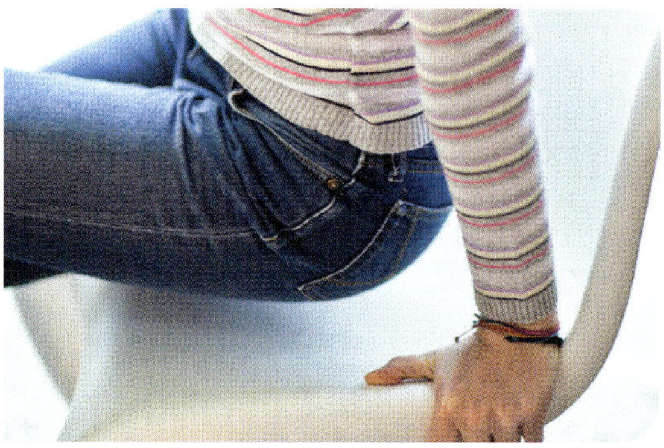

La crise de foie, ça existe vraiment ?

Il s'agit d'un abus de langage. Souvent pointé du doigt après les fêtes de fin d'année, le foie n'est absolument pas responsable des nausées, des ballonnements ou des remontées acides qui suivent les repas copieux et arrosés. La « crise de foie » est en fait une simple indigestion.

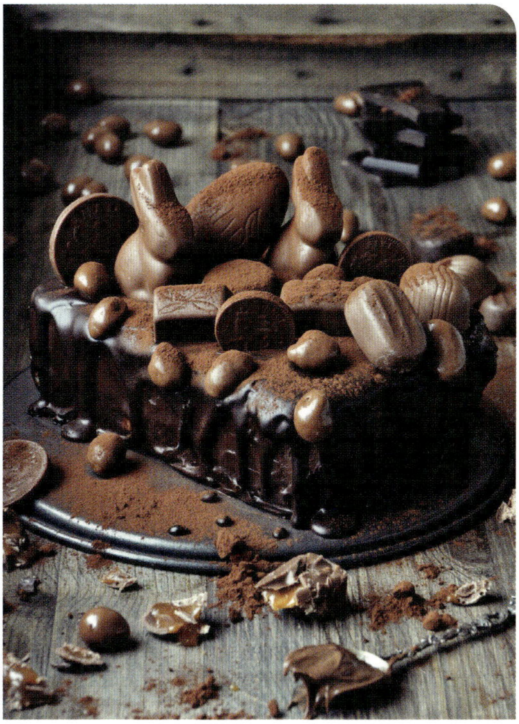

La chaîne de digestion est corrompue

Les excès provoquent un déséquilibre passager de la digestion : l'estomac plein ne réussit plus à brasser les aliments et à les réduire en une bouillie qu'on appelle le chyme. Or cette première étape de la digestion conditionne toutes les suivantes. En effet, l'extrémité basse de l'estomac, le pylore, ne se relâche qu'une fois que cette mixture épaisse est formée. Mais, en cas de trop-plein, l'estomac n'arrive pas à se contracter pour fragmenter les aliments, ce qui empêche la vidange gastrique. La seule solution qui s'offre à l'estomac est alors de rejeter dans l'œsophage les aliments qui stagnent.

Le foie n'est pas en cause, il joue, entre autres rôles, celui d'épuration de l'organisme (voir encadré p. 121) et n'a pas de responsabilité dans ces manifestations bénignes.

Un trouble sans gravité

Pénible, ce trouble n'engendre généralement pas de complications graves. Pour autant, si les symptômes, en particulier les vomissements, perdurent plusieurs jours, s'ils s'accompagnent de fièvre, de frissons ou de diarrhée ou s'ils concernent un enfant ou une personne âgée et fragile, mieux vaut consulter un médecin.

Aucun traitement médicamenteux n'est réellement nécessaire. Il est même conseillé de ne pas chercher à stopper les vomissements. Dans les 24 à 48 heures qui suivent, une diète est la bienvenue (riz, pâtes, purée...). En cas de vomissements, il est recommandé de boire des breuvages légèrement sucrés ou des solutions de réhydratation.

Des régimes « détox » inutiles

Après une indigestion, il peut être séduisant de mettre son estomac « au repos » et de le « détoxifier », selon un terme en vogue. Ampoules d'artichaut et de radis noir, jus de bouleau, gelée d'aloe vera... sont des concepts marketing avant tout, et non des méthodes médicales éprouvées. D'ailleurs, les fabricants et promoteurs de ces produits restent évasifs quant à leurs mécanismes d'action. Les travaux scientifiques montrent leur inutilité et rappellent que le système digestif, dont le foie fait partie, n'a pas besoin d'être purifié. Le corps sait très bien éliminer les toxines lui-même, notamment grâce au foie !

En revanche, il est possible de prévenir une nouvelle indigestion : éviter les excès de nourriture et d'alcool, prendre le temps de mastiquer et écouter ses sensations de faim et de satiété. ■

La cirrhose, c'est toujours dû à l'alcool ?

Chaque année, quelque 200 000 cas de cirrhose sont recensés en France et environ 15 000 personnes en meurent. L'alcool est le principal responsable, mais il n'est pas le seul agent en cause.

Une maladie d'évolution lente

La cirrhose se traduit par l'apparition de lésions disséminées dans le foie et par une altération de la structure de cet organe. Elle est majoritairement due à l'alcoolisme chronique, mais le surpoids ou l'obésité sont des facteurs également favorisants. Les infections virales (hépatites B et C) sont aussi responsables de cirrhose, ainsi que, plus rarement, des pathologies génétiques (hémochromatose, maladie de Wilson) et des maladies auto-immunes du foie.

Longtemps silencieuse

Le foie a la particularité de se régénérer. Mais ce processus laisse des marques : les cellules hépatiques endommagées par la maladie disparaissent ; elles sont remplacées par un tissu cicatriciel, ou « fibrose », et par des nodules. À chaque nouvelle agression, le foie sacrifie des cellules pour cicatriser.

Durant des mois, voire des années, la fibrose s'accumule silencieusement. La cirrhose est le stade ultime. Elle est souvent découverte de manière fortuite, à la suite d'un examen sanguin révélant un taux anormalement élevé d'enzymes hépatiques (transaminases, gamma-GT, phosphatases alcalines).

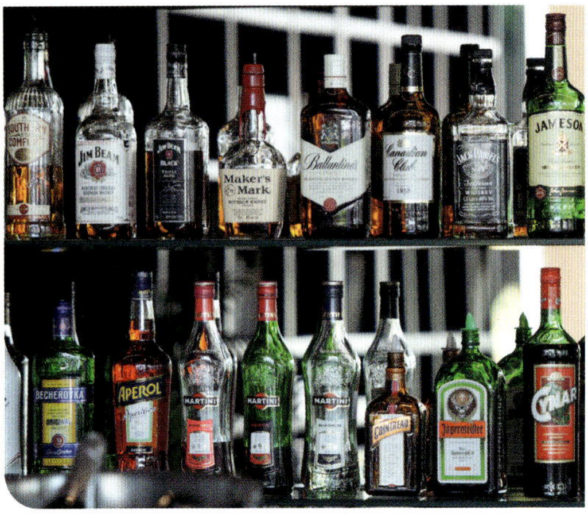

Dans deux tiers des cas, la cirrhose est diagnostiquée tardivement, alors que des complications ont d'ores et déjà fait leur apparition : hémorragie digestive, accumulation de liquide dans l'abdomen, insuffisance rénale, cancer du foie, notamment. Cette maladie compromet également le fonctionnement du système immunitaire et expose à des infections parfois sévères.

L'alcool, le principal agresseur

En France, l'alcool représente environ 75 % des causes de cirrhose. La consommation excessive et fréquente (7 à 10 verres par semaine pour les femmes, environ le double pour les hommes) bouleverse le métabolisme des lipides et entraîne le dépôt de graisse dans les cellules hépatiques. C'est ce qu'on appelle la stéatose hépatique alcoolique. Si la consommation se poursuit, la fibrose commence à se mettre en place. Le sevrage peut permettre une régression partielle. En revanche, la cirrhose, elle, est irréversible.

Pour autant, la littérature scientifique montre que la cirrhose ne concerne que 20 à 30 % des gros buveurs. L'inégalité des individus devant ce risque suggère que d'autres facteurs entrent en jeu, au premier rang desquels l'alimentation et les troubles métaboliques.

Le surpoids et l'obésité, des facteurs de risque en expansion

Le syndrome métabolique, caractérisé par un excès de graisse viscérale (au niveau de l'abdomen), un diabète de type 2, un taux élevé de graisse dans le sang et une hypertension artérielle, fait le lit de la cirrhose. Ce syndrome se rencontre fréquemment chez les gros consommateurs d'alcool.

À l'instar de l'alcool, le surpoids ou l'obésité entraînent l'accumulation de graisse dans le foie et une inflammation chronique. On parle alors de stéatose hépatique non alcoolique, aussi surnommée « maladie du foie gras ». À ce stade, une perte de poids de 10 %, le rééquilibrage alimentaire et

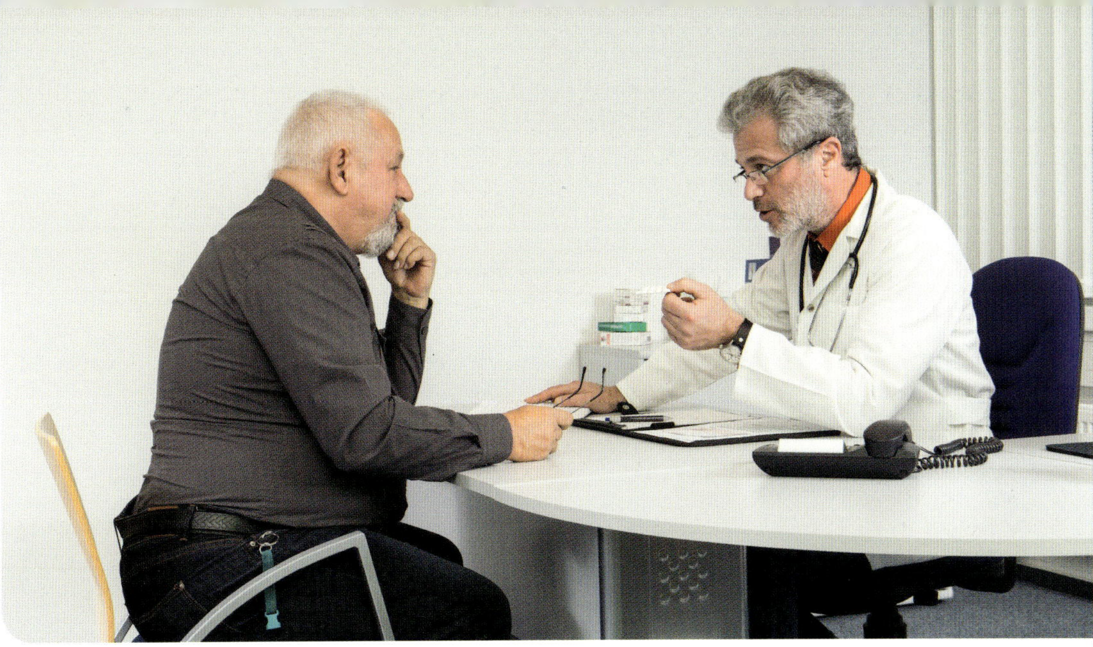

la pratique d'une activité physique, ainsi que la prise en charge du diabète, permettent de normaliser les enzymes hépatiques et d'obtenir une relative régression de la fibrose.

Les hépatites virales, un ennemi à ne pas sous-estimer

Les virus des hépatites B et C se multiplient dans les cellules du foie, obligeant le système immunitaire à détruire les cellules infectées, ce qui provoque une infection chronique. Ces deux virus peuvent persister dans l'organisme durant plusieurs années, et bien souvent de manière asymptomatique, conduisant ainsi à une lente destruction du foie. En France, environ 300 000 personnes sont porteuses du virus de l'hépatite B et 135 000 de celui de l'hépatite C. Si un traitement antirétroviral efficace en quelques mois existe aujourd'hui contre l'hépatite C (voir p. 122), aucune molécule ne permet de venir à bout du virus de l'hépatite B. Les traitements, lorsqu'ils sont indiqués (virus très actif, souffrance du foie), sont à prendre à vie. À noter : il existe un vaccin contre l'hépatite B.

La transplantation, seul traitement de la cirrhose

Quelle que soit la cause de la cirrhose, la greffe de foie est le seul traitement possible. Elle est proposée aux patients présentant une complication potentiellement mortelle, comme une hémorragie digestive, des troubles pulmonaires ou un cancer du foie. Environ 1 000 patients sont transplantés chaque année en France. Cinq ans après la greffe, plus de 8 personnes sur 10 sont encore en vie. ■

À quoi sert le foie ?

Cet organe – le plus volumineux du corps humain – est le siège de nombreuses fonctions indispensables à l'organisme. C'est tout d'abord un lieu de stockage des glucides et des lipides sous forme de glycogènes et de triglycérides. Ces grosses molécules seront retransformées en glucose et en acides gras en fonction des besoins énergétiques.

Le foie est aussi le lieu de production de protéines sanguines indispensables comme les facteurs de coagulation ou l'hémoglobine, qui permet aux globules rouges de fixer l'oxygène.

Enfin, c'est la principale usine d'épuration de l'organisme. Le foie est chargé de dégrader les substances nocives produites par l'organisme lui-même comme l'ammoniaque ou la bilirubine. Il élimine aussi des résidus de médicaments et l'alcool. Les sous-produits de tous ces toxiques repassent ensuite dans le sang pour être éliminés par les reins ou libérés dans la bile produite par le foie et déversée dans l'intestin.

L'hépatite C, une maladie sexuellement transmissible. Vrai ou faux ?

Cette maladie infectieuse du foie est causée par un virus, le VHC. Elle se transmet majoritairement par voie sanguine, les autres modes de contamination, notamment par voie sexuelle, étant plus rares aujourd'hui.

L'hépatite C, c'est quoi ?

L'hépatite est une inflammation du foie. Le plus souvent, elle est d'origine virale, causée par des virus désignés par une lettre, de A à E pour les mieux connus.

Avec l'hépatite B (transmise par le sang et les sécrétions sexuelles), l'hépatite C constitue l'une des formes les plus graves.

À risque de complications graves

Après une période d'incubation de 6 à 10 semaines, l'hépatite C peut se manifester par de la fièvre, une fatigue, éventuellement une jaunisse (coloration jaune des conjonctives et de la peau, urines foncées). Dans la majorité des cas, cependant, elle passe inaperçue. L'organisme peut ensuite éliminer le virus : l'infection évolue alors spontanément vers la guérison. Mais, dans plus de 50 % des cas, la maladie devient chronique. En l'absence de traitement, elle dégrade progressivement le foie et peut conduire à une cirrhose.

Quel est son mode de transmission ?

Le virus de l'hépatite C se transmet essentiellement par le sang. La principale voie de contamination passe par le partage de matériel entre usagers de drogues (seringue, paille, compresse...). Avant sa découverte en 1989, le virus s'est largement propagé par le biais de transfusions sanguines, de greffes d'organes ou d'actes chirurgicaux. Ce n'est plus le cas depuis 1991, grâce aux mesures de dépistage des donneurs de sang notamment. Le virus s'est également transmis à l'occasion de tatouages, de soins dentaires ou d'acupuncture réalisés avec du matériel mal stérilisé. Cette voie de contamination est aujourd'hui peu fréquente. Les cas de contamination par voie sexuelle sont rares et se font par l'intermédiaire du sang, à l'occasion de rapports pendant les règles ou via des lésions dues à une infection sexuellement transmissible comme l'herpès génital. La contamination mère-enfant est possible, mais rare.

L'infection par le VHC étant silencieuse pendant des années, il est conseillé de se faire dépister en cas de comportement à risque.

Des traitements efficaces

L'hépatite C chronique concernerait 135 000 personnes en France. Ce chiffre est en diminution depuis quelques années. Depuis l'identification du virus, les mesures de prévention et de dépistage ont permis de réduire l'ampleur de l'infection. Et surtout, il existe aujourd'hui des traitements antiviraux qui permettent de guérir. Initialement proposés à certains patients seulement en raison de leur prix très élevé, ils sont désormais pris en charge pour tous les adultes présentant une hépatite C chronique. ■

Ne pas confondre avec l'hépatite A

Le virus de l'hépatite A, transmis par mode dit féco-oral, se propage principalement via de l'eau et des aliments souillés par les matières fécales de personnes infectées (mais il peut aussi se transmettre par contact direct, notamment sexuel). Dans les pays où la sécurité sanitaire des aliments et de l'eau potable n'est pas garantie, il est donc conseillé de ne consommer que des fruits pelés et des légumes épluchés ou cuits, et de ne boire que de l'eau en bouteille. Les coquillages et crustacés sont aussi à risque s'ils ont été ramassés près de rejets d'eaux usées. Cette hépatite est la plupart du temps bénigne, et les formes plus sévères finissent toujours par guérir. Il existe par ailleurs un vaccin, comme pour l'hépatite B.

Il ne faut pas s'asseoir sur le siège de toilettes publiques sous peine d'attraper des maladies. Vrai ou faux ?

S'il est naturel de ressentir du dégoût au vu de la saleté qui règne dans certaines toilettes collectives, s'asseoir sur la lunette des WC ne transmet pas d'infections.

Une crainte infondée

WC de gare ou de train, sanisette de rue, toilettes de bar ou de bureau n'inspirent pas toujours confiance. Certaines personnes, surtout des femmes, préfèrent se retenir, quelquefois toute une journée, plutôt que d'utiliser des toilettes collectives.

Des milliards de germes, oui, mais qui ne se transmettent pas ainsi

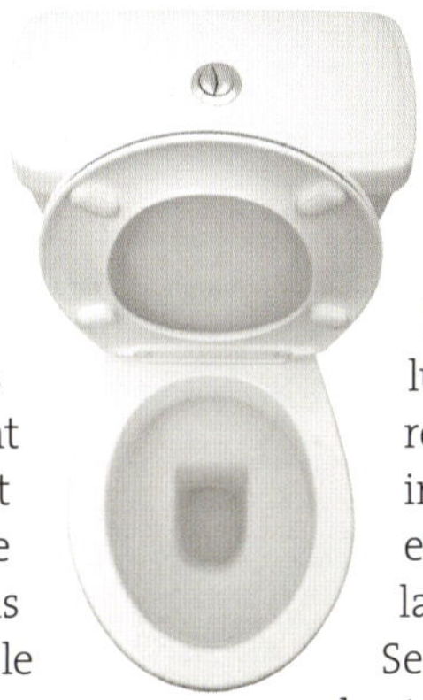

Les selles contiennent des milliards de germes, dont certains sont effectivement pathogènes, mais ils ne s'attrapent pas lorsqu'on s'assoit sur les toilettes. Les infections sexuellement transmissibles (IST) se transmettent essentiellement par contact direct de muqueuse à muqueuse lors des relations sexuelles (par le sang également pour le virus du sida). Les germes (bactéries, virus ou champignons) ne traversent pas la peau : le risque de pénétration dans l'organisme n'existe que si l'on a une plaie ouverte sur les cuisses ou les fesses – c'est le terrain qui cause alors l'infection.

La source de contamination, ce sont les mains

Quand vous allez aux toilettes, vous touchez la poignée de la porte, la chasse d'eau, le robinet, la serviette de toilette, etc., qui peuvent être souillés par de multiples germes. Vous pouvez ensuite vous contaminer (en vous frottant les yeux, en mettant vos mains dans votre bouche ou en grattant une lésion cutanée) ou transmettre des germes aux autres (poignées de main, aliments que vous manipulez, etc.).

Pour se prémunir contre ces contaminations quand on va aux toilettes, chez soi ou à l'extérieur, il faut donc se laver soigneusement les mains à l'eau et au savon, bien les sécher ensuite avec du papier jetable (mieux que la serviette plus ou moins propre) ou à l'air libre (éviter le sèche-mains à air pulsé). Il peut être judicieux d'avoir du gel hydroalcoolique quand on sort, une habitude que nous avons largement adoptée depuis l'épidémie de Covid.

En revanche, il n'est pas bon de se retenir

Si vous avez besoin d'aller aux toilettes, il faut écouter votre corps. Ne différez pas trop longtemps l'émission de selles car, à force de négliger les signaux qui font ressentir que « c'est le moment », on risque d'altérer le réflexe dit d'exonération et d'induire une constipation. Et la position accroupie au-dessus de la lunette pour éviter tout contact n'est pas recommandée : non seulement elle est incommode, mais elle oblige aussi à des efforts de poussée qui peuvent favoriser la survenue d'hémorroïdes.

Se retenir d'uriner n'est pas bon non plus, la stagnation de l'urine dans la vessie favorisant l'accumulation de germes et donc les infections urinaires. ■

Covid et toilettes

Les selles d'un porteur de SARS-CoV-2 contiennent beaucoup de virus. La chasse d'eau peut par ailleurs créer un aérosol qui les disperse dans les WC. Il est donc recommandé d'abattre le couvercle avant de tirer la chasse, de porter un masque dans les toilettes publiques et de bien se laver les mains en sortant. La désinfection du siège est inutile, le virus n'entrant que par le nez, la bouche ou les yeux.

Infections urinaires : les antibiotiques, c'est automatique ?

Les antibiotiques constituent le traitement de référence pour les cystites, infections urinaires très fréquentes chez les femmes. Néanmoins, ils doivent être prescrits à bon escient, selon des critères précis.

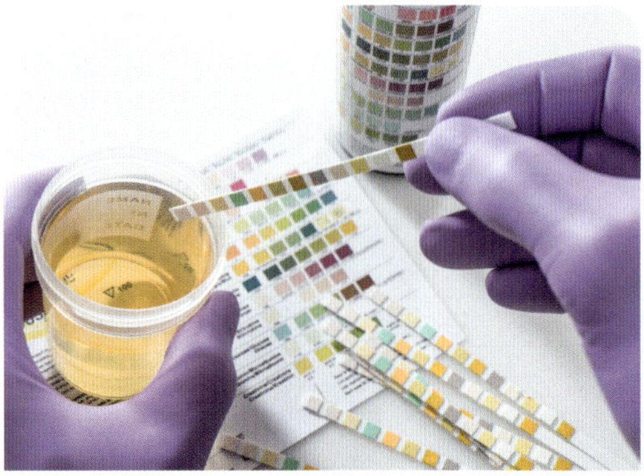

Reconnaître la cystite

L'appareil urinaire représente, après l'appareil respiratoire, le second site d'infection bactérienne. Ces infections touchent principalement la vessie et son canal de sortie, l'urètre : on parle alors de cystite.

La cystite, une affection féminine ?

Des envies pressantes et fréquentes, des difficultés à uriner souvent associées à des douleurs à la miction (sensation de brûlure), des urines parfois troubles pouvant contenir des traces de sang : nombre de femmes connaissent ces symptômes ! Et pour cause, plus d'un tiers des femmes en souffriront au moins une fois dans leur vie. Les hommes, eux, sont 50 fois moins touchés, leur urètre plus long prévenant la migration des bactéries vers la vessie.

Les agents infectieux en cause

Dans environ 90 % des cas, l'agent infectieux est une bactérie présente naturellement dans l'intestin et dans les selles, *Escherichia coli*, qui pénètre dans l'urètre puis remonte jusqu'à la vessie et s'y multiplie. Mais d'autres bactéries de la flore intestinale sont parfois en cause.

Simple, à risque de complication ou récidivante ?

Ces distinctions déterminent en grande partie la prise en charge.

La cystite aiguë simple

Il s'agit d'un épisode isolé, qui survient chez une femme par ailleurs en bonne santé, non ménopausée et non enceinte. Sans gravité, cette affection bénigne provoque un inconfort variable.

La cystite à risque de complication

Lorsque l'infection survient chez une personne fragile, elle est susceptible d'être plus grave. Les femmes enceintes, les personnes âgées de plus de 75 ans ou de plus de 65 ans avec des signes de fragilité associés, celles qui présentent une anomalie de l'appareil urinaire ou une maladie rénale chronique sévère, ou encore celles qui souffrent d'immunodépression, sont considérées comme à risque de complication.

La cystite récidivante

Selon l'assurance maladie, parmi les femmes atteintes chaque année de cystite, 20 % présenteront un nouvel épisode. On en ignore les

Pyélonéphrite : attention danger !

Une cystite mal soignée peut finir par s'étendre aux reins. Plutôt rare (moins de 1 % des cas), cette infection urinaire haute, baptisée pyélonéphrite, constitue une urgence médicale en raison du risque de complications – abcès rénaux ou septicémie. Elle se manifeste par des douleurs lombaires (généralement d'un seul côté) exacerbées par la palpation, mais aussi par de la fièvre, des frissons, des nausées et/ou des vomissements.

causes exactes, même si des facteurs favorisants ont été identifiés, tels que les rapports sexuels, l'utilisation de spermicides, la ménopause, des problèmes de vidange de la vessie ou d'incontinence, une hydratation insuffisante. La cystite est définie comme récidivante à partir de quatre épisodes par an.

Distinguer cystite et colonisation urinaire

Il arrive que l'examen cytobactériologique des urines (ECBU) mette en évidence la présence de bactéries en l'absence de symptômes de cystite. Les médecins parlent alors de « colonisation bactérienne ». Un traitement antibiotique n'est pas justifié, sauf chez les femmes enceintes ou chez les personnes qui doivent subir une chirurgie urologique.

Choisir le bon antibiotique

Le traitement repose sur l'antibiothérapie. L'efficacité, la tolérance mais aussi la limitation du risque de résistance aux antibiotiques guident la stratégie thérapeutique, qui dépend du type d'infection. Cependant, les études montrent que les généralistes oublient parfois de prendre en compte le risque de complication, et optent pour la mauvaise molécule ou pour des traitements trop longs.

Traitement des cystites simples

Bien que les cystites simples guérissent spontanément une fois sur deux, la prise d'antibiotiques peut être utile pour accélérer la guérison. La symptomatologie et le test au moyen d'une bandelette urinaire suffisent à poser le diagnostic. En première intention, le choix porte sur un antibiotique en dose unique offrant un risque faible de résistance (fosfomycine trométamol, 3 g), permettant habituellement la guérison en trois jours. Si ce n'est pas le cas, la HAS (Haute Autorité de santé) préconise une cure de trois jours avec un autre antibiotique. En cas d'échec, un ECBU devra être réalisé pour adapter le traitement.

Traitement des cystites à risque de complication

La réalisation d'un ECBU permet de prescrire d'emblée le bon antibiotique, généralement pour une durée de sept jours. Néanmoins, s'il est important d'intervenir sans délai, des traitements dits « probabilistes » peuvent être proposés en attendant le résultat de l'ECBU.

Traitement des cystites récidivantes

Le traitement est le même que pour une cystite simple. Les femmes sujettes à ce type d'infection peuvent disposer d'une ordonnance prescrite à l'avance pour s'autoadministrer le traitement dès l'apparition des symptômes.

Prévenir les récidives

On conseille généralement de boire au moins 1,5 litre d'eau par jour pour diminuer le nombre de crises. D'autres mesures peuvent être essayées, bien que leur efficacité ne soit pas démontrée : ne pas se retenir d'uriner, ne pas utiliser de savons intimes ni de spermicides, s'essuyer d'avant en arrière... Lorsqu'il s'agit d'une infection à *Escherichia coli*, la canneberge est susceptible de réduire légèrement les récidives, à condition qu'elle soit suffisamment riche en proanthocyanidine (au moins 36 mg/j). Selon la HAS, les œstrogènes en application locale pourraient aider à prévenir les rechutes chez les femmes ménopausées, après avis gynécologique. Quant à l'antibioprophylaxie (antibiothérapie préventive), elle devrait être réservée aux patientes présentant au moins une cystite par mois, et après échec de toutes les autres mesures. ■

Les infections urinaires masculines

Généralement favorisées par l'existence d'un obstacle à la vidange de la vessie et une stagnation de l'urine, les infections urinaires masculines peuvent être liées à la présence d'une hypertrophie bénigne de la prostate (voir p. 67), de calculs ou encore d'une malformation de l'appareil urinaire. Chez l'homme jeune, elles sont souvent révélatrices d'une infection sexuellement transmissible.

Les symptômes sont très hétérogènes : douleurs dans le bas du ventre ou lombaires, difficultés à uriner et/ou rétention d'urine... La présence d'un syndrome infectieux avec frissons et fièvre plus ou moins forte fait craindre une infection de la prostate, ou prostatite.

Un trouble psychosomatique, c'est seulement dans la tête. Vrai ou faux ?

Des symptômes physiques provoqués ou aggravés par des tensions psychologiques : la psychosomatique a longtemps été perçue de façon péjorative, avec l'idée que *« si ça vient de la tête, ce n'est pas grave »*. La médecine occidentale prend désormais en considération les interactions corps-esprit, et reconnaît l'impact des facteurs psychologiques sur nombre de troubles et maladies.

La tête et le corps ne sont pas séparés

« Tous vos examens sont normaux. Vous n'avez donc rien ! » À la différence de la plupart des médecines traditionnelles, la médecine moderne s'est fondée sur une vision dualiste du soin, séparant le corps (soma) et l'esprit (psyché). Dans cette acception, les « vraies » maladies sont organiques, elles ont un substrat biologique (tumeur, fracture, infection, etc.), les autres sont « psychiques » ou « psychosomatiques », quand elles ne sont pas qualifiées d'« imaginaires ».

Une maladie qui peut en cacher une autre

La présence d'une maladie fonctionnelle donnant des symptômes variables a quelquefois pour effet de restreindre l'exploration diagnostique. Chaque nouveau signe risque d'être mis sur le compte de cette maladie – à tort ou à raison.

En se focalisant sur les antécédents de son patient et en clôturant trop vite le diagnostic, le médecin peut passer à côté d'une autre pathologie. Si vous avez l'impression de ne pas avoir été écouté, n'hésitez pas à lui faire part de vos réserves. Et prenez éventuellement un deuxième avis.

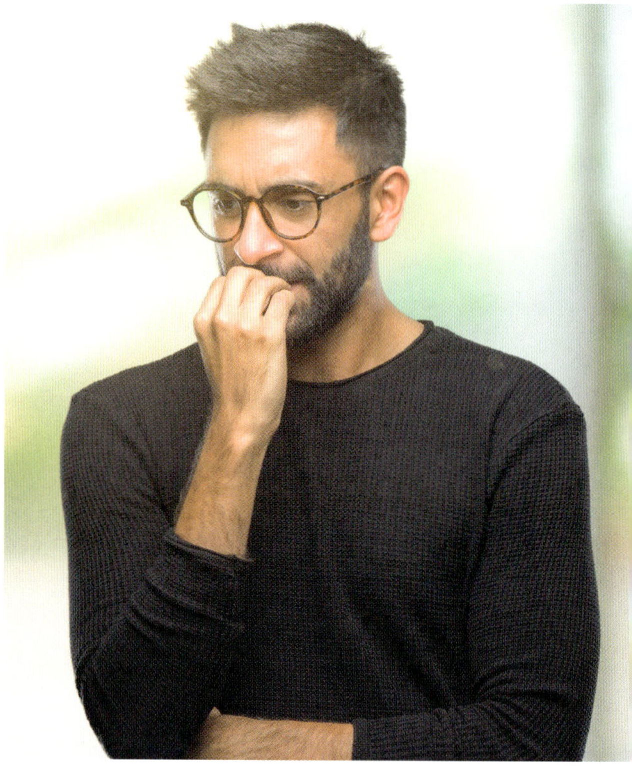

Fort heureusement, cette approche s'estompe aujourd'hui. L'état psychologique intervient indéniablement à des degrés divers dans maintes affections. Et les relations entre santé physique et santé mentale jouent à double sens : les désordres émotionnels peuvent déclencher ou aggraver de nombreux troubles, mais des émotions agréables comme l'espoir d'une guérison ou d'un soulagement (effet placebo par exemple, voir p. 158) ont des effets favorables sur la santé.

Les émotions, à l'interface du corps et de l'esprit

Les émotions, et plus particulièrement le stress, sont au cœur de l'unité entre corps et esprit. Même si elles appartiennent plutôt au registre psychique, elles se traduisent bel et bien physiquement.

Stress et cancer

La responsabilité du stress ou de facteurs psychologiques dans le déclenchement d'un cancer est souvent évoquée par les malades, mais elle n'est pas démontrée. On ignore également si une attitude combative vis-à-vis de la maladie a une incidence sur le processus de guérison. En revanche, des soins de support comme la psychothérapie ou la relaxation peuvent aider à mieux vivre cette période difficile.

Ainsi, dans une situation de stress aigu, la fréquence cardiaque s'accélère, les bronches se dilatent pour augmenter la capacité respiratoire, le débit sanguin est réorienté vers les poumons et les muscles (d'où la pâleur du visage), etc. L'élévation de la tension artérielle, les maux de ventre, les spasmes intestinaux ou la diarrhée sont quelques-unes des manifestations très tangibles d'un stress aigu.
Lorsque cette mobilisation intense perdure et que le stress devient chronique, l'organisme s'épuise, ce qui peut avoir divers retentissements sur la santé. La stimulation du système nerveux sympathique (partie du système nerveux autonome) active la production d'hormones dites du stress comme le cortisol; s'enclenchent alors une série de réactions altérant l'immunité et entraînant des phénomènes inflammatoires.

Des troubles et maladies sous l'influence du psychisme

De nombreux troubles sont déclenchés ou aggravés par le stress, de l'asthme aux maladies cardiovasculaires en passant par des maladies auto-immunes comme le lupus et de nombreuses affections dermatologiques (eczéma, psoriasis, herpès, vitiligo, acné, pelade...).

Les maladies cardiovasculaires

Les méfaits du stress sur la santé cardiovasculaire sont multiples. Un stress intense ou une émotion forte pourraient favoriser la survenue d'un incident cardiaque (« syndrome du cœur brisé »), différent de l'infarctus mais exigeant une prise en charge urgente.
Le stress chronique peut, à la longue, générer une élévation de la pression artérielle et donc de l'hypertension, délétère pour le cœur et les vaisseaux.
Si l'effet blouse blanche (pression plus élevée au cabinet du médecin qu'au domicile en raison de la nervosité du patient) est à l'origine de « fausses hypertensions », il n'est pas totalement neutre dans la mesure où il montre une réactivité importante de la pression artérielle au stress.

Les maladies fonctionnelles

Ce sont des troubles sans support lésionnel (ulcère, infection, tumeur...) ni cause médicale identifiée : colopathies fonctionnelles (syndrome de l'intestin irritable), fibromyalgie (syndrome polyalgique diffus, à l'origine de douleurs chroniques), syndrome de fatigue chronique, démangeaisons sans raison locale ni générale...
C'est surtout dans ces situations que les patients s'entendent dire « *Tout est normal, je ne peux rien pour vous* ». Or la gêne ou la souffrance peuvent être tout aussi invalidantes que celles qui sont dues à une maladie organique. Le fait de donner un nom aux maux est une première forme de reconnaissance pour des personnes qui, bien souvent, culpabilisent de se sentir incapables de fonctionner dans leur vie quotidienne « sans rien avoir ».
Choisir un praticien qui ne sous-estime pas la souffrance sous prétexte qu'aucune affection n'est retrouvée aux examens est essentiel. Différents traitements peuvent être bénéfiques : thérapie comportementale, reconditionnement à l'effort ou aux rythmes de sommeil, relaxation, selon les cas. De son côté, le patient doit se faire à l'idée que des symptômes qui lui paraissent très physiques relèvent d'une prise en charge de l'anxiété ou du stress, et ne nécessitent pas de multiplier les examens ou d'essayer des traitements a priori inutiles.
À noter : certaines dépressions dites masquées ne sont ressenties qu'au travers de maux physiques (douleurs, troubles intestinaux, fatigue...). Le patient n'éprouve ni tristesse ni angoisse et, comme pour les maladies fonctionnelles, il peut avoir du mal à admettre un diagnostic de dépression. ■

Moins de dépression et de troubles anxieux quand on vieillit. Une idée erronée ?

Faute d'en reconnaître les symptômes, facilement masqués par d'autres pathologies, la dépression du sujet âgé reste encore trop souvent ignorée et non prise en charge. Pourtant, l'anxiété liée au vieillissement et les épreuves de la vie sont autant de sources de souffrance psychique chez les aînés.

Des pathologies fréquentes mais négligées

Les aînés ne sont pas à l'abri des troubles psychiques, loin de là… Dans de nombreuses études, la fréquence de la dépression du sujet âgé s'établit à des taux relativement bas, autour de 5 à 7 %. Mais, selon la Société française de gériatrie et gérontologie (SFGG), 15 à 30 % des sujets âgés présenteraient en réalité des symptômes dépressifs significatifs, ceux qui vivent en institution étant particulièrement concernés. Non seulement ils seraient enclins à taire leurs difficultés, mais leurs troubles psychiques, se présentant sous des formes hétérogènes et souvent atypiques, passeraient inaperçus dans 40 à 70 % des cas.

Des vulnérabilités spécifiques

Vieillir n'est pas une sinécure. Le corps n'est plus aussi fidèle, et il faut supporter douleurs chroniques, fatigue, maladie, atteintes de la mobilité et des performances, voire handicap ou perte d'autonomie… À ces défaillances s'ajoutent souvent des épreuves douloureuses, comme la perte de revenus, l'isolement ou le deuil.

La crise du vieillissement

Il faut donc faire le deuil de l'image de l'« ancien soi », ce qui demande un travail psychique long et difficile, mais aussi accepter que l'horizon de la fin de vie se rapproche. Rien d'étonnant à ce que beaucoup de sujets âgés connaissent une crise du vieillissement accompagnée d'un profond mal-être.

Reconnaître la dépression

La dépression et les troubles anxieux peuvent être masqués par des pathologies intriquées. Ils peuvent s'exprimer par des douleurs, une fatigue, des troubles de la mémoire et de la concentration, une augmentation de la dépendance que l'on attribue volontiers à des maladies déjà présentes. De même, le repli sur soi, la tristesse, la perte d'envie, le manque d'appétit, les troubles du sommeil, l'irritabilité voire l'agressivité ou la tendance à se sentir persécuté peuvent être interprétés comme des signes de vieillissement et non comme des symptômes dépressifs.

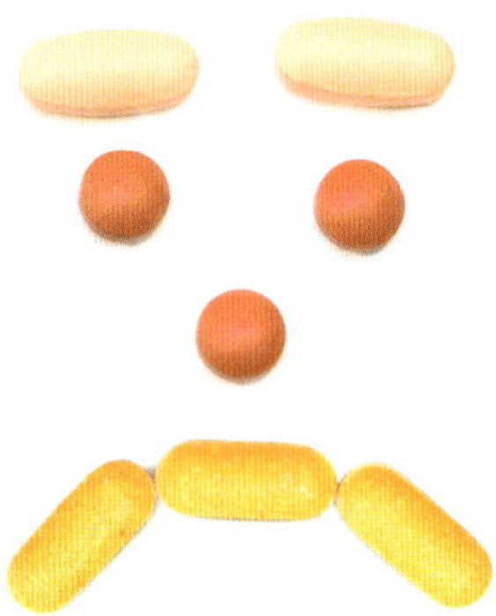

Une nécessaire prise en charge

La dépression altère profondément la qualité de vie et constitue le principal facteur de risque de suicide, particulièrement élevé chez les sujets âgés. Il ne faut pas hésiter à demander de l'aide pour soi et/ou pour un proche. Il est important d'en parler à son médecin traitant, qui orientera si nécessaire vers un psychothérapeute. Contrairement à une idée reçue, la psychothérapie peut être bienfaisante à ces âges si l'on trouve le bon praticien. Les psychotropes, antidépresseurs ou anxiolytiques, peuvent représenter une aide, mais ils sont d'un maniement très délicat chez les personnes âgées en raison d'effets indésirables accrus et d'interactions avec les autres traitements. ■

Attaque de panique : plus de peur que de mal ?

Si impressionnantes qu'elles soient, les attaques de panique sont physiquement sans danger. Il est néanmoins essentiel d'apprendre à les désamorcer et de traiter l'anxiété sous-jacente, pour ne pas vivre avec la peur qu'elles ne se renouvellent.

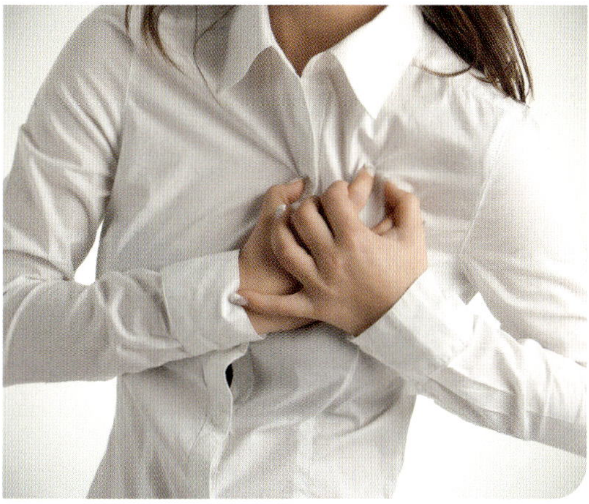

La première attaque, vécue comme une urgence

Souffle coupé, boule dans la gorge, douleur thoracique, palpitations, vertiges, tremblements, etc., l'attaque de panique (ou crise d'angoisse aiguë) est une expérience terrible, qui peut donner une sensation de perte de contrôle et de mort imminente. Elle dure la plupart du temps une dizaine de minutes et peut survenir sans raison ni facteur déclenchant, n'importe quand, y compris en plein sommeil.

Face à l'intensité des symptômes, une prise en charge en urgence est souvent nécessaire la ou les premières fois pour rassurer et, surtout, pour éliminer l'éventualité d'une cause grave comme l'infarctus du myocarde. L'évaluation médicale et les examens (électrocardiogramme, analyses sanguines), s'ils se révèlent rassurants, conduisent au diagnostic d'attaque de panique.

Que faire ?

Après un ou deux épisodes, la personne et son entourage apprennent à reconnaître les signes d'une attaque : ils savent qu'elle ne met pas la vie en danger et qu'elle est transitoire.

Si les crises se répètent (on parle alors de trouble panique), une prise en charge est nécessaire pour éviter l'installation d'une crainte permanente menant à des conduites d'évitement voire à une agoraphobie – l'impossibilité de sortir de chez soi de peur qu'un malaise ne survienne dans la rue ou dans un autre lieu public.

Calmer la crise par la respiration

Pendant une attaque de panique, le corps est en état d'alerte, marqué par une accélération des rythmes cardiaque et respiratoire. Les techniques psychocorporelles (sophrologie, relaxation, méditation, cohérence cardiaque...) enseignent à modifier le rythme respiratoire pour mettre l'organisme au repos et apaiser rapidement la crise (voir p. 216).

En complément

- Chez certaines personnes, le manque de sommeil ou la caféine (café, thé, boissons au cola, etc.) sont des facteurs favorisants sur lesquels on peut agir. Certains médicaments ou leur arrêt (sevrage) pourraient être en cause.
- Les anxiolytiques sont utiles en cas de crise très forte ou prolongée. Lorsque la crise survient dans une circonstance précise (examen, intervention en public), le médecin peut éventuellement prescrire un médicament bêtabloquant (hors contre-indications) à prendre 45 minutes avant l'épreuve.

Éviter l'installation d'un trouble panique

Lorsque les crises se succèdent, une TCC (thérapie comportementale et cognitive, voir p. 179) est indiquée, en plus d'autres mesures (relaxation, sophrologie...). Elle peut être associée à un traitement de fond, le plus souvent à base d'antidépresseurs, qui permet de prévenir les crises. ■

Tombe-t-on vraiment plus souvent malade en hiver ?

En la matière, l'expérience n'est pas trompeuse. Nous sommes effectivement plus souvent malades en hiver qu'aux beaux jours. Les virus des rhinopharyngites, des grippes ou des gastro-entérites aiment le froid. Et ils profitent de nos logis calfeutrés pour se propager.

Un mode de vie propice à la contamination

La dissémination virale s'effectue essentiellement de trois façons :

- par contact direct, lorsqu'on s'embrasse ou qu'on échange une poignée de main ;
- par inhalation, quand, à la faveur d'un éternuement ou d'un accès de toux, des microgouttelettes infestées de germes se retrouvent en suspension dans l'air ;
- lorsqu'on touche des objets contaminés (poignées de porte, boutons d'ascenseur, machines à café…) ;

La mathématique épidémique est simple : plus nous sommes nombreux dans un lieu clos et non aéré, plus la charge virale environnante risque d'être grande et plus le risque de contracter une maladie infectieuse est important. Or, l'hiver, nous passons beaucoup plus de temps dans des intérieurs calfeutrés…

Le coup de froid n'existe pas

Le froid en lui-même ne rend pas malade, ce sont les germes hivernaux qui sont responsables. Il n'empêche, l'injonction des mères anxieuses « *Mets ton écharpe pour ne pas attraper froid* » n'est pas dénuée de bon sens, à condition que l'écharpe couvre la bouche et le nez. Pour être précis, il faudrait dire : « *Mets ton écharpe sur ta bouche et ton nez pour réchauffer tes muqueuses respiratoires et faire barrière aux microbes.* »

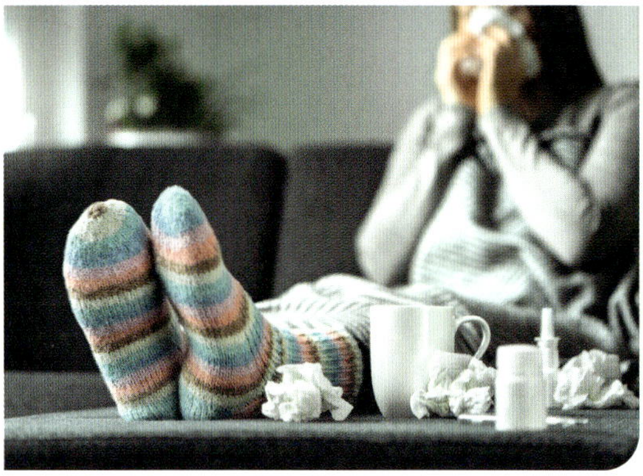

Les célèbres gestes barrières

Chacun désormais connaît les mesures à adopter pour limiter le risque infectieux : ouvrir régulièrement les fenêtres, se laver les mains fréquemment, utiliser des mouchoirs jetables, tousser dans son coude, éviter les embrassades et porter un masque quand on est malade pour ne pas contaminer les autres.

Des virus plus coriaces ?

La plupart des virus prospèrent entre 0 et 10 °C. Le froid pourrait augmenter leur résistance en épaississant leur membrane extérieure. Par ailleurs, certains scientifiques estiment que les rayons ultraviolets et les hautes températures pourraient les fragiliser, or le temps d'ensoleillement l'hiver est réduit.

Un organisme plus sensible ?

C'est un point qui n'est pas entièrement tranché par la communauté scientifique, mais nous serions aussi plus vulnérables l'hiver. Le froid fragiliserait notamment les muqueuses des voies respiratoires (nez, bouche, pharynx), asséchées par le transfert de chaleur entre l'intérieur du corps et l'extérieur. Cela rendrait l'appareil respiratoire plus sensible aux infections. Par ailleurs, le manque d'ultraviolets peut provoquer une carence en vitamine D, dont on sait que c'est une substance importante pour stimuler les mécanismes de défense immunitaire. ■

Un mal de gorge qui ne passe pas, c'est une angine qui nécessite des antibiotiques ?

Douleur fréquente et banale, le mal de gorge est un symptôme qui disparaît habituellement de lui-même en 7 à 10 jours sans qu'il soit utile de consulter un médecin. Le recours à des antibiotiques est très rarement nécessaire.

Quelles sont les causes du mal de gorge ?

Le mal de gorge est le symptôme de différentes affections. Généralement, les douleurs proviennent du fond de la gorge, du pharynx ou des amygdales et sont plus vives à la déglutition.

Une infection virale dans la majorité des cas

Dans plus de 80 % des cas, le mal de gorge est provoqué par une infection virale. Il est quelquefois d'origine bactérienne (streptocoque de type A, le plus souvent), plus rarement d'origine fongique (*Candida albicans*). L'infection entraîne une inflammation : les muqueuses sont rouges, gonflées et douloureuses. Une fièvre est également fréquente. Si le mal de gorge s'accompagne d'un nez qui coule, il s'agit généralement d'une banale rhinopharyngite – un rhume. Si la douleur provient des amygdales, on parle d'angine.

Les autres causes

- Le mal de gorge peut être d'origine allergique, lié aux pollens, aux poils d'animaux ou encore aux acariens.
- Les polluants atmosphériques, les poussières ou encore la fumée de tabac sont des substances irritantes pour la gorge.
- En cas de reflux gastro-œsophagien (RGO), affection assez courante, les remontées acides peuvent atteindre le pharynx, provoquant diverses manifestations ORL et respiratoires, notamment des brûlures dans le fond de la gorge.

Que faire pour calmer un mal de gorge ?

Qu'il s'agisse d'un rhume ou d'une angine, des mesures simples peuvent soulager. Boire beaucoup, notamment des boissons chaudes comme des tisanes au thym et au miel aux vertus antiseptiques, apaise et évite la déshydratation induite par la fièvre. Sucer des pastilles au miel ou aux plantes ou un simple bonbon à la menthe procure aussi du soulagement.

Quels médicaments ?

- Si la douleur est vraiment lancinante, le paracétamol est à privilégier. Les médicaments anti-inflammatoires non stéroïdiens tel l'ibuprofène sont à oublier, tout comme les corticoïdes : ils ont des effets indésirables et aggraveraient les infections. Les pastilles ou sprays à base d'anesthésiques locaux sont moins efficaces que le paracétamol et exposent à un risque de fausse route.
- En cas d'angine bactérienne, des antibiotiques peuvent être prescrits. Dans le doute et pour éviter des prises inutiles, un test de détection rapide du streptocoque A peut être réalisé chez le médecin ou le pharmacien. Mais ces médicaments sont surtout indiqués si la virulence des symptômes ou le profil du patient font craindre des complications.
- Si le mal de gorge est lié à une allergie, un traitement par antihistaminique peut être indiqué.
- En cas de RGO, des médicaments anti-reflux peuvent soulager mais le traitement doit être le plus court possible. ■

Quand consulter ?

- Si le mal de gorge est intense, s'aggrave ou persiste depuis 5 jours sans amélioration.
- S'il s'accompagne de difficultés à parler, à respirer, à manger et à boire.
- Si un gros ganglion s'est formé dans le cou.
- Si la douleur gêne les mouvements de tête, si elle s'accompagne d'un torticolis.
- Si le patient est un nourrisson, une femme enceinte, une personne à risque de complications (maladie chronique, diminution des défenses immunitaires, etc.).

Il y a de plus en plus d'allergies. Vrai ou faux ?

L'OMS (Organisation mondiale de la santé) place les allergies au quatrième rang des pathologies chroniques dans le monde, et estime qu'elles pourraient affecter la moitié de la population mondiale en 2050. Selon l'assurance maladie, 25 à 30 % des Français seraient concernés. Toutes les familles ou presque y sont confrontées, et leur forte progression est considérée comme un fait avéré.

Des données épidémiologiques incomplètes

Trop souvent fragmentaires, les informations épidémiologiques disponibles ne permettent pas de dresser un tableau précis. Les allergies ne font d'ailleurs que depuis peu l'objet d'une description unifiée dans la Classification internationale des maladies (CIM) utilisée par l'OMS pour établir ses statistiques (onzième révision, effective en 2022).

Pourquoi un tel manque de reconnaissance ? D'abord, parce qu'on a tendance à banaliser les symptômes les plus bénins, qui passent souvent sous les radars alors qu'ils peuvent augurer de formes plus graves. Ensuite, parce que la caractérisation des pathologies allergiques ne va pas de soi.

Un mécanisme commun, mais une grande diversité

Les allergies sont toujours liées à une réaction immunologique excessive et inappropriée de l'organisme exposé à une substance étrangère (un allergène), qui intervient après une période de sensibilisation. Mais, au-delà de ce point commun, elles sont très polymorphes.

Non seulement un même allergène est susceptible de provoquer des manifestations très diverses, mais aucun symptôme n'est propre à l'allergie : la rhinite, l'asthme, l'eczéma, l'urticaire, l'œdème de Quincke, etc., peuvent tous avoir une autre origine. L'hétérogénéité de la prise en charge ne facilite pas non plus l'émergence d'une vision globale. Néanmoins, tous les indicateurs sont bel et bien dans le rouge !

Le poids des facteurs environnementaux

Comment expliquer cette flambée des allergies ? Multifactorielles, ces maladies naissent

Quelques chiffres

Dans le monde, la prévalence des allergies varie de 10 à 40 % selon les pays. En 2016, l'Académie européenne d'allergologie et d'immunologie clinique (EAACI, *European academy of allergy and clinical immunology*) a estimé que plus de 150 millions d'Européens souffraient d'une allergie chronique. Les réactions allergiques sévères auraient été multipliées par sept en Europe entre 2005 et 2015. L'EAACI prévoit qu'un Européen sur deux sera allergique en 2025.

- Les allergies respiratoires sont les plus fréquentes. La rhinite allergique affecte de 10 à 30 % de la population adulte mondiale, et jusqu'à 40 % des enfants. En France, sa prévalence s'établit autour de 15 à 20 %. L'asthme est un peu moins répandu (prévalence européenne de 5 à 12 %). Le nombre d'asthmatiques dans le monde s'élèverait à plus de 300 millions, et devrait atteindre 400 millions en 2025 selon les projections.
- Au niveau mondial, de 15 à 30 % des enfants et de 2 à 10 % des adultes présenteraient un eczéma atopique. Son incidence aurait été multipliée par deux à trois dans les pays industrialisés en trois décennies.
- Les allergies alimentaires atteignent entre 3 et 6 % des enfants dans les pays développés.

de la conjonction d'un « terrain allergique » déterminé génétiquement et de facteurs environnementaux. L'évolution des modes de vie est pointée du doigt.

Dans les allergies respiratoires

Les acariens et les moisissures responsables d'allergies respiratoires prolifèrent dans les habitations bien isolées mais souvent mal ventilées. Nous serions aussi exposés à une plus grande concentration et/ou à une plus grande variété d'allergènes, issus des animaux familiers mais aussi de pollens. Le réchauffement climatique engendre d'ores et déjà un début plus précoce de la pollinisation dans différents pays. À terme, il pourrait entraîner une modification de la répartition géographique des végétaux et une plus grande exposition aux pollens d'espèces allergisantes comme l'ambroisie.

Les experts ont par ailleurs mis en évidence un lien entre pollution automobile et augmentation de la fréquence de l'asthme chez l'enfant. Le tabagisme ainsi que la pollution à l'intérieur des habitations, due notamment aux produits ménagers et de bricolage, sont aussi mis en cause dans les allergies respiratoires. Le contact direct avec ces substances chimiques est également responsable d'allergies cutanées.

Enfin, il existe des liens entre surpoids ou obésité et allergies, des études ayant par exemple mis en évidence un risque plus élevé d'asthme chez les enfants en surpoids.

Dans les allergies cutanées

Le contact avec les nombreuses substances chimiques contenues dans les produits d'entretien, les produits de bricolage ou les cosmétiques participe très probablement à la hausse des manifestations allergiques cutanées. En cause, surtout, les conservateurs, dont les redoutables MIT (méthylisothiazolinone) et MCIT (méthylchloroisothiazolinone), de la famille des isothiazolinones, les substances parfumantes ou celles qui entrent dans la composition des teintures capillaires.

Dans les allergies alimentaires

Les facteurs nutritionnels sont aussi examinés à la loupe. L'âge de diversification des repas chez le nourrisson pourrait être corrélé à

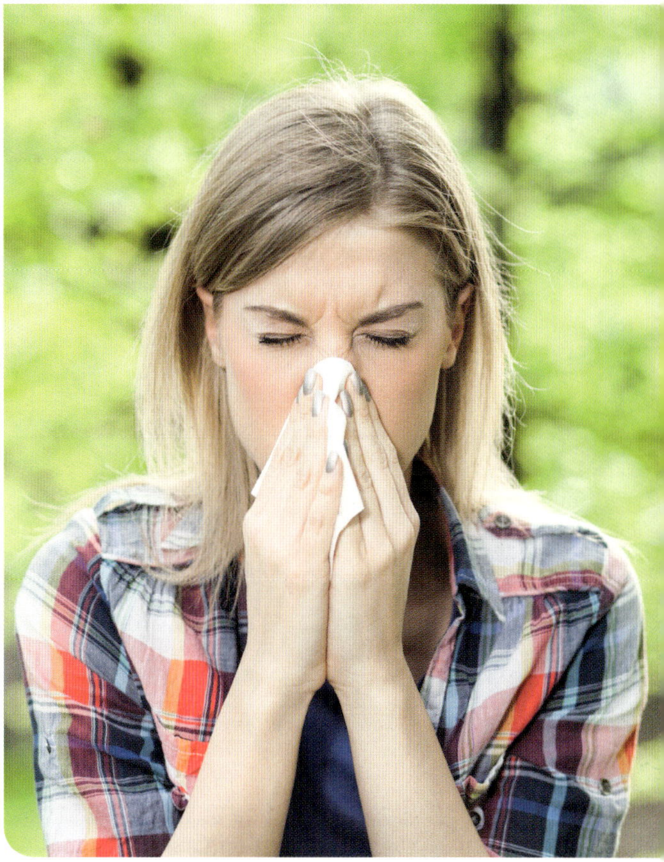

l'augmentation des allergies alimentaires mais aussi de l'eczéma de l'enfant. Une introduction trop précoce (avant 4 mois) ou, à l'inverse, trop tardive (après 6 mois) pourrait constituer un facteur favorisant (voir encadré p. 195).

À l'échelle des populations, diverses hypothèses relient la montée en puissance des allergies alimentaires à des évolutions dans la composition des repas (consommation accrue d'arachides ou de fruits exotiques, possible lien avec l'alimentation ultratransformée).

Des mécanismes mal compris

Les mécanismes en cause restent mal élucidés, car ils font intervenir des interactions complexes entre facteurs environnementaux et facteurs endogènes (propres à l'individu). Les polluants atmosphériques, qui irritent les muqueuses respiratoires, sont aussi soupçonnés d'exacerber l'allergénicité des pollens. Ils induiraient de plus des modifications, dites épigénétiques, de l'activité des gènes liés à l'allergie.

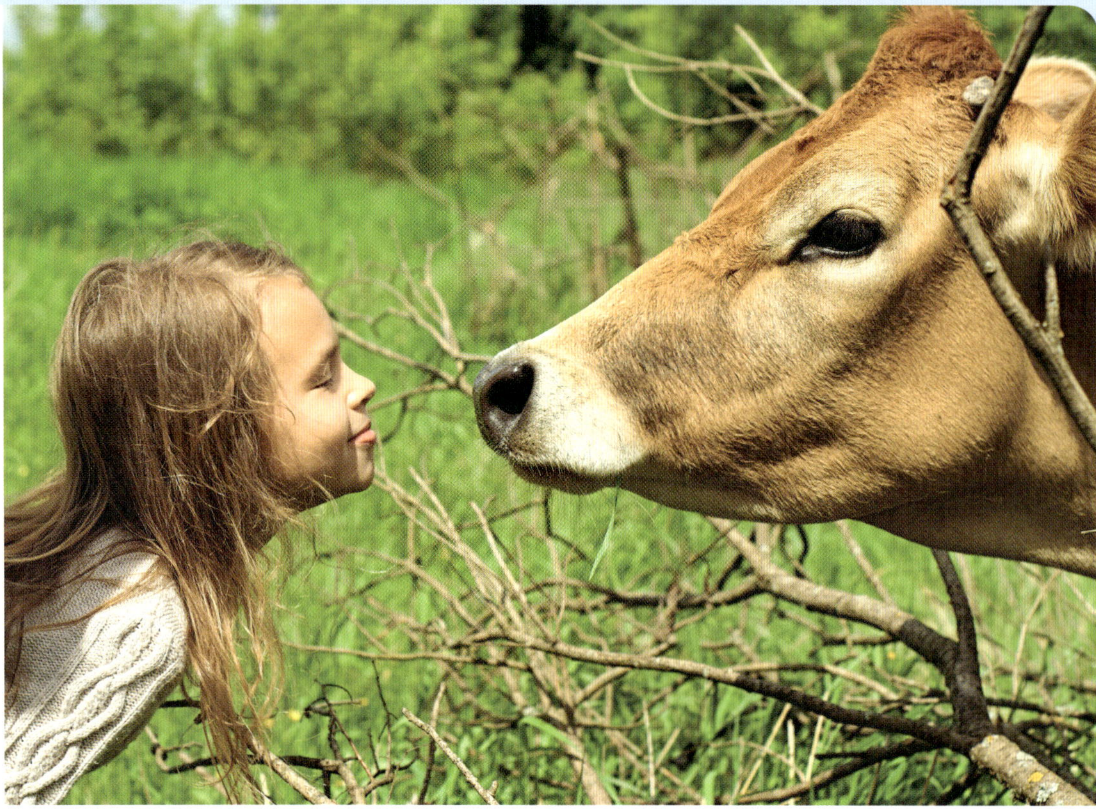

La relation entre obésité et allergies respiratoires pourrait s'expliquer par des modifications fonctionnelles des poumons, des anomalies métaboliques ou des mécanismes inflammatoires.
Le lien entre exposition aux agents microbiens et développement des allergies est par ailleurs exploré depuis une trentaine d'années avec l'hypothèse hygiéniste (voir encadré) et, plus récemment, avec celle du microbiote intestinal.

La piste du microbiote

Des études ont montré que nos modes de vie conduisent à une baisse globale de l'exposition aux micro-organismes. Sont incriminées la diminution des activités physiques en extérieur et des contacts avec la nature et les animaux, mais aussi l'augmentation de la consommation d'aliments transformés, pasteurisés ou stérilisés. Il en résulte un appauvrissement de la diversité du microbiote humain, en particulier des germes qui composent les flores intestinale et cutanée.
En 2015, une étude de l'Institut Pasteur a révélé que, chez la souris, les microbes qui vivent en symbiose dans l'intestin agissent sur le système immunitaire pour bloquer les réactions allergiques. Les altérations du microbiote semblent se traduire par un dérèglement du système immunitaire et par des phénomènes inflammatoires propices aux allergies. ■

La théorie hygiéniste

La théorie hygiéniste, qui relie le développement des allergies dans les pays industrialisés à l'amélioration du niveau d'hygiène, a longtemps eu le vent en poupe. Cette théorie semblait notamment corroborée par des études mettant en évidence une moindre fréquence des allergies chez les enfants élevés dans des fermes au contact d'animaux, et donc de plus d'agents microbiens. Pour expliquer l'augmentation du risque d'allergies, on a suggéré que vivre en milieu trop aseptisé durant la petite enfance induisait un dérèglement dans l'« éducation » du système immunitaire, le conduisant à se tromper de cible. Les infections infantiles auraient donc eu un rôle protecteur.

L'allergie à l'iode, ça n'existe pas ?

Bien que différents produits contenant de l'iode puissent entraîner des allergies, l'iode en lui-même n'est pas directement impliqué dans les réactions observées. Parler d'allergie à l'iode relève donc d'un abus de langage. Mais force est de constater que cette idée reçue a la vie dure, y compris chez certains professionnels de santé…

L'iode, un oligoélément essentiel

L'iode est présent naturellement dans divers aliments : algues, poissons, crustacés et autres fruits de mer ainsi que produits laitiers et œufs, pour l'essentiel. Il est également ajouté au sel de table pour prévenir des carences jadis assez fréquentes. Les sujets « déclarés » allergiques à l'iode après un examen utilisant un produit de contraste iodé peuvent consommer ces denrées ou du sel de table sans problème… Et heureusement, car c'est un oligoélément essentiel à la synthèse des hormones thyroïdiennes !

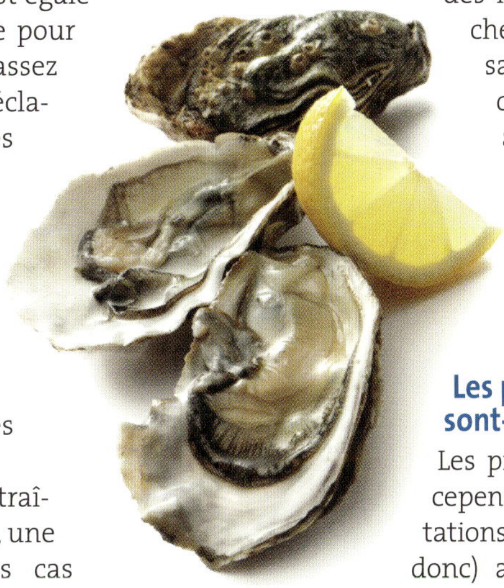

Une carence en iode peut entraîner la formation d'un goitre, une hypothyroïdie et dans les cas graves le crétinisme, pathologie associant retard mental et troubles physiques. Les besoins sont de l'ordre de 150 µg (0,15 mg) par jour chez l'adulte.

Il n'y a pas d'allergie à l'iode

Même s'il est associé à des réactions allergiques, l'iode n'est pas un allergène.

D'autres allergènes responsables

- L'allergie au poisson, aux crevettes ou aux huîtres est provoquée par certaines protéines des muscles et non par l'iode.
- Les réactions induites par la povidone iodée, principe actif d'antiseptiques locaux comme la Bétadine, ne sont pas imputables à l'iode. Elles peuvent être liées à la povidone elle-même ou à un autre agent présent dans ces médicaments.
- L'iode n'est pas non plus en cause dans les allergies aux produits de contraste iodés (PCI) utilisés en radiologie (scanner, imagerie par rayons X), dont les mécanismes restent mal élucidés.

Une méfiance infondée en ce qui concerne l'iode

Par conséquent, le risque de réaction croisée n'existe pas. Une allergie à un aliment riche en iode ou consécutive à l'usage d'un antiseptique iodé ne contre-indique pas le recours à des PCI. La méfiance qui persiste chez certains professionnels de santé – lesquels interdisent cet examen en cas d'allergie au poisson, par exemple – est nocive, dans la mesure où elle prive certains patients d'examens à même d'apporter une aide précieuse au diagnostic.

Les produits de contraste iodés sont-ils dangereux ?

Les produits de contraste peuvent cependant provoquer des manifestations allergiques (non liées à l'iode, donc) allant de réactions cutanées bénignes à des troubles rares mais sévères, comme le choc anaphylactique. Un bilan permettra de confirmer le mécanisme allergique et la responsabilité du produit. Le cas échéant, le PCI incriminé sera proscrit à vie, mais un autre produit de contraste iodé pourra être utilisable.

À noter : l'injection de PCI expose aussi à l'aggravation d'une insuffisance rénale qui, selon des résultats d'études restant hypothétiques, pourrait être prévenue par une hydratation importante et par la prise préventive d'un médicament. ■

L'intolérance au gluten, c'est juste un effet de mode ?

L'intolérance au gluten, ou maladie cœliaque, est une vraie maladie qui impose un régime strict sans gluten. Dans d'autres cas, on parle d'hypersensibilité au gluten : les personnes sont soulagées après avoir supprimé cette protéine de leur alimentation, mais on ignore les mécanismes en cause.

Le gluten omniprésent

Le gluten regroupe des protéines contenues dans des céréales comme le blé, l'orge et le seigle. Si le gluten se trouve naturellement dans les produits issus de ces céréales (pain, pâtes, graine de couscous, farine, biscuits et pâtisseries, etc.), il est également utilisé comme additif dans la préparation de nombreux aliments industriels (sauces soja, mayonnaise, béchamel, etc., saucisses, purée en flocons, poisson pané, certaines viandes, soupes, confiseries, glaces...), dans la bière et dans des médicaments.

L'intolérance au gluten

L'intolérance au gluten fait partie des maladies dites auto-immunes (ce n'est pas une allergie). Elle touche au minimum 1 % de la population française, mais il est difficile d'avancer un chiffre précis car de nombreux malades ne sont pas diagnostiqués comme tels (on estime que 70 à 80 % d'entre eux s'ignorent). Elle peut se déclarer chez le nourrisson dès le sevrage mais apparaît souvent plus tard, généralement avant l'âge de 30 ans.

Une maladie intestinale

L'ingestion de gluten déclenche une réaction du système immunitaire : des anticorps attaquent la paroi de l'intestin grêle et détruisent les villosités, ces replis de la muqueuse de l'intestin. Il en résulte une malabsorption de micronutriments, en particulier du fer, du calcium et des vitamines D et B9 (acide folique).
L'intolérance au gluten se manifeste typiquement par des problèmes digestifs tels que douleurs abdominales, diarrhée, flatulences. Mais peuvent s'ajouter divers signes moins caractéristiques : anémie par carence en fer ou en vitamine B9, fatigue, retard de croissance chez l'enfant, aphtes, douleurs articulaires, maux de tête, éruptions cutanées, douleurs osseuses, amaigrissement.

Le diagnostic

Le diagnostic passe par une analyse de sang à la recherche d'anticorps assez spécifiques de la maladie, les antitransglutaminases, qui sont produits par l'organisme en réponse à l'ingestion de gluten. En cas de résultat positif, une biopsie de l'intestin grêle est réalisée pour confirmer le diagnostic.

L'éviction du gluten

Pour ces personnes intolérantes, le seul traitement passe par l'éviction du gluten, a priori définitive chez l'adulte (l'éviction peut parfois être assouplie chez l'enfant). Une amélioration des symptômes est observée en quelques semaines. Le riz, le maïs, le sarrasin, la pomme de terre, les légumineuses ou la châtaigne offrent des alternatives. De plus en plus de produits « sans gluten » sont proposés dans le commerce, et la présence de gluten doit être signalée sur la liste des ingrédients des denrées alimentaires.

Que penser des autotests ?

Des tests de dépistage de l'intolérance au gluten sont disponibles en pharmacie. Ils sont plutôt fiables, mais ne remplacent pas le diagnostic médical. En cas de résultat positif, voyez votre médecin pour qu'il confirme le diagnostic et vous épaule dans l'éviction du gluten.

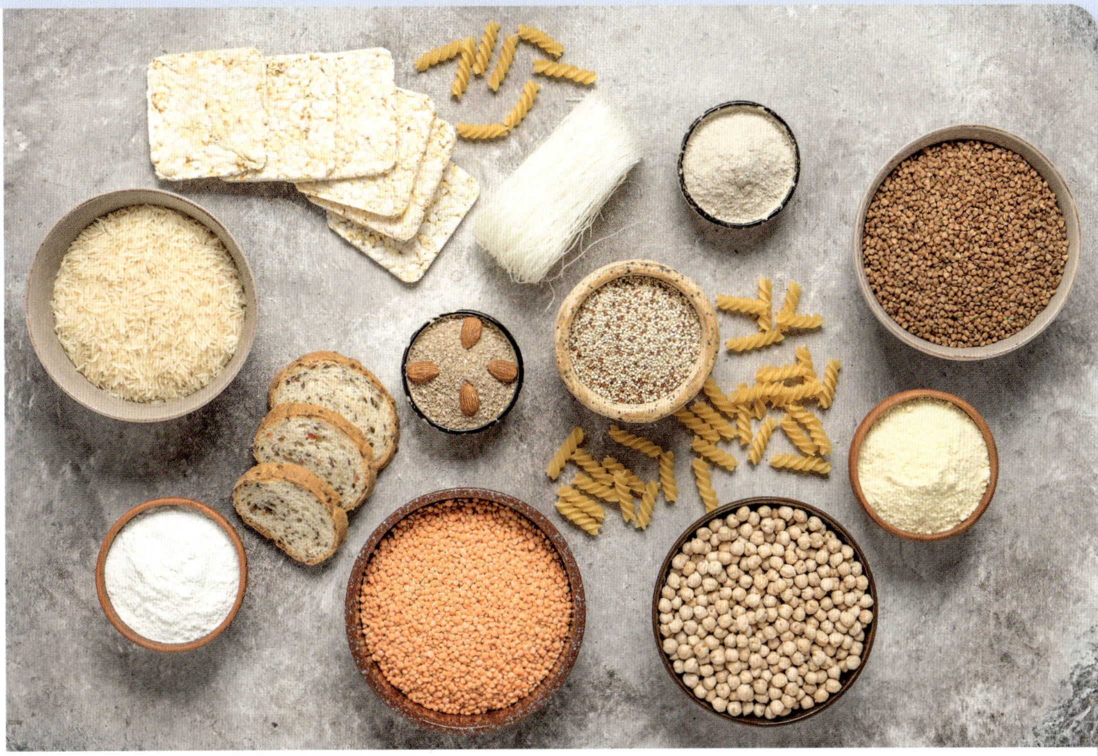

À noter : attention aux pains artisanaux de boulangerie qui s'affichent sans gluten, des tests effectués par Que Choisir en 2020 ont montré la présence de gluten dans deux des références testées.

L'avoine est normalement consommable par la grande majorité des intolérants, mais l'assurance maladie recommande dans ce cas, par prudence, de choisir des produits conçus pour les personnes atteintes de maladie cœliaque.

L'hypersensibilité au gluten

Sans être intolérantes au gluten (analyses médicales négatives), certaines personnes souffrent de symptômes proches qui, constatent-elles, s'amenuisent ou disparaissent lorsqu'elles éliminent le gluten. Les mécanismes sont encore mal connus, mais plusieurs pistes sont évoquées. Le gluten pourrait accroître la perméabilité de l'intestin sans pour autant générer les lésions intestinales propres à la maladie cœliaque. Il pourrait aussi déséquilibrer le microbiote, provoquant des troubles intestinaux. Peut-être n'est-il pas le vrai responsable de ces désagréments : sont ainsi évoqués certains glucides (Fodmaps, voir encadré p. 113) et d'autres protéines présentes dans les mêmes aliments que le gluten.

Si les examens montrent l'absence de maladie cœliaque, le diagnostic de « sensibilité au gluten non cœliaque » est posé dès lors que les symptômes disparaissent avec l'éviction du gluten et réapparaissent lorsqu'il est réintroduit dans l'alimentation. Bien souvent, le régime peut être moins strict que pour l'intolérance, une petite quantité de gluten restant tolérée.

Éliminer le gluten alors qu'on n'a aucun symptôme ?

Les régimes sans gluten ont la cote, et nombreux sont les médias et les célébrités qui vantent l'éviction du gluten de l'alimentation. Mais, en l'absence de maladie cœliaque ou d'hypersensibilité au gluten, rien n'a prouvé qu'un tel régime soit utile. Éliminer tous les aliments contenant du gluten conduit à une alimentation moins variée (comme tous les régimes « sans »), qui peut être à l'origine de carences en vitamines et en minéraux. Par ailleurs, les produits de substitution sans gluten du commerce sont souvent moins riches en fibres, plus riches en glucides, et leur index glycémique a tendance à être plus élevé, ce qui est un problème pour les diabétiques. ■

L'intolérance au lactose interdit tout produit laitier. Vrai ou faux ?

De 30 à 50 % des adultes présenteraient une intolérance au lactose selon l'assurance maladie, mais à des degrés très variables. En pratique, rares sont les personnes qui doivent évincer tous les produits laitiers.

Digérer ou non le lactose

Le lactose est le sucre principal du lait. Au niveau de l'intestin, il est digéré par une enzyme appelée lactase, qui le transforme en deux sucres de plus petite taille facilement absorbés par la paroi intestinale. Si les bébés et les enfants digèrent parfaitement le lactose (hors maladie génétique très rare), la production de lactase peut diminuer chez l'adulte.

Chez ceux qui n'ont plus assez de lactase, une partie du lactose absorbé et non digéré se retrouve dans l'intestin grêle, où il fermente, ce qui provoque gaz, diarrhée et douleurs abdominales entre 30 minutes et 2 heures après absorption. Il existe divers degrés de sévérité de ces symptômes, en fonction de la quantité de lactase encore produite par chaque individu.

Continuer à consommer des produits laitiers

Être intolérant au lactose ne signifie pas qu'il faut se priver de tous les produits laitiers. Outre leur intérêt culinaire, le lait et ses dérivés sont la principale source de calcium, même si d'autres aliments en fournissent également (légumineuses, chou, sardines en boîte, amandes, eaux minérales calciques, etc.). La tolérance au lactose dépend chez chacun de l'activité résiduelle de la lactase et de la quantité de lactose absorbée.

Quel est votre seuil de tolérance au lactose ?

Pour le déterminer, faites-vous si possible aider par un diététicien ou un médecin nutritionniste. La méthode consiste à éliminer durant 15 jours le lait, les produits laitiers et les produits industriels contenant du lactose (voir l'étiquetage). Puis la quantité de lactose est réintroduite progressivement, ce qui permet de déterminer le moment où les symptômes apparaissent et donc la dose maximale tolérée.

Plus ou moins de lactose

De façon générale, plus le produit est transformé, moins il contient de lactose. C'est dans le lait qu'il y en a le plus, tandis qu'il n'y en a quasiment pas dans le beurre et les fromages à pâte dure (comté, gruyère...). Les yaourts sont bien tolérés, car les bactéries vivantes qu'ils renferment améliorent la digestion du lactose. Les liquides (lait) sont moins bien supportés car ils passent rapidement dans les intestins. Pour la même raison, les produits laitiers sont mieux supportés s'ils sont consommés au cours d'un repas plutôt qu'à jeun. Dans l'idéal, répartissez-les sur les trois repas et ne faites pas d'excès.

À savoir : il existe des laits et produits laitiers délactosés, dont les teneurs en calcium et en protéines sont identiques à celles des laitages standards. Et, si vous savez que vous allez faire un écart, la prise d'un complément alimentaire à base de lactase synthétique (vendu en pharmacie) avant le repas permet de digérer les laitages (son effet se limite à 45 minutes). ■

Ne pas confondre

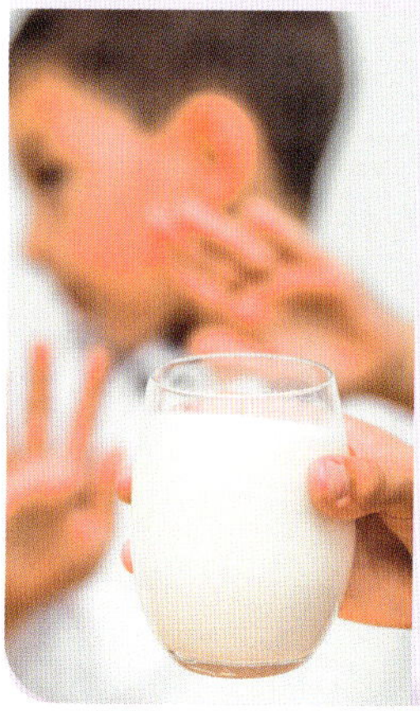

L'intolérance au lactose est tout à fait différente de l'allergie aux produits laitiers, qui concerne plus particulièrement les enfants, et qui est le plus souvent due à une réactivité anormale du système immunitaire aux protéines de lait de vache.

La dénutrition, pas si rare chez les personnes âgées ?

La dénutrition est mal connue et sous-diagnostiquée en France, sans doute parce qu'on la rattache essentiellement aux pays pauvres et que la problématique du surpoids et de l'obésité domine en santé publique. Pourtant, plus de 2 millions de personnes seraient dénutries, parmi lesquelles une majorité de personnes âgées.

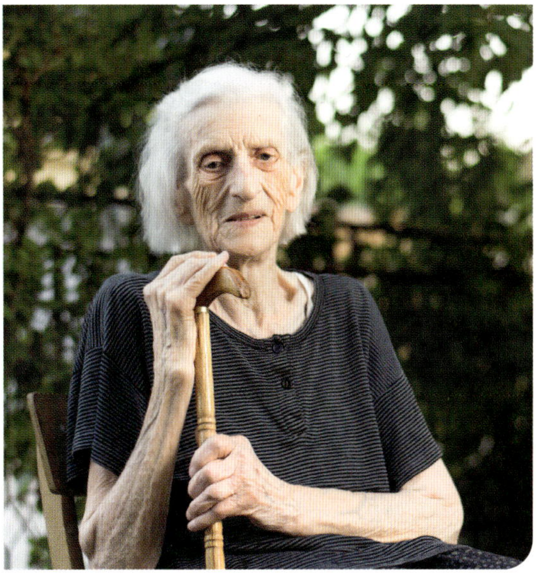

Les raisons de la dénutrition

Si des maladies chroniques, les cancers ou l'alcoolisme sont des causes de dénutrition sans lien avec l'âge, le vieillissement conjugue de nombreux facteurs de risque. Les résidents d'Ehpad sont les premiers concernés (30 à 40 % d'entre eux), mais les personnes qui vivent à leur domicile ne sont pas épargnées (5 à 10 %).

Des difficultés physiques

Les douleurs rhumatismales, les troubles de la marche, les tremblements ou la fatigue compliquent les déplacements mais aussi la préparation des repas. S'ajoutent à cela les pathologies cognitives altérant la mémoire, l'orientation, les prises de décisions, qui compromettent les actes de la vie quotidienne : faire ses courses, cuisiner, se mettre à table, etc.

Des problèmes bucco-dentaires

Le mauvais état des dents ou des gencives comme les troubles de la déglutition conduisent à moins manger ou à limiter les catégories d'aliments comme la viande ou les crudités, qui exigent plus de mastication. Les troubles digestifs, plus fréquents avec l'âge, découragent également.

Moins d'appétit, moins d'envies

On mange moins quand on est malade, mais le vieillissement induit aussi une diminution des sensations de faim et de soif ainsi qu'une satiété plus rapide, alors que les besoins nutritionnels sont inchangés (voir aussi p. 272). L'appétit est moins stimulé, car les odeurs et les goûts peuvent être moins bien perçus. La solitude ne donne pas envie de cuisiner et ôte le

Des priorités qui changent

Chez les personnes âgées sévèrement dénutries, les carences nutritionnelles et les complications qui s'ensuivent sont considérées comme plus graves que les risques liés aux excès de sucre, de graisses ou de sel. Les plats sont enrichis en matières grasses et les gourmandises sucrées ne sont plus diabolisées. En cas de maladie comme le diabète ou l'hypertension, les contraintes alimentaires sont souvent assouplies. Le sucre n'est pas interdit aux diabétiques s'il est consommé en quantité raisonnable et en fin de repas plutôt qu'à jeun. Chez l'hypertendu, les recommandations sur le sel peuvent être moins sévères car une diminution excessive affadit l'alimentation et fait perdre l'appétit.

plaisir de se mettre à table. Le changement des habitudes de vie, l'entrée en institution notamment, la perte du conjoint ou des difficultés financières amènent aussi à moins manger ou à mal se nourrir.

Les médicaments
Ils peuvent couper l'appétit, diminuer la salivation, altérer les goûts, donner des nausées ou entraîner une somnolence qui fait que l'on néglige certains repas.

Les conséquences de la dénutrition

La dénutrition est en soi un facteur de fragilité par ses effets sur l'état de santé général. Elle accroît le risque de complications de maladies existantes, accélère la fonte musculaire (sarcopénie), ce qui diminue les capacités physiques et augmente le risque de chute, altère l'immunité et la capacité à récupérer après une maladie, une fracture, une hospitalisation... En gériatrie, c'est l'un des critères qui définit la fragilité au même titre que la sédentarité, la lenteur de la marche ou la sarcopénie.

Comment la repérer ?

La perte de poids est le signe le plus évident d'une dénutrition, y compris chez les personnes en surpoids : on peut être dénutri ou malnutri tout en étant en surcharge pondérale. Il est donc recommandé de se peser régulièrement, environ une fois par mois si l'on se sait à risque (vous sentez que vous avez moins d'appétit, vous ne finissez pas votre assiette, vous ne consommez que rarement de la viande,

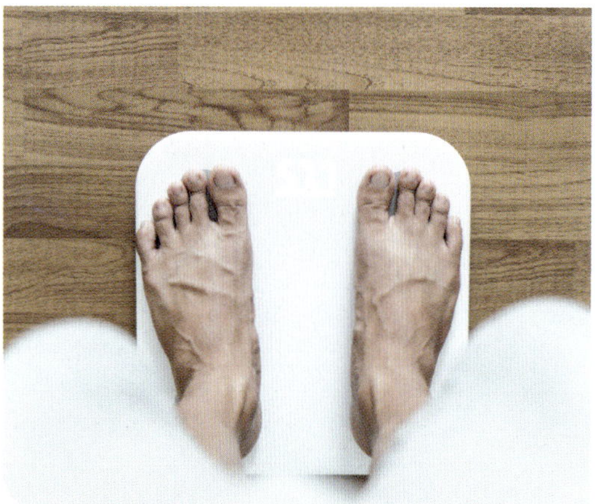

des œufs ou du poisson, etc.). Une perte involontaire de 5 % de son poids en un mois ou de 10 % en six mois doit alerter. Un IMC (indice de masse corporel, voir aussi p. 273) trop bas est également un indicateur. On le calcule en divisant le poids (kg) par la taille (m) au carré. Chez les plus de 70 ans, les valeurs normales sont comprises entre 21 et 27 (18,5 à 24,99 chez l'adulte plus jeune).
Chez le médecin de ville ou en institution, le dépistage de la dénutrition repose aussi sur l'évaluation de la masse musculaire et de la masse grasse, éventuellement sur des analyses biologiques concernant les protéines circulantes et sur des questionnaires alimentaires.

Lutter contre la dénutrition

Les interventions ne sont pas strictement nutritionnelles, puisque la dénutrition est multifactorielle. Une consultation, si nécessaire dans le cadre d'un bilan de fragilité, peut aider à repérer les points sensibles. Des soins bucco-dentaires, une révision des prescriptions de médicaments, l'organisation d'une activité physique adaptée (qui peut jouer sur l'appétit et limiter la perte musculaire), la prise en charge d'une éventuelle dépression, la mise en place d'aides à domicile et le portage des repas font partie des mesures s'ajoutant aux conseils alimentaires.

Enrichir son alimentation
La dénutrition est souvent qualifiée de protéino-énergétique, car les déficits portent sur la ration calorique globale mais aussi, bien souvent, sur l'apport en protéines. L'enrichissement de l'alimentation vise à augmenter l'apport énergétique et protéique quotidien sans accroître le volume des repas (il est difficile de manger plus). L'aide d'un nutritionniste peut être utile pour trouver des modes de préparation adaptés aux difficultés et aux goûts de chacun.

- Si on mange peu de viande ou de poisson frais, d'autres sources de protéines sont faciles à consommer et peu onéreuses : œufs, jambon, fromage, thon ou sardines en boîte, laitages, légumineuses (lentilles, pois chiches, haricots rouges...) à associer à des céréales (voir aussi p. 244).

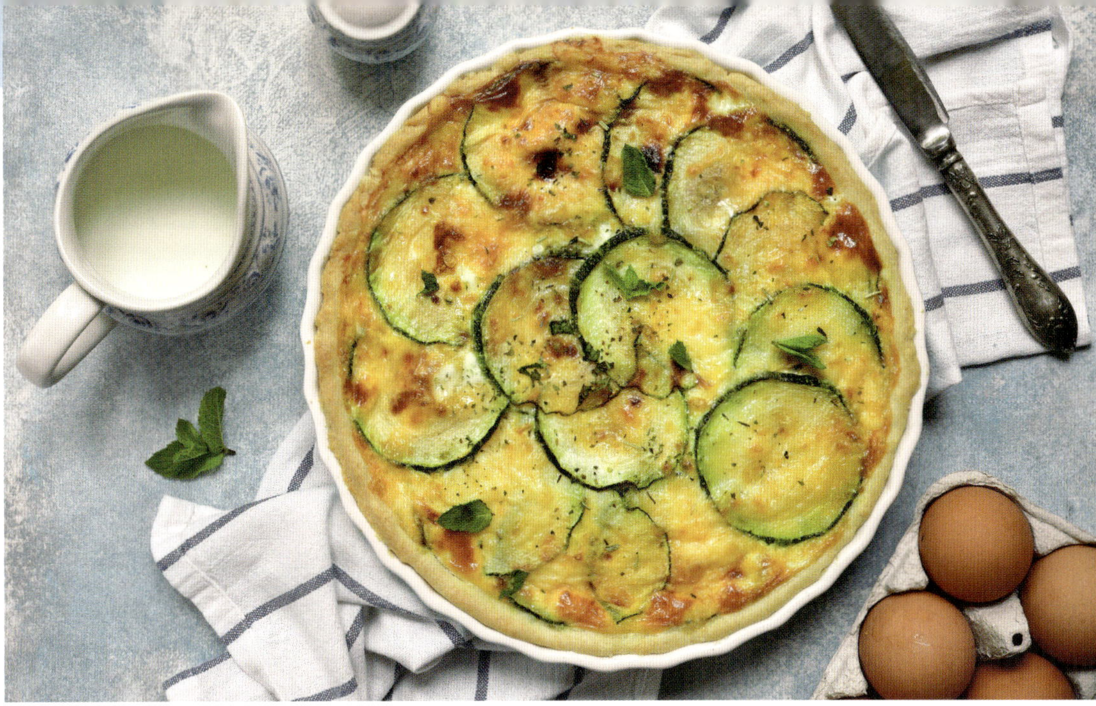

- La poudre de lait entier à ajouter à du lait, les jus de fruits, la sauce béchamel ou les potages ainsi que le lait concentré entier sont recommandés pour leur apport calorique et protéique.
- Pour densifier l'alimentation, on peut ajouter des pâtes, des croûtons, du tapioca aux potages.
- Les épices, les fines herbes, l'ail, les condiments ou le citron relèvent le goût des aliments et ouvrent l'appétit.
- Le gras est aussi un exhausteur de goût : les légumes sont meilleurs avec une noix de beurre ou une cuillerée de crème fraîche.
- Fractionner les repas en ajoutant une ou deux collations, en milieu de matinée et l'après-midi, peut aider certaines personnes à augmenter la ration calorique quotidienne.
- Un peu d'exercice, comme une marche avant les repas, peut ouvrir l'appétit.

En cas de mastication difficile

Un mauvais état dentaire, la perte de dents, le port de prothèses inefficaces, douloureuses ou instables diminuent la capacité de mastication. Des aliments comme la viande, les légumes et fruits crus sont écartés au profit de préparations molles ou mixées souvent fades. À terme, des déséquilibres sont possibles, notamment un manque de protéines et de fibres.

Voir son dentiste est bien évidemment recommandé. Dans la mesure du possible, mieux vaut ne pas manger exclusivement des aliments hachés et mixés : les préparations solides sont souvent plus savoureuses (on reconnaît mieux le goût des aliments) et le fait de mastiquer même peu stimule la digestion. Certaines viandes deviennent très tendres cuites longtemps à feu doux, beaucoup de poissons ont une texture molle, des aliments comme l'œuf ou la banane sont faciles à mâcher, humidifier la nourriture (en ajoutant une sauce ou un jus, en la trempant dans un bouillon ou une soupe) la ramollit, les légumes tendres comme l'aubergine ou la courgette ainsi que les fruits frais mûrs apportent des fibres et remplacent les purées ou compotes dont on se lasse… ■

Les compléments nutritionnels oraux

Si votre alimentation est insuffisante et que vous ne parvenez pas à manger plus, votre médecin vous prescrira peut-être des compléments qui permettent d'augmenter plus facilement les apports en énergie et en protéines. Ces produits se présentent sous la forme de boissons, de crèmes ou de potages aux parfums variés, à prendre en complément d'un repas (et non en remplacement) ou à distance, comme collations. Ils peuvent être pris en charge par l'assurance maladie.

Appliquer du beurre sur une petite brûlure pour la soigner : un bon conseil ?

Même superficielles, les brûlures sont des lésions de la peau qu'il ne faut pas traiter à la légère. Comme pour toute plaie, les gestes d'asepsie sont essentiels. L'application de beurre est une très mauvaise pratique, qui risque de favoriser une infection.

Qu'est-ce qu'une petite brûlure ?

Blessures qui érodent la peau, les brûlures sont plus ou moins graves selon leur localisation, leur profondeur, leur extension et leur nature. Seules les brûlures superficielles et peu étendues, caractérisées par une peau rouge et douloureuse, les « petites brûlures », peuvent être soignées à la maison. Dès que des cloques surgissent, la brûlure lèse le derme et il faut consulter un médecin.

Les bons gestes

• Placez immédiatement la brûlure sous l'eau fraîche, mais non gelée, pour refroidir la peau et éviter que la lésion ne s'étende. Laissez sous l'eau jusqu'à apaisement de la douleur, environ 10 à 15 minutes.
• Séchez en tamponnant doucement, sans frotter.
• Désinfectez avec un antiseptique non alcoolisé et incolore : n'employez pas d'éosine ni de Bétadine, qui risquent de masquer les signes d'une infection éventuelle.
• Hydratez avec une crème apaisante et cicatrisante (il en existe une large variété en pharmacie).
• Ne couvrez pas la brûlure, un pansement occlusif empêcherait la peau de respirer et favoriserait la macération.

Dans les jours qui suivent, surveillez les signes éventuels d'infection : gonflement, chaleur, accentuation de la rougeur, apparition de fièvre. À la moindre complication, consultez un médecin.

Une brûlure superficielle guérit le plus souvent en moins d'une semaine.
À noter : le coup de soleil est une brûlure cutanée du premier degré qui requiert les mêmes soins. Cependant, si l'érythème concerne plus de 70 % de la surface de la peau, un avis médical est nécessaire.

Les mauvais gestes

• N'appliquez pas de beurre, d'huile, de moutarde, de dentifrice ou tout autre ingrédient farfelu. En la matière, les astuces et remèdes de grand-mère pour soulager le feu des brûlures sont au mieux inopérants, au pire dangereux car ils peuvent infecter la lésion.
• N'utilisez pas de glaçon : il y a risque de vasoconstriction subite (contraction des petits vaisseaux), ce qui peut nuire à la cicatrisation voire, dans les cas extrêmes, provoquer une nécrose de la peau.
• S'il y a une petite cloque, ne la percez surtout pas : vous risquez d'introduire des microbes dans la plaie. ■

Des situations d'urgence

Contactez immédiatement les services de secours (le 15) quand la brûlure :
• a une superficie supérieure à cinq fois la paume de la main ;
• est profonde (peau marron, atteinte des tissus sous-cutanés) ;
• touche les yeux, le visage, le cou, les organes génitaux ;
• forme une cloque mais n'est pas douloureuse (cela signifie qu'elle est profonde) ;
• provoque une syncope, des palpitations cardiaques, des troubles respiratoires ;
• est due à l'inhalation de vapeurs chaudes ou caustiques (brûlure interne) ;
• est d'origine électrique (risques cardiaques, neurologiques...) ou chimique.

Le fond d'œil : un examen à faire régulièrement ?

Le fond d'œil est un examen de dépistage et de surveillance de diverses pathologies oculaires. Il est réalisé à l'occasion de consultations d'ophtalmologie et régulièrement en cas de problème connu.

Un examen de dépistage et de surveillance

Le fond d'œil permet d'examiner la rétine, en particulier la macula (zone centrale de la rétine, la plus importante pour la vision), le nerf optique et les vaisseaux. Il sert par conséquent à dépister et surveiller les maladies ou troubles qui altèrent ces parties de l'œil.

- Pour la rétine : le diabète, la myopie forte, qui peut fragiliser la périphérie de la rétine et expose à un risque de décollement, les maladies infectieuses ou inflammatoires, les hémopathies, les maladies dégénératives (dégénérescence maculaire liée à l'âge [DMLA] ou congénitale).
- Pour le nerf optique : le glaucome, notamment.
- Pour les vaisseaux : le diabète et l'hypertension artérielle sévère.

Quand faut-il faire un fond d'œil ?

L'examen est à réaliser régulièrement, il est conseillé d'en faire un tous les deux ans environ, par exemple à l'occasion d'une nouvelle prescription de lunettes. La surveillance des yeux est essentielle, car les maladies oculaires progressent souvent en silence.
En cas de problème déjà diagnostiqué, le rythme est généralement annuel.

Le déroulement

Lors de la prise de rendez-vous, signalez, si vous le savez, que vous venez pour un fond d'œil. Précisez vos éventuelles allergies et prévoyez une plage horaire assez large (environ une heure) si l'examen comprend une dilatation de la pupille. Le jour dit, ne vous maquillez pas les yeux. Vous devrez retirer vos lentilles de contact.

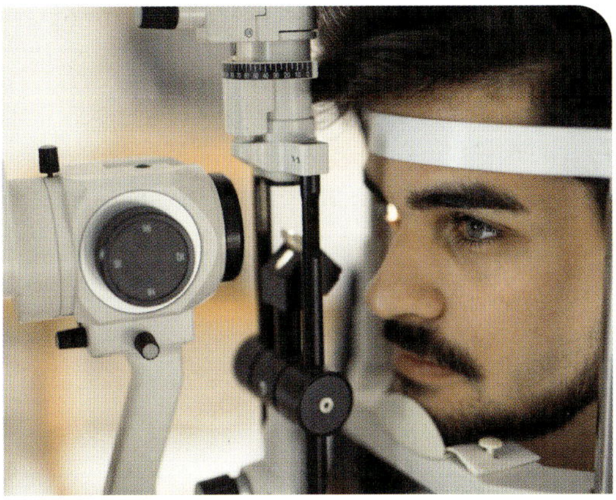

Comment se passe l'examen ?

Aujourd'hui, dans la plupart des cas, l'examen se fait sans contact et sans dilater la pupille grâce aux appareils de dernière génération : un ophtalmoscope, un verre d'examen convexe ou un rétinographe permettant de prendre des photos.
Si l'ophtalmologue découvre des anomalies ou souhaite procéder à un examen plus approfondi et visualiser la périphérie rétinienne, la pupille doit être dilatée. Un collyre doit alors être instillé une vingtaine de minutes avant l'examen. Une goutte d'anesthésique local permet d'insensibiliser la cornée. Un verre à trois miroirs est posé sur l'œil par l'intermédiaire d'un produit visqueux. Il offre une vue complète et précise du fond d'œil et de la périphérie rétinienne.

Des effets secondaires ?

L'examen sans contact est indolore. La pose du verre à trois miroirs est un peu inconfortable mais non douloureuse grâce à l'anesthésique.
Le cas échéant, la dilatation de la pupille persiste pendant quelques heures, ce qui entraîne une gêne à la lumière, des éblouissements et des difficultés de lecture. Il est recommandé de ne pas conduire pendant les heures suivant l'examen et, éventuellement, de porter des lunettes de soleil. ■

La cataracte est quasi inéluctable lorsqu'on vieillit. Vrai ou faux ?

Cette maladie liée au vieillissement du cristallin touche plus d'une personne sur trois à partir de 75 ans et environ les deux tiers des plus de 85 ans. La chirurgie de la cataracte est l'intervention la plus pratiquée en France.

Le vieillissement du cristallin

Le cristallin, lentille transparente située derrière l'iris, a pour fonction de faire converger la lumière sur la rétine et d'assurer ainsi la netteté des images perçues (l'accommodation). Avec le temps, il perd de son élasticité et ne parvient plus à assurer une bonne vision de près : c'est la presbytie. L'autre signe de vieillissement, plus tardif, est la perte de transparence du cristallin, qui définit la cataracte.

Des facteurs de risque

Le plus souvent liée à l'âge, la cataracte est favorisée par des traumatismes oculaires, des maladies de l'œil, une myopie forte, des facteurs comme le diabète, la consommation d'alcool, le tabagisme, l'exposition excessive au soleil et certains médicaments comme les corticoïdes pris au long cours, par voie locale ou générale (raisons pour lesquelles elle peut aussi toucher des personnes plus jeunes).

Les signes de la cataracte

La cataracte n'est pas douloureuse. Elle ne modifie pas l'aspect extérieur de l'œil sauf à un stade avancé, le cristallin pouvant alors devenir blanchâtre. Ses manifestations sont visuelles, elles portent à la fois sur l'acuité et sur la qualité de la vision.

- La baisse de l'acuité est souvent plus marquée de loin que de près. Avec l'évolution de l'opacité, les lunettes deviennent inefficaces.
- La perte de transparence du cristallin peut donner une impression de brume ou de vitre sale. Les contrastes sont moins nets, les détails sont mal perçus, surtout si l'éclairage est faible.
- Des éblouissements surviennent à la lumière intense, au passage d'un lieu très éclairé à l'obscurité et à contre-jour. La conduite nocturne est souvent problématique (phares des voitures).
- Les couleurs sont moins bien perçues, elles apparaissent plus ternes, jaunies.
- Tardivement et plus rarement, la vision peut être dédoublée.

Comme la cataracte évolue sur plusieurs années, certaines personnes ne se rendent pas compte que leur vue est devenue mauvaise et s'adaptent au déficit : elles ne conduisent plus le soir, s'éclairent un peu plus pour lire, par exemple. Le diagnostic se fait lors d'un bilan ophtalmologique classique.

Le seul traitement est chirurgical

Aucun médicament ne peut soigner la cataracte ou freiner son évolution. Le seul remède est chirurgical et consiste à remplacer le cristallin par un implant définitif (il n'a pas besoin d'être changé).

Opérer plus tôt ?

La chirurgie de la cataracte est devenue bien plus efficace et confortable qu'auparavant. Conséquence : on opère plus tôt, sans attendre que la perte visuelle soit vraiment gênante, l'objectif étant surtout de corriger la vision.

Les avis sont partagés sur ces interventions axées sur le confort (se passer en partie de lunettes) plus que sur une réelle indication médicale. Si la chirurgie de la cataracte n'est pas une intervention lourde, elle comporte des complications, certes rares mais conduisant à s'interroger sur sa pertinence lorsque les troubles sont mineurs. Pour la HAS (Haute Autorité de santé), l'intervention ne devrait être envisagée que si le déficit visuel ne peut plus être corrigé par des lunettes ou des verres de contact.

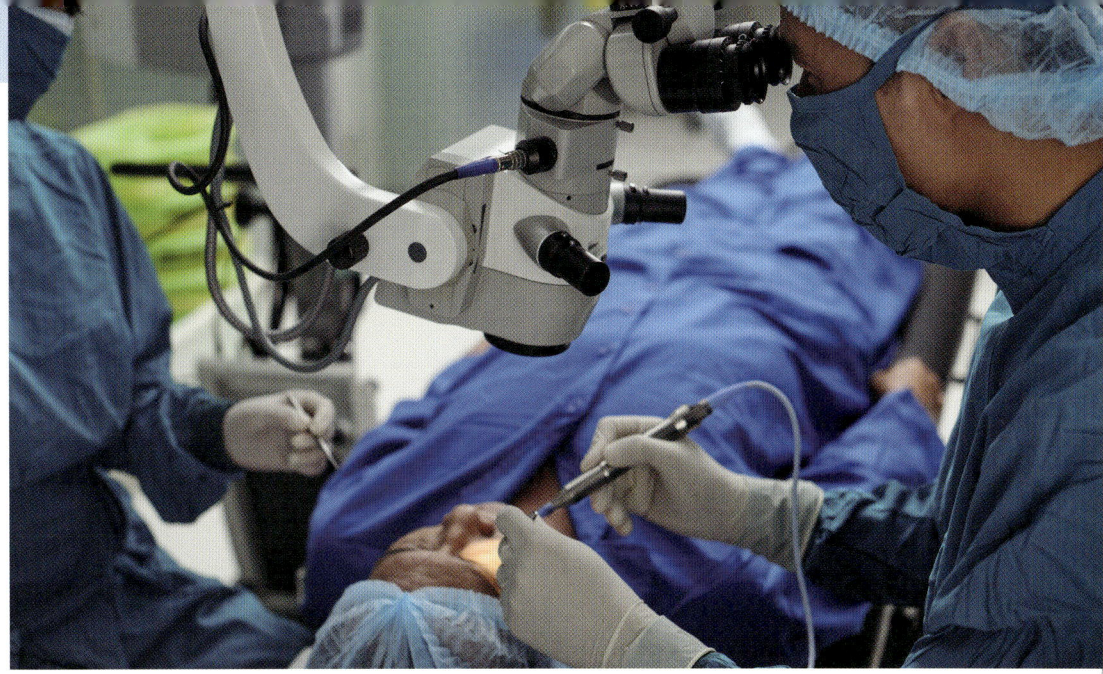

Quand opérer ?
Ce n'est pas une opération d'urgence. Sauf exception, la cataracte évolue lentement et une surveillance peut suffire. Le critère de décision est la gêne ressentie pour lire, regarder la télévision, conduire, bricoler... plus que l'étendue de l'opacité. Une surveillance est néanmoins instaurée, car l'intervention peut s'avérer nécessaire si la cataracte menace la vue ou qu'elle expose à des accidents de la route, des chutes... Pour mémoire : la cataracte reste la première cause de cécité dans les pays pauvres en raison de l'impossibilité de se faire opérer.

Le choix de l'implant
C'est un point essentiel à aborder avec le chirurgien. Les implants rétablissent la transparence du cristallin et, dans le même temps, corrigent un ou plusieurs défauts visuels. C'est au patient de choisir l'option qui correspond le mieux à ses priorités : lire sans lunettes, travailler sur écran sans lunettes, bien voir de loin mais porter des lunettes pour lire, etc.

- Le choix le plus courant est l'implant monofocal : il corrige un seul plan de vision, en général la vision de loin. Mais l'approche sera différente pour un myope qui parvient à lire sans lunettes (sa presbytie est compensée par sa myopie) et ne souhaite pas sacrifier sa vision de près. Dans ce cas, les implants sont réglés sur un degré de myopie qui maintient une vision de près et des lunettes pour voir de loin seront nécessaires.
- Dans la monovision ou bascule, les deux yeux sont corrigés différemment : l'un assure la vision de loin, l'autre la vision de près grâce à une myopie légère. Cette différence de réfraction n'est pas toujours bien supportée, et des lunettes d'appoint restent nécessaires pour conduire la nuit, lire, etc.
- Les implants multifocaux comprennent plusieurs zones de correction correspondant à plusieurs distances. Ils permettent de se passer de lunettes la plupart du temps, mais ils nécessitent un temps d'adaptation et ne sont pas toujours bien supportés.

L'intervention en pratique
La chirurgie de la cataracte se déroule habituellement en ambulatoire (dans la journée) et le geste lui-même ne dure pas plus d'une trentaine de minutes. Les deux yeux sont généralement touchés, mais l'intervention se fait en deux temps, avec un délai de quelques semaines entre les deux côtés.
Dans la majorité des cas, l'anesthésie est locale : le patient peut ressentir une pression sur l'œil, mais il n'y a pas de douleur. La vision peut être floue et des éblouissements sont possibles, des signes qui s'estompent en quelques semaines. La chirurgie du cristallin est efficace, cependant elle ne redonne pas des yeux de 20 ans et des lunettes restent généralement nécessaires. Par ailleurs, même si les implants intègrent un filtre UV, il est recommandé de porter des lunettes de soleil dans les mêmes conditions qu'avant. ■

Les prothèses auditives, c'est pour les gens âgés. Vrai ou faux ?

Très fréquents avec l'avancée en âge, pénalisants au quotidien, les problèmes d'audition sont souvent négligés. Pourtant, on obtient de meilleurs résultats en s'équipant dès l'apparition des premiers signes…

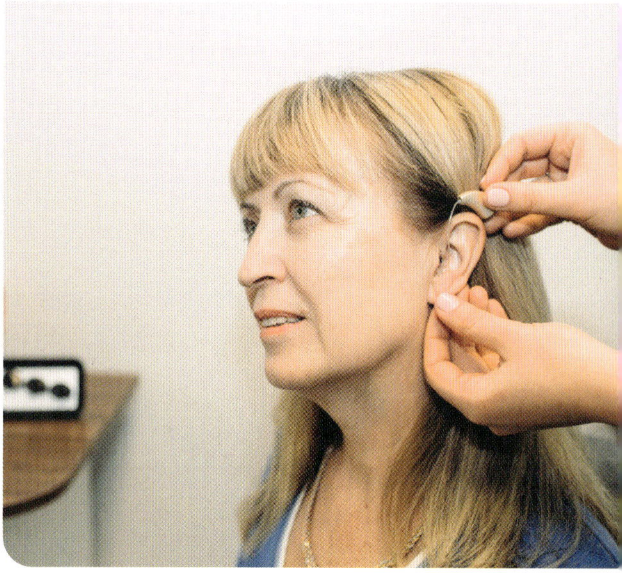

Des troubles fréquents

Les problèmes auditifs augmentent avec l'âge, et affectent environ les deux tiers des personnes de plus de 65 ans. Si leur origine peut être traumatique ou pathologique, le vieillissement est largement en cause : on parle alors de presbyacousie.

Les causes de la presbyacousie

Le premier facteur de presbyacousie est la perte progressive de cellules ciliées, les cellules sensorielles qui convertissent le son en signaux électriques. S'y ajoutent d'autres atteintes de l'appareil auditif. Dans l'oreille moyenne, les osselets perdent en souplesse et ne transmettent plus aussi bien les vibrations. Une moins bonne oxygénation des organes de l'audition, liée à une moins bonne irrigation, est aussi possible. La transmission des informations auditives au cerveau et leur traitement par les centres cérébraux deviennent par ailleurs moins efficaces.

Attention au bruit !

Tout au long de la vie, les traumatismes sonores générés par des bruits intenses accélèrent la destruction des cellules ciliées et le vieillissement de l'oreille interne. C'est le cas dans certains milieux professionnels (carrières, bâtiment), mais aussi en cas d'exposition régulière à des musiques amplifiées trop fortes (concerts, casques et écouteurs mal réglés…).

Les premiers signes vers 50-60 ans

L'altération de l'audition est progressive, les aigus s'éteignant en premier. Dès l'âge de 25 ans, le champ auditif est affecté dans les fréquences extrêmement aiguës, sans incidence sur la vie quotidienne. Très variable d'un individu à un autre en fonction d'une sensibilité génétique et des agressions auxquelles l'oreille a été soumise au cours de la vie, le déclin auditif reste souvent imperceptible jusqu'à 50 à 60 ans.

À partir de 65 ans, la perte moyenne est d'environ 0,5 décibel (dB) par an dans les fréquences correspondant à la conversation ; elle s'amplifie à partir de 75 ans (autour de 1 dB par an) et atteint en moyenne 2 dB par an après 85 ans.

À quel moment s'équiper ?

Il est recommandé de s'appareiller le plus tôt possible car, en l'absence de stimulation, le cerveau perd l'habitude de recevoir des sons et de les interpréter, ce qui peut devenir irréversible (sénescence nerveuse).

Sortir du déni

En France, un tiers seulement des 6 millions de personnes malentendantes seraient équipées d'aides auditives. Une personne devant

être appareillée met en moyenne sept ans, à partir de l'apparition des premiers signes, à accepter sa mauvaise audition et à entrer dans le parcours de soins. Les réticences peuvent être d'ordre psychologique (les prothèses sont considérées comme un signe de vieillesse) ou d'ordre économique.
Bonne nouvelle au niveau du coût : depuis 2021, les audioprothésistes doivent vous proposer des équipements totalement remboursés, si vous avez une mutuelle, dans le cadre de l'offre 100 % Santé audiologie.

Reconnaître les signes d'alerte

Ils sont d'abord d'une grande banalité : les voix paraissent moins claires et plus étouffées ; il devient peu à peu difficile de suivre une conversation dans le bruit ou au téléphone et de comprendre les dialogues de films, surtout avec une musique de fond ; on confond les syllabes, certains noms propres ou chiffres échappent à la compréhension… Ces problèmes s'aggravent avec le temps, et les stratégies mises en place (faire répéter, lire sur les lèvres, augmenter le son…) ne suffisent plus à les compenser.

Préserver sa qualité de vie

Le bon réflexe, c'est de consulter un ORL (oto-rhinolaryngologiste), qui testera la sensibilité de l'oreille aux différentes fréquences (audiogramme tonal) et d'éventuels problèmes de compréhension (audiogramme vocal). L'audioprothésiste se chargera ensuite d'orienter les patients vers les appareils les mieux adaptés à leurs besoins. Même sans restaurer une audition parfaite, ces audioprothèses peuvent améliorer nettement la qualité de vie.

Appareillage décevant : ne pas renoncer

S'équiper de prothèses auditives n'est pas aussi simple qu'acheter des lunettes. Quel que soit le modèle choisi, elles ne restituent pas une audition parfaite. La compréhension est souvent améliorée dans les lieux calmes, mais l'écoute reste souvent difficile dans les environnements bruyants.
Par ailleurs, les débuts sont généralement pénibles car les prothèses peuvent amplifier les bruits ambiants (bruits de vaisselle, papier qu'on froisse…). Plusieurs mois sont nécessaires pour que le cerveau s'adapte et néglige ces sons parasites, cette rééducation de l'oreille étant d'autant plus longue et difficile que l'on s'est appareillé tardivement. Il est important de persévérer et de porter ses prothèses tous les jours, même si elles paraissent inconfortables.
L'audioprothésiste doit vous aider à passer ce cap en vous conseillant et en réglant vos appareils si besoin est. Vous avez notamment droit à une période d'essai et d'adaptation de 30 jours, comprenant trois ou quatre rendez-vous avec l'audioprothésiste : l'occasion de lui expliquer vos difficultés, voire de refuser l'appareil et d'en tester un autre. Les réglages personnalisés font partie intégrante de la prestation déjà réglée à l'audioprothésiste. ■

Trois raisons de s'appareiller dès que nécessaire

1. Cela permet de s'habituer plus vite et plus facilement. L'adaptation aux audioprothèses demande d'autant plus de temps et d'efforts que la mémoire et la compréhension des sons se sont appauvries, le cerveau devant réapprendre à les analyser.

2. Cela préserve un bon fonctionnement social et peut-être intellectuel. La baisse de l'audition installe insidieusement un repli sur soi. Les échanges étant fastidieux, on a tendance à les éviter. L'isolement favorise une anxiété et des symptômes dépressifs, et plusieurs études suggèrent qu'un déficit auditif non corrigé accélérerait le déclin cognitif (le fait de mal entendre altère les capacités d'attention, l'isolement et le manque de stimulations peuvent contribuer à un ralentissement intellectuel).

3. Cela prévient le risque de chutes et d'accidents. L'ouïe étant une source d'information sur notre environnement, sa dégradation expose à des accidents et chutes par manque d'attention aux alertes (bruits de voitures ou de deux-roues…). Selon une étude menée en 2012 aux États-Unis, un déficit de 25 dB multiplierait par près de trois le risque de tomber.

Le détartrage des dents une fois par an, c'est juste une lubie des dentistes ?

Le détartrage est essentiel à une bonne hygiène dentaire, et il est conseillé de le faire pratiquer au moins une fois par an. Dans certains cas, des détartrages plus fréquents sont utiles.

De la plaque dentaire à la formation du tartre

Les résidus alimentaires et la salive favorisent le développement de dépôts bactériens qui se fixent sur les dents et les gencives, constituant la plaque dentaire. Celle-ci s'accumule puis, sous l'effet des cristaux de magnésium et de calcium produits par les glandes salivaires, se minéralise et forme le tartre.

La vitesse de formation du tartre dépend de divers paramètres, au premier rang desquels figure l'hygiène dentaire, mais ce n'est pas le seul. La consommation de sucre, de tabac, de thé, de café et de nombreux autres aliments précipite l'accumulation du tartre.

Des facteurs physiologiques personnels interviennent également, dont le pH de la salive, une position irrégulière des dents dans la mâchoire ou des défauts de l'émail. Enfin, le diabète et certains désordres hormonaux, transitoires (adolescence, grossesse) ou plus durables, fragilisent la gencive et rendent le tartre plus dangereux pour la santé dentaire.

Les méfaits du tartre

Le tartre est le principal responsable des maladies du parodonte, terme qui désigne tous les tissus entourant la dent (gencives, ligaments, os). La gingivite est la plus banale des conséquences fâcheuses du tartre. Enflammée, la gencive est rouge, enflée, sensible, et saigne facilement au brossage. Dès les premiers signes d'une gingivite, voyez votre dentiste. Sans intervention, le tartre continue à s'amonceler et crée des sacs sous les gencives, lesquelles, assez vite, se séparent de la dent. Les toxines bactériennes contenues dans le tartre se faufilent alors jusqu'à la racine et l'os, provoquant des infections parodontales graves. Dans les cas les plus sévères, l'os se nécrose, la dent devient mobile et se déchausse. Le tartre affecte les implants et prothèses fixes de la même façon que les dents.

Comment se pratique un détartrage ?

En retirant le tartre, on évite les inflammations gingivales et leurs complications. Dans les cas les plus simples, quand le tartre ne touche que la couronne de la dent, le détartrage est en général indolore. Mais, quand le dentiste constate que le tartre se loge sous la gencive, il lui est nécessaire de « décoller » cette dernière pour nettoyer le haut des racines dentaires. C'est une opération plutôt douloureuse, qui se déroule sous anesthésie locale.

Les techniques

Il existe plusieurs méthodes de détartrage.

- Le curetage, technique classique, consiste à gratter la dent avec une curette.
- Les ultrasons, vibrations à très haute fréquence, désintègrent le tartre. On parle de lithotritie.

Les bains de bouche : inutiles (voire dangereux), sauf exception

Ces produits, qui se présentent comme un complément d'hygiène dentaire, sont inutiles en l'absence de problème bucco-dentaire particulier. Nombre d'entre eux contiennent des ingrédients indésirables, notamment de la chlorhexidine, qui à la longue brunit les dents et les prothèses. En outre, les antiseptiques que l'on trouve dans ces bains de bouche détruisent les bactéries protectrices de la flore buccale. Ils peuvent ainsi provoquer le développement de mycoses et favoriser des irritations de la gencive.

Sauf préconisation spécifique de votre dentiste, ces produits sont à éviter.

> **Dentiste ou parodontiste ?**
>
> Pour un détartrage d'entretien, sans complication particulière, le dentiste est le professionnel à consulter. Le parodontiste est un spécialiste qu'il devient nécessaire de rencontrer, en général sur avis de son dentiste, quand un problème sérieux touche la gencive ou l'os de la mâchoire.

- Le laser, plus rare d'utilisation et moins performant, est réservé au détartrage léger des couronnes. Il s'emploie surtout en complément d'un curetage pour nettoyer les poches parodontales et réduire les inflammations gingivales.
- Autour des implants, pour éviter de les rayer, le dentiste peut recourir à l'aéropolisseur sous-gingival, un appareil qui projette de l'eau sous forte pression. Après le détartrage, un polissage redonne de l'éclat à la dentition.

À quelle fréquence ?

Les dentistes conseillent de pratiquer un détartrage au moins une fois par an à partir de 16 ans. Il s'agit là d'une moyenne, pas d'une norme. Quand le tartre se forme vite, des interventions plus fréquentes doivent être planifiées. Avec l'âge, la production salivaire diminue. Plus épaisse et collante, la salive stagne davantage sur les dents, ce qui accélère la formation du tartre. Il est alors prudent de recourir au détartrage tous les six mois, voire plus souvent encore.

Les vertus d'une bonne hygiène dentaire

Pour limiter le développement du tartre, il est recommandé de bien se brosser les dents deux fois par jour, matin et soir.

La brosse à dents

À cette fin, il faut une bonne brosse à dents. Choisissez-la toujours à poils souples, pour ne pas léser l'émail ou la gencive, avec une tête adaptée à la taille de votre bouche pour « passer partout ». Si vous avez une petite mâchoire, n'hésitez pas à acheter une brosse prévue pour les juniors (7-12 ans). Dès que les poils de la brosse s'ouvrent en éventail, il faut en changer. La brosse à dents électrique est plus performante qu'une brosse manuelle : à temps de brossage égal, elle enlève bien mieux la plaque dentaire. Et, passé un certain âge, quand le geste du brossage devient compliqué, elle est très pratique.

Dentifrice fluoré et fil dentaire

Un bon dentifrice se doit d'être riche en fluor (voir p. 150), minéral qui joue un rôle effectif dans la prévention des caries. Une teneur de 1 000 à 1 500 ppm (100 à 150 mg/100 g) de fluor est efficace chez l'adulte (pour les plus jeunes, préférez un dentifrice « spécial enfants », moins dosé). Il est aussi recommandé de choisir un dentifrice peu abrasif. Le degré d'abrasion est quelquefois inscrit sur l'emballage après la mention RDA (*relative dentin abrasion*) : en deçà de 60, le dentifrice est peu abrasif ; entre 60 et 80, il est abrasif ; au-delà de 80, il est très abrasif. Et n'hésitez pas à consulter des tests comparatifs.

Pour bien nettoyer les espaces entre les dents, rien de tel que du fil dentaire ou, très commodes quand les dents sont espacées, des petits goupillons. Attention : fil dentaire et goupillons se passent avant le brossage des dents. ■

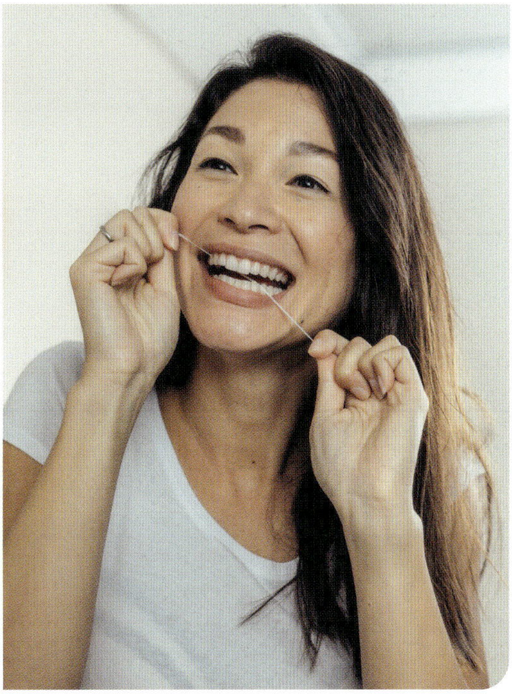

Du fluor pour la santé dentaire : une recommandation dépassée ?

Le fluor permet de prévenir les caries. Si l'habitude d'administrer de façon systématique une supplémentation aux enfants a fait long feu, employer un dentifrice fluoré, au bon dosage, reste une excellente habitude d'hygiène dentaire.

L'action du fluor sur la dentition

Par commodité, on emploie le terme « fluor » pour désigner en réalité des fluorures, ou sels de fluor, composés chimiques présents dans la nature et que l'on retrouve à des concentrations diverses dans l'eau en fonction des géologies locales. Les fluorures ajoutés au dentifrice ou employés comme suppléments sont essentiellement des fluorures de sodium.

Fluor et prévention des caries

Dans la prévention de la carie, le fluor agit à trois niveaux : il s'oppose à la déminéralisation de l'émail, il favorise sa reconstitution (reminéralisation), il limite la multiplication des bactéries de la plaque dentaire.

Les effets d'un surdosage : la fluorose

En cas de surdosage, le fluor peut avoir l'effet inverse de celui qui était recherché et générer une hypominéralisation permanente : la fluorose, une maladie qui se manifeste par des taches blanches sur les dents quand elle est modérée. Dans une forme plus avancée, elle rend l'émail poreux et particulièrement sensible aux caries.

Pas de suppléments systématiques mais du dentifrice fluoré

En 1998, des études ont montré qu'entre 2,5 et 3 % des enfants ayant avalé des gouttes de fluor depuis le berceau présentaient une fluorose modérée. Ces résultats ont eu raison de la supplémentation systématique. Désormais, la nécessité d'un complément s'évalue au cas par cas. Seuls les enfants dont le risque carieux est élevé peuvent s'en voir prescrire, après une évaluation des apports en fluor annexes (fluor de l'eau de boisson, usage éventuel de sel fluoré). Chez l'adulte, la supplémentation est sans objet.

Dentifrice fluoré : le bon dosage

Dans la prévention des caries, l'usage biquotidien d'un dentifrice fluoré a fait ses preuves. Une teneur de 1000 à 1500 ppm (100 à 150 mg/100 g) est efficace (attention, beaucoup de dentifrices bio sont sans fluor). Au-delà, la pâte dentifrice n'est plus un cosmétique et devient un médicament. Elle s'achète alors en pharmacie, sans toutefois qu'une ordonnance soit nécessaire, mais prendre conseil auprès de son dentiste est recommandé.

Chez les moins de 6 ans, les taux doivent être inférieurs pour éviter la fluorose. Privilégiez un dentifrice « spécial enfants », dont la teneur est réglementairement limitée à 500 ppm. ■

Eau et fluor

En France, le taux naturel de fluor dans l'eau du robinet est généralement inférieur à 0,3 mg/l. Toutefois, selon les sites de captation, les eaux peuvent être localement plus riches. Pour connaître le taux exact, renseignez-vous en mairie.

Si la proportion de fluor oscille entre 0,5 et 1,5 mg/l et que l'eau du robinet est votre eau de boisson, le dosage est optimal : oubliez les dentifrices fluorés. La même règle vaut pour les eaux embouteillées. À noter : les eaux minérales chargées en fluor ne sont pas indiquées pour les enfants.

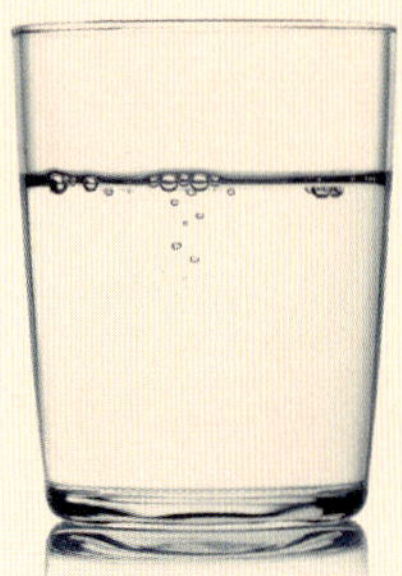

La mauvaise haleine, c'est toujours un manque d'hygiène dentaire ?

Socialement gênante, la mauvaise haleine, ou halitose, épargne peu de personnes. Dans la majorité des cas, elle révèle un souci bucco-dentaire qui ne se résume pas à un manque d'hygiène dentaire.

L'origine de la mauvaise haleine

La bouche est un lieu septique où les bactéries qui s'accumulent sur la langue et les dents dégagent des composés sulfurés à l'odeur repoussante. Un manque d'hygiène dentaire peut laisser des débris alimentaires qui favorisent la prolifération des bactéries. Les caries et les inflammations du parodonte (voir p. 148) qui s'ensuivent rendent l'haleine particulièrement fétide. Le port d'une prothèse dentaire amovible inadaptée ou insuffisamment nettoyée peut également être en cause.
Mais le manque d'hygiène dentaire n'est pas la seule source de mauvaise haleine...

Des aliments parfumés...

Beaucoup d'aliments contiennent des composés chimiques qui provoquent des réactions malodorantes dans la bouche et le tube digestif. En tête de liste : l'ail, le chou, l'oignon, les fromages de caractère...

Une sécrétion de salive insuffisante

La salive nettoie constamment la bouche et contient des substances qui limitent le pullulement bactérien. La baisse nocturne de sécrétion salivaire explique l'haleine chargée du matin. Certains médicaments (tranquillisants, antidépresseurs, antihistaminiques), le tabac et l'alcool assèchent les muqueuses et induisent une forte halitose.
Par ailleurs, la bouche sèche est parfois le symptôme d'affections des glandes salivaires ou de maladies auto-immunes touchant ces dernières – le syndrome de Goujerot-Sjögren, par exemple.

Des troubles des voies respiratoires et digestives

Concernant la sphère ORL, les rhinites, les pharyngites, les amygdalites, les sinusites chroniques, les polypes et tumeurs du nez et de la gorge favorisent l'halitose. Pour ce qui relève des voies digestives, divers troubles gastro-intestinaux, qui vont du simple reflux œsophagien dû à la remontée des sucs gastriques jusqu'au cancer de l'estomac, ainsi que des problèmes hépatiques peuvent être en cause.

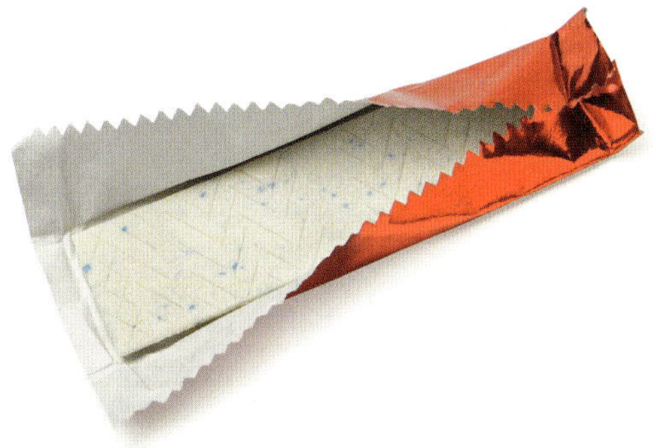

Quelles mesures adopter ?

La première mesure est de maintenir une bonne hygiène dentaire (voir p. 149). Dans certains cas, un gratte-langue se révèle utile pour éliminer les dépôts blanchâtres.
Boire régulièrement de l'eau et mâcher du chewing-gum sans sucre aide à sécréter de la salive. Les pastilles et sprays mentholés n'ont d'autre intérêt que de masquer brièvement les exhalaisons quand il est impossible d'utiliser sa brosse à dents. Les bains de bouche ne sont pas une solution (voir aussi encadré p. 148).
Les mesures d'hygiène suffisent à supprimer une halitose transitoire. Autrement, dans la majorité des cas, des soins dentaires résoudront le problème (soin des caries, détartrage, extraction de dent...). Une consultation chez le médecin traitant ou chez un spécialiste ORL s'avère nécessaire lorsque l'haleine reste fétide et qu'une autre origine doit être recherchée (voir plus haut). ■

Médicaments et traitements

Les médicaments génériques sont moins efficaces que les médicaments originaux. Vérité ou mensonge ?

Malgré les réticences parfois encore vives des patients, les autorités de santé le martèlent : les médicaments génériques ont la même composition en principes actifs et la même efficacité que le médicament d'origine qu'ils copient. Cependant, ils ne sont pas toujours strictement identiques par leurs excipients.

Qu'est-ce qu'un médicament générique ?

Il s'agit d'une copie d'une spécialité de référence déjà commercialisée, appelée médicament « princeps », dont le brevet est tombé dans le domaine public. La conception du générique bénéficie ainsi d'un recul important, puisque le médicament d'origine a dû subir une phase d'expérimentation de 10 ans pour obtenir une autorisation de mise sur le marché (AMM), puis a été prescrit pendant encore 10 ans avant que l'exclusivité commerciale tombe.

Une efficacité démontrée

La conception d'un médicament générique obéit à des règles strictes. D'un point de vue qualitatif et quantitatif, sa composition en principes actifs – responsables de l'effet thérapeutique – est exactement la même que celle du princeps. Il doit de plus présenter la même forme pharmaceutique, qu'il s'agisse d'un comprimé, d'une gélule, d'un patch, d'un sirop, d'un suppositoire, etc. Enfin, il doit avoir fait la preuve qu'il présente la même efficacité thérapeutique, son comportement dans l'organisme (biodisponibilité) devant être identique à celui de la spécialité de référence.

La substitution : une pratique encouragée

Si les pharmaciens sont encouragés à délivrer des médicaments génériques même si le médecin a indiqué sur l'ordonnance le nom du médicament princeps, c'est en raison de leur prix moins élevé (de 30 % en moyenne comparé à celui du médicament d'origine) et donc de l'économie réalisée par le système de santé. Les clients peuvent refuser la substitution mais, dans ce cas, ils ne bénéficient pas du tiers payant qui permet de ne pas avancer la part remboursée par l'assurance maladie (dispositif « Tiers payant contre générique » institué en 2012).

Une identité qui n'est pas toujours stricte

Il est rare que les médicaments génériques ressemblent strictement au médicament d'origine. Tel comprimé sera plus gros, plus petit, de couleur ou de forme différentes, tel sirop présentera un autre goût... Seuls les médicaments dits « autogénériques », souvent développés par le laboratoire qui en possède le brevet, s'avèrent des copies parfaites du princeps. Les autres peuvent offrir une composition différente en excipients.

Le médecin doit justifier le refus de substitution

Selon un arrêté du 12 novembre 2019, les médecins peuvent refuser la substitution par un générique d'un médicament princeps uniquement dans trois situations, qu'il doit justifier en apposant sur l'ordonnance, à côté de la mention « non substituable », un code à trois lettres.

- EFG : il n'existe pas de générique ayant une Forme Galénique (aspect) adaptée à l'âge de l'Enfant (moins de 6 ans).
- CIF : le patient est allergique à un excipient à effet notoire (Contre-Indication Formelle) qui est absent dans le princeps et présent dans tous les génériques. C'est une situation rare, concernant seulement une douzaine de princeps.
- MTE : le médicament est à Marge Thérapeutique Étroite (voir p. 155).

Le rôle des excipients

Par définition, un excipient est une substance qui n'a pas d'activité pharmacologique, mais qui joue un rôle dans l'absorption et la stabilité du médicament, conditionne son aspect, sa couleur et son goût, et favorise l'action du principe actif au bon endroit dans l'organisme.

Changer d'excipients, ça change quoi ?

Les excipients font l'objet d'études visant à démontrer qu'ils ne modifient pas la concentration de substance active dans le sang ni son action sur l'organe cible. Néanmoins, certains excipients, dits « à effet notoire », nécessitent des précautions chez certaines catégories de patients : ils pourront notamment être contre-indiqués chez des enfants en bas âge ou bien être susceptibles de provoquer des irritations, des allergies ou des réactions d'intolérance. C'est le cas par exemple de l'amidon de blé, de l'aspartame ou de l'éthanol. La composition en excipients est donc prise en compte lors de la substitution du médicament d'origine par un générique.

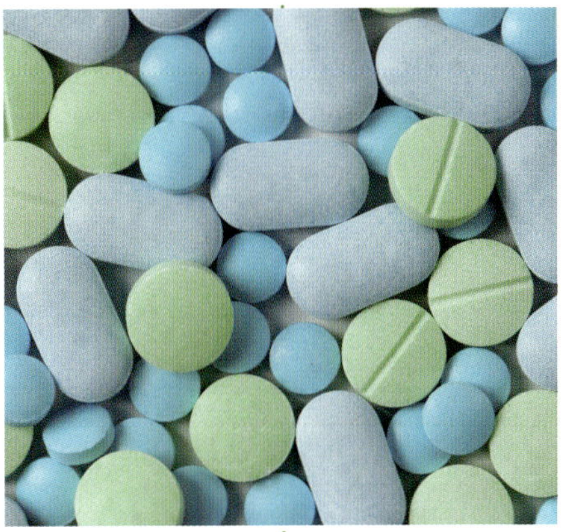

Les règles de la substitution

Les excipients à effet notoire étant connus et répertoriés, la substitution est strictement encadrée.

- Lorsque le princeps comporte un ou plusieurs excipients à effet notoire, le générique peut présenter un intérêt justement parce qu'il ne les contient pas. Ce type de substitution est recommandé en priorité.
- Si des génériques sans excipients à effet notoire n'existent pas, le pharmacien doit privilégier la substitution par un générique contenant le ou les mêmes excipients à effet notoire que le médicament d'origine.
- La substitution par un générique contenant des excipients à effet notoire non présents dans la spécialité de référence reste cependant possible, mais seulement en l'absence de contre-indication.

Les médicaments à marge thérapeutique étroite

Certains médicaments sont dits « à marge thérapeutique étroite » car les concentrations toxiques du principe actif sont proches des concentrations efficaces. Un changement de dose ou de concentration, même minime, peut alors modifier l'effet du médicament et le rapport bénéfices/risques. Tout changement de traitement impose dans ce cas des précautions particulières.

Les médicaments exclus du dispositif « Tiers payant contre générique »

Dans cette logique, pour certains médicaments à marge thérapeutique étroite, les pharmaciens peuvent délivrer le princeps plutôt qu'un générique tout en faisant bénéficier les patients du tiers payant, alors qu'habituellement il est réservé aux seuls assurés acceptant la substitution. Les médicaments concernés sont des antiépileptiques, des spécialités à base de lévothyroxine (hormone thyroïdienne), un traitement substitutif aux opiacés (buprénorphine) et des immunosuppresseurs. Par ailleurs, le médecin peut exiger dans certains cas la délivrance du médicament d'origine (voir encadré p. 154). ■

Accompagner les personnes âgées et/ou polymédiquées

La substitution d'un médicament à un autre peut être source de confusion chez les personnes âgées et chez les patients qui prennent un grand nombre de traitements. Le pharmacien est tenu de proposer aux plus de 75 ans et/ou aux personnes polymédiquées un accompagnement accru et une stabilité des médicaments délivrés. Il doit ainsi éviter de changer de marque de générique dans le traitement de pathologies chroniques comme le diabète ou l'hypertension artérielle.

Les médicaments en vente libre le sont car ils ne présentent pas de risques. Vraiment ?

Même en vente libre, les médicaments ne sont pas des produits comme les autres. Le consommateur doit rester vigilant et toujours se poser la question de la pertinence d'un traitement médicamenteux, surtout si ses troubles sont passagers ou bénins.

Les médicaments en vente libre

En France, un médicament est considéré comme tel s'il a reçu une AMM (autorisation de mise sur le marché, voir encadré ci-dessous). Sinon, il s'agit d'autre chose : un complément alimentaire, un produit cosmétique, un dispositif médical, etc.

En pharmacie, tout médicament a donc reçu une AMM – ou bien son équivalent « allégé » pour les remèdes homéopathiques ou à base de plantes – et sa balance bénéfices/risques (voir p. 164) a été évaluée.

Qu'est-ce qu'une AMM (autorisation de mise sur le marché) ?

Avant de commercialiser un médicament, les laboratoires doivent présenter un dossier démontrant l'efficacité de leur produit ainsi que les effets indésirables prévisibles selon les données recueillies lors des essais précliniques (sur des animaux ou des tissus) et cliniques (chez l'homme). L'autorité de santé fonde sa décision sur l'examen de la balance bénéfices/risques du médicament candidat.

Pour les médicaments récents, l'AMM est attribuée au niveau européen par une commission spéciale de l'Agence européenne des médicaments (EMA). En France, la plupart des médicaments génériques et vendus sans ordonnance sont évalués et autorisés au niveau national par l'ANSM.

Une législation spécifique

Selon la législation, les médicaments en vente libre doivent répondre à des critères précis *« visant à garantir la sécurité sanitaire et la sécurité des patients »*. En principe, ce sont des médicaments à risque faible qui, *« du fait de leurs indications thérapeutiques, peuvent être utilisés sans intervention d'un médecin »*.

Mais il est essentiel de garder à l'esprit qu'il n'existe pas de médicaments sans risques, y compris s'ils sont en accès libre et délivrés sans ordonnance. Plus généralement, toute intervention médicale (médicament, examen, chirurgie, etc.) est susceptible de provoquer des effets indésirables qui doivent être pris en considération.

Devant ou derrière le comptoir

Il existe deux types de médicaments en vente libre :

- les médicaments en accès direct (« devant le comptoir ») que le client peut prendre lui-même ;
- les médicaments délivrés par le pharmacien (« derrière le comptoir ») sans qu'il soit nécessaire d'avoir une ordonnance, mais qui sont accompagnés d'un conseil.

Les médicaments en accès direct

Les médicaments en accès direct, officiellement dénommés de « médication officinale », doivent être clairement identifiés comme tels et placés près du comptoir. Cet espace réservé permet notamment de les distinguer des multiples produits qui garnissent les rayonnages et dont le nom, le conditionnement mais aussi la présence en pharmacie peuvent prêter à confusion (voir encadré p. 157).

L'ANSM (Agence nationale de sécurité du médicament et des produits de santé) établit et actualise régulièrement la liste des

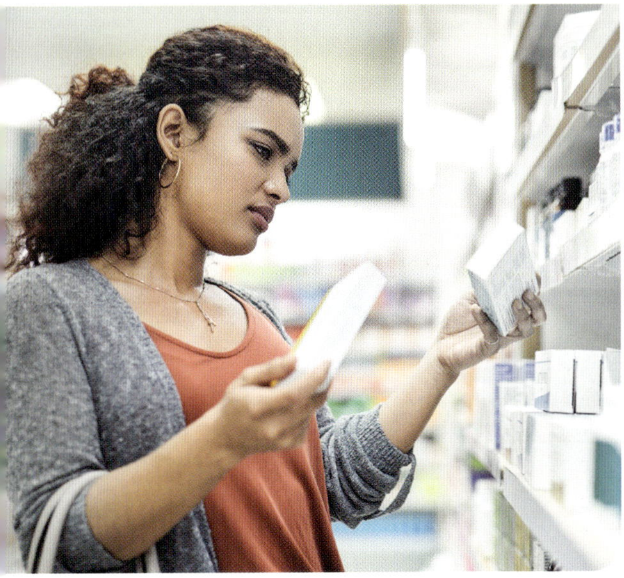

médicaments en accès direct, en distinguant les médicaments « allopathiques », « à base de plantes » et « homéopathiques ».

Pas toujours anodins
Ces médicaments sont souvent des molécules « anciennes », dont le recul permet de garantir la relative innocuité pour une utilisation de courte durée. Mais certaines substances doivent prêter à vigilance.

- La métopimazine (Vogalib), antinauséeux et antivomitif, est un neuroleptique « caché » qui peut être responsable de troubles neurologiques ou cardiaques, même à dose normale.
- Le lopéramide (ImodiumCaps, Diaretyl, Gastrowell, etc.), en traitement des diarrhées, peut être responsable de blocage des intestins et ne doit pas être utilisé en cas de diarrhée avec fièvre.
- L'ibuprofène et le diclofénac en application cutanée contre les douleurs restent des anti-inflammatoires même s'ils sont locaux; ils passent en partie dans la circulation générale. Ils sont contre-indiqués chez les femmes enceintes et exposent à un risque d'ulcère digestif, voire cardiaque pour le diclofénac.
- Le minoxidil, en application pour les pertes de cheveux, peut être responsable notamment d'hypotension et de vertiges.
- La loratadine et la cétirizine sont des antiallergiques (contre le rhume des foins, par exemple) qui peuvent entraîner une somnolence et des troubles neurologiques, certes rares et ponctuels, mais parfois impressionnants.

Les médicaments de conseil
Ils sont placés derrière le comptoir et délivrés par le pharmacien sans ordonnance. Le risque d'effets indésirables est plus important que pour les médicaments en accès direct. Le pharmacien doit informer les clients des risques et s'assurer de l'absence de contre-indication.

Sans ordonnance mais à risque
Voici quelques exemples de médicaments dont les risques sont réels et connus.

- Le paracétamol présente un risque pour le foie (voir p. 171).
- L'ibuprofène, anti-inflammatoire non stéroïdien (AINS), expose à un risque d'ulcère digestif. Il est contre-indiqué durant la grossesse.
- Les inhibiteurs de la pompe à protons (IPP), dont le nom se termine par « -prazole », sont utilisés contre les brûlures gastriques. En 2020, la HAS (Haute Autorité de santé) a alerté sur leurs effets indésirables : fractures, infections, augmentation de la mortalité en cas de prise prolongée.
- Les décongestionnants contenant un vasoconstricteur comme la pseudoéphédrine, pris pour déboucher le nez en cas de rhume, exposent à des risques cardiaques graves (hypertension, AVC, etc.) qui justifieraient leur retrait du marché du fait d'une balance bénéfices/risques négative. ■

Une confusion savamment orchestrée

Dans les rayonnages des pharmacies, il n'est pas toujours facile de distinguer les médicaments (qui ont reçu une AMM, voir encadré p. 156) des produits cosmétiques, des compléments alimentaires, etc. En jouant sur le nom et le conditionnement de leurs produits, les fabricants créent l'ambiguïté : ils font passer des substances sans effet médical réel pour des médicaments, en s'appuyant sur la crédibilité supposée de la vente en pharmacie.

Le placebo : poudre de perlimpinpin ou effet réel ?

Le placebo est une substance inerte sur le plan pharmacologique, mais l'effet placebo consiste en une action bien réelle sur la douleur et sur d'autres symptômes. Il démontre l'étonnant pouvoir de l'esprit sur le corps.

Qu'est-ce qu'un effet placebo ?

Un placebo est un comprimé, une gélule, un liquide à injecter ou toute autre préparation ressemblant à un médicament mais dépourvue de principe actif.

L'effet placebo est l'amélioration de l'état d'un patient obtenue par le seul fait de l'administration de cette substance.

Les médicaments doivent une partie de leur efficacité à un effet placebo. Ainsi, pour évaluer l'intérêt d'un nouveau médicament, on compare son action thérapeutique à celle d'un placebo (« essai contre placebo ») pour cerner son effet spécifique et s'assurer qu'il fait mieux qu'un placebo (voir encadré p. 214).

Le rituel du traitement

L'effet placebo ne résulte pas seulement de la prise d'un « faux médicament ». La relation médecin-patient compte également, peut-être plus encore que la pilule factice. La conviction du thérapeute quant aux bienfaits de son traitement, son écoute bienveillante, ses paroles rassurantes et la confiance du patient contribuent à l'effet bénéfique de la prise en charge. Le temps de la consultation, son coût, la notoriété du praticien, etc., sont également susceptibles de majorer l'effet placebo.

Qui est concerné ?

L'effet placebo a été observé chez des bébés et des animaux domestiques, l'hypothèse étant qu'il agit via la conviction des parents ou des maîtres. Tout le monde est donc concerné, mais pas toujours au même niveau.

La génétique pourrait expliquer les différences de sensibilité au placebo. Chez certaines personnes, les mécanismes neurobiologiques qui sont à l'origine des bienfaits du placebo s'activeraient plus facilement que chez d'autres en raison d'une prédisposition génétique.

L'effet placebo n'est pas modifié, semble-t-il, par des facteurs comme l'intelligence ou la personnalité – une personne crédule n'y serait pas plus sensible qu'une autre. Par ailleurs, de façon surprenante, il opère aussi lorsque les patients savent qu'ils prennent un placebo, à condition qu'on le leur présente positivement (« *Ce produit n'a pas d'effet biologique, mais il peut générer une réaction psychologique qui peut vous soulager* »).

L'envers du placebo : le nocebo

L'effet nocebo est l'apparition d'effets indésirables consécutifs à la prise d'un médicament inactif. Croyant prendre un vrai médicament, le patient peut présenter des effets indésirables par anticipation négative et autosuggestion.

L'effet nocebo peut se rencontrer avec des vrais médicaments. Une longue liste d'effets indésirables sur une notice ou une polémique sur les dangers d'un traitement génèrent quelquefois des troubles bien réels, mais sans lien avec l'activité de la molécule. Le remplacement d'un médicament habituel par un générique peut aussi causer des désagréments de type nocebo.

Hors médicaments, il est possible que la fréquence de certains troubles dont on parle beaucoup, comme l'hypersensibilité au gluten, soit due chez certaines personnes à un effet nocebo – et que l'exclusion du gluten leur soit bénéfique grâce à un effet placebo.

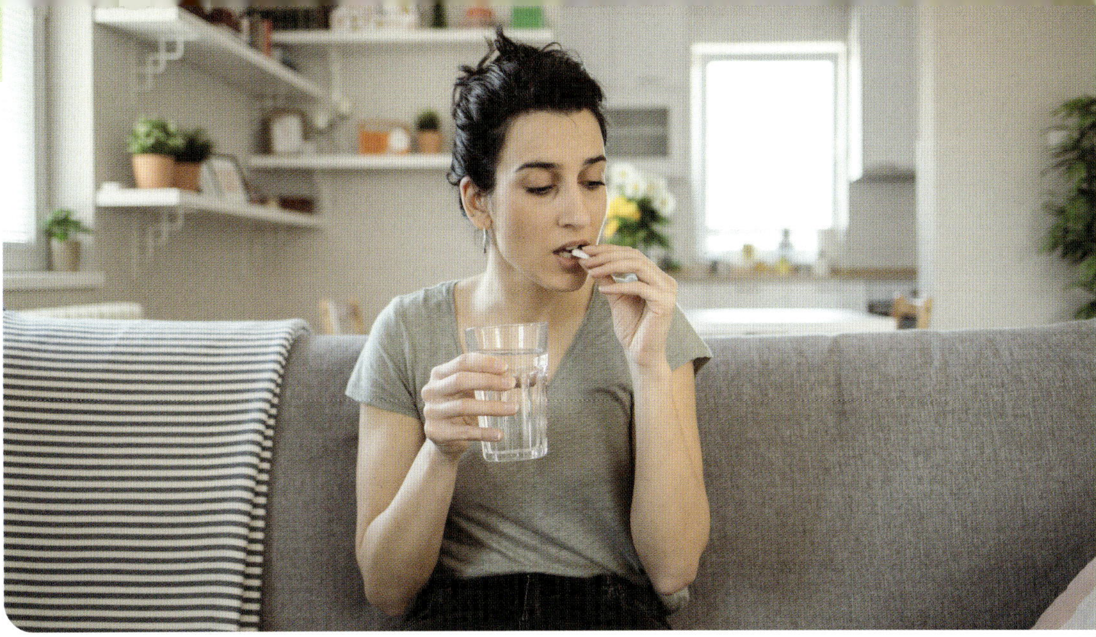

Comme l'effet placebo implique un processus cognitif – l'anticipation d'un soulagement –, il n'agit pas chez les patients dont le cortex préfrontal (à l'avant du cerveau) est lésé suite à un accident vasculaire cérébral ou à une maladie comme Alzheimer, par exemple.

L'enclenchement de l'effet placebo

Deux mécanismes psychologiques, qui peuvent coexister, sont évoqués dans le déclenchement de l'effet placebo.

Le conditionnement pavlovien

Comme le chien de Pavlov salive en entendant la clochette qui annonce le repas, la prise d'un comprimé et le rituel de soins peuvent activer un effet placebo par simple conditionnement (maladie → consultation → médicament → guérison). Le fait d'avoir déjà été soulagé par un traitement amplifie l'efficacité du placebo.

Une personne sujette au mal de tête, dont les douleurs disparaissent grâce à la prise d'un antalgique comme l'aspirine, pourra ainsi ressentir un apaisement identique avec un placebo de mêmes forme, couleur et goût que le médicament authentique. Ce phénomène peut avoir un intérêt thérapeutique quand il permet de diminuer les doses de médicaments, par exemple en intercalant principe actif et placebo.

L'attente positive du traitement

L'espoir d'un soulagement tranquillise le patient, diminue son niveau d'anxiété et de stress. L'effet placebo jouerait donc particulièrement dans les troubles influencés par le stress ou par des facteurs psychologiques : troubles gastro-intestinaux, douleurs, insomnie, eczéma, états dépressifs... Chez un insomniaque, par exemple, une prescription convaincante peut suffire à procurer un sentiment de sécurité propice au sommeil.

Une pharmacie interne

L'efficacité du placebo provient de la libération de « médicaments » naturels par les circuits du cerveau. Les premiers à avoir été découverts sont les endorphines, hormones à propriétés notamment antalgiques, analogues à la morphine, que l'organisme sécrète pour bloquer la douleur. La douleur est d'ailleurs considérée comme le symptôme le plus sensible au placebo.

D'autres molécules sont libérées, notamment la dopamine, neurotransmetteur dont la production est déclenchée par des stimulations agréables – en l'occurrence, la perspective d'un soulagement. Cette molécule a certainement un rôle dans l'apaisement de la douleur, des états dépressifs et d'autres symptômes, mais également dans la maladie de Parkinson, dont les altérations motrices sont provoquées par la dégénérescence des neurones qui produisent la dopamine. Des études ont montré qu'un placebo pouvait améliorer les symptômes parkinsoniens en induisant une libération de dopamine par le cerveau, à l'instar des médicaments prescrits dans cette maladie. ■

Alléger les ordonnances, c'est mieux pour la santé. Contre-intuitif mais vrai ?

Avec l'âge, la liste des médicaments à prendre chaque jour a tendance à s'allonger. Cette accumulation de molécules est loin d'être toujours nécessaire et présente des risques. Une réévaluation régulière des ordonnances devrait faire partie intégrante de la prise en charge.

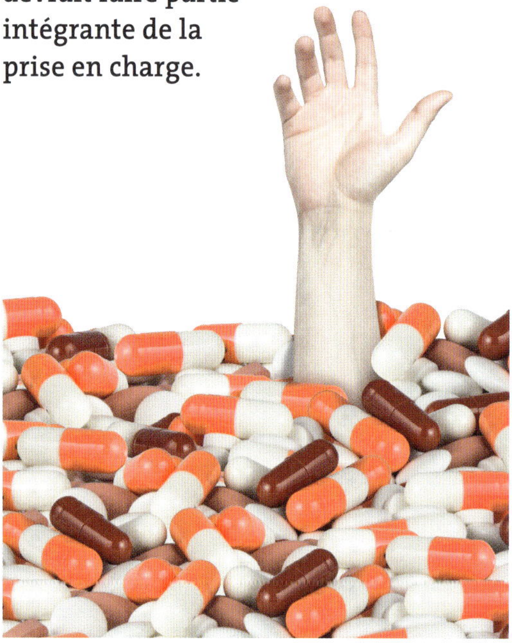

Vieillissement et polymédication

Diabète de type 2, hypertension, troubles du sommeil, anxiété, douleurs diverses... Avec l'âge, les pathologies et symptômes peuvent se cumuler et les ordonnances gonfler en proportion.

De l'analyse menée par Que Choisir en 2015 sur 347 ordonnances concernant des patients de plus de 75 ans, il ressortait que près de 9 médicaments différents étaient prescrits en moyenne par personne et que 4 ordonnances sur 10 contenaient au moins un médicament inapproprié chez une personne âgée. Des données cohérentes avec celles d'autres études portant sur la polymédication des aînés.

Qu'est-ce que la polymédication ?

L'OMS (Organisation mondiale de la santé) définit la polymédication comme l'« *administration de nombreux médicaments de façon simultanée ou l'administration d'un nombre excessif de médicaments* ». Il n'existe pas de seuil précis, mais la plupart des études s'accordent sur au moins 5 médicaments prescrits en même temps pour une durée supérieure à six mois, chez des personnes âgées de plus de 75 ans ou de plus de 65 ans et souffrant d'au moins une affection de longue durée.

Des cocktails qui ne sont pas sans risques

Si ces prescriptions sont parfois légitimes du fait d'une situation médicale complexe, elles peuvent s'avérer plus délétères qu'utiles pour la santé du patient. Chez les personnes âgées, la polymédication est un facteur de risques importants en raison des effets indésirables des médicaments, plus marqués chez les seniors (voir encadré p. 162), et des interactions entre molécules.

Une hospitalisation sur cinq chez les plus de 80 ans est à mettre sur le compte des médicaments (on parle de « iatrogénie médicamenteuse »), ces derniers étant à l'origine de malaises, de chutes, d'insuffisance rénale aiguë, d'hémorragies, de confusion... Une partie significative de ces accidents est évitable avec une révision des ordonnances.

Les effets indésirables

Tous les médicaments peuvent induire des effets indésirables. Pour chaque situation, le médecin doit estimer la balance bénéfices/risques (voir p. 164). En ce domaine, il est bon aussi de s'écouter et d'informer son médecin de tout symptôme ressenti, surtout s'il survient après la prise d'un nouveau médicament.

Les interactions médicamenteuses

Plus l'ordonnance s'allonge et plus le risque est grand de souffrir d'interactions néfastes entre médicaments. Ainsi, de nombreux médicaments

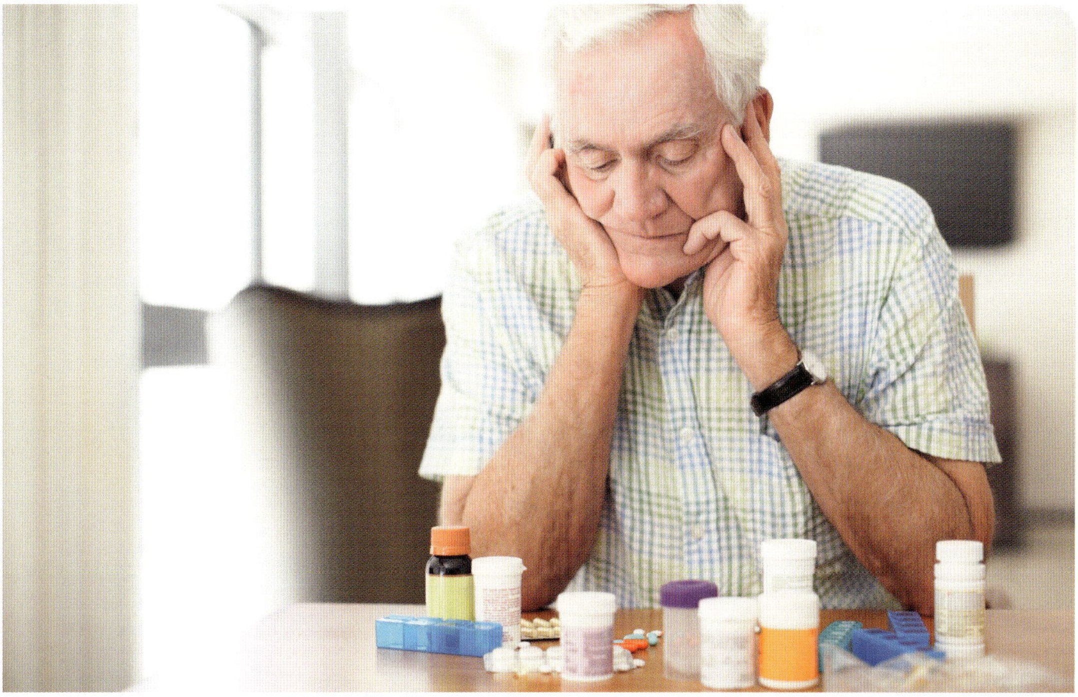

interagissent avec les antidiabétiques (metformine, sulfamides hypoglycémiants), diminuant leur efficacité ou augmentant les effets indésirables. La prise simultanée d'anticoagulants et d'anti-inflammatoires non stéroïdiens (AINS), dont l'aspirine, a un effet cumulatif qui peut entraîner des hémorragies. Les AINS diminuent par ailleurs l'efficacité des antihypertenseurs et peuvent conduire, si on néglige cette interaction, à l'ajout de plus en plus de molécules pour contrôler la pression artérielle. Et ce ne sont que trois exemples parmi d'autres.

La déprescription pour un bon suivi médical

Si la majorité des médecins se disent favorables à une plus juste prescription, un tiers seulement pratiqueraient régulièrement un « nettoyage » des ordonnances. Il y a plusieurs raisons à cela. Côté médecins, la complexité de la démarche, le manque de temps ou les réticences à intervenir sur les prescriptions des confrères peuvent jouer. Côté patients, la peur du changement, l'appréhension d'un sevrage difficile ou d'efforts nécessaires pour compenser l'arrêt d'un médicament sont avancées.

À quels médicaments faut-il être particulièrement attentif ?

Parmi les classes médicamenteuses le plus souvent impliquées dans les événements indésirables figurent les psychotropes, les antihypertenseurs, les analgésiques, les AINS, les diurétiques ou les anticoagulants.

Les psychotropes de type benzodiazépines utilisés comme somnifères ou tranquillisants exposent à des risques de troubles de la mémoire, de confusion et de chutes.
Les médicaments dit atropiniques ou anticholinergiques, qui regroupent différentes classes (antidépresseurs, antihistaminiques, antispasmodiques...), peuvent provoquer des troubles visuels et cognitifs, une sécheresse buccale, une rétention urinaire et de la constipation.

D'autres molécules doivent être consommées avec parcimonie, comme les IPP, qui peuvent entraîner des fractures et des atteintes rénales notamment, ou encore les AINS, qui présentent beaucoup d'interactions néfastes avec d'autres traitements.

Les seniors plus à risque

Diverses modifications physiologiques liées au vieillissement expliquent que les personnes âgées sont plus susceptibles de développer des effets indésirables après la prise de médicaments. Du fait d'une moins bonne efficacité des reins ou du foie, les médicaments sont moins vite éliminés.

La diminution de la motilité gastro-intestinale ou l'augmentation de la masse adipeuse, fréquentes avec l'âge, sont aussi des facteurs aggravants. Le cerveau, moins bien protégé par la barrière hématoencéphalique, est aussi plus sensible aux effets des médicaments psychotropes.

Les raisons d'une déprescription

Plusieurs raisons, souvent cumulatives, peuvent conduire à se pencher à nouveau sur l'ordonnance.

- Des prescriptions justifiées à un moment peuvent s'avérer inutiles voire néfastes sur la durée, ou compte tenu de l'évolution des pathologies, du vieillissement ou de la survenue d'effets indésirables. Les antalgiques ou les anti-inflammatoires peuvent être indiqués dans les douleurs lombalgiques aiguës, par exemple, mais ne sont pas la meilleure réponse contre les lombalgies chroniques (voir p. 86).

Des médicaments comme les inhibiteurs de la pompe à protons (IPP), parmi lesquels l'oméprazole ou l'ésoméprazone prescrits contre les brûlures d'estomac, ou les somnifères en cas d'insomnies ne devraient être pris que ponctuellement, alors qu'il n'est pas rare qu'ils soient reconduits sans plus de questions.

- Le fait d'être suivi par plusieurs médecins spécialistes peut générer des doublons exposant à un surcroît d'effets indésirables. Il peut aussi entraîner des incompatibilités, lorsqu'un médicament prescrit par un praticien a pour conséquence d'aggraver la pathologie traitée par un autre médecin.
- Avec le temps, les posologies peuvent devenir inadaptées : l'amélioration d'un diabète de type 2 ou une pression artérielle bien maîtrisée peuvent justifier un allègement des doses.

Enfin, plus l'ordonnance est longue et donc complexe, plus le risque de mauvaise observance des traitements est élevé. La conséquence : un moins bon contrôle des pathologies pour lesquelles les médicaments sont réellement indiqués.

Que faire ?

Votre médecin n'aura pas forcément le réflexe de « nettoyer » votre ordonnance. Vous pouvez l'aider.

- Réunissez toutes vos ordonnances ou toutes vos boîtes de médicaments, y compris ceux que vous prenez sans ordonnance, en y intégrant les compléments alimentaires.
- Prenez rendez-vous avec votre médecin traitant pour faire le point sur vos traitements. Normalement, c'est lui qui devrait assurer la cohérence de vos prises médicamenteuses. Demandez-lui de « faire un ménage » si nécessaire et de vous expliquer, en cas d'arrêt, comment vous devez procéder (arrêt brutal ou baisse progressive selon les molécules).
- N'hésitez pas à en discuter aussi avec votre pharmacien. Si vous êtes considéré comme un « patient polymédiqué » (au moins 5 substances médicamenteuses), vous avez droit à un « bilan partagé de médication » pris en charge par l'assurance maladie. Par le biais d'entretiens, le pharmacien pratique une analyse poussée de vos ordonnances et ses conclusions sont transmises pour avis au médecin traitant. ■

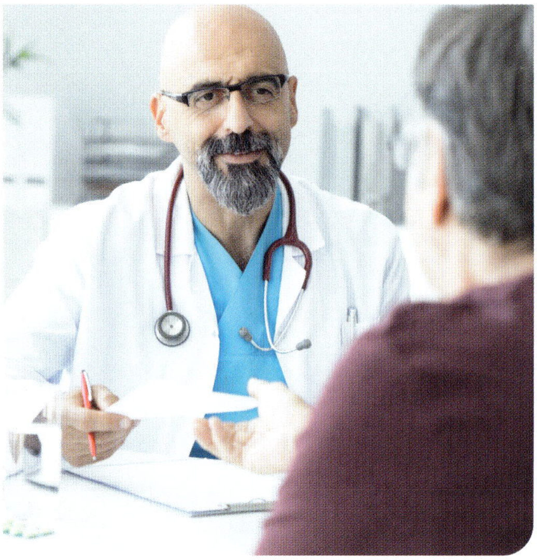

Acheter des médicaments sur Internet : une mauvaise idée ?

L'achat de médicaments en ligne n'est autorisé que sur des sites de pharmaciens et pour des médicaments délivrés sans ordonnance. Toute autre offre est suspecte et potentiellement dangereuse pour la santé.

Achat et vente en ligne : quelles modalités ?

La vente en ligne de médicaments est autorisée en France depuis 2013. Seuls les médicaments non soumis à prescription obligatoire peuvent être vendus sur Internet.

Uniquement par les pharmaciens

Les médicaments ne peuvent être vendus en ligne que par des pharmaciens titulaires d'une pharmacie d'officine. En pratique, cela signifie que le site doit être associé à une officine physique. Au préalable, le pharmacien doit avoir obtenu l'autorisation de son Agence régionale de santé (ARS) et avoir informé le Conseil de l'Ordre national des pharmaciens, dont il dépend. En cas de cessation d'activité de l'officine, le site qui lui est associé doit aussi être fermé.

Les dangers des achats en ligne

L'OMS (Organisation mondiale de la santé) estime que 50 % des médicaments vendus sur Internet sont contrefaits ou non autorisés.

Les produits illicites les plus fréquents

Ce sont des médicaments, mais aussi des compléments alimentaires et des dispositifs médicaux. Au niveau mondial, les traitements contre le sida, la tuberculose, le paludisme, le cancer sont parmi les plus concernés. Sont également souvent mentionnés les remèdes contre les troubles de l'érection, les médicaments ou compléments supposés faire perdre du poids (voir p. 185), les produits dopants, les anabolisants pour améliorer la force musculaire, les antidouleurs, hypnotiques et sédatifs, qui peuvent servir de stupéfiants, les produits dermatologiques pour blanchir la peau. Des dispositifs médicaux sont également concernés : autotests glycémiques ou de dépistage du VIH, lentilles de contact, masques chirurgicaux, etc.

Pourquoi est-ce risqué ?

Ces médicaments et dispositifs, qui par leur emballage et leur forme ressemblent souvent parfaitement aux vrais, peuvent contenir trop ou trop peu de principe actif. Les risques sont alors ceux du surdosage ou du sous-dosage. L'absence d'effet constitue aussi un préjudice si le malade a besoin de prendre un traitement dont il sera alors privé : on parle dans ce cas de « perte de chance ». Les analyses de faux médicaments saisis révèle par ailleurs quelquefois la présence de substances toxiques.
Quant aux médicaments non autorisés, s'ils sont interdits c'est que leur efficacité et leur innocuité n'ont pas été évaluées ou l'ont été mais en défaveur d'une mise sur le marché. ■

Reconnaître un site autorisé... ou non

- Les sites autorisés à la vente en ligne sont répertoriés par les ARS. Leur liste est mise à disposition par l'Ordre national des pharmaciens (ordre.pharmacien.fr).
- Sur un site légal, l'officine ainsi que son ou ses titulaires doivent être identifiés avec leurs coordonnées. Mais attention : la présence d'une adresse, d'un numéro de téléphone, d'une croix verte ou de textes qui font « authentiques » ne garantissent rien.
- Un site qui propose des médicaments exigeant normalement une ordonnance est forcément illégal. De même, les offres de remèdes miracles sont plus que suspectes. Des prix très attractifs peuvent être des signes de contrefaçon. Ne vous fiez pas à la photo : les contrefacteurs savent en général très bien imiter les conditionnements des vrais médicaments.

Les effets secondaires des médicaments : inévitables ?

Les médicaments peuvent rendre malade. En témoignent les nombreuses hospitalisations liées à leurs effets indésirables ou encore les retraits de la vente pour cause de dangerosité. Les médecins et les patients peuvent, dans une certaine mesure, limiter les risques…

Effets positifs mais aussi indésirables

Des antibiotiques aux thérapies antirétrovirales du sida en passant par les vaccins contre le tétanos ou la poliomyélite, qui ont quasiment fait disparaître ces maladies dramatiques, de nombreux médicaments soignent, soulagent, améliorent le pronostic. Mais ils peuvent aussi nous rendre malades, comme toute substance étrangère pénétrant dans l'organisme.
En 2010, la deuxième Enquête nationale sur les événements indésirables liés aux soins (ENEIS) révélait que quelque 150 000 hospitalisations par an en France étaient dues à des produits de santé, essentiellement des médicaments. Environ les deux tiers, soit 100 000, seraient évitables.

Les effets indésirables

Les effets indésirables, réactions nocives et non voulues à un médicament, sont plus ou moins fréquents et graves, mais ils devraient toujours rester moins importants que les bénéfices attendus. C'est la fameuse balance bénéfices/risques (voir encadré ci-dessous).

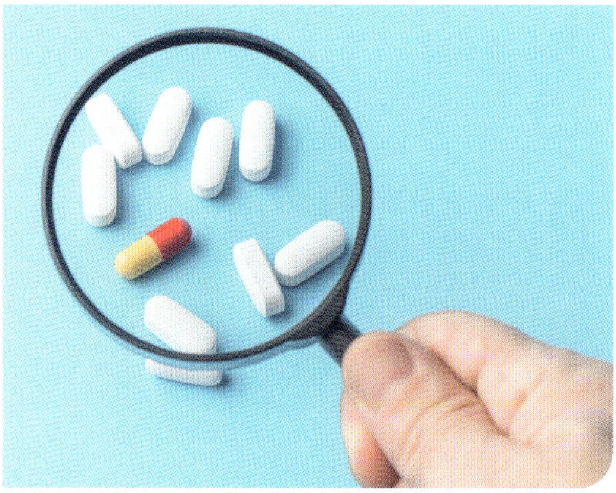

Pour être commercialisé, un médicament doit faire la preuve de son efficacité à travers des essais cliniques. Mais ces essais sont effectués sur une courte période et ne concernent que peu de malades. Ils ne permettent donc d'identifier que les effets indésirables les plus fréquents. Les autres se révèlent sur la durée, après la mise sur le marché.
Ces nouveaux effets, moins fréquents mais parfois plus graves, peuvent remettre en question la commercialisation du médicament. Ce fut par exemple le cas en 2010 avec le retrait des glitazones. Autorisés au début des années 2000, ces antidiabétiques exposaient à des cancers de la vessie, des fractures

La balance bénéfices/risques d'un traitement : une notion fondamentale

Les bénéfices attendus d'un traitement doivent toujours l'emporter sur les risques éventuels pour celui qui le reçoit. L'espoir de « gros » bénéfices, par exemple soigner un cancer mortel, rendront acceptables des risques importants, par exemple des séquelles invalidantes liées au traitement. Mais, s'il s'agit de faibles bénéfices, comme soulager un rhume, alors les risques devront être très faibles voire absents.

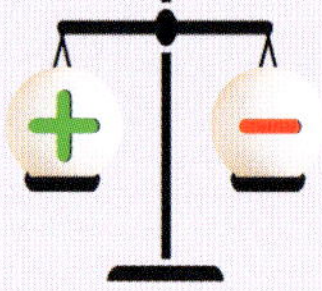

La balance bénéfices/risques est établie à partir des essais cliniques réalisés pour obtenir l'autorisation de commercialisation. L'« art » du médecin est d'adapter cette balance à la situation particulière du patient. Cette balance évolue avec le temps et le recul sur l'utilisation du médicament : elle doit être réévaluée en permanence.

de la hanche et des accidents cardiaques, alors même que leur efficacité sur le diabète ne se confirmait pas.

Indispensable pharmacovigilance

Les organismes de pharmacovigilance assurent la surveillance des effets indésirables des médicaments après leur commercialisation : ils détectent l'apparition d'effets jusque-là inconnus et évaluent la fréquence des effets connus. Les professionnels de santé doivent déclarer les effets indésirables qu'ils constatent, et les patients peuvent également le faire sur un site dédié (signalement.social-sante.gouv.fr).

En France, chaque région possède un centre de pharmacovigilance chargé de collecter les déclarations et de déterminer si les effets constatés sont effectivement dus au médicament suspecté : un exercice difficile, car la relation de cause à effet n'est pas toujours évidente. Ces déclarations sont analysées en France par l'Agence nationale de sécurité du médicament et des produits de santé (ANSM), au niveau européen par l'Agence européenne des médicaments (EMA) et au niveau mondial par l'Organisation mondiale de la santé (OMS). En cas de nouvel effet indésirable, la notice est modifiée, mais le médicament peut aussi être retiré du marché si des effets graves remettent en cause sa balance bénéfices/risques.

Des influences commerciales nocives

Chaque année, la revue professionnelle *Prescrire*, indépendante de l'industrie, publie une liste des « médicaments à écarter ». En 2022, 105 médicaments ont ainsi été ciblés. Cette liste témoigne que les mesures prises pour réduire les risques, même correctement appliquées, ne suffisent pas. Les autorités « laissent passer » des médicaments plus dangereux qu'utiles. Comment est-ce possible ?

- Comme le montre le scandale du Vioxx (voir encadré ci-contre), les essais cliniques réalisés par les firmes pharmaceutiques avant commercialisation peuvent être biaisés, voire falsifiés dans le pire des cas. De nombreux biais existent, par exemple lorsque l'on compare le produit étudié à une substance de référence moins dosée, ce qui donne l'impression d'une efficacité supérieure.
- L'industrie fait pression sur les autorités pour raccourcir la durée des essais afin de hâter la commercialisation. Cette réduction diminue la probabilité de voir apparaître un effet indésirable grave avant la commercialisation.
- Des scandales comme celui du Mediator ont mis en évidence l'influence industrielle qui s'exerce sur les autorités sanitaires, les experts ou les professionnels pour minimiser des effets indésirables et maintenir des substances sur le marché au-delà du raisonnable.
- Les professionnels de santé continuent dans leur grande majorité à se former sur les médicaments à partir des informations fournies par les fabricants, lesquelles minimisent les risques et exagèrent les avantages.

Réduire les risques

Les médecins, les pharmaciens et les patients eux-mêmes peuvent agir pour réduire les risques liés aux médicaments, afin que la balance bénéfices/risques reste positive.

À efficacité égale, choisir le moins dangereux

Dans une même famille médicamenteuse et à efficacité égale, le praticien doit préférer le produit ayant le moins d'effets indésirables. Tous

Le Vioxx (rofécoxib) : des morts par milliers

Le 30 septembre 2004, la firme Merck annonce le retrait mondial du Vioxx, son nouvel anti-inflammatoire vedette commercialisé depuis seulement quatre ans. Quelques jours auparavant, un rapport attribuait au Vioxx 29 000 accidents cardiaques mortels aux États-Unis. Les actions de la firme s'effondrent.

Son lancement mondial avait été sans précédent : il était présenté comme le premier anti-inflammatoire sans risque d'ulcères digestifs. Or l'essai clinique principal sur lequel s'était appuyée la firme avait été manipulé pour minimiser les risques cardiaques.
Aux États-Unis, la firme a dû verser plus de 5 milliards de dollars aux victimes. En France, les études destinées à évaluer les dégâts n'ont jamais abouti.

les anti-inflammatoires non stéroïdiens (AINS) ont pour effet indésirable le risque d'ulcères digestifs. Cet effet est inévitable, mais sa fréquence varie selon la molécule. L'ibuprofène est le moins risqué, raison pour laquelle il est en vente libre.

Respecter les contre-indications

Certains états de santé sont incompatibles avec la prise de tel ou tel médicament. Ainsi, les bêtabloquants, utilisés notamment pour le cœur, sont contre-indiqués chez les asthmatiques car ils peuvent déclencher une crise d'asthme. Les AINS sont contre-indiqués au deuxième trimestre de la grossesse car ils exposent au risque de malformation cardiaque du bébé à naître.

Les logiciels d'aide à la prescription alertent le plus souvent sur ces risques, mais cela ne dispense pas le médecin de sa vigilance.

Attention aux interactions médicamenteuses

Les médicaments interagissent entre eux. Leurs effets peuvent s'additionner, s'annuler ou produire des accidents indésirables. Par exemple : l'association entre certains antibiotiques et certains antimigraineux entraîne un risque de maladie vasculaire grave ; l'association d'anti-inflammatoires et d'anticoagulants augmente le risque d'hémorragies. Le risque d'apparition d'effets indésirables augmente de façon exponentielle avec le nombre de médicaments pris.

Tenir compte des précautions d'emploi

Le risque de survenue d'effets indésirables varie aussi selon chaque patient. L'âge, en particulier, est un critère essentiel. Donner un médicament à des doses « normales » à une personne très âgée l'expose à un surdosage quasiment certain, qui rend le médicament toxique.

Le respect des doses (posologie) est capital. Pour certains médicaments, la dose toxique est proche de la dose thérapeutique – c'est le cas pour le paracétamol (voir p. 171). Le médecin et le pharmacien doivent être vigilants, bien sûr, mais le patient doit également faire attention, d'autant qu'il peut être tenté d'augmenter les doses pour guérir ou être soulagé plus vite.

L'insuffisance rénale ou hépatique retarde l'élimination des médicaments, qui, en s'accumulant

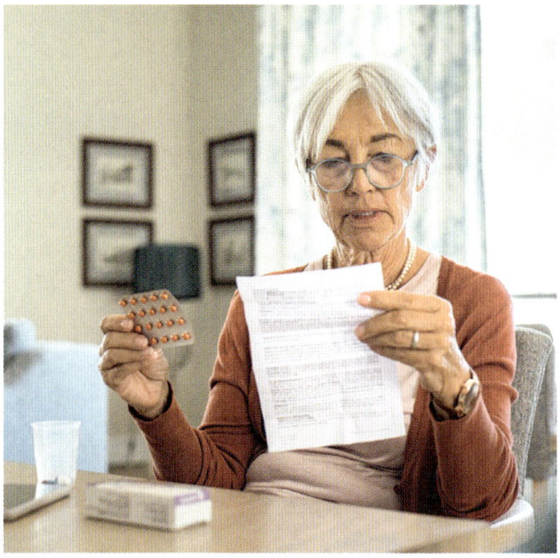

dans l'organisme, deviennent toxiques ; la prise d'alcool, la conduite automobile ou les situations nécessitant de l'attention doivent être prises en compte pour des médicaments comme les anxiolytiques ou les somnifères, etc.

Patient mais pas passif

Les usagers de soins peuvent agir eux aussi pour réduire les risques.

- Avant de prendre un médicament, posez-vous la question de son utilité : en avez-vous vraiment besoin ? Attention également à l'automédication sur les conseils d'un proche. Un médicament peut être efficace chez une personne et ne pas l'être chez une autre.
- Informez le médecin sur les médicaments que vous prenez, en apportant les ordonnances en cours prescrites par d'autres médecins.
- Informez le médecin sur vos précédents d'allergies, de réactions à des médicaments, ainsi que sur vos maladies en cours ou passées.
- Choisissez, quand c'est possible, un praticien indépendant des influences commerciales. Le site transparence.sante.gouv.fr informe sur les rémunérations et avantages reçus des firmes par les professionnels que vous consultez. Vous pouvez également vous rendre sur le site eurosfordocs.fr, qui offre une interface plus accessible de cette base.
- Soyez attentif aux effets indésirables qu'un médicament peut avoir sur vous, signalez-les au médecin ou au pharmacien ou déclarez-les sur le site dédié. ■

Alcool et médicaments : danger ?

Alcool et médicaments forment souvent de mauvaises associations. Une incompatibilité qui peut être à l'origine d'effets indésirables parfois graves.

Une combinaison à éviter

L'alcool peut accroître l'action des médicaments en ralentissant leur élimination, ce qui peut majorer les effets secondaires. À l'inverse, il peut diminuer leur activité en accélérant leur dégradation. Le risque, alors, est d'être moins bien soulagé ou traité. Les conséquences du mélange dépendent du principe actif ainsi que de la quantité d'alcool ingérée, mais une prise modérée peut suffire à altérer certains traitements ou déclencher un effet antabuse.

Revue non exhaustive des cocktails toxiques

La liste des interactions médicaments-alcool étant longue, posez-vous systématiquement la question si vous devez prendre un nouveau médicament. Interrogez votre médecin : l'interdiction peut être absolue, une consommation modérée peut rester possible, un intervalle de quelques heures entre la prise du médicament et la consommation d'alcool peut être préconisé. Si vous achetez des médicaments sans ordonnance, lisez la notice.

Les antalgiques et les anti-inflammatoires

- Les anti-inflammatoires non stéroïdiens (aspirine, ibuprofène, etc.), de même que l'alcool, fragilisent la muqueuse gastro-intestinale. L'association des deux augmente donc le risque de souffrir de brûlures gastro-œsophagiennes. Ces médicaments ont de plus tendance à augmenter la tension artérielle, un effet majoré par l'alcool.
- Le paracétamol utilise dans le foie les mêmes voies de détoxification que l'alcool. Une prise simultanée d'alcool et de paracétamol peut diminuer l'action de l'antalgique, voire exposer à un risque de lésion hépatique grave.
- L'association antalgiques opiacés-alcool peut renforcer l'effet anesthésiant de ces molécules jusqu'à compromettre les fonctions vitales (cœur, respiration) et entraîner un coma.

Les antibiotiques

L'alcool réduit l'efficacité d'un antibiotique, l'isoniazide (Rimifon). Il peut faire chuter la pression artérielle et générer un effet antabuse.

Les anticoagulants

L'alcool potentialise leur action : une consommation déraisonnable accroît le risque d'accidents hémorragiques.

Les antidiabétiques

Les antidiabétiques à base de metformine imposent une abstinence rigoureuse. La métabolisation simultanée d'alcool et de metformine peut conduire à une acidose lactique, trouble létal dans les cas aigus.

Les antihistaminiques H1

Ces molécules se retrouvent dans les médicaments contre les allergies (Aerius, Zyrtec...) et dans des spécialités d'usage courant (pour les problèmes de sommeil, le mal des transports, la toux, etc.), dont certaines sont en vente libre. L'alcool augmente leurs effets secondaires (somnolence, vertiges, confusion mentale...).

Les psychotropes

Tous les psychotropes (voir p. 173) font mauvais ménage avec l'alcool. L'éventail des effets est large : baisse de vigilance et somnolence surtout, dépression respiratoire, chute de tension avec risque de perte de connaissance voire de coma, etc. ■

L'effet antabuse

Ce syndrome englobe diverses réactions qui surviennent à la prise de certains médicaments avec de l'alcool, même en petite quantité. Ce sont des rougeurs, nausées, vomissements, céphalées, tachycardie et douleurs abdominales pouvant conduire à un malaise intense. Parmi les médicaments impliqués : des antibiotiques (céphalosporines), des antimycosiques, des antidiabétiques ou le baclofène, un myorelaxant utilisé dans le cadre de thérapies contre l'alcoolisme.

Arrêter un traitement antibiotique plus tôt que prévu favorise la résistance aux antibiotiques. Des boniments ?

Bien que ce précepte soit parfois remis en cause, toutes les recommandations vont dans le même sens : oui, il faut suivre son traitement antibiotique jusqu'au bout. Ses modalités d'administration sont prévues pour éviter le risque de rechute et d'émergence d'une résistance aux antibiotiques.

Comment agissent les antibiotiques ?

Au XXe siècle, la découverte des antibiotiques a représenté une avancée médicale majeure dans la lutte contre les infections bactériennes comme la tuberculose ou la méningite. Ces médicaments agissent soit en détruisant les bactéries (action bactéricide), soit en les empêchant de proliférer. Pour cela, ils s'opposent à des processus vitaux qui permettent aux bactéries de croître et de se multiplier : certains s'attaquent à l'ADN des bactéries, d'autres empêchent la fabrication de protéines ou perturbent celle de la paroi qui les protège, par exemple.

Une action plus ou moins ciblée

En fonction de leur mécanisme d'action, les antibiotiques sont plus ou moins spécifiques de certaines souches bactériennes. Certains, dits à large spectre, sont efficaces sur une grande variété de germes infectieux quand d'autres, dits à spectre étroit, ont une action plus limitée.

Le choix des armes

Les modalités d'une antibiothérapie dépendent d'un grand nombre de facteurs. Le choix de la molécule peut être fondé sur l'identification de la bactérie pathogène via un antibiogramme. Sinon, le médecin cherchera à traiter la cause la plus probable de l'infection. Le foyer de

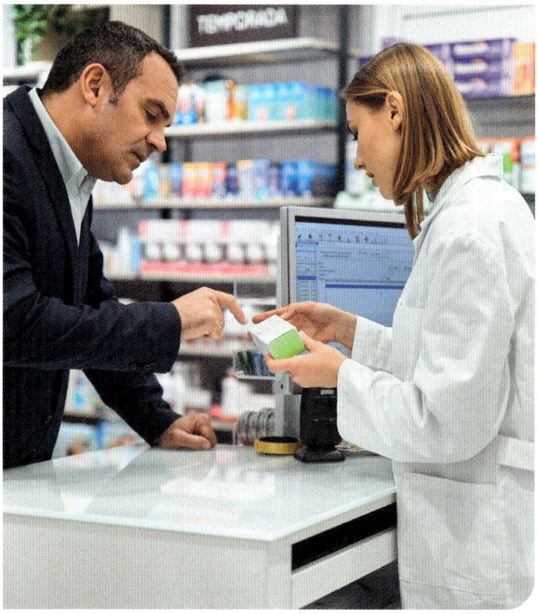

l'infection, sa virulence et certaines caractéristiques du patient telles que l'âge, le poids ou l'état de santé orientent aussi son choix. La posologie et la durée du traitement sont établies pour obtenir la meilleure efficacité avec le moins d'effets secondaires – sur le foie, les reins ou le microbiote intestinal, notamment. La prescription tient également compte de la puissance de l'antibiotique utilisé et de sa vitesse d'élimination par l'organisme.

Des consignes claires

Les autorités de santé le martèlent : il faut suivre à la lettre les prescriptions d'antibiotiques, à savoir la dose, la fréquence des prises et la durée du traitement. Ainsi, même si l'état de santé s'améliore, il n'est pas recommandé d'arrêter son traitement prématurément. À l'inverse, on ne prolongera pas une antibiothérapie de son propre chef ; si les symptômes persistent, une nouvelle visite chez le médecin s'impose !

Arrêt prématuré du traitement : quels risques ?
Les arguments avancés pour le respect de la durée du traitement antibiotique sont de deux ordres. D'une part, la disparition des symptômes ne signifie pas que l'agent infectieux en cause a disparu de l'organisme. Une interruption trop rapide pourrait donc entraîner une récidive. D'autre part, on considère généralement que l'arrêt prématuré favorise la sélection de bactéries résistantes aux antibiotiques. Or, ce phénomène d'antibiorésistance est une source croissante d'inquiétude en santé publique, la perte d'efficacité de ces médicaments pouvant poser des problèmes majeurs dans la prise en charge des infections bactériennes.

Les mécanismes de l'antibiorésistance

Le phénomène d'antibiorésistance découle d'une insensibilité partielle ou totale de la bactérie à l'action d'un ou plusieurs antibiotiques, contre lesquels elle développe des mécanismes de défense.

Un processus en deux temps
L'antibiorésistance découle de deux processus. Le premier est l'émergence, essentiellement par le fruit du hasard, de bactéries résistantes. Le second est la dissémination de la résistance, qui, elle, est corrélée à la prescription d'antibiotiques.

- L'émergence de bactéries résistantes peut être naturelle, liée à des mutations génétiques. Mais, le plus souvent, elle est acquise à la suite du transfert de gènes de résistance de bactéries à bactéries, y compris au sein de familles de germes très dissemblables. Les souches multirésistantes cumulent plusieurs mécanismes de résistance : par mutation et par acquisition de plusieurs gènes de résistance.
- Si l'antibiotique ne suscite pas directement cette résistance, il crée ce qu'on appelle une « pression de sélection » en mettant hors compétition les bactéries les plus sensibles. Favorisées, les bactéries résistantes qui préexistaient ont alors tout loisir de se multiplier : elles jouissent d'un « avantage sélectif », se disséminent, transmettent leurs gènes de résistance et rendent les traitements antibiotiques inefficaces.

Les recommandations
Ces deux temps, émergence et dissémination, fondent les recommandations de bon usage des antibiotiques.

- La population des germes responsables d'une infection doit être éradiquée à l'arrêt du traitement (le dosage et la durée doivent être suffisants) pour éviter que les germes restants ne puissent acquérir une résistance à l'antibiotique par transfert de gènes de résistance.
- L'usage abusif ou inadapté des antibiotiques, y compris en médecine vétérinaire, est une cause majeure de la montée en puissance des résistances. ■

Pas d'arrêt prématuré : oui, mais...

En 2017, une tribune publiée dans *The British Medical Journal* par des scientifiques britanniques a créé la polémique. En contradiction avec les recommandations classiques, ils invitaient à conseiller aux patients d'arrêter leur traitement dès qu'ils se sentaient mieux. Selon cette publication, la durée optimale des traitements reste mal connue et les prescriptions ne prennent pas suffisamment en compte les caractéristiques individuelles des patients. La peur du sous-traitement conduirait donc à des antibiothérapies trop longues, avec une surconsommation d'antibiotiques... donc une augmentation des résistances.

Cette prise de position a suscité un véritable tollé au sein de la communauté scientifique. Si les excès de prescription sont régulièrement dénoncés et que l'objectif est bien de limiter la consommation d'antibiotiques pour freiner la résistance, inciter les patients à arrêter leur traitement de leur propre chef serait un message d'autant plus dangereux qu'une mauvaise observance est un facteur majeur d'échec des prises en charge. L'insuffisance de preuves étayant les propos des scientifiques a également été relevée. Néanmoins, en pointant du doigt le manque d'études sur la durée minimale des antibiothérapies, ils ont soulevé une question pertinente. En attendant que de telles études soient réalisées, le respect des durées prescrites reste de règle.

Les antibiotiques sont inutiles contre les infections virales. Vrai ou faux ?

Les antibiotiques sont en effet inefficaces contre les virus. Ils n'ont d'utilité qu'en cas d'infection bactérienne.

Virus ou bactérie ?

Les maladies infectieuses sont dues à des microbes susceptibles d'envahir une région du corps (infection locale), voire l'organisme entier (infection généralisée). Les bactéries, cibles des antibiotiques, sont formées d'une seule cellule dotée d'enveloppes protectrices et d'un métabolisme propre. Les virus nichent dans des cellules hôtes dont ils détournent la « machinerie » pour se multiplier. Les antibiotiques ne sont d'aucune utilité pour s'en débarrasser, car ils sont conçus pour s'attaquer aux bactéries.

Des symptômes parfois similaires

Chaque infection provoque des symptômes spécifiques. Cependant, lorsque la localisation est identique, il peut y avoir confusion, notamment parce que les bactéries provoquent des signes d'inflammation (rougeurs, douleurs, échauffement localisé ou fièvre...) similaires à ceux des virus.

Trop de prescriptions ?

Le diagnostic n'est pas toujours facile. La peur de passer à côté d'une infection bactérienne est l'une des raisons invoquées par les médecins qui prescrivent encore trop d'antibiotiques. Dans des affections très banales d'origine virale comme la grippe ou la bronchite, cela se justifie rarement...

Un risque d'aggravation ou de complication ?

Les antibiotiques peuvent aussi être prescrits dans le but de prévenir le risque de complication ou de surinfection bactérienne, notamment lorsque la sphère ORL est touchée. Certes, ce risque peut exister. Mais la prise préventive d'antibiotiques en dehors de tout signe suspect n'est pas recommandée.

La pression des patients ?

Effectivement, certains patients insistent pour se voir prescrire des antibiotiques, surtout si l'infection est importante ou qu'elle traîne en longueur. Si leur médecin leur explique que c'est inutile voire néfaste (à court terme à cause des effets indésirables, à long terme à cause de l'émergence de résistances aux antibiotiques), la plupart se rendront à ses arguments. Autrement, les ordonnances conditionnelles (*« Si vous présentez tel ou tel signe dans les jours qui viennent, alors vous devrez prendre des antibiotiques »*) représentent un bon compromis : elles rassurent le patient tout en réduisant les prescriptions trop « automatiques ». ■

Angine : les tests de détection rapide

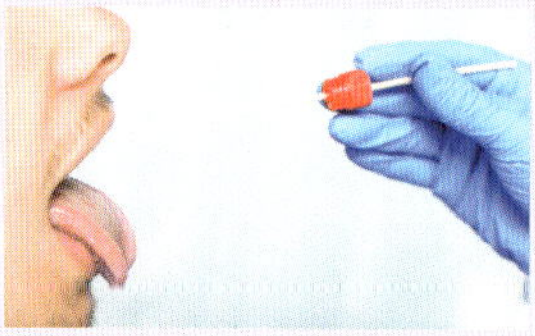

Développés pour favoriser une prescription à bon escient des antibiotiques en cas d'angine, les tests de détection rapide (TDR), ou tests d'orientation diagnostique, constituent une aide précieuse lorsque les signes cliniques ne suffisent pas à déterminer la cause de l'infection. En médecine de ville, un prélèvement au niveau des amygdales permet de déterminer en quelques minutes si une angine est d'origine virale ou d'origine bactérienne (angine à streptocoques du groupe A).

Dans 75 à 90 % des cas chez l'adulte et dans 60 à 75 % chez l'enfant, c'est un virus qui est en cause et la prescription d'antibiotiques n'est pas nécessaire. L'utilisation de ces tests reste insuffisante dans les cabinets médicaux. Pour favoriser leur progression, leur réalisation en pharmacie est autorisée depuis 2020.

Le paracétamol : un poison pour le foie ?

Largement utilisé en automédication, cet antidouleur très efficace donne l'image d'un médicament sans danger. Pourtant, à dose élevée, il est très toxique pour le foie, au point de provoquer des hépatites médicamenteuses.

Une toxicité liée au surdosage

Le paracétamol est le médicament le plus consommé en France et dans le monde. Son intérêt contre la fièvre ou les douleurs modérées, y compris chez l'enfant, n'est plus à démontrer. Compte tenu de la quantité consommée, le risque hépatique reste exceptionnel : la balance bénéfices/risques de ce médicament est très positive.

Un danger pour le foie

Il n'en demeure pas moins que le paracétamol est responsable de la plupart des inflammations du foie (hépatites) d'origine médicamenteuse. Ces dernières sont parfois mortelles ou nécessitent une greffe de foie. Le risque est augmenté par la prise d'alcool, le jeûne ou le fait de souffrir d'une maladie du foie.

La toxicité hépatique est essentiellement due à des surdosages. Ces derniers peuvent être involontaires (non-respect des posologies recommandées) ou volontaires (tentative de suicide). Le paracétamol est ainsi une des principales causes de suicide médicamenteux dans les pays anglo-saxons, où il est plus facilement accessible – en grande surface, notamment.

En France, la vente libre (sans qu'une ordonnance soit nécessaire) favorise l'intoxication involontaire, car elle entretient l'illusion du caractère anodin du produit et minimise le contrôle pharmaceutique lors de la vente. Les posologies dangereuses sont mal connues du public, et la nécessité de soulager rapidement une douleur peut l'emporter sur les précautions nécessaires.

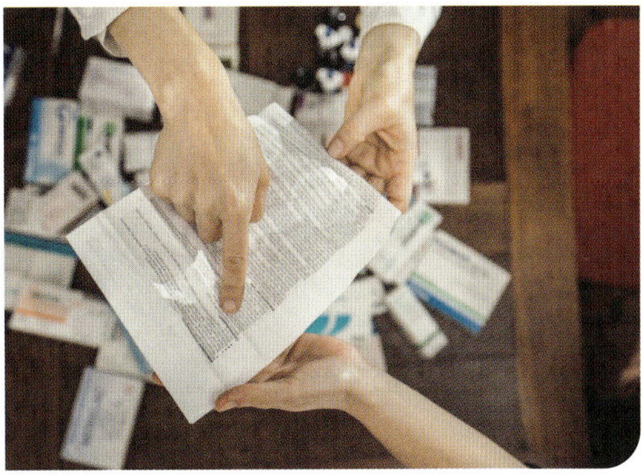

Le bon usage du paracétamol

Pour tenter d'en contrôler le bon usage, les autorités sanitaires ont décidé que chaque boîte devait comprendre au maximum 8 g de paracétamol. De plus, des messages d'alerte (« *Dépasser la dose peut détruire le foie* ») figurent désormais sur l'emballage.

En janvier 2020, l'ANSM (Agence nationale de sécurité du médicament et des produits de santé) est même revenue sur son autorisation d'accès direct « devant le comptoir » et a demandé que le paracétamol soit remis « derrière le comptoir », par conséquent placé sous la délivrance du pharmacien.

Les critères d'une prise sans risque

- Pour les adultes : en automédication, la dose à ne pas dépasser est de 3 g par 24 heures, au maximum 4 g sur avis médical. Préférez une dose de 500 mg toutes les 3 à 4 heures plutôt que de 1 g (1 000 mg) toutes les 6 à 8 heures.
- Pour les enfants et les personnes de moins de 50 kg : ne pas dépasser 15 mg/kg par prise toutes les 6 heures, soit 60 mg/kg sur 24 heures.
- Pas d'automédication au-delà de 4 ou 5 jours : ensuite, un avis médical devient nécessaire.
- Attention au cumul si vous prenez d'autres médicaments antidouleur comme le tramadol ou la codéine, qui peuvent contenir aussi du paracétamol.
- En cas d'antécédent de maladie du foie, un avis médical est nécessaire pour savoir si le paracétamol reste indiqué. ■

L'aspirine prévient le risque cardiovasculaire. Vraiment ?

L'aspirine, bien connue pour soulager la fièvre et les douleurs, est également utilisée en prévention cardiovasculaire. Mais de façon ciblée, lorsque le risque est important, car ce médicament expose à des hémorragies.

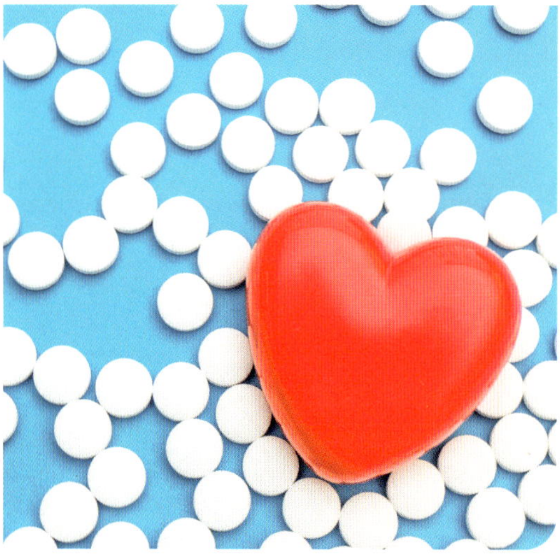

Un antiagrégant plaquettaire

L'aspirine (acide acétylsalicylique), commercialisée pour la première fois à la fin du XIXe siècle, a été redécouverte dans les années 1970 pour son action sur la fluidité du sang. La molécule empêche l'agrégation des plaquettes (thrombocytes) dans le sang, qui peut être à l'origine de la formation de caillots. Ces derniers peuvent boucher les artères, provoquant un infarctus du myocarde ou un accident vasculaire cérébral (AVC). Dans cette indication, l'aspirine est prescrite à des doses de 75 à 160 mg par jour, soit bien plus faibles que celles administrées pour obtenir une action antalgique ou antipyrétique.

Le risque hémorragique

Utilisée au quotidien même à faible dose, l'aspirine présente un effet indésirable lié à sa propriété : en fluidifiant le sang, elle augmente le risque de saignements, notamment digestifs et parfois cérébraux. Ce risque hémorragique s'accroît avec l'âge, en cas de lésion de l'œsophage, de l'estomac ou des intestins (qui peut être due à un grand nombre de maladies de l'appareil digestif) et, bien entendu, en cas de surdosage. Ce dernier peut être causé par des médicaments pris en même temps et dont les effets sont similaires. Une situation de ce type n'est pas rare et rappelle qu'il faut signaler tous ses traitements en cours quand on consulte un médecin.

Oui en prévention d'une récidive ou si le risque est important

La propriété antiplaquettaire de l'aspirine a d'abord été utilisée en prévention secondaire, c'est-à-dire chez des personnes ayant déjà subi un accident cardiovasculaire dans le but de leur éviter une récidive. Le bénéfice est alors avéré. Sa prescription a été étendue à des personnes sans antécédent d'AVC ou d'infarctus du myocarde, mais très exposées à ces accidents car souffrant d'une pathologie cardiovasculaire (artériopathie des membres inférieurs, maladie coronarienne, épisode d'accident ischémique transitoire, etc.). Dans ces cas également et selon des modalités définies au cas par cas, la prescription d'aspirine est justifiée.

Non en prévention primaire

Les personnes qui présentent un ou plusieurs facteurs de risque cardiovasculaire (hypertension, tabagisme, diabète…) mais n'ont pas d'antécédent d'accident cardiaque et ne souffrent pas d'une maladie cardiaque ou vasculaire n'ont pas intérêt à prendre de l'aspirine en prévention primaire. Plusieurs études montrent que cette stratégie thérapeutique est sans bénéfice net, alors qu'elle expose à un risque de saignements digestifs voire d'AVC hémorragique. L'aspirine en prévention primaire est donc déconseillée. ■

Somnifères et anxiolytiques : plus de mal que de bien ?

Leurs effets secondaires peuvent être très sérieux, surtout chez les personnes âgées, et ils peuvent générer une dépendance. Ces médicaments sont donc à utiliser avec prudence.

Des médicaments psychotropes

Les somnifères (ou hypnotiques en langage médical) et les anxiolytiques (aussi appelés tranquillisants) appartiennent au groupe des psychotropes, des médicaments qui agissent sur le psychisme, tout comme les drogues. Ils ont en commun leur effet sédatif (calmant), et, selon la molécule, une action plutôt hypnotique ou plutôt anxiolytique.
Les antidépresseurs sont également des psychotropes, dont l'effet porte plus spécifiquement sur l'humeur, mais certains sont également prescrits pour apaiser l'anxiété (« antidépresseurs sédatifs »).

Les somnifères ou hypnotiques

Ils facilitent l'endormissement ou maintiennent le sommeil la nuit. Selon la dose et la molécule, le sommeil induit est plus ou moins naturel. Souvent, les somnifères ne font pas dormir au sens physiologique du terme, ils ont un effet sédatif (comme une anesthésie) ou

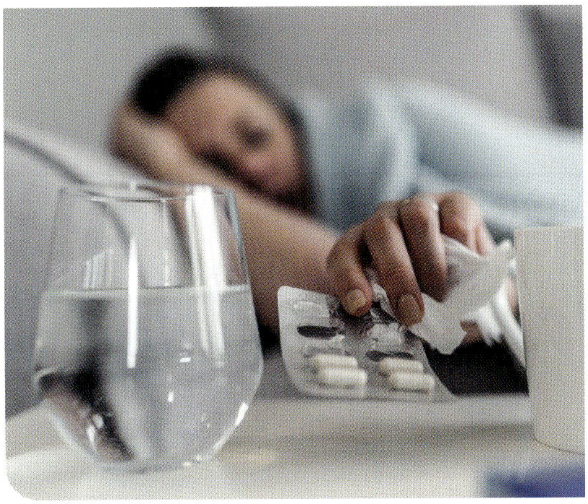

Arrêter les psychotropes : sevrage en douceur

N'arrêtez pas vos médicaments seul et de façon brutale. Votre médecin vous indiquera comment procéder afin de minimiser les effets du sevrage et d'éviter un rebond de l'anxiété et/ou de l'insomnie ainsi que d'autres effets désagréables.

Plus le traitement a été intense et prolongé (plus de trois mois), plus le sevrage doit se faire progressivement. Il se déroule en général par paliers, sur une durée de quelques semaines à plusieurs mois selon l'antériorité et les posologies. N'hésitez pas à signaler d'éventuels désagréments pour modifier si nécessaire la durée du sevrage.

« anti-éveil » qui n'équivaut pas à celui d'une nuit de sommeil classique. La plupart appartiennent à la catégorie des benzodiazépines. Des anxiolytiques peuvent également être prescrits pour favoriser le sommeil.

Les anxiolytiques ou tranquillisants

Ils apaisent les symptômes psychologiques et/ou physiques de l'anxiété. Les plus utilisés appartiennent là encore à la famille des benzodiazépines, qui agissent rapidement. Mais des antihistaminiques, des antidépresseurs, des bêtabloquants (en cas de symptômes physiques) et parfois des neuroleptiques sont également employés pour leurs propriétés sédatives.

Effets indésirables et dépendance

Ces médicaments sont largement prescrits en France. S'ils n'ont pas le potentiel de toxicité aiguë des anciennes molécules (barbituriques, chloral), ils ont des effets secondaires aux conséquences parfois lourdes et peuvent provoquer une dépendance.

▶▶▶

Effets indésirables et risques associés

Les effets les plus courants sont une somnolence diurne, des difficultés de concentration, des troubles de la mémoire et une baisse de la vigilance qui peut être à l'origine d'accidents, en particulier de la circulation. Chez les personnes âgées, ces médicaments peuvent induire des troubles cognitifs, un état de confusion qui persiste parfois après l'arrêt du médicament, des relâchements musculaires à l'origine de pertes d'équilibre. Avec les antihypertenseurs, ils font partie des molécules les plus incriminées dans les chutes et fractures dont les répercussions peuvent être majeures.

Dépendance et effet rebond

Comme toutes les substances à action agréable ou apaisante, ces traitements, notamment les benzodiazépines, peuvent induire une dépendance. Cette dernière est d'autant plus importante que le traitement a été pris longtemps, que les médicaments ont un effet puissant, rapide et de courte durée d'action.

Le sevrage, surtout s'il est brutal, peut provoquer un effet rebond : typiquement, l'insomnie resurgit dès l'arrêt du somnifère et conduit à reprendre le médicament indéfiniment. Le même phénomène peut se produire avec les anxiolytiques, et entraîner un rebond de l'anxiété. La solution pour éviter cet effet et les autres désagréments du sevrage est de diminuer progressivement les doses, en suivant les conseils du médecin (voir encadré p. 173).

Le bon usage et les précautions

Ces médicaments peuvent aider des patients en grande souffrance, victimes d'épisodes aigus d'angoisse qui ne cèdent pas aux mesures non médicamenteuses (voir plus loin) ou d'une impossibilité de dormir, nuit après nuit, en dépit de l'application des conseils d'hygiène du sommeil et de l'essai de remèdes plus anodins. S'ils ont donc un intérêt dans des cas précis, ils sont fréquemment mal utilisés : trop longtemps, trop lourdement (posologie trop importante, association de plusieurs psychotropes) ou dans des indications qui ne justifient pas leur prise.

Des limites de prescription

La HAS (Haute Autorité de santé) a défini des règles d'usage s'appliquant aux benzodiazépines.

- Les hypnotiques (benzodiazépines et apparentés) ne sont prescrits que pour 28 jours, afin que la situation soit réévaluée et dans l'optique d'une stratégie à court terme. Dans l'idéal, le médicament choisi doit avoir un effet limité aux heures de la nuit, sans métabolites actifs (substances issues du métabolisme de certaines benzodiazépines qui allongent leur durée d'action). La HAS rappelle qu'aucun médicament n'est indiqué dans le traitement de l'insomnie chronique.
- La prescription de benzodiazépines à visée anxiolytique est limitée à 12 semaines. Les anxiolytiques ne traitent pas les causes de

La mélatonine : ni miraculeuse ni anodine

La mélatonine est une hormone sécrétée par une glande du cerveau qui joue un rôle dans la régulation du rythme veille/sommeil. Sous forme de médicament, elle a été initialement prescrite pour aider à réajuster les heures d'endormissement en cas de décalage horaire important (voyage en avion).

L'indication a été élargie aux troubles du sommeil. Elle est vendue sous forme de complément alimentaire (moins de 1,9 mg par prise) ou de médicament (2 mg et plus par prise) exigeant une prescription. Contre l'insomnie, son efficacité est incertaine – elle n'est pas supérieure à celle d'un placebo selon la revue *Prescrire* –, alors qu'elle expose à des effets indésirables (vertiges, céphalées, nausées, éruptions cutanées...) et présente des interactions avec d'autres traitements lorsque les doses sont importantes (plus de 2 mg par 24 heures).

L'Anses (Agence nationale de sécurité sanitaire de l'alimentation, de l'environnement et du travail), en charge du dispositif de nutrivigilance lié à la consommation de compléments alimentaires, déconseille la mélatonine à diverses populations à risque : femmes enceintes et allaitantes, enfants et adolescents, personnes souffrant de maladies inflammatoires ou auto-immunes, etc.

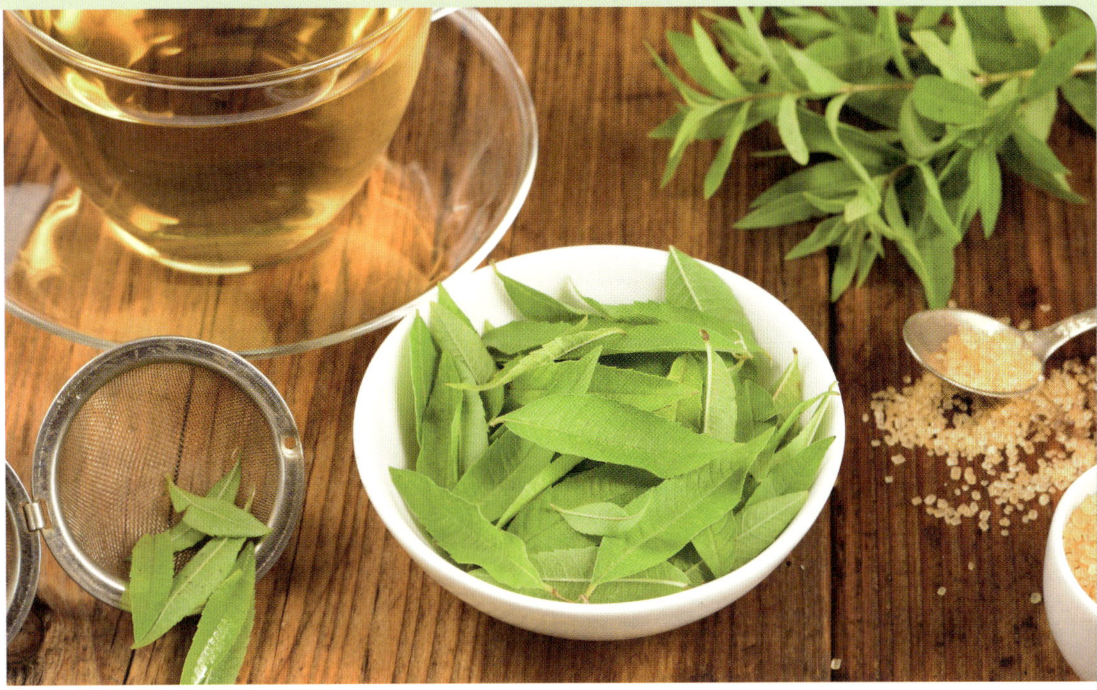

l'anxiété, ils ne sont pas recommandés en cas d'anxiété chronique.

Le cas des personnes âgées

Chez les plus âgés, les effets indésirables sont plus fréquents et/ou plus à risque de complications (chutes, accidents).

La dépendance aux benzodiazépines est particulièrement préoccupante chez des personnes qui prennent quelquefois ces traitements en continu depuis des décennies, les ayant débutés à une époque (les années 1960-70) où les effets indésirables étaient moins connus ou moins pris en compte.

Cette prise prolongée est à l'origine de troubles de la mémoire, d'une baisse de la vigilance, d'une déstructuration des rythmes du sommeil, etc., qui peuvent mettre en péril leur autonomie. La première étape de la prise en charge est de faire accepter à ces patients l'idée qu'une baisse de posologie, voire un sevrage, est incontournable pour les aider à aller mieux.

Recommandations et alternatives

Les premières mesures contre l'insomnie et l'anxiété consistent à agir sur les habitudes et l'hygiène de vie.

- Pour lutter contre les insomnies, quelques changements peuvent accroître l'envie de dormir le soir et réduire les appréhensions quand l'heure du coucher devient angoissante et que l'« endormissement » tourne à l'obsession. Parmi les mesures préconisées : la suppression des siestes, une heure de coucher progressivement plus tardive sans modifier celle du lever, la réduction du temps passé au lit (ne pas rester allongé si l'on ne parvient pas à s'endormir), un peu plus d'activité le jour (dépense physique le matin, notamment). Une consultation chez un spécialiste du sommeil peut être instructive.
- Contre une anxiété qui dure, la psychothérapie est recommandée, mais des exercices de respiration, la relaxation, l'activité physique ou d'autres stratégies personnelles peuvent permettre d'éviter ou de limiter le recours aux médicaments.

Des plantes qui apaisent

De nombreuses plantes sont réputées calmantes ou favorables au sommeil. La valériane est celle dont l'efficacité est la mieux établie ; on la trouve sous forme de gélules, de gouttes à diluer ou de tisanes.

D'autres plantes – tilleul, verveine, mélisse ou oranger – peuvent également être bénéfiques, ne serait-ce que parce qu'elles participent à un rituel du coucher et peuvent agir comme un placebo efficace (voir p. 158). ■

Quand on souffre de dépression, les antidépresseurs sont incontournables. Évident ?

En France, une personne sur cinq connaîtra un épisode dépressif au cours de sa vie. Une statistique trompeuse, car la dépression recouvre des situations extrêmement différentes qui n'exigent pas toutes la même prise en charge. Ainsi, les antidépresseurs ne seraient pas plus efficaces qu'un placebo dans les dépressions dites légères…

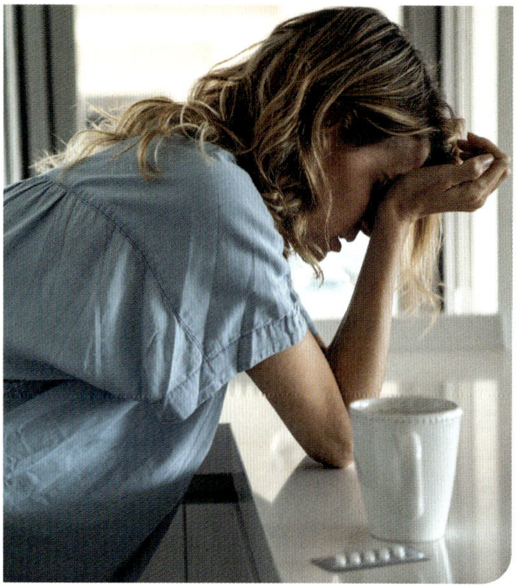

Le diagnostic et les niveaux d'intensité

Pour poser le diagnostic de dépression, la Haute Autorité de santé (HAS), qui émet des recommandations de bonnes pratiques à l'attention des médecins, s'appuie sur la Classification internationale des maladies (CIM-10) publiée par l'OMS (Organisation mondiale de la santé). Le principe du diagnostic : une liste de symptômes à cocher ou non, et des niveaux de gravité déterminant le traitement qui sera le plus approprié.

Les signes du diagnostic

Le diagnostic repose sur la présence d'au moins deux « symptômes principaux » et deux « autres symptômes », qui doivent se manifester depuis au moins deux semaines presque tous les jours.

Les symptômes principaux sont les suivants :

- Humeur dépressive, dans une large mesure non influencée par les circonstances.
- Diminution marquée de l'intérêt ou du plaisir pour des activités habituellement agréables.
- Réduction de l'énergie ou augmentation de la fatigabilité.

D'autres symptômes peuvent également être présents :

- Perte de la confiance en soi ou de l'estime de soi.
- Sentiment injustifié et inapproprié de culpabilité.
- Pensées de mort ou idées suicidaires récurrentes, comportement suicidaire.
- Diminution de l'aptitude à penser ou à se concentrer.
- Modification de l'activité psychomotrice (agitation ou ralentissement).
- Perturbation du sommeil (insomnie ou hypersomnie).
- Modification de l'appétit (diminution ou augmentation).

Les niveaux d'intensité

Le degré de sévérité de l'épisode dépressif est au cœur de la stratégie thérapeutique. Son évaluation repose sur le nombre et l'intensité des symptômes, ainsi que sur la capacité du sujet à poursuivre ses activités de tous les jours (à « fonctionner »).

- Dans la dépression légère, le patient rencontre des difficultés pour mener ses activités quotidiennes, mais celles-ci sont maintenues.
- Dans la dépression modérée ou moyenne, ses activités sont difficilement réalisables.

• Dans la dépression sévère, la personne est incapable ou presque de travailler, d'avoir une vie sociale, de participer à la vie familiale...
Le médecin doit aussi déterminer s'il existe des idées suicidaires ou des symptômes psychotiques (hallucinations, délires).

Les antidépresseurs, pilules du bonheur ?

Découverts à la fin des années 1950, les premiers antidépresseurs (les tricycliques) étaient prescrits par des psychiatres et, en raison de leur toxicité, réservés à des dépressions très sévères. L'avènement de molécules moins dangereuses et mieux tolérées, les ISRS (inhibiteurs sélectifs de la recapture de la sérotonine, dont le Prozac), dans les années 1990 a banalisé leur usage.
D'un maniement plus simple, ces médicaments sont désormais majoritairement prescrits par des médecins généralistes et leur usage s'est élargi à des dépressions légères, à toute la gamme des troubles anxieux, ainsi qu'à des états de mal-être qui relevaient auparavant de thérapies de soutien plus que d'une réponse médicamenteuse.

Trop de prescriptions ?

Pour la HAS, la prise en charge de la dépression repose trop souvent sur les psychotropes (antidépresseurs, anxiolytiques) utilisés comme seul recours, sans accompagnement psychologique. Cette surprescription est surtout pointée du doigt pour les épisodes d'intensité légère ou les états de déprime ou de tristesse, parfois trop vite confondus avec une dépression.
Sont en cause, tant du côté des patients que de celui des praticiens, une confiance excessive accordée à ces médicaments, une négligence de leurs effets indésirables et une réticence à s'engager dans une psychothérapie jugée contraignante, incertaine, coûteuse (les consultations de psychologue ne sont pas remboursées).
Paradoxalement, la dépression serait aussi sous-diagnostiquée. La maladie peut prendre des formes atypiques ou être masquée par d'autres pathologies, surtout chez les gens âgés (on met sur le compte de l'âge une moindre envie de sortir, un réflexe d'isolement, un sentiment constant de fatigue...).
S'ajoute à cela une absence de recours aux soins qui peut avoir plusieurs causes : déni, ignorance de ce qu'est un trouble psychique, renoncement, méconnaissance des professionnels de santé à consulter et de la gratuité des soins. Enfin, l'arrêt prématuré du suivi ou des traitements participe aussi à la non-prise en charge.

Les antidépresseurs sont-ils efficaces ?

Les études montrent que ces médicaments ne profitent qu'aux patients les plus sévèrement déprimés. Dans les dépressions de faible intensité, ils n'ont pas fait la preuve de leur efficacité et ne seraient pas plus bénéfiques qu'un placebo. Les patients sont alors exposés à de nombreux effets indésirables, sans amélioration thérapeutique supérieure à celle que procure une substance inerte.
Ce constat reste largement méconnu. Si les effets positifs des antidépresseurs ont surtout

La dépression n'est pas une maladie unique

La dépression peut être envisagée sous d'autres angles que celui des symptômes (retenu par la HAS), qui peut paraître réducteur. Les facteurs de risque que sont la vulnérabilité personnelle, les épreuves de la vie et la prédisposition biologique ne jouent pas à égalité pour tous.

Ainsi, l'ancienne distinction entre dépression réactionnelle (liée à un vécu stressant ou traumatisant) et dépression endogène (indépendante de l'environnement, à composante probablement biologique et génétique) peut éclairer les choix thérapeutiques – place des médicaments et type de psychothérapie la plus adaptée.

L'association avec des troubles anxieux, la bipolarité, la saisonnalité, la survenue en post-partum (après une grossesse), le caractère épisodique ou chronique (plus de deux ans) témoignent aussi de la grande variabilité de cette maladie, et de la nécessité d'une prise en charge personnalisée.

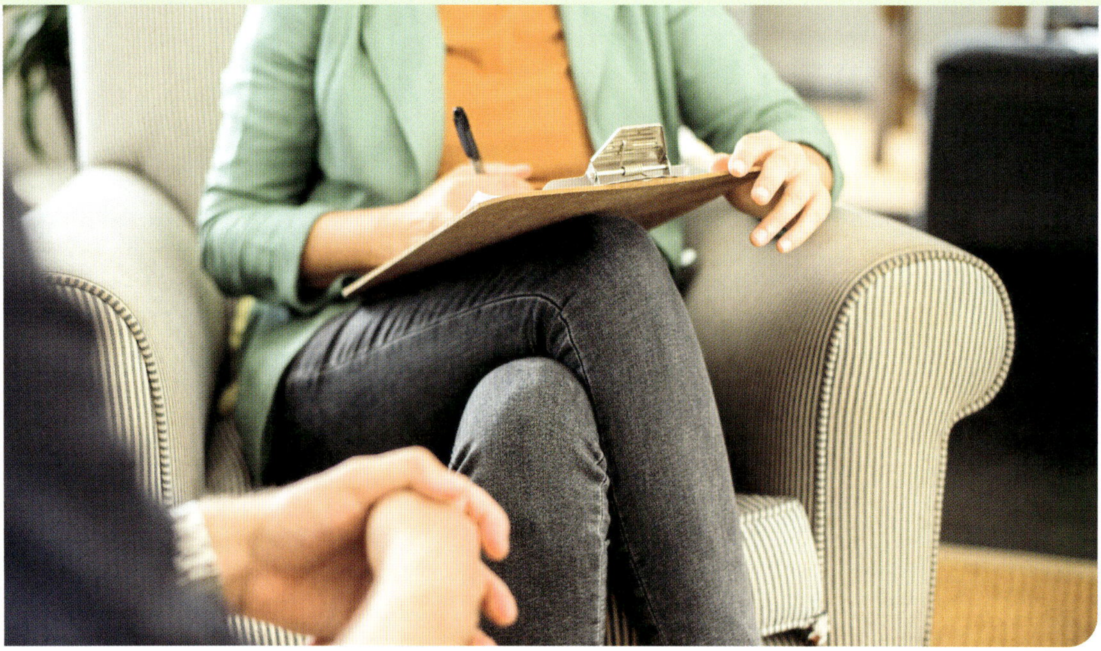

été démontrés chez des patients souffrant de dépression sévère, ce « détail » n'est pas forcément communiqué lorsque l'étude est diffusée auprès des médecins ou des usagers.

Un autre biais tient au tri des études. Assez souvent, les essais cliniques défavorables ne sont pas publiés : les résultats sont alors faussés, la valeur des médicaments étant surestimée. Une analyse marquante de 2008 (*Selective publication of antidepressant trials and its influence on apparent efficacy*) a ainsi montré que, si l'on combinait tous les essais cliniques, publiés et non publiés, l'efficacité des antidépresseurs chutait. À noter : un règlement européen impose désormais de rendre publics tous les résultats d'études cliniques.

Psychothérapie : il n'est jamais trop tard

« À mon âge, c'est trop tard pour voir un psy », « Je ne vais pas changer maintenant », « C'est normal d'être moins en forme quand on vieillit »... À partir d'un certain âge, nombreux sont ceux qui pensent que la psychothérapie, ce n'est pas pour eux. Il y a aussi l'idée que les personnes âgées ne disposeraient plus des ressources psychiques ou de l'ouverture d'esprit nécessaires pour entreprendre une psychothérapie.

Mais le développement de la recherche sur son efficacité chez les aînés contredit cette idée reçue. Il n'y a pas d'âge pour démarrer une psychothérapie.

Quelle prise en charge ?

Si vous pensez souffrir d'une dépression, il ne faut pas hésiter à en parler à votre médecin pour trouver la meilleure solution thérapeutique pour vous.

Les recommandations de la HAS

La HAS s'appuie sur les trois niveaux d'intensité de la dépression pour établir ses recommandations.

- Épisode dépressif léger : la psychothérapie de soutien est le traitement de première intention. Les antidépresseurs ne sont pas indiqués.
- Épisode dépressif modéré : la psychothérapie de soutien est le traitement prioritaire. Mais, selon l'appréciation clinique du praticien, la prescription d'antidépresseurs peut être envisagée.
- Épisode dépressif sévère : le traitement antidépresseur est proposé d'emblée. Le médecin généraliste adresse son patient à un psychiatre. Les médicaments (antidépresseurs et, si nécessaire, anxiolytiques ou somnifères) sont associés à une psychothérapie.

L'activité physique contre la dépression

L'activité physique contribue à la prévention et au traitement de nombreuses maladies chroniques, dont la dépression. Dans une synthèse de données publiée en 2019, l'Inserm (Institut national de la santé et de la recherche médicale) rend compte des nombreuses études positives et évoque des mécanismes à la fois biologiques et psychologiques.

L'activité physique serait bénéfique aussi bien en complément des autres thérapies que comme alternative. Des essais concluent même à une équivalence entre activité physique et antidépresseurs chez certaines personnes. À l'inverse, l'inactivité, souvent marquée dans la dépression, conduirait à une majoration des symptômes dépressifs. Enfin, après le traitement d'un épisode dépressif, la pratique régulière d'une activité physique aiderait à prévenir la récidive.

Évaluation des antidépresseurs

Pour juger de l'efficacité des antidépresseurs, il faut attendre plusieurs semaines et, si nécessaire, revoir le dosage ou la molécule (chez environ un tiers des patients, le premier antidépresseur prescrit n'est pas efficace). Le traitement pour un premier épisode est d'au moins six mois. Ensuite, si le patient va mieux, l'arrêt doit être progressif pour éviter un syndrome de sevrage.

Les antidépresseurs peuvent induire une grande variété d'effets indésirables, comme en témoignent les notices. Ces effets peuvent être gênants et temporaires, mais aussi plus sérieux (insomnie, tremblements, hypotension source de chutes…) voire dangereux (hémorragie digestive, accident vasculaire cérébral…). Les patients doivent y penser et alerter leur médecin en cas de symptôme inhabituel. La surveillance doit être encore plus étroite chez les personnes âgées, qui présentent un risque accru d'interactions entre leurs divers traitements et dont la tolérance aux médicaments est moins bonne (il est souvent conseillé de démarrer avec des doses plus faibles que pour des adultes plus jeunes).

Le millepertuis pour les troubles légers

En ce qui concerne la phytothérapie, les extraits secs de la sommité fleurie de millepertuis sont une option contre les symptômes dépressifs légers. Le millepertuis a montré une efficacité supérieure à celle d'un placebo, avec une réduction significative des scores évaluant la dépression. Mais il n'est pas indiqué dans les formes sévères. Et il ne doit pas être associé aux médicaments.

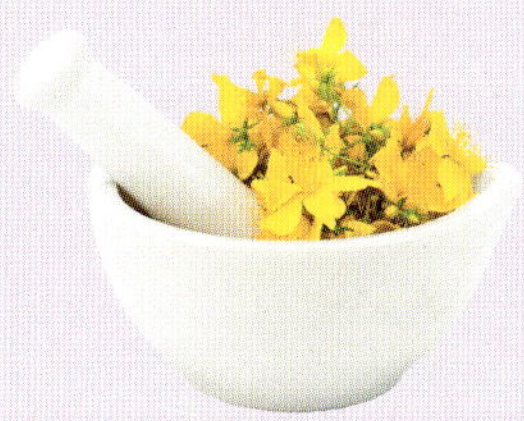

Les psychothérapies

Les psychothérapies sont recommandées quel que soit le type de dépression. Elles ont montré leur efficacité. Plusieurs approches ont été évaluées et peuvent être proposées : la thérapie d'inspiration psychanalytique, la thérapie d'accompagnement, la thérapie comportementale et cognitive (TCC), plus récemment la thérapie interpersonnelle (TIP).

Les TCC sont particulièrement conseillées. Ce sont des thérapies de durée courte à moyenne qui aident le patient à comprendre et à repérer comment les pensées, les humeurs et les comportements interagissent pour créer ou aggraver une dépression. Elles apprennent au patient à remplacer ces pensées et comportements négatifs par d'autres susceptibles de diminuer sa détresse et d'améliorer son mental. La TIP est aussi une thérapie courte, qui aide les personnes à se sentir mieux en améliorant la qualité de leurs relations.

Les traitements alternatifs

D'autres approches favorisant le bien-être et l'évacuation des tensions peuvent avoir des effets bénéfiques en complément d'une prise en charge classique : méditation, sophrologie, tai-chi, etc. ■

Les médicaments les plus récents sont les plus efficaces. Une idée reçue ?

De nouveaux médicaments apparaissent régulièrement sur le marché, mais rares sont ceux qui sont plus efficaces que les anciens, ces derniers ayant de plus l'avantage du recul quant à leurs effets indésirables. « *Plus c'est récent, mieux c'est* » est une authentique idée reçue en matière de médicaments.

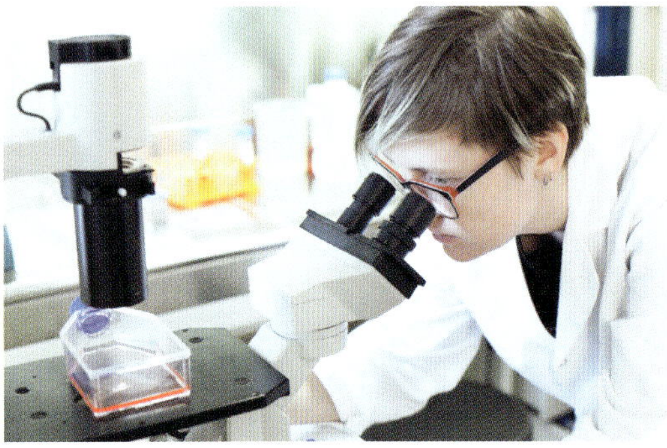

Pas ou peu d'amélioration par rapport aux anciens

En France, l'une des missions de la Commission de la transparence, qui dépend de la Haute Autorité de santé (HAS), est d'« *évaluer le progrès thérapeutique des médicaments en termes d'efficacité* ». Elle examine ainsi tous les nouveaux médicaments pour déterminer s'ils apportent un plus par rapport aux traitements disponibles.

On parle d'amélioration du service médical rendu, ou ASMR, pour apprécier « *le progrès thérapeutique apporté par le médicament* ». L'ASMR est classée de I (progrès majeur) à V (progrès inexistant).

Un maigre constat de l'ASMR

Depuis 2010, en moyenne 75% des médicaments « innovants » qui sortent chaque année n'ont aucun intérêt ou ont un intérêt mineur pour les malades par rapport aux traitements existants. Les apports thérapeutiques importants sont rares, les améliorations majeures exceptionnelles.

Ainsi, en 2020, sur les 73 nouveaux médicaments examinés, seuls 5 ont reçu une ASMR I ou II (progrès majeur ou important) et 70 % d'entre eux ont été cotés ASMR IV ou V (progrès mineur ou inexistant).

L'analyse de *Prescrire*

La revue *Prescrire*, indépendante des firmes pharmaceutiques, fait le même constat, en plus sévère. Depuis la fin des années 1980, plus de la moitié des médicaments analysés « *n'apportent rien de nouveau* ». Dans le palmarès annuel qu'elle établit depuis 1981, la revue n'a attribué que 13 « pilules d'or » – l'équivalent de l'ASMR I de la Commission de la transparence.

De très rares avancées

Du point de vue tant des autorités officielles que des organismes indépendants, le constat est donc sans appel : la très grande majorité des médicaments récents n'apportent rien de nouveau aux patients.

La réalité est que presque tous les médicaments importants ont été découverts avant les années 1990. Par la suite, les avancées notables ont notamment concerné les médicaments du sida, l'imatinib (Glivec) pour traiter certaines leucémies et tumeurs digestives rares, et le sofosbuvir (Sovaldi) en traitement de l'hépatite C.

La nouveauté, une stratégie marketing

Face à ce déclin du progrès thérapeutique, l'industrie pharmaceutique commercialise essentiellement des « me-too », des médicaments similaires faussement présentés comme innovants par le biais de modifications mineures n'apportant rien aux malades.

Ainsi, en matière de médicaments, il importe de ne pas confondre progrès thérapeutique et innovation : le premier est réalisé dans l'intérêt des malades, la seconde est un concept marketing développé par le lobbying pharmaceutique pour le maintien de ses profits. ■

Il n'existe aucun traitement contre la maladie d'Alzheimer. Véridique ?

Effectivement, aucun traitement ne permet à l'heure actuelle de guérir la maladie d'Alzheimer. Les médicaments prescrits pour en atténuer les symptômes, jugés plus dangereux qu'utiles par la Haute Autorité de santé, ne sont plus remboursés en France depuis 2018. Il ne faut pas pour autant baisser les bras, car un parcours de soins adapté favorise le maintien d'une certaine autonomie et améliore la qualité de vie.

Une maladie éprouvante

Chaque année, quelque 225 000 nouveaux cas de maladie d'Alzheimer sont diagnostiqués en France. Pour les patients comme pour leur famille, cette annonce fait l'effet d'un véritable séisme, car cette pathologie entraîne un déclin progressif des fonctions cognitives, avec en perspective des troubles de la mémoire et du raisonnement, la perte des repères dans le temps et dans l'espace et, aux stades avancés, une perte totale d'autonomie.

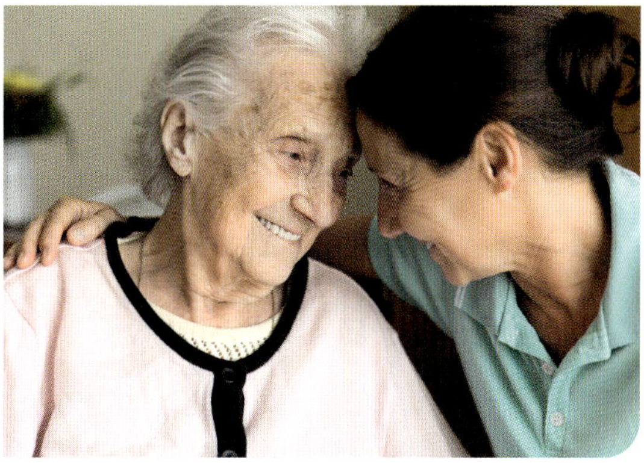

Pas de traitement curatif

Conséquence d'une lente dégénérescence des neurones, cette maladie constitue un véritable défi pour la recherche. Les mécanismes qui président à l'installation des lésions neurologiques sont particulièrement complexes et restent mal compris. À l'heure actuelle, aucun traitement ne permet de ralentir leur progression ou de soigner la maladie.

Quid des traitements médicamenteux ?

L'apparition à la fin des années 1990 des premiers médicaments montrant un effet sur la cognition à court terme et sur les symptômes

Aider les aidants : une vraie priorité !

Accompagner un proche atteint de la maladie d'Alzheimer est une expérience épuisante, tant physiquement que moralement. Non seulement les changements qui affectent la relation à un compagnon de vie ou à un parent sont difficiles à accepter, mais il faut s'adapter à ses besoins, l'aider à conserver son autonomie et à maintenir quelques activités, organiser un quotidien de plus en plus lourd à mesure que le temps passe...

Préserver l'entourage et soutenir la fonction d'aidant est donc un objectif à part entière de la prise en charge. Un suivi psychologique devrait ainsi être proposé aux proches dès l'annonce du diagnostic et tout au long du parcours de soins, ce qui n'est malheureusement pas souvent le cas. Il faut aussi les aider à aménager et à sécuriser le domicile (un ergothérapeute peut apporter dans ce domaine une aide précieuse) et répondre à leurs besoins en information et en formation. La reconnaissance de leur vécu est essentielle. Des solutions peuvent leur permettre de souffler (hébergement temporaire en Ehpad, services à domicile, activités de loisirs...), mieux vaut y recourir avant d'arriver à une situation de rupture !

psychocomportementaux a suscité un réel espoir, car ils laissaient entrevoir la possibilité de petites améliorations dans les activités quotidiennes. Entre 1996 et 2002, quatre molécules ont été introduites sur le marché français : le donépézil (Aricept), la rivastigmine (Exelon), la galantamine (Reminyl) et la mémantine (Ebixa).

Des médicaments déremboursés en 2018

Depuis, il a fallu déchanter. Dans différentes études, les effets de ces médicaments sur la cognition, non établis au-delà d'un an de traitement, ont été jugés au mieux modestes. Et deux évaluations menées en France en 2007 et 2011 ont remis en question leur intérêt au regard d'effets indésirables parfois graves d'ordres digestif, cardiaque et neuropsychiatrique, au point d'obliger à l'arrêt du traitement dans certains cas.

Après une nouvelle évaluation, un avis de la Haute Autorité de santé (HAS) a conduit à leur déremboursement en juin 2018, les études ne démontrant pas de bénéfice en termes d'évolution vers la dépendance, de mortalité ou de qualité de vie. Cette décision était aussi motivée par des prescriptions au long cours contraires aux préconisations, exposant les patients, qui souvent prennent déjà beaucoup d'autres médicaments, à des interactions dangereuses. La HAS estime que les soins reposent avant tout sur une prise en charge pluridisciplinaire adaptée, non médicamenteuse.

Des débats passionnés

Actuellement, rares sont les pays qui ont adopté la même position, mais le débat reste partout très vif. La revue médicale indépendante *Prescrire*, qui range ces médicaments parmi ceux à écarter dans son bilan 2021, évoque des effets indésirables parfois mortels. Mais un certain nombre de gériatres et de neurologues, ainsi que des associations représentant les familles touchées, désapprouvent ce déremboursement. Ils avancent notamment l'argument que les médicaments structureraient la prise en charge de la maladie, et qu'ils permettraient de maintenir un meilleur lien entre le patient et le médecin.

Des possibilités d'intervention variées

Le parcours de soins est primordial pour conserver le plus longtemps possible une certaine autonomie des patients et préserver leur qualité de vie. Cela commence par le repérage des premiers signes de la maladie, un diagnostic précoce permettant la mise en place d'un suivi médical et psychosocial adapté.

Privilégier une prise en charge personnalisée

La clé, c'est de prendre en compte la réalité de chaque patient : d'une part, bien sûr, ses troubles du comportement, de l'autre ses capacités résiduelles, sa personnalité, ses goûts et ses affinités, son mode de vie... Un accompagnement personnalisé est un atout bien-être pour le patient et allège le fardeau des aidants, qui doivent être étroitement associés à la prise en charge.

Les échecs de la recherche

Depuis 2002, aucun nouveau traitement n'est disponible dans le traitement de la maladie d'Alzheimer en France. En 2019, le Leem (organisation professionnelle des entreprises du médicament opérant en France) pointait une cascade d'échecs, plus de 400 études d'ampleur internationale ayant été stoppées avant d'arriver à leur terme en l'espace d'une vingtaine d'années. Sur 117 molécules alors en cours d'étude, seules 12 % avaient atteint un stade avancé de développement, les espoirs se portant désormais sur les anticorps monoclonaux, une nouvelle classe de médicaments dans cette indication.

Ces difficultés ont des raisons multiples : la complexité de la maladie, bien sûr, mais aussi son diagnostic tardif, alors que les lésions sont déjà présentes depuis 20 ou 30 ans, sa nature chronique, qui impose des essais cliniques longs et coûteux pour juger de l'efficacité d'une molécule, et enfin la difficulté à objectiver l'action d'une molécule sur les symptômes, d'évolution très variable d'une personne à une autre.

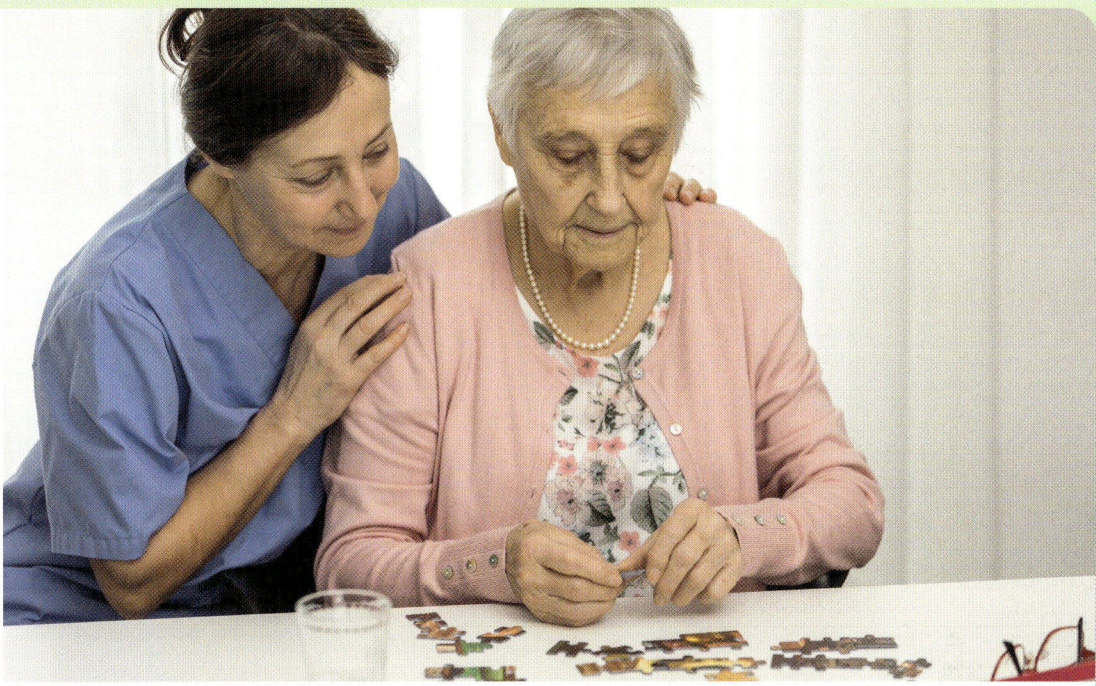

Le rôle des ESA

À un stade léger à modéré, des équipes spécialisées Alzheimer (ESA), composées de psychomotriciens, d'ergothérapeutes et d'assistants de soins en gérontologie, peuvent intervenir à domicile pour stimuler les capacités des personnes malades. Il s'agit par exemple de les encourager à accomplir des actes simples (s'habiller sans assistance, refaire à manger…), mais aussi de soutenir leurs proches, à qui est dédié un volet d'éducation thérapeutique. Ces interventions se font sur prescription médicale. Elles se déroulent durant 12 à 15 séances réparties sur trois mois. Au bout d'un an, il est possible de renouveler la prescription.

Les séances d'orthophonie

Visant à maintenir le plus longtemps possible le langage et les capacités de communication du patient, elles l'aident à mobiliser les capacités qu'il a préservées pour développer des stratégies de compensation de ses difficultés cognitives.

Les ateliers thérapeutiques

Ils proposent des exercices de stimulation cognitive destinés par exemple à renforcer la concentration ou la mémoire de travail, mais également des activités diverses (arts plastiques, confection de bouquets, théâtre, jardinage, cuisine…) qui entretiennent les capacités des patients tout en leur apportant bien-être et lien social. Les activités musicales sont notamment plébiscitées jusqu'à un stade avancé de la maladie, car non seulement elles stimulent la mémoire mais elles ont un effet apaisant et favorisent les échanges.

La stimulation sensorielle

Outre la musicothérapie, de multiples thérapies sensorielles (aromathérapie, massages, zoothérapie, luminothérapie…) peuvent être proposées en accueil de jour ou en institution. Induisant des états de bien-être et de détente, elles ont une action bénéfique sur les états anxieux, le comportement et la communication.

L'activité physique

L'activité physique peut avoir un effet apaisant. Compte tenu des difficultés cognitives et de la possible diminution des capacités physiques, l'aide d'un kinésithérapeute s'avère souvent précieuse pour maintenir l'activité motrice. La marche quotidienne reste un excellent moyen pour se dépenser.

La prise en charge psychologique

Elle ne doit pas être négligée, et doit concerner à la fois le patient et sa famille. ■

Les laxatifs : traitement anodin contre la constipation ?

Pour lutter contre la constipation, la première mesure à adopter est d'augmenter la consommation de fibres. Mais des médicaments dits laxatifs, qui aident à évacuer les selles, sont parfois indispensables. Attention, en fonction de leur mode d'action, ils ne sont pas tous anodins.

Un traitement de seconde intention

Si la fréquence de vos selles est inférieure à trois par semaine, que vous ressentez des difficultés importantes à les évacuer et que cette constipation est inhabituelle, voyez votre médecin pour rechercher d'éventuelles causes ou facteurs favorisants (voir p. 107). Si la constipation est fonctionnelle (sans cause organique), cas le plus courant, les premières mesures sont diététiques : alimentation riche en fibres (voir p. 242), hydratation abondante, supplémentation en son de blé... Si cela ne vous soulage pas, une prise de laxatifs peut être envisagée, le plus souvent de façon ponctuelle.

Différents types de laxatifs

Ces médicaments sont en vente libre, mais il est bon de demander l'avis de votre médecin au préalable si vous souffrez d'une maladie chronique (diabète, insuffisance cardiaque, hypertension...) ou si vous prenez d'autres médicaments. À défaut, lisez attentivement la notice (contre-indications, interactions médicamenteuses, posologie...).

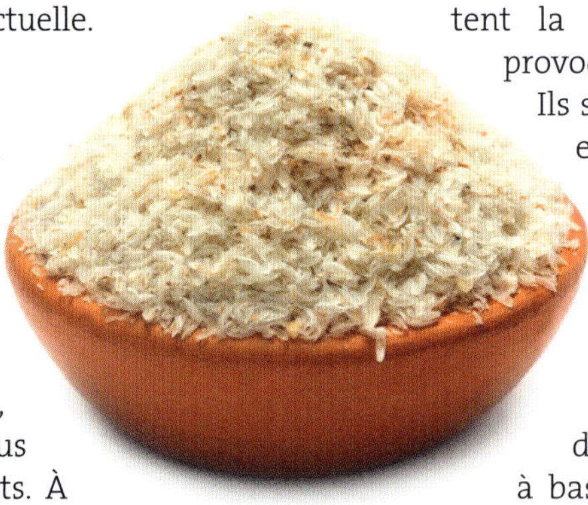

À choisir en priorité

- Les laxatifs végétaux dits « de lest », à base de graines de psyllium (ispaghul) ou de gomme sterculia, fonctionnent comme des fibres en retenant l'eau. Veillez à boire une grande quantité d'eau pour limiter de possibles gaz et douleurs abdominales.
- En cas d'échec ou d'effets indésirables, les laxatifs de lest peuvent être remplacés par des laxatifs osmotiques (lactilol, lactulose, sorbitol...), qui ramollissent les selles.

À noter : certains laxatifs de lest ou osmotiques sont associés à des lubrifiants (voir ci-dessous).

Éventuellement

Les laxatifs lubrifiants de type paraffine (liquide ou gelée) font glisser les selles, facilitant ainsi leur expulsion. Indiqués en cas de selles très dures ou de douleurs anales, ils peuvent provoquer un suintement gras au niveau de l'anus. En raison de leur texture, ils sont à risque de fausse route quand on les avale, raison pour laquelle ils sont déconseillés en cas de troubles de la déglutition.

À éviter sauf exception

Les laxatifs stimulants (bisacodyl, séné, bourdaine, cascara, huile de ricin...) augmentent la motricité intestinale pour provoquer l'évacuation des selles. Ils sont irritants, exposent à des effets secondaires comme des troubles cardiaques par perte de sels minéraux, et peuvent induire une dépendance. Ils doivent être réservés à des cas précis, sans dépasser 10 jours de prise. Les tisanes laxatives à base de cascara, bourdaine ou séné ont les mêmes effets indésirables.

Occasionnellement

Les laxatifs par voie rectale peuvent être utiles en cas de problème ponctuel et pour un effet rapide : ils agissent en quelques minutes à une heure. Attention, ils peuvent être irritants et, à la longue, ils peuvent perturber le réflexe normal d'expulsion des selles. ■

Les médicaments pour maigrir sont interdits en France. Vrai ou faux ?

Les coupe-faim sont interdits en France en raison de leurs effets indésirables potentiellement graves. Mais des médicaments et des compléments alimentaires restent utilisés pour perdre du poids, de façon licite ou via des détournements d'usage.

Les médicaments coupe-faim : officiellement interdits

À partir des années 1960-1970, des dérivés de l'amphétamine ont été prescrits dans le traitement de l'obésité. Connue pour ses propriétés psychostimulantes, l'amphétamine a aussi un effet coupe-faim, ou anorexigène. Des effets indésirables graves ont conduit à la suspension de ces médicaments en 1999, puis à leur retrait du marché en 2006. Mais certaines de ces molécules demeurent autorisées dans d'autres indications que le surpoids et l'obésité.

Des dérivés de l'amphétamine détournés de leur usage

Le benfluorex, principe actif du Mediator chimiquement apparenté aux anorexigènes dérivés de l'amphétamine, a été commercialisé jusqu'en 2009. Sous couvert d'une indication antidiabétique, il a été largement détourné de cet usage et prescrit pour perdre du poids, avec des conséquences cardiaques graves (1500 à 2000 décès). D'autres dérivés amphétaminiques restent prescrits en France, notamment pour le sevrage tabagique, le trouble déficitaire de l'attention avec hyperactivité ou la narcolepsie. Ils sont toujours associés à un risque de détournement à des fins d'amaigrissement.

Des pratiques dangereuses

Des médicaments dont certains vendus sans ordonnance sont détournés de leur usage normal dans l'objectif de perdre du poids. C'est le cas des laxatifs, des diurétiques, des dérivés amphétaminiques, des hormones thyroïdiennes, de certains antidiabétiques ou psychotropes. Les consommateurs s'exposent à des effets indésirables parfois graves. Un risque qui n'est pas théorique, comme le montre l'affaire du Mediator.

Des produits autorisés pour perdre du poids

Aucun médicament ou complément alimentaire ne semble à ce jour efficace sur la durée.

Des médicaments dans le traitement de l'obésité

Deux molécules sont autorisées en France. Elles ne sont pas remboursées, et présentent une balance bénéfices/risques négative. Le Saxenda (liraglutide), qui expose à des effets indésirables gênants (nausées, vomissements) et à un risque d'atteinte grave du pancréas, ne fait perdre que quelques kilos, repris partiellement ou totalement dans les mois qui suivent l'arrêt du traitement. Il en est de même pour le Xenical (orlistat), alors que ses effets indésirables sont également fréquents (troubles digestifs, diarrhées sévères, atteintes hépatiques...).

Des compléments alimentaires minceur

Selon la composition des produits, les fabricants mettent en avant leur capacité à accélérer le métabolisme de base (« brûleurs de graisse »), leur effet rassasiant (ils gonflent dans l'estomac en absorbant de l'eau) et/ou leur capacité à se lier aux lipides pour favoriser leur élimination avec les selles (« capteurs de graisse »). Les études ne montrent pas d'efficacité. Pire, ces produits en vente libre peuvent présenter des risques pour la santé liés au surdosage, au cumul de plusieurs compléments, aux interactions avec les traitements en cours, à leurs effets sur le foie, les reins et le cœur, etc. Attention également aux compléments minceur vendus sur des sites illégaux (voir p. 163), qui peuvent contenir des substances anorexigènes interdites et dangereuses, non mentionnées sur l'étiquetage. ■

Le traitement hormonal de la ménopause favorise le cancer du sein. Une rumeur ?

Prescrits pour soulager les désagréments de la ménopause, les médicaments à base d'œstrogènes associés ou non à de la progestérone exigent une grande prudence. Les traitements au long cours augmentent le risque de cancer du sein mais aussi des ovaires, et favorisent les maladies cardiovasculaires.

Les symptômes de la ménopause

Pour plus de la moitié des femmes ménopausées, la chute de la production d'œstrogènes et de progestérone par les ovaires entraîne divers symptômes, dont les emblématiques bouffées de chaleur. La baisse du taux d'œstrogènes peut également être responsable d'une sécheresse vaginale, source d'irritations et de douleurs lors des rapports sexuels. Cette sécheresse modifie aussi l'équilibre de la flore vaginale, ce qui favorise les infections vaginales, avec un risque de transmission à l'appareil urinaire (cystite). Des douleurs notamment articulaires sont également possibles.

Ces symptômes peuvent être passagers ou s'installer durablement : un quart des femmes s'en plaignent encore 10 ans après le début de leur ménopause.

Le traitement hormonal, objet de controverse

À partir des années 1970, un traitement hormonal a été proposé aux femmes pour compenser la chute d'hormones et soulager ainsi leurs symptômes. L'ère du traitement hormonal de la ménopause (THM) a duré jusqu'au début des années 2000 : il était quasi systématiquement prescrit.

Plusieurs THM possibles

Le THM consiste en un œstrogène pris par voie orale ou cutanée (gel ou patch) combiné à un progestatif naturel ou de synthèse pris par voie orale. L'adjonction du progestatif a pour objectif de prévenir le cancer de l'endomètre (paroi interne de l'utérus), ce dernier étant favorisé par les œstrogènes. C'est la raison pour laquelle les femmes ayant subi une hystérectomie (ablation de l'utérus) ne prennent que des œstrogènes. Ces différents traitements peuvent être pris de façon continue ou intermittente.

Attention aux compléments alimentaires

De nombreux compléments alimentaires sont proposés pour soulager les symptômes de la ménopause, notamment les bouffées de chaleur. Beaucoup n'ont pas d'efficacité démontrée, et certains ont des effets indésirables. Les extraits de pollen peuvent provoquer des réactions allergiques et leur intérêt est douteux. Les compléments à base d'actée à grappes ne font pas mieux qu'un placebo, mais peuvent causer des allergies, des troubles digestifs et des atteintes hépatiques... Ceux à base de phytoestrogènes ou d'isoflavones (extraits de soja ou de trèfle rouge), dont la structure est proche de celle des œstrogènes, seraient un peu plus efficaces qu'un placebo, mais pourraient eux aussi exposer à un surrisque de cancer du sein, sans certitude toutefois ; il est conseillé, le cas échéant, de ne pas dépasser 1 mg d'isoflavones de soja par kilo et par jour (60 mg pour 60 kg), en incluant l'éventuelle consommation d'aliments à base de soja. Rappelons qu'un avis médical est recommandé avant toute prise de complément alimentaire.

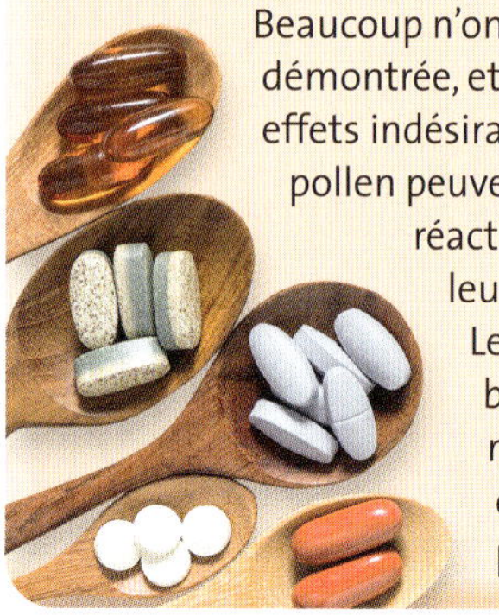

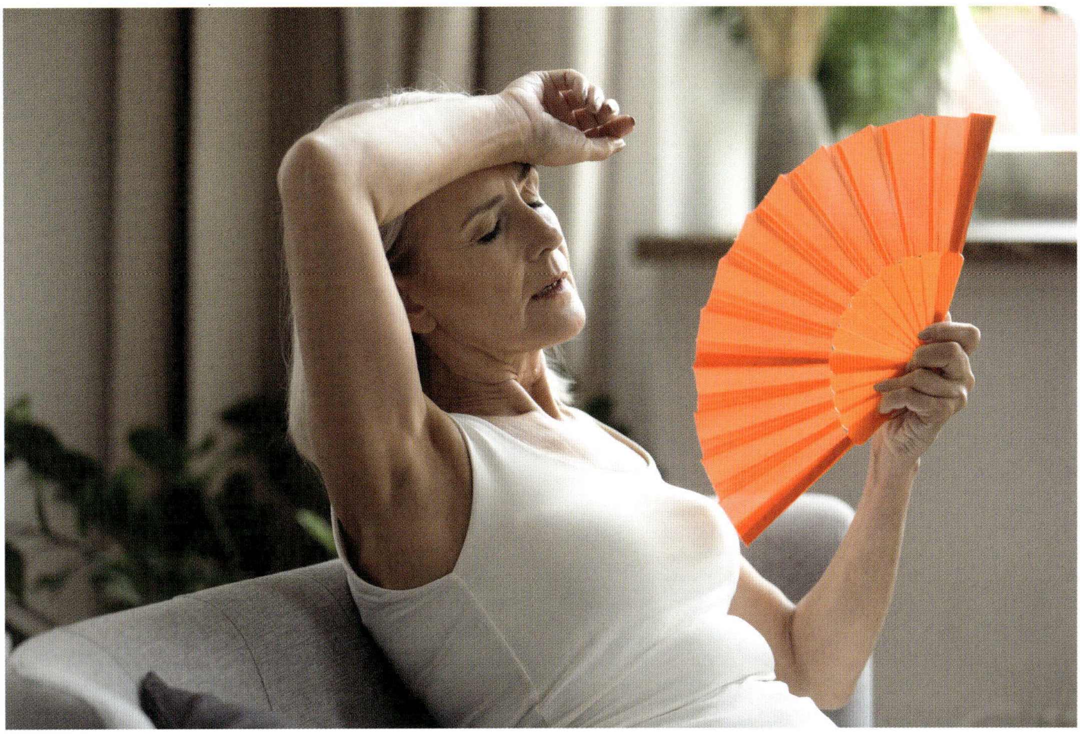

Un traitement efficace...
Cet apport d'hormones aux femmes ménopausées permet de réduire la fréquence et l'intensité des bouffées de chaleur, d'atténuer la sécheresse vaginale et de réduire les douleurs articulaires. Il aurait également un effet préventif sur les fractures ostéoporotiques, la baisse des sécrétions hormonales féminines pouvant à moyen ou à long terme accélérer la perte de masse osseuse. Une hormonothérapie est parfois prescrite dans cette indication chez des femmes intolérantes à un autre traitement (biphosphonates, notamment), mais ses bénéfices paraissent insuffisants en regard des risques qu'elle fait courir (voir aussi p. 91 sur l'ostéoporose).

... mais associé à un surrisque de cancer
Des complications ont été mises en évidence dès 1998. En tête ? Le surrisque de cancer du sein. Les données collectées sont si probantes que le Centre international de recherche sur le cancer (CIRC) a classé les traitements œstroprogestatifs comme « cancérogènes certains » en 2005. Depuis, les travaux se sont multipliés, confirmant un risque accru, plus sensible lorsqu'un progestatif est associé aux œstrogènes. Selon des analyses parues en 2019, l'augmentation du risque pourrait persister au moins 10 ans après l'arrêt du THM alors que l'on pensait qu'il disparaissait dans les 2 à 5 années.
En parallèle, des données montrent que la prise d'œstroprogestatifs ou d'œstrogènes seuls favorise aussi le cancer des ovaires.

Davantage de maladies cardiovasculaires
Outre ces alertes, les études montrent que le THM impacte aussi le cœur et les vaisseaux. Les œstrogènes administrés par voie orale multiplieraient par quatre le risque de phlébite et d'embolie pulmonaire (risque thromboembolique), en particulier la première année. Un surcroît d'accidents cardiovasculaires est également observé, toujours pour la voie orale. Ce risque concernerait surtout les femmes traitées tardivement.

Comment est-il utilisé aujourd'hui ?
La publication de ces différents résultats a poussé les autorités à restreindre l'emploi du THM. Si elles reconnaissent son efficacité et maintiennent son remboursement, elles ▶▶▶

Diminuer la sécheresse vaginale sans recourir au THM

Les gels dits hydratants sont en principe plutôt destinés à soulager les irritations, les démangeaisons ou l'inconfort, tandis que les gels lubrifiants sont à appliquer de façon ponctuelle au moment des rapports sexuels. Les gels à base d'eau sont à préférer aux gels de silicone. S'ils sont insuffisants, un traitement local comportant des œstrogènes (ovule, crème, anneau vaginal) peut être prescrit. Mais il exige une surveillance et présente des contre-indications (antécédent de cancer du sein ou de l'utérus, de phlébite ou d'embolie pulmonaire notamment). Les ovules à base de DHEA sont déconseillés : leurs effets seraient au mieux modestes et leurs risques mal évalués.

recommandent de le prescrire uniquement en cas de forte répercussion sur la qualité de vie ainsi qu'aux femmes ayant subi une ménopause précoce (avant 40 ans). Cette prescription doit toujours se faire à dose minimale efficace et pour une durée limitée. Elle doit être réévaluée régulièrement, au moins une fois par an, et ne doit pas être instaurée après 60 ans.

- L'administration d'œstrogènes se fait plutôt par voie cutanée (gel ou patch), la voie orale multipliant, comme expliqué plus haut, le risque de phlébite et d'embolie pulmonaire.
- Pour les traitements œstroprogestatifs, une progestérone à structure chimique proche de celle produite naturellement par les ovaires est à privilégier car jugée moins risquée.

Les contre-indications

Le THM est interdit aux femmes ayant eu un cancer du sein ou de l'endomètre. Des antécédents d'AVC ou de maladie coronarienne, ou encore de phlébite, d'embolie ou d'accident thromboembolique veineux, sont aussi des motifs d'éviction.

Pour les femmes présentant des risques de cancer du sein ou de maladie cardiovasculaire (diabète, hypertension, tabagisme, etc.), la prescription du THM exige une surveillance rapprochée (avis d'un cardiologue, bilan cardiaque...).

Quelques pistes pour moins souffrir des bouffées de chaleur

Chez certaines femmes, non seulement les bouffées de chaleur peuvent être très gênantes et visibles (rougeurs, sueurs), mais elles peuvent altérer pendant des années la qualité du sommeil en raison des sueurs nocturnes engendrant de la fatigue dans la journée.

- Limiter les boissons chaudes et les plats brûlants, les épices, la caféine, l'alcool et le tabac évite d'aggraver la sensation de chaleur.
- Un conseil pratique : superposer des vêtements permet de se dévêtir plus aisément.
- Il est recommandé de dormir dans une chambre fraîche, d'éviter les grosses couettes, de privilégier le drap et la ou les couvertures, dont on peut se défaire facilement.
- Perdre du poids diminuerait les bouffées de chaleur chez les femmes en surpoids ou obèses.
- L'activité physique serait bénéfique.
- L'hypnose, la méditation, le yoga ou l'acupuncture soulagent certaines femmes même si leur action relève sans doute d'un effet placebo.
- Les thérapies comportementales et cognitives (TCC, voir p. 179) peuvent permettre de mieux supporter les bouffées de chaleur.
- La valériane pourrait atténuer les symptômes et faciliter le sommeil perturbé par les sueurs nocturnes. La sauge est réputée agir contre la transpiration. ■

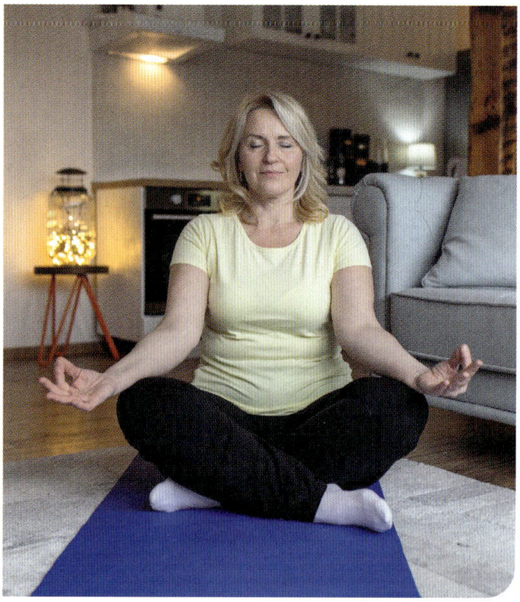

Les vaccins, c'est dangereux ?

Les vaccins peuvent avoir des effets indésirables, mais la plupart de ces effets sont bénins et ne remettent pas en cause la balance bénéfices/risques globale de la vaccination, qui reste très positive. Les vaccins sauvent des millions de vies chaque année dans le monde.

Une autorisation de mise sur le marché

Comme tout médicament, les vaccins doivent recevoir des autorités sanitaires une autorisation de mise sur le marché (AMM) avant d'être commercialisés. Pour se voir accorder cette autorisation, les fabricants doivent réaliser un certain nombre d'essais cliniques permettant d'établir que la balance bénéfices/risques (voir encadré p. 164) est positive : le médicament doit avoir plus d'avantages que d'inconvénients. Les vaccins n'échappent pas à cette évaluation.

Tout vaccin a de potentiels effets indésirables, mais ces derniers sont statistiquement bien moindres que l'effet bénéfique attendu : éviter une maladie grave ou fréquente.

Pourquoi sont-ils contestés ?

À l'exception du vaccin contre la rage, qui traite directement la maladie, la vaccination a une action préventive. Elle s'adresse à des personnes qui sont en bonne santé : l'objectif est d'éviter une maladie parfois peu fréquente et à laquelle elles ne se sentent pas toujours particulièrement exposées.

La personne vaccinée a alors en tête le possible effet indésirable du vaccin plutôt que son effet bénéfique, qui est préventif. Ce vécu contribue à alimenter des comportements « antivaccination » se focalisant sur les (rares) effets indésirables graves des vaccins.

Les effets indésirables

La plupart des effets indésirables des vaccins sont bénins et surviennent le plus souvent peu de temps après la vaccination : douleurs ou rougeurs locales, fièvre, fatigue, etc.

Les effets graves restent rarissimes, ils sont de l'ordre de quelques cas par million de personnes vaccinées : syndrome de Guillain-Barré associé au vaccin antigrippe et au vaccin antipapillomavirus, laissant parfois des séquelles neurologiques invalidantes, cas de poliomyélite induits par le vaccin oral contre cette maladie (non commercialisé en France) ou, plus récemment, cas de thrombose liés à certains vaccins contre le Covid-19.

De fausses informations ou pas de preuve précise

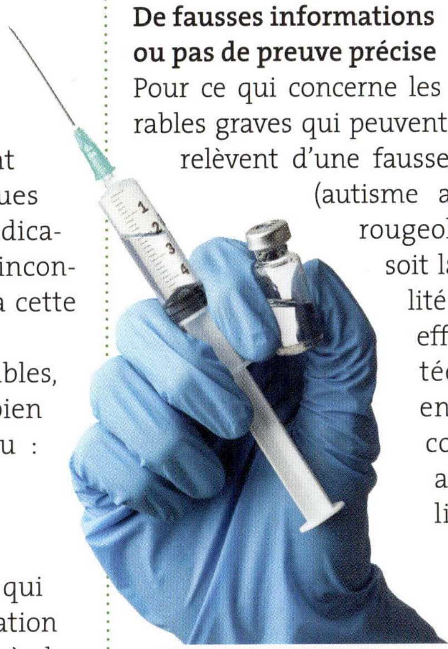

Pour ce qui concerne les autres effets indésirables graves qui peuvent être avancés, soit ils relèvent d'une fausse information avérée (autisme avec le vaccin ROR, rougeole-oreillons-rubéole), soit la preuve de leur réalité et du lien de cause à effet n'a pu être apportée à ce jour (sclérose en plaques et vaccin contre l'hépatite B, atteintes cérébrales liées à l'aluminium adjuvant de certains vaccins, etc.). ■

Le vaccin anti-papillomavirus contre le cancer de l'utérus

Cette vaccination cible plusieurs souches des papillomavirus responsables de la grande majorité des cancers de l'utérus. Elle a longtemps été débattue, mais des études publiées en 2020 et 2021 ont confirmé qu'elle limite l'apparition de lésions précancéreuses en lien avec les infections par les papillomavirus et réduit d'environ deux tiers le risque de développer un cancer du col de l'utérus. Il est recommandé de l'administrer tôt, avant les premiers rapports sexuels.

La vaccination contre la grippe : efficace ?

Ce vaccin est fortement recommandé en France par les autorités de santé pour certaines populations vulnérables, notamment les plus de 65 ans. Cependant, les preuves de son efficacité chez les personnes âgées ne sont pas si évidentes...

Une vaccination encouragée par les autorités de santé

Chaque année, des campagnes de communication informent sur l'importance de cette vaccination pour sauver des vies, éviter des complications et des hospitalisations.
Elles s'adressent à des personnes vulnérables : plus de 65 ans, personnes souffrant de maladies chroniques susceptibles de s'aggraver en cas de grippe (diabète, bronchopneumopathie chronique obstructive, insuffisance cardiaque, etc.), femmes enceintes (quel que soit le stade de la grossesse). S'y ajoutent les professionnels de santé et autres personnels en contact régulier avec des personnes à risque et qui pourraient leur transmettre le virus.

Quelle est son efficacité ?

En France, il est très difficile de trouver des informations officielles précises sur l'efficacité du vaccin antigrippal. Selon le CDC (*Center for disease control and prevention*), équivalent américain de la HAS (Haute Autorité de santé), la vaccination diminuerait le risque d'attraper la grippe de 40 à 60 % quand le vaccin cible correctement les virus en circulation, ce qui est loin d'être le cas tous les ans.

Des mesures efficaces contre la grippe

Le meilleur moyen de se prémunir contre la grippe est d'appliquer les mesures barrières, qui ont apporté la preuve de leur efficacité : se laver les mains régulièrement, tousser et éternuer dans son coude, porter un masque...

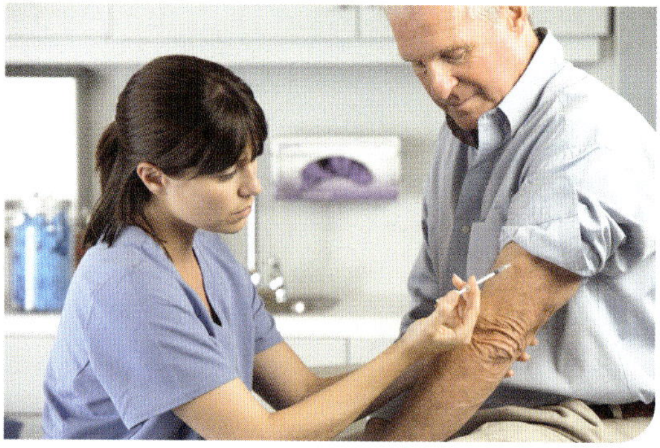

Une efficacité différente selon les années

Chaque année, en février pour l'hémisphère Nord, l'OMS (Organisation mondiale de la santé) émet des recommandations sur les souches de virus à inclure dans le vaccin qui sera administré à l'automne suivant. Or, les virus en circulation au moment de l'épidémie de grippe ne sont pas toujours ceux contre lesquels le vaccin avait été prévu. L'efficacité est alors beaucoup plus faible : 10 % en 2005, 19 % en 2015, 39 % pour la saison 2020, par exemple.

Une efficacité qui diminue avec l'âge

À cet aléa, il faut ajouter le fait que l'efficacité de ce vaccin diminue avec l'âge, aboutissant au paradoxe qu'il est le moins performant pour ceux à qui il est présenté comme le plus utile, les plus de 65 ans. Pour le réseau Cochrane, institution internationale de référence indépendante des firmes pharmaceutiques, l'efficacité du vaccin après 75 ans est incertaine.
En avril 2020, les *Annals of Internal Medicine*, revue médicale de référence, ont confirmé des données déjà connues : la vaccination ne réduit ni le nombre d'hospitalisations ni la mortalité par la grippe chez les personnes âgées.

Heureusement, peu d'effets indésirables

Les effets indésirables de ce vaccin restent cependant minimes. Cela rend sa balance bénéfices/risques positive malgré tout, mais la majorité des personnes vaccinées n'en tireront pas les bénéfices annoncés par les campagnes officielles, en particulier si elles sont âgées. ■

Des infiltrations de corticoïdes pour moins souffrir en cas d'arthrose : la panacée ?

Les infiltrations continuent de faire couler beaucoup d'encre. Certains s'en méfient et dénoncent leurs effets nocifs, d'autres constatent qu'elles soulagent. Si elles sont très efficaces dans certains cas, elles ne guérissent pas et doivent être utilisées de manière raisonnable.

L'intérêt des infiltrations

Une infiltration consiste en la diffusion locale d'un produit injecté, en général dans une articulation, alors qu'une injection (intraveineuse ou intramusculaire) vise plutôt la diffusion à tout l'organisme. L'intérêt de l'infiltration est d'obtenir une concentration locale élevée de produit (en général de la cortisone, puissant anti-inflammatoire), en limitant sa diffusion au reste du corps. Elle ne doit être proposée qu'en cas d'échec des médicaments ou si ces derniers sont contre-indiqués. Sans guérir l'arthrose ou la tendinite (ses deux principales indications), elle peut dans certains cas diminuer la douleur. Beaucoup d'arthroses font souffrir à cause de l'inflammation articulaire (une réaction chimique irritante) plus que de l'usure proprement dite. L'infiltration peut alors soulager de façon durable, à condition que l'arthrose soit peu agressive. Si l'usure articulaire est forte, l'infiltration ne sera pas efficace.

Les limites et les risques

Le problème auquel le médecin est confronté est qu'il est difficile de déterminer dans quel cas on se trouve. Certes, une arthrose évoluée sur les radios, des douleurs qui durent depuis très longtemps, voire l'échec d'une infiltration antérieure, sont des indicateurs relativement fiables : dans de tels cas, mieux vaut s'abstenir. Mais ces indices sont loin d'être toujours présents. Par ailleurs, il faut que la gêne soit suffisamment importante et chronique pour justifier ce geste. Il n'est donc pas toujours facile de savoir, face à un patient donné, si l'infiltration aura ou non un intérêt.

En outre, certaines affections nécessitent une vigilance accrue : diabète (l'infiltration peut être contre-indiquée si ce dernier n'est pas équilibré), hypertension, maladie ou problème infectieux (dentaire, urinaire...), prise d'anticoagulants ou de fluidifiants sanguins, allergie à certains produits.

Les effets secondaires

Une autre réticence tient aux possibles effets secondaires. L'un d'entre eux est lié aux dommages causés au cartilage articulaire par la cortisone. C'était vrai autrefois en raison d'une utilisation parfois abusive, répétitive, des infiltrations. Aujourd'hui, la limite est de trois injections annuelles dans une même articulation – en pratique, on se limite souvent à deux. En revanche, les effets secondaires liés à la diffusion de la cortisone en dehors de l'articulation sont bien réels, en particulier si l'on utilise de la cortisone à effet retard (elle reste plus longtemps dans l'organisme) et si la dose est trop élevée par rapport au poids du patient. Il s'agit de douleurs au point d'infiltration (mettre une poche de glace soulage), de rougeurs au visage, de sensation de chaleur et de maux de tête (sans gravité). ■

L'infection articulaire : rare mais grave

Il suffit qu'un germe pénètre dans l'articulation par l'orifice d'infiltration ou en suivant l'aiguille et qu'il s'y développe pour entraîner une arthrite septique. Les symptômes apparaissent très vite, dans les 24 heures, avec une douleur de plus en plus forte, un gonflement et une rougeur locale. Le traitement par antibiotiques doit être entrepris en urgence.

Prothèse de hanche ou de genou : le plus tard est le mieux ?

Les prothèses de hanche et de genou sont la réponse radicale à une arthrose invalidante de l'articulation. Chaque année, en France, on en implante respectivement 150 000 et 80 000. L'opération est bien réglée, le taux de complications est faible et les résultats sont bons dans la majorité des cas. Cependant, il est conseillé de ne pas se faire opérer trop tôt.

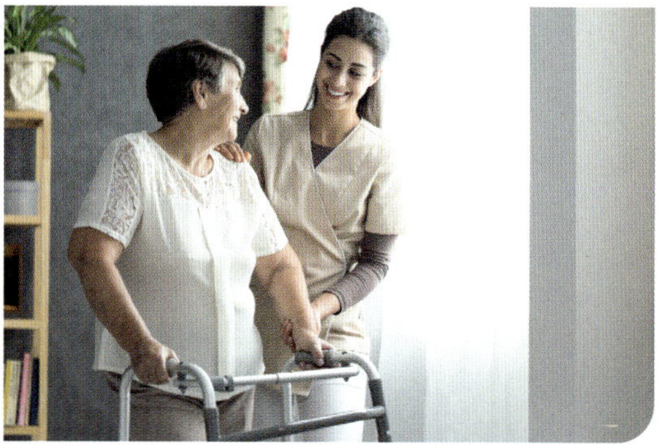

Quelles indications ?

L'arthrose est la principale indication de la pose d'une prothèse. L'intervention est envisagée lorsque l'atteinte est invalidante et que les traitements conservateurs (médicaments, infiltrations, kinésithérapie, voir p. 84) sont devenus inefficaces.

Les autres indications sont les fractures trop complexes à réparer ou dont la réparation nécessiterait une longue période d'immobilisation, préjudiciable pour le patient. C'est particulièrement le cas des fractures du col du fémur (prothèse de hanche) chez des personnes âgées. La pose d'une prothèse peut enfin être nécessaire en cas de polyarthrite rhumatoïde, maladie inflammatoire qui peut détruire les articulations.

Ne pas se faire opérer trop tôt ?

S'il est préconisé d'opérer le plus tard possible, c'est en raison de la durée de vie des prothèses. Ces dernières s'usent avec le temps, en fonction de l'usage que l'on en fait, et peuvent même se desceller. Quand cela se produit, une deuxième opération est nécessaire pour retirer la prothèse abîmée et la remplacer par une neuve. Or, cette intervention est nettement plus complexe que la première et les résultats fonctionnels sont considérés comme un peu moins bons.

En fixant à 65 ans le seuil moyen de mise en place d'une prothèse, on limite considérablement le risque d'une seconde opération. Les prothèses de hanche sont encore intactes après 15 ans dans environ 90 % des cas. Au bout de 25 ans, on estime que 60 % sont encore fonctionnelles, plus pour celles du genou.

En outre, plus on vieillit, moins on sollicite l'articulation-prothèse. Le risque de réintervention est donc minime si l'on opère après 65 ans.

Chez les patients plus jeunes

Chez un patient encore jeune mais qui souffre trop pour attendre, l'opération est néanmoins proposée. On considère qu'une prothèse posée avant l'âge de 35-40 ans devra forcément être remplacée un jour. Entre 40 et 65 ans, la nécessité d'une réintervention est imprévisible. Tout dépend de l'usure de la prothèse, elle-même fonction de divers facteurs dont les principaux sont le poids et le type d'activité physique. À chacun de nos pas, l'énergie cinétique impose à la hanche une charge représentant quatre fois le poids du corps. D'où l'intérêt de maintenir son poids au plus près de son niveau idéal.

En ce qui concerne l'activité physique, on recommande la marche, le vélo, la natation et la gymnastique d'entretien. En revanche, le tennis, le ski voire les longues randonnées sont à risque pour les prothèses de hanche et de genou. Ces activités ne devraient être pratiquées que par ceux qui avaient un bon niveau préalable, car ils sauront doser leurs efforts et éviter au mieux les chutes. ■

Une anesthésie, c'est toujours risqué ?

Devoir subir une anesthésie est souvent source d'appréhension. Si le risque zéro n'existe pas et si, comme pour tout acte médical, l'anesthésie peut entraîner des effets indésirables, le taux d'événements graves est extrêmement faible.

Comment se passe une anesthésie ?

Plus de 11 millions d'anesthésies sont réalisées chaque année en France à l'occasion d'interventions chirurgicales, d'explorations médicales comme les endoscopies ou encore d'accouchements.

Le déroulement et les précautions

Une consultation est organisée plusieurs jours à l'avance pour que le médecin anesthésiste-réanimateur puisse choisir la technique la plus sûre en fonction de l'acte prévu et de votre dossier médical. Le praticien vous informera sur la procédure retenue, sur les risques éventuels et sur les précautions à prendre : jeûne, arrêt du tabac et de certains traitements. Au moment de l'hospitalisation, une visite préanesthésique est souvent prévue pour faire un dernier point. Vous serez également surveillé lors du passage en salle de réveil.

L'anesthésie générale

Elle induit un état comparable au sommeil, mais dont la profondeur peut être adaptée selon la nature et la durée de l'intervention. Deux techniques peuvent être employées et associées : injection de médicaments en intraveineuse et/ou respiration de gaz anesthésiques.

L'anesthésie locorégionale

Elle utilise des anesthésiques locaux injectés soit au voisinage d'un ou de plusieurs nerfs (anesthésie locorégionale périphérique), soit au voisinage de la moelle épinière (péridurale ou rachianesthésie). Elle permet d'insensibiliser une région du corps en interrompant de façon transitoire la transmission des messages douloureux.

Quels sont les risques ?

La plupart des anesthésies se déroulent sans problèmes, les risques pouvant toutefois être accrus par des fragilités spécifiques, notamment chez les personnes âgées souffrant de pathologies multiples.

Des effets secondaires temporaires

Les anesthésiants peuvent provoquer des nausées et vomissements dans les heures qui suivent le réveil, surtout en cas de dose mal adaptée ou d'anesthésie prolongée. Des troubles passagers de la mémoire et de la concentration sont également possibles.

Des risques liés à la technique employée

Les dispositifs placés dans les voies aériennes supérieures pour assurer la respiration du patient pendant l'anesthésie sont susceptibles d'engendrer des maux de gorge ou un enrouement au réveil. L'intubation peut aussi provoquer des lésions dentaires, notamment si les dents sont déjà fragiles.

Des complications plus graves, mais rares

Les complications imprévisibles entraînant un risque vital (choc allergique, accident cardiovasculaire, risque pulmonaire...) sont extrêmement rares – le taux de décès est d'environ 1 cas sur 150 000. En cas d'anesthésie locorégionale, l'apparition d'une paralysie ou d'une insensibilité plus ou moins étendue est également exceptionnelle. ■

Un rendez-vous d'anesthésie réussi

Plus l'anesthésiste a d'informations, plus vous limitez les risques. Renseignez le questionnaire qui vous a été remis. Apportez vos ordonnances et indiquez les produits que vous prenez en automédication (compléments alimentaires, médicaments de phytothérapie, antalgiques...). N'oubliez pas les résultats d'examens qui vous ont éventuellement été prescrits pour cette intervention, voire ceux, plus anciens, qui pourraient être utiles.

L'hypnose comme anesthésie pendant une intervention chirurgicale : une blague ?

Aussi étonnant que cela puisse paraître, l'hypnose peut être employée en chirurgie dans certaines opérations : elle ne remplace pas complètement l'anesthésie, mais permet de diminuer les doses de produits injectés.

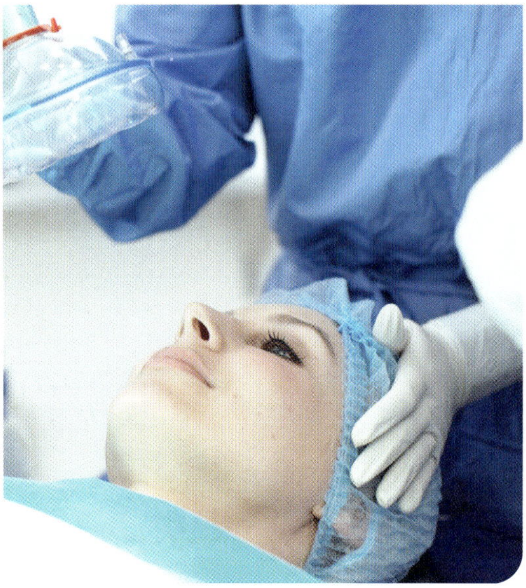

L'hypnose, c'est quoi ?

L'hypnose se définit comme un état modifié de la conscience. C'est une disposition particulière que tout le monde a plus ou moins déjà vécue, qui fait que l'on est physiquement présent dans un endroit mais mentalement complètement absent. La technique anesthésique utilisée aujourd'hui dans les hôpitaux (hypnosédation) a été mise au point au début des années 1990 par la professeure Marie-Élisabeth Faymonville au CHU de Liège. Son intérêt est reconnu dans certaines opérations.

L'hypnose au bloc opératoire

Lors d'une intervention chirurgicale, la technique combine l'administration d'un calmant pour détendre le patient et faciliter son entrée dans l'hypnose, l'injection d'un anesthésique local sur la zone à opérer et l'induction d'un état hypnotique. Pratiquée par des médecins anesthésiques spécialement formés, elle peut donc être proposée aux patients, qui restent libres de la refuser. Par ailleurs, des précautions sont prises pour qu'une anesthésie générale puisse être réalisée si la situation l'exige.

L'entrée en hypnose

Pour parvenir à cet état, l'anesthésiste demande par exemple au patient de penser à un souvenir agréable et de le lui raconter en quelques phrases. Il se sert de ce souvenir pour induire un état d'hypnose et le maintenir pendant le temps de l'intervention. Le patient est en état modifié de conscience : il voit, sent, bouge dans son monde intérieur, et ne ressent pas de douleur. Dans le cas contraire, si certaines sensations deviennent inconfortables, l'anesthésiste administre une dose supplémentaire d'antidouleur. À cet effet, un « signal d'alerte » est convenu avant l'opération (le patient cligne des yeux, par exemple).

Les avantages

L'hypnosédation permet d'éviter les inconvénients et effets secondaires d'une anesthésie générale (nausées et vomissements, hypothermie, confusion...). La récupération est plus rapide, le patient est moins fatigué et a en général moins recours aux antidouleurs en postopératoire.

Quelles opérations sont concernées ?

De nombreuses interventions sont possibles sous hypnose : ablation de la thyroïde, examens comme la fibroscopie gastrique ou la coloscopie, chirurgie d'une hernie inguinale, mastectomie, certaines chirurgies de l'oreille, chirurgie esthétique, etc. En revanche, des opérations comme la chirurgie thoracique ou abdominale ou encore la mise en place de prothèses osseuses exigent une anesthésie générale. ■

En cas d'allergie alimentaire, l'éviction est la seule solution ?

Depuis deux décennies, la recherche dans le domaine de l'allergie alimentaire a conduit à un changement de paradigme. L'éviction stricte de l'aliment en cause n'est plus considérée comme le seul traitement possible. Le régime peut parfois être assoupli, et de nouvelles pistes thérapeutiques se dessinent.

Le régime d'éviction, pilier du traitement

Il consiste à bannir de son assiette les aliments incriminés. Même si les symptômes se limitent souvent à des manifestations peu graves, les formes sévères peuvent provoquer un œdème laryngé (œdème de Quincke), un asthme aigu ou un choc anaphylactique (réaction généralisée), qui constituent des urgences vitales.

Un régime très contraignant

Le régime d'éviction impose de surveiller sans relâche son alimentation : ce n'est pas toujours facile, surtout lorsqu'on est allergique à des ingrédients courants comme l'œuf, le lait ou l'arachide et qu'on prend ses repas à l'extérieur ! Il altère la qualité de vie et peut provoquer des déséquilibres nutritionnels, en particulier chez les jeunes enfants. En outre, les réactions accidentelles restent fréquentes, notamment en milieu scolaire.

Une réévaluation des risques

On sait désormais qu'une faible quantité d'allergène est tolérée dans bien des cas, la tolérance étant notamment fonction de l'âge ou du mode de préparation – certains allergiques à l'œuf, par exemple, le tolèrent quand il est cuit et intégré à une recette.

Les études cliniques montrent qu'une éviction stricte aggrave plutôt la situation, en abaissant le seuil de réactivité à l'allergène alimentaire. Il convient donc d'adapter le régime au cas par cas. En France, l'essai Manoe (2010-2015) suggère qu'il pourrait être assoupli chez 70 % des enfants allergiques à l'arachide.

Est-il possible de guérir ?

Une meilleure tolérance à un aliment, voire une guérison, s'obtient en le réintroduisant à doses minimes puis progressives. Non dénuée de risque, cette « induction de tolérance orale » (ITO) doit être menée dans des centres experts. Avec le même objectif de réduire le risque de réaction grave, un médicament d'immunothérapie orale à base de protéines d'arachide est autorisé en Europe depuis 2020 pour les personnes allergiques à cet aliment.

D'autres stratégies de désensibilisation sont à l'étude dans des allergies alimentaires courantes, comme l'association de l'immunothérapie avec des probiotiques ou des anticorps anti-IgE (qui diminuent le risque de réaction grave). ■

Une diversification alimentaire plus précoce ?

Le dogme d'une diversification la plus tardive possible a vécu. L'étude européenne Pasture, qui suit près de 1 000 enfants depuis 2002, montre que l'introduction précoce des aliments chez le nourrisson est souvent bien tolérée et prévient dans une large mesure le risque de développer des allergies, en « éduquant » le système immunitaire à tolérer les allergènes.

En 2021, Santé publique France a émis de nouvelles recommandations : la diversification alimentaire doit débuter entre les âges de 4 à 6 mois, période durant laquelle il existe une « fenêtre de tolérance ». Tous les aliments peuvent être introduits, y compris ceux qui sont réputés allergènes. Chez les enfants à haut risque, le conseil d'un allergologue peut rester nécessaire.

Les verrues disparaissent toutes seules. Vrai ou faux ?

Très courantes et la plupart du temps bénignes, les verrues disparaissent souvent d'elles-mêmes. Si ce n'est pas le cas, mais aussi si elles sont douloureuses ou disgracieuses, un traitement peut être justifié.

Une maladie virale bien curieuse

Les verrues sont des lésions infectieuses dues à un virus très commun, le papillomavirus (HPV pour *human papillomavirus*), dont on dénombre plus de 100 souches. Le HPV se propage par contact direct ou par l'intermédiaire d'objets contaminés. Les piscines et les salles de sport sont ainsi des lieux propices à la transmission des verrues plantaires.

Présent sur l'épiderme de la moitié de la population, le HPV reste majoritairement asymptomatique. Il est difficile de dire précisément pourquoi certaines personnes développent des verrues et d'autres non, mais des prédispositions génétiques sont suspectées et des origines immunitaires ont été constatées. Enfin, le stress et les états de grande fatigue seraient des vecteurs d'activation du HPV et d'apparition des lésions.

Verrues et cancer

Certains papillomavirus sexuellement transmissibles sont responsables de verrues génitales (les condylomes) impliquées dans le développement de cancers du col de l'utérus. D'un autre type, les papillomavirus des verrues cutanées peuvent indirectement favoriser les cancers cutanés épidermoïdes (voir p. 66), probablement en sensibilisant les cellules de la peau à l'action des ultraviolets.

Comme il est très compliqué d'identifier les excroissances, taches, grains de beauté... à risque, ayez en mémoire qu'une lésion qui s'étend, devient profonde, se pigmente, saigne ou évolue de quelque façon que ce soit (voir p. 65) mérite d'être montrée sans délai à un dermatologue.

Quatre types de verrues

- Les verrues vulgaires siègent essentiellement sur les doigts et le dos des mains. De forme hémisphérique, elles ont en général la taille d'une lentille mais peuvent atteindre celle d'un pois chiche.
- Les verrues plantaires, comme leur nom l'indique, se développent sur la plante des pieds. Il en existe deux types. La myrmécie, verrue isolée, profonde et douloureuse à l'appui, a l'aspect d'un petit anneau de corne avec parfois des points noirs en son centre. Les verrues mosaïques, indolores, ressemblent à des papules de peau épaissie.
- Les verrues filiformes, petites excroissances charnues de forme oblongue, sont le plus souvent de couleur chair. Elles se situent sur le visage et sur le cou. Les microtraumatismes cutanés dus au rasage favoriseraient la pénétration et la prolifération du HPV, ce qui expliquerait une plus grande prévalence de ces verrues chez les hommes.
- Les verrues planes sont des papules arrondies ou polygonales dont la couleur varie du rose au brun. Elles se développent par dizaines, voire par centaines, surtout sur le visage et les mains.

Un grand choix de traitements, d'efficacité inégale

La patience est le premier des traitements, car la plupart des verrues disparaissent d'elles-mêmes. Cependant, la guérison spontanée demande du temps, entre six mois et deux ans, parfois davantage (après deux ans, le taux de disparition inexpliquée et sans cicatrice avoisinerait les 70 %). Quand les verrues sont douloureuses ou inesthétiques, cette durée est peu supportable ; force est alors de recourir aux traitements.

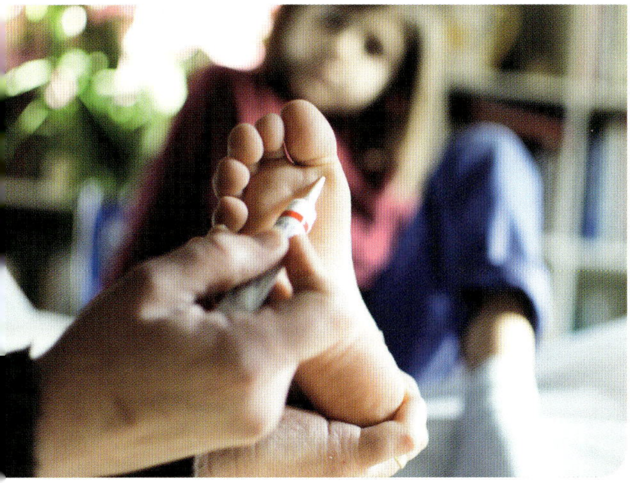

Il est cependant bien difficile de s'en débarrasser définitivement. Tous les traitements existants sont locaux. Ils détruisent les lésions mais n'éradiquent pas le virus, et les récidives sont nombreuses.

En pharmacie

Les officines dispensent divers verrucides sans ordonnance. Ces médicaments à base d'actifs corrosifs, dont l'acide salicylique à faible concentration, suscitent des controverses. Ils soignent assez mal les verrues et brûlent parfois gravement la peau. Les produits de cryothérapie ne sont pas meilleurs. Leurs résultats sont médiocres et, quoique dépourvus d'azote, ils pourraient tout de même occasionner des brûlures.

Les verrucides disponibles en pharmacie sont par ailleurs déconseillés aux femmes enceintes, aux diabétiques ainsi qu'aux personnes souffrant de troubles vasculaires périphériques ou de neuropathies.

Chez le dermatologue

Le médecin dispose de plusieurs voies de traitement. Le choix dépend du type de lésion, de sa gravité et de sa localisation.

- Les préparations à base d'acide salicylique à forte concentration, parfois avec ajout d'acide lactique, sont surtout indiquées pour les verrues peu étendues et peu profondes.
- La cryothérapie, ou traitement par le froid, consiste à geler la verrue à l'aide d'azote liquide. La méthode est douloureuse, et il faut souvent deux ou trois séances avant de « décoller » la verrue. Selon le *British Journal of Dermatology*, associer acide salicylique et cryothérapie réduirait les récidives : le taux de guérison atteindrait 58 %, contre 49 % pour la cryothérapie seule.
- Le curetage est réservé aux verrues volumineuses ou récalcitrantes. L'opération s'effectue sous anesthésie locale, et la cicatrice peut rester douloureuse pendant quelques jours.
- Le laser à gaz carbonique s'emploie presque uniquement pour les verrues plantaires : cette technique laisse des cicatrices dans 50 % des cas.

Des méthodes alternatives

Malgré bien des témoignages, l'efficience des traitements non conventionnels n'est pas démontrée. Des chercheurs britanniques, sur la base d'une synthèse d'études, ont conclu en 2011 à l'intérêt de la méthode du sparadrap : enrouler le pansement occlusif (imperméable à l'air et à l'eau) autour de la verrue, le conserver pendant une semaine, laisser la verrue à l'air libre 12 heures, limer tout doucement les parties mortes et recommencer. Mais libre à vous de tenter d'autres techniques, du passeur de feu à l'homéopathie, la liste est longue (voir aussi encadré ci-dessous) ! Effet placebo ou pas ? Peu importe ! Dans la mesure où ces pratiques ne présentent pas de risque et ne coûtent rien ou pas grand-chose, pourquoi ne pas les essayer ? ■

Ail, oignon et chélidoine

Parmi les remèdes de grand-mère les plus réputés contre les verrues figurent les cataplasmes de purée d'ail ou de jus d'oignon. Ces alliacés contiennent des composés soufrés, possédant des vertus antivirales qui contribueraient à l'élimination des verrues.

La chélidoine, communément nommée « herbe aux verrues », est tout aussi célèbre. Quand on coupe ses tiges, la plante libère un suc laiteux jaune orangé riche en alcaloïdes basiques qui décapent petit à petit la lésion. À défaut de disposer de plants, on peut essayer avec de la teinture mère de chélidoine.

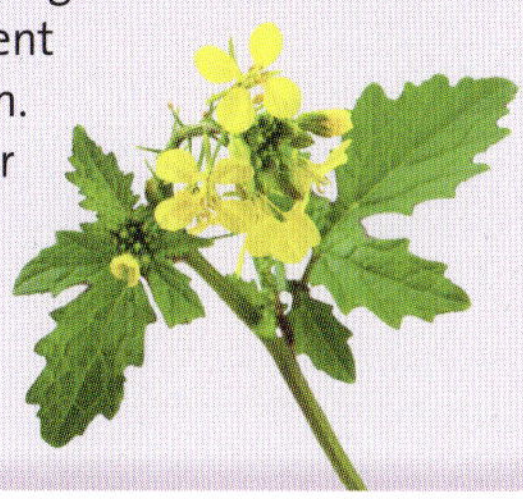

Les bas de contention : utiles contre l'insuffisance veineuse ?

La compression veineuse avec des bas de contention soulage les symptômes de l'insuffisance veineuse en aidant le sang à circuler. C'est un véritable traitement, qui fait l'objet d'une prescription médicale.

Le rôle de la contention élastique

Le principe est simple. Les chaussettes, bas ou collants de contention exercent sur les veines des jambes une pression dégressive du bas vers le haut. Combinée aux mouvements des jambes, cette contention réduit la dilatation des veines et favorise la remontée du sang vers le cœur. Des évaluations ont montré qu'elle diminuait les sensations désagréables, voire les douleurs liées à l'insuffisance du retour veineux, ainsi que le gonflement des jambes – que l'on ait ou non des varices. Le port de bas de contention est également efficace lors de voyages en avion et recommandé aux personnes alitées pour prévenir les thromboses veineuses profondes, exposant à un risque de phlébite (voir p. 95).

La contention élastique représente donc un élément essentiel du traitement de l'insuffisance veineuse et de la prévention de la thrombose. Son efficacité est supérieure à celle des veinotoniques, médicaments parfois proposés dans cette indication mais dont l'action est minime voire nulle.

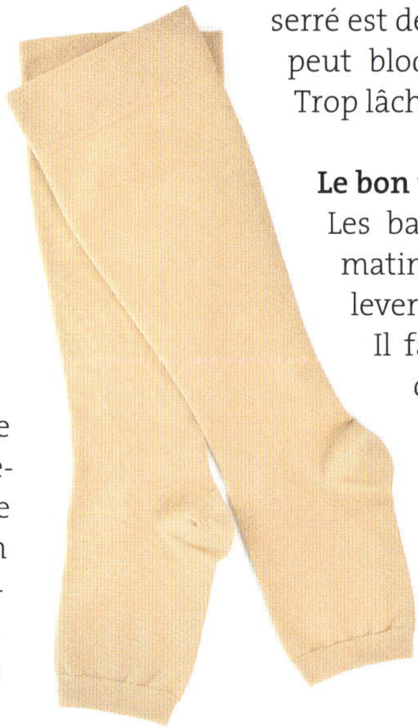

Un traitement adapté à chaque patient

Les bas de contention sont un véritable traitement : ils font l'objet d'une prescription médicale et sont remboursés par l'assurance maladie.

Le degré de pression

Le médecin définit un degré de pression parmi les quatre classes existantes.

- La classe I correspond à une insuffisance veineuse légère. Elle est utile en prévention si l'on doit rester longtemps assis (voyages), si l'on exerce une profession à risque (station debout prolongée) ou durant la grossesse si besoin est.
- Les bas de classes II et III, qui exercent une pression plus importante, sont indiqués chez les personnes qui souffrent de symptômes liés à la présence de varices.
- Les bas de classes III et IV peuvent être recommandés en cas d'ulcères veineux.

Les mensurations

La taille doit être adaptée à la circonférence de la cheville et du mollet, de la cuisse voire de la taille selon la hauteur préconisée (chaussettes, bas ou collants). Un bas de contention trop serré est désagréable à porter et, surtout, peut bloquer la circulation sanguine. Trop lâche, il n'aura pas d'efficacité.

Le bon usage

Les bas doivent être enfilés dès le matin, éventuellement avant le lever si les jambes gonflent vite. Il faut les laver à la main après chaque utilisation, pour des raisons d'hygiène mais aussi pour leur redonner de l'élasticité. Il est conseillé de les renouveler régulièrement (environ tous les six mois si l'on tourne avec deux paires) pour maintenir leur efficacité.

Des contre-indications

La compression veineuse est contre-indiquée chez les personnes souffrant d'artérite des membres inférieurs, de microangiopathie (trouble des petits vaisseaux sanguins touchant surtout les diabétiques) ou de neuropathie périphérique (affection des nerfs moteurs et sensitifs des jambes). ■

Se soigner par les plantes, c'est sans danger pour la santé ?

Opter pour des remèdes à base de plantes pour éviter de prendre trop de médicaments, pourquoi pas ? Leur utilité est reconnue pour certains maux du quotidien. Mais, qu'ils soient naturels ou non, leur efficacité repose sur la présence de principes actifs. Ils peuvent donc entraîner des effets indésirables et des interactions médicamenteuses, et sont à utiliser avec précaution.

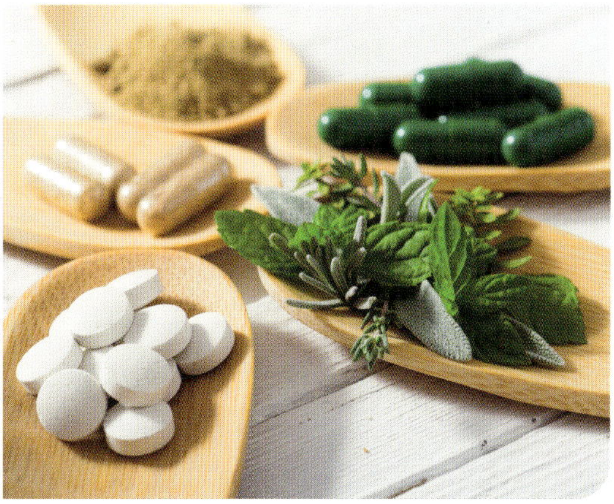

Un marché en plein essor

Les produits à base de plantes sont de plus en plus présents dans les rayons des pharmacies, dans les magasins bio ou diététiques ou encore dans les herboristeries en ligne. Bénéficiant de la bonne image des produits « naturels », perçus comme plus sains et moins nocifs que les substances chimiques, ils attirent de plus en plus de consommateurs réticents à la prise de médicaments.

Une origine millénaire

Les savoirs empiriques sur les vertus thérapeutiques des plantes médicinales fondent les médecines traditionnelles depuis des millénaires – le papyrus égyptien Ebers, datant de 1500 ans avant notre ère, en recensait déjà plusieurs centaines. À partir du XIXe siècle, les progrès de la chimie ont permis d'extraire et d'identifier de nombreux principes actifs de végétaux, ouvrant la voie à l'essor de l'industrie pharmaceutique. À titre d'exemple, l'acide salicylique, précurseur chimique de l'acide acétylsalicylique (aspirine), a été extrait de l'écorce du saule blanc dès 1838 et synthétisé dès 1860. Les dérivés de l'opium (morphine, codéine...) ont également été isolés du latex du pavot, et la colchicine (un antigoutteux) de la colchique.

Les effets indésirables, revers de l'efficacité

Les substances actives des plantes étant très similaires sur le plan chimique aux molécules de synthèse utilisées pour produire des médicaments, leur origine « naturelle » n'est en rien un gage d'absence de toxicité. Dans les deux cas, l'efficacité thérapeutique tient à une action sur l'organisme dont les effets indésirables constituent un revers.

Ainsi, la digitale pourpre, reconnaissable à sa spectaculaire hampe florale, est une plante très toxique, susceptible d'entraîner des troubles digestifs, nerveux et cardiaques parfois mortels. Mais la digitaline extraite de ses feuilles offre des effets cardiotoniques utiles pour traiter l'insuffisance cardiaque. La frontière entre dose toxique et dose thérapeutique étant très mince, la posologie est délicate compte tenu de la tendance de la digitaline à s'accumuler dans l'organisme.

Un médicament de phytothérapie, qu'est-ce que c'est ?

C'est un médicament vendu en pharmacie, fabriqué à partir de certaines parties de la plante (tige, feuilles, fleurs, graines, écorce, rhizome...), qui peut contenir un mélange complexe de principes actifs agissant en synergie. Il bénéficie d'une autorisation de mise sur le marché (AMM), souvent délivrée sur la simple base de la reconnaissance d'un usage traditionnel, et peut se présenter sous des formes variées : tisane, gélules ou comprimés, extrait fluide ou teinture...

▶▶▶

La tradition pour guide

En France, les médicaments à base de plantes peuvent être autorisés selon trois modalités :

- selon une procédure standard de mise sur le marché des médicaments avec essais cliniques à la clé ;
- sur la base d'un « usage médical bien établi », dans le cadre d'une utilisation depuis au moins 10 ans à des fins thérapeutiques avec une efficacité reconnue et un niveau de sécurité acceptable ;
- selon une procédure allégée (simple enregistrement) pour les médicaments dits traditionnels à base de plantes, les effets pharmacologiques et l'efficacité étant jaugés au regard de l'ancienneté de leur usage et de l'expérience clinique.

Et les compléments alimentaires ?

Les produits à base de plantes relèvent de plusieurs statuts : médicaments, mais aussi compléments alimentaires, plantes à usage alimentaire comme les tisanes, produits cosmétiques à appliquer sur la peau, dispositifs médicaux comme les sprays nasaux. La majorité des produits contenant des plantes sont aujourd'hui vendus sous le statut de compléments alimentaires dans les pharmacies, mais aussi les magasins bio et diététiques, et de plus en plus sur Internet.

Un faible niveau de sécurité

Les critères de qualité exigés des médicaments ne s'appliquent pas aux compléments alimentaires. Leur production est moins encadrée, et leur mise sur le marché n'impose pas de données quant à leur efficacité ou leur sécurité. Ils ne sont pas non plus accompagnés d'une notice détaillant les effets secondaires, interactions possibles et autres précautions d'emploi. La prudence est donc de mise…

Une confusion facile

Dans les pharmacies, la confusion est facile entre un médicament, à privilégier, et un complément alimentaire : une même plante peut être exploitée sous ces deux formes. Sur la boîte, vous pouvez identifier le statut en recherchant la mention « médicament » suivie d'un code à 13 chiffres commençant par 34 009.

Ils n'ont pas vocation à soigner

Les compléments alimentaires contiennent souvent de fait des plantes médicinales reconnues, avec des substances actives plus faiblement dosées que dans des médicaments mais restant néanmoins potentiellement dangereuses. Même s'ils se présentent sous forme de gélules ou de comprimés et que les allégations de santé restent légales, ils ne peuvent pas revendiquer une action thérapeutique.
Ainsi, il est interdit de présenter un complément alimentaire à base de valériane comme un « traitement des insomnies », mais rien n'empêche d'afficher « sommeil réparateur » sur la boîte, la nuance n'étant pas toujours très claire aux yeux des consommateurs…

Les médicaments de phytothérapie : une option pour des maux légers

N'espérez pas soigner un cancer ou une pathologie lourde avec des remèdes à base de plantes ! Le premier danger qu'ils présentent, comme d'autres médecines naturelles, réside peut-être dans la tentation qu'ils peuvent susciter chez la personne malade de se détourner des médicaments classiques… En revanche, ils

Les plantes médicinales de la pharmacopée française

Le répertoire officiel de la pharmacopée française recense les plantes possédant des propriétés médicinales ; il évolue régulièrement au gré d'ajouts ou de reclassements. En 2020, il rassemblait 454 plantes d'usage traditionnel dans les médecines européenne ou d'outre-mer, mais aussi chinoise et ayurvédique, pouvant être trouvées en pharmacie.

Parmi elles, 148 sont dites « libérées » du monopole pharmaceutique – on peut se les procurer ailleurs, généralement parce qu'elles ont un usage alimentaire ou condimentaire reconnu, à condition qu'elles soient vendues en l'état. D'autres plantes médicinales ont été placées sur la liste B, ce qui signifie que leurs effets indésirables sont supérieurs aux bénéfices attendus et qu'elles ne peuvent pas être exploitées en phytothérapie.

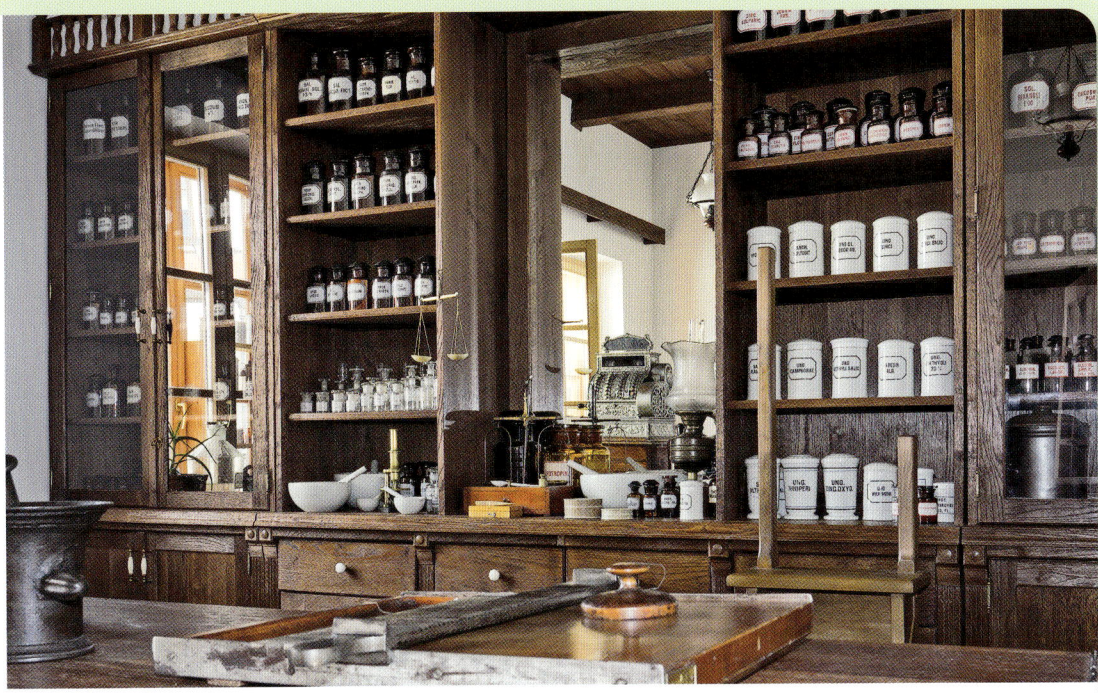

peuvent offrir une alternative pour soulager les symptômes de certains maux du quotidien, comme les difficultés de sommeil ou les troubles intestinaux.

Quelques exemples

- L'huile essentielle de menthe poivrée peut être efficace contre certains problèmes digestifs, mais peut présenter des effets indésirables (voir p. 213).
- Le gingembre est une option contre les nausées et réduit la fréquence des vomissements, notamment chez les femmes enceintes.
- Les préparations de valériane peuvent être utiles contre les troubles du sommeil. C'est la plante la mieux évaluée contre l'insomnie (les formules les mieux éprouvées étant les extraits secs de racine), mais le tilleul, la mélisse, l'oranger ou la verveine peuvent être essayés.
- Les graines d'ispaghul, appelé aussi psyllium, sont utilisées comme laxatifs de lest pour lutter contre la constipation. Elles fonctionnent comme des fibres en retenant l'eau (voir p. 184).
- Le millepertuis (extraits secs de la sommité fleurie) peut soulager les symptômes dépressifs légers, des interactions avec divers médicaments (anticoagulants, contraceptifs...) limitant toutefois son usage.
- La canneberge est susceptible de réduire légèrement les récidives d'infections urinaires, à condition d'utiliser un produit contenant au moins 36 mg de proanthocyanidine par prise.

Ne pas sous-estimer les risques !

Certes, la fabrication des médicaments de phytothérapie est réglementée et garantit la standardisation de la qualité pharmaceutique (indications géographiques sur l'origine, partie utilisée, pureté, procédés d'extraction et de fabrication, etc.). Mais les dosages restent aléatoires et les effets ne sont pas toujours reproductibles. En phytothérapie, l'automédication étant fréquente, il faut se méfier de la toxicité chronique ainsi que des interactions entre les plantes et les autres médicaments que l'on prend. ■

Attention aux huiles essentielles

Elles ont le vent en poupe, mais sont loin d'être anodines. Nombre d'entre elles sont irritantes ou allergènes, et certaines sont neurotoxiques, photosensibilisantes, etc. (voir p. 212). Les pharmaciens ont par ailleurs le monopole de la vente de certaines d'entre elles (grande et petite absinthe, armoise...), en raison d'un risque de toxicité élevé en cas de mésusage.

Contre les douleurs chroniques, il existe d'autres approches thérapeutiques que les médicaments. Vrai ou faux ?

Si les médicaments peuvent suffire à faire céder des douleurs aiguës, il n'en va pas de même lorsque celles-ci sont d'évolution chronique. La prise en charge doit alors être globale et individualisée, faisant appel à des techniques ou à des thérapies non médicamenteuses.

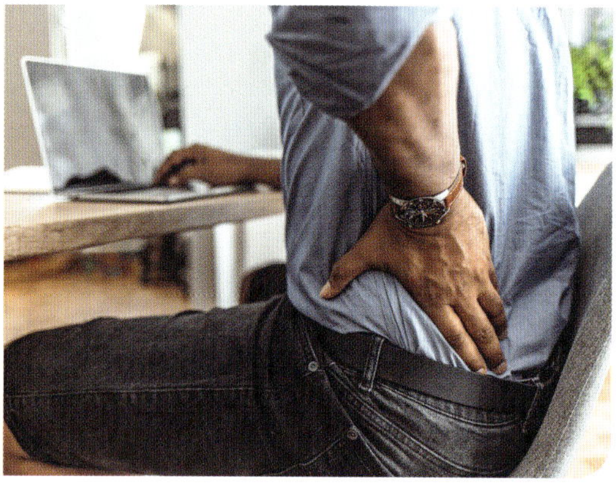

Comment reconnaît-on la douleur chronique ?

Une douleur qui dure plus de trois à six mois malgré un traitement bien conduit est considérée comme chronique, qu'elle soit continue ou récurrente. Lorsqu'elle s'installe ainsi durablement, elle envahit toutes les composantes de l'existence : les capacités fonctionnelles, mais aussi relationnelles et émotionnelles. Il devient pénible de se déplacer, d'avoir des activités, le moral s'en ressent...

Des causes multiples

Les pathologies de l'appareil locomoteur, arthroses et lombalgies en tête, sont des causes importantes de douleurs chroniques. Mais bien d'autres affections peuvent être incriminées : migraines, cancers, pathologies digestives ou génitales... Les douleurs neuropathiques, elles, sont liées à une altération des nerfs, par exemple à la suite d'un zona ou d'une intervention chirurgicale. Quant à la fibromyalgie, caractérisée principalement par des douleurs diffuses, son origine reste mystérieuse.

Une maladie à part entière

Si l'on peut considérer une douleur aiguë comme un symptôme et un signal d'alarme face à une agression subie par l'organisme, la douleur chronique perd cette finalité et devient en soi un état pathologique, une « douleur-maladie » (voir aussi encadré p. 84) qui prend le pas sur sa cause organique.

Des répercussions majeures

Les répercussions sur l'état physique et sur le psychisme sont inévitables. L'anticipation de la douleur fait redouter l'activité physique et entraîne des crispations, les mauvaises postures provoquent des contractures, le sommeil est de mauvaise qualité, la fatigue s'installe, l'anxiété, la dépression et le repli sur soi sont fréquents... En retour, ces dégradations de l'état général entretiennent la douleur tandis que, sur le plan neurochimique, les mécanismes internes qui l'inhibent habituellement se dérèglent. Les conséquences sont lourdes, tant dans la vie de tous les jours qu'au niveau professionnel.

Une prise en charge multidisciplinaire

Prendre en charge la douleur nécessite d'admettre sa réalité, de considérer la personne dans sa globalité et d'entendre sa plainte. Peu importe qu'une cause soit identifiée ou non, ou que la plainte soit difficile à relier à l'importance d'une lésion physique : elle est bien réelle pour celui qui la vit !

Une prise en charge multidisciplinaire – prenant en compte l'anxiété, la focalisation de l'attention sur la sensation douloureuse, l'abandon de toute activité par crainte de la raviver et le renoncement thérapeutique (« personne ne peut m'aider ») – offre souvent de bien meilleurs résultats que la seule prise de médicaments agissant sur la composante sensorielle de la douleur.

Des structures spécialisées

Le parcours de soins des douloureux chroniques est encore bien trop souvent chaotique. En France, il existe un réseau d'environ 250 structures spécialisées (le site solidarites-sante.gouv.fr propose un annuaire par région), qui peuvent prendre le relais du médecin généraliste ou du spécialiste lorsque ceux-ci échouent à trouver une solution pour soulager leurs patients.
Ces structures douleur chronique (SDC) existent sous deux formes. Certaines proposent uniquement des consultations (assurées par des médecins, infirmiers, psychologues); d'autres, une prise en charge pluridisciplinaire (avec des médecins de différentes spécialités et des approches non médicamenteuses comme l'hypnose ou la relaxation) et des possibilités d'hospitalisation. Malheureusement, ce dispositif français salué à l'international est victime de son succès, et les délais d'attente pour y accéder peuvent être très longs. Les patients ne peuvent pas s'adresser directement aux SDC, l'avis préalable d'un médecin est nécessaire.

Les médicaments : utiles mais souvent insuffisants

L'arsenal thérapeutique comprend des antalgiques qui agissent directement sur la sensation douloureuse, mais aussi des médicaments dits adjuvants ou coantalgiques, qui s'avèrent efficaces sur certaines douleurs alors qu'ils ont initialement été développés dans d'autres indications.
La prise en charge a longtemps suivi le principe de l'escalade thérapeutique « par paliers » décrit par l'OMS (Organisation mondiale de la santé) en 1986. Chaque palier correspond à une intensité de douleur. En cas d'échec du premier palier, la dose est augmentée, puis un médicament plus puissant (palier suivant) est prescrit s'il le faut. L'approche est désormais plus spécifique. Le choix du médicament tient compte, par exemple, du mécanisme de la douleur et de la plus grande efficacité dans certains cas des médicaments dits adjuvants.

Les antalgiques

Ils figurent parmi les médicaments les plus utilisés en France.

- Le paracétamol, l'aspirine, l'ibuprofène et d'autres anti-inflammatoires non stéroïdiens (AINS) sont des antalgiques non opioïdes (palier I de l'OMS), efficaces surtout sur les douleurs légères à modérées (douleurs musculaires ou articulaires, céphalées...). Ils ne devraient pas être pris plus de 5 jours sans avis médical.
- La codéine, la dihydrocodéine et le tramadol sont des opioïdes faibles (palier II), apparentés à la morphine et délivrés uniquement sur ordonnance. Ils peuvent être associés à des antalgiques comme le paracétamol ou l'aspirine, et sont destinés à soulager des douleurs modérées à intenses hors contre-indications (insuffisance respiratoire, asthme, insuffisance hépatique, allaitement, épilepsie, etc.). Leur effet varie d'un patient à un autre et leur prescription dépend de la pathologie concernée (ils ne doivent pas être utilisés en cas d'arthrose, de migraine, de fibromyalgie...). Ne les prenez pas en automédication (il vous reste des comprimés dans une boîte, un autre membre de la famille en prend...), seul un médecin saura si ce traitement est indiqué ou non. La durée d'utilisation de ces médicaments doit être la plus courte possible. La prescription du tramadol a par ailleurs été réduite à 12 semaines en 2020 (contre 1 an auparavant) afin de limiter les risques de mésusage et de dépendance.
- La morphine, l'oxycodone et le fentanyl sont des opioïdes forts (palier III), indiqués dans les douleurs intenses à très intenses, résistantes aux autres antalgiques. Ils sont plutôt efficaces

La douleur, trop répandue

Souffrir au quotidien, c'est le lot de beaucoup d'entre nous. Selon le Livre blanc de la douleur 2017, publié par la Société française d'étude et de traitement de la douleur (SFETD), au moins 12 millions de Français – et même jusqu'à 30 % de la population dans différentes enquêtes en santé publique (deux personnes sur trois chez les plus de 85 ans) – sont affectés par des douleurs chroniques. Hélas, plus de 70 % d'entre eux ne recevraient pas un traitement approprié.

lorsque la douleur est liée à un organe ou à un tissu, moins lorsqu'elle est due à une atteinte des nerfs. Leur dispensation est très encadrée (ordonnance sécurisée, durée de prescription maximale de 28 jours, déconditionnement éventuel…) en raison du risque d'usage détourné (voir encadré p. 205).

Les médicaments adjuvants ou coantalgiques

Une large palette de médicaments habituellement utilisés à d'autres fins sont susceptibles de compléter et d'améliorer l'action des antalgiques dans le traitement de douleurs chroniques particulières. C'est le cas notamment de certains antidépresseurs et antiépileptiques qui ont une action sur les douleurs neuropathiques, des triptans antimigraineux, des antispasmodiques soulageant des douleurs utérines ou viscérales, des relaxants musculaires (myorelaxants), des anesthésiques locaux…

Par ailleurs, après avis favorable de l'Agence nationale de sécurité du médicament et des produits de santé (ANSM), une expérimentation sur le cannabis à usage médical est en cours, avec des résultats attendus en 2023. Parmi les indications retenues : les douleurs neuropathiques et les contractions musculaires douloureuses liées à une sclérose en plaques ou aux séquelles d'un AVC.

Des techniques neurochirurgicales

Ces techniques ont progressé depuis quelques années mais restent réservées à des douleurs chroniques spécifiques, intenses et rebelles, non soulagées par les médicaments. Les méthodes de neurostimulation sont notamment destinées à restaurer les mécanismes inhibiteurs de la douleur par l'envoi d'impulsions électriques. Elles s'adressent à des personnes souffrant de douleurs neuropathiques.

Il existe aussi des techniques d'interruption des voies de la douleur, comme la thermocoagulation (coagulation des terminaisons nerveuses à l'aide d'une électrode), indiquée dans certaines lombalgies chroniques, ou plus rarement la section de certains faisceaux nerveux.

L'activité physique

L'activité est la clé de voûte du traitement des douleurs dorsales (voir p. 86) et articulaires (voir p. 85), en complément de thérapies manuelles telles que la kinésithérapie qui aident à la remise en mouvement. Elle permet à la fois de réduire la souffrance, d'améliorer la fonction (mobilité, souplesse, endurance) et de diminuer les doses nécessaires de médicaments antalgiques et/ou anti-inflammatoires.

Elle est efficace dans d'autres types de douleurs. Dans une expertise de 2019, l'Inserm (Institut national de la santé et de la recherche médicale) cite en particulier les neuropathies périphériques (engourdissements et douleurs dans les mains et les pieds) induites par certaines chimiothérapies et les crampes à la marche dues à l'artérite des membres inférieurs (athérosclérose, à l'origine d'un rétrécissement d'une grosse artère de la cuisse ou de la jambe). Mais l'activité physique interviendrait de façon plus large sur les mécanismes nerveux et inflammatoires de la douleur ainsi que sur les facteurs psychologiques qui l'aggravent, via la production d'endorphines (antidouleurs naturels) et de neurotransmetteurs (dopamine, sérotonine) agissant sur l'humeur.

Dans la mesure où il est très difficile de bouger lorsque l'on souffre, cette activité physique doit, dans l'idéal, être encadrée – par un kinésithérapeute par exemple.

Des thérapies non médicamenteuses

Les médicaments n'étant pas toujours suffisants pour venir à bout des douleurs chroniques, d'autres approches, dont les thérapies psychocorporelles (voir aussi p. 206), sont proposées. Elles ont une place à part entière dans le traitement des douleurs chroniques.

- Des activités telles que la relaxation ou les pratiques méditatives favorisent le relâchement des tensions. Le yoga ou les gymnastiques chinoises (tai-chi notamment) conjuguent ce bénéfice à leur action directe sur le corps.
- L'acupuncture donne certains résultats dans les douleurs d'arthrose ou les lombalgies (bas du dos). Elle peut être essayée pour les autres douleurs chroniques (maux de tête, polyarthrite rhumatoïde, fibromyalgie, douleurs neuropathiques…).

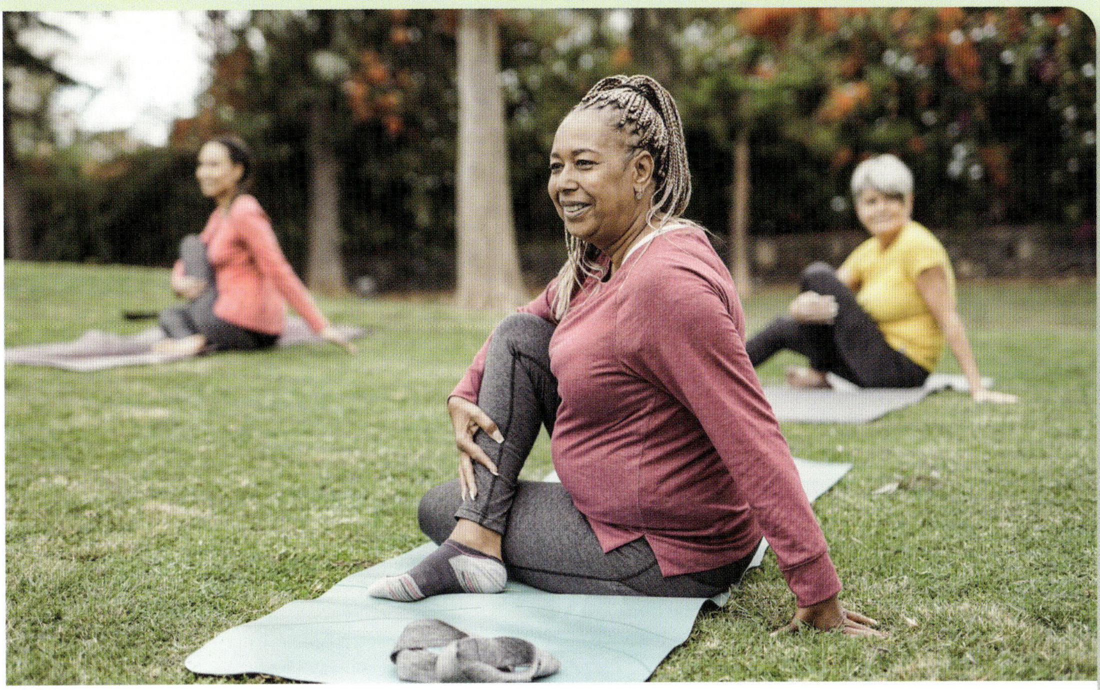

• De nombreuses thérapies complémentaires peuvent quelquefois soulager la douleur, modifier les seuils de sa perception ou simplement corriger les contractures susceptibles de l'entretenir : cryothérapie (traitement par le froid), thermothérapie (traitement par la chaleur), hydrothérapie, balnéothérapie...

• L'hypnose peut permettre d'atténuer l'intégration des informations douloureuses dans le champ de la conscience, et donc la souffrance ressentie, par exemple en cas de migraine, de cancer ou de douleurs neuropathiques. La douleur est en quelque sorte « déconnectée » de l'attention, de la mémoire, de l'imagination et de l'affectivité. Cette approche exige toutefois d'accepter un total « lâcher prise », ce dont tout le monde n'est pas capable.

• Les thérapies comportementales et cognitives (TCC) visent à corriger des idées préconçues sur la douleur et des comportements inadaptés, souvent présents lorsque la souffrance envahit le champ de la conscience. Elles sont conseillées notamment en cas de maux de tête, de lombalgie et de fibromyalgie. Les plus récentes, baptisées thérapies d'acceptation et d'engagement, intègrent la méditation de pleine conscience (*mindfulness*) et invitent à apprendre à vivre avec la douleur plutôt que de s'épuiser à lutter contre. ■

Une consommation d'opioïdes problématique

La prise d'antalgiques opioïdes, qu'ils soient faibles ou forts, expose à des effets secondaires, dont une constipation, des nausées, une somnolence, un état de confusion, et le surdosage peut provoquer une dépression respiratoire et un coma. Ces médicaments induisent aussi une dépendance à l'origine d'usages détournés.

Si l'augmentation forte de leur prescription depuis le début des années 2000 est le signe d'une meilleure prise en charge des douleurs chroniques, cette consommation doit être mieux contrôlée. L'ANSM constate que les complications graves liées à l'usage d'opioïdes (overdoses) sont principalement le fait de patients qui, ayant débuté ce traitement pour soulager une douleur, ont développé une dépendance les conduisant parfois à détourner son usage de l'indication initiale.

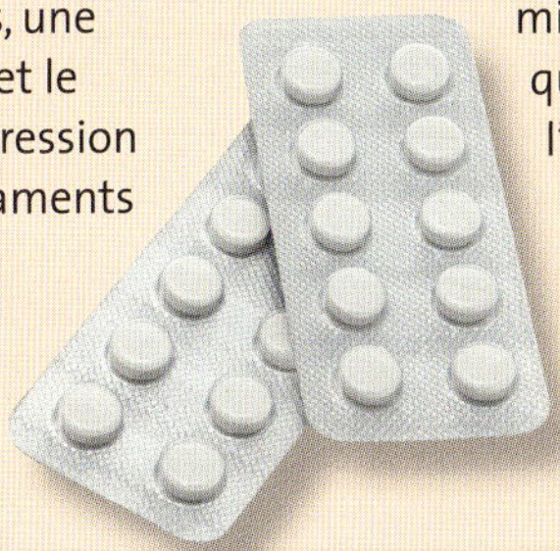

Les thérapies psychocorporelles : un terme savant pour désigner un ensemble de pratiques douteuses ?

Derrière ce terme fourre-tout se cache un ensemble hétéroclite de pratiques psychothérapeutiques impliquant un travail corporel. Certaines apportent un soulagement et ont leur place dans les services de soins, quand d'autres s'avèrent douteuses voire dangereuses.

De quoi parle-t-on ?

À l'inverse des médecines traditionnelles orientales, qui considèrent l'individu comme un tout, la médecine moderne s'est construite sur le concept occidental d'une dualité entre le corps et l'esprit. Le corps a été assimilé à une machine dont les « pannes » pouvaient être réparées. Cette vision mécaniste a été à l'origine de formidables progrès thérapeutiques, mais le lien entre la psyché et le corps a été oublié.

Des contours flous

Tout le monde n'a pas la même définition des thérapies psychocorporelles. Ce qualificatif peut être accolé à une grande diversité de pratiques, adossées à différents courants théoriques qui partent du corps ou qui l'utilisent comme médiation : le corps devient une porte d'entrée, associée ou non à une verbalisation, pour apaiser les maux de l'esprit, libérer des blocages émotionnels, accéder à l'inconscient ou encore agir sur la relation du sujet au monde.

Des thérapies complémentaires

Ces approches peuvent avoir une utilité dans des indications assez larges : stress et anxiété, troubles du sommeil, douleurs, troubles du comportement alimentaire, fatigue chronique, rééducation psychomotrice... Certaines ont désormais leur place en tant que thérapies complémentaires dans le cadre de parcours de soins classiques. L'hypnose, la relaxation, le qi gong, l'art-thérapie, la sophrologie ou la méditation de pleine conscience ont ainsi acquis une certaine légitimité en psychiatrie, cancérologie (soins de support), neurologie (prise en charge de la maladie d'Alzheimer, par exemple), cardiologie ou gériatrie.

Les principales approches

Impossible de lister ici toutes les méthodes tant le domaine est vaste ! Nous en proposons un classement arbitraire.

Les pratiques issues des philosophies orientales

Elles sont fondées sur une conception énergétique du corps et de la vie plutôt déroutante pour les Occidentaux. Leur ancienneté et leur large diffusion ont permis l'accumulation d'observations empiriques en faveur de leurs bienfaits tant physiques que psychiques, non démontrés sur le plan scientifique.
Il s'agit par exemple du qi gong, apparenté à une forme de méditation active, associant un travail gestuel et respiratoire à des exercices de concentration, ou du shiatsu, une thérapie manuelle d'origine japonaise censée agir sur le psychisme en corrigeant des déséquilibres énergétiques.

Relaxation, hypnose et méthodes dérivées

Les techniques de relaxation font appel à la détente physique pour procurer un apaisement psychique. Elles peuvent être utiles dans la gestion du stress et de l'anxiété, ou encore en cas de douleurs chroniques. La sophrologie utilise la relaxation et la visualisation pour modifier la pensée et le ressenti, et faire atteindre un état de conscience harmonieux. L'hypnose passe aussi par la relaxation pour modifier l'état de conscience. Elle est pratiquée dans le cadre de psychothérapies mais aussi en anesthésie (voir p. 194), et pourrait avoir une utilité dans le traitement des addictions.

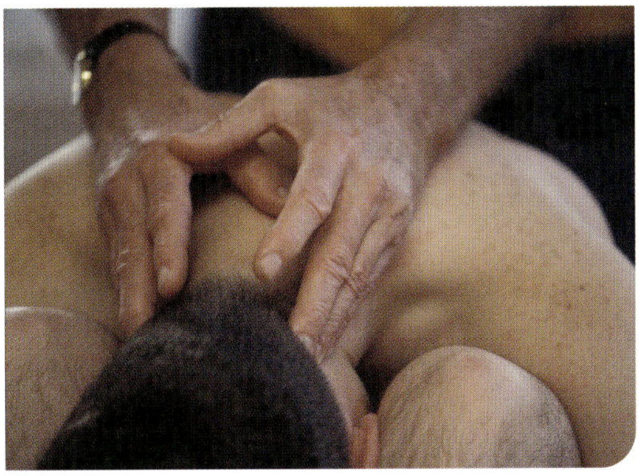

Les pratiques méditatives

Elles s'appuient sur la concentration du sujet, qui doit ainsi parvenir à un état de détente physique et psychique, et peuvent apporter une aide dans les situations de grand stress (voir p. 216).

Les pratiques somatiques

Différentes pratiques corporelles (méthode Feldenkrais, antigymnastique, rolfing...) revendiquent une dimension psychique. Elles ont recours au mouvement, au toucher ou aux massages pour délier des tensions, développer la conscience et l'appropriation du corps, ou rechercher une meilleure harmonie entre le corps et l'esprit. Restez vigilant car l'offre est vaste, et il n'est pas simple de sélectionner la bonne ressource.

Les psychothérapies corporelles

Ce sont généralement des thérapies brèves (moins de 10 séances) qui associent travail sur le psychisme et travail sur le corps, ce dernier étant considéré comme chargé d'affects, d'émotions et d'histoire personnelle. L'analyse bioénergétique, la sophro-analyse, la Gestalt-thérapie, l'EMDR, etc., se rangent dans cette catégorie. Attention : pratiquées hors d'un cadre déontologique strict ou par des professionnels mal formés, certaines de ces méthodes pourraient s'avérer dangereuses.

Mise en garde

La plupart des thérapies psychocorporelles ne sont pas éprouvées scientifiquement. Elles peuvent être proposées à la fois par des psychothérapeutes, un titre reconnu par l'État depuis 2010, et par des « psychopraticiens », un terme libre d'emploi, la profession n'étant ni réglementée ni soumise à diplôme. Il n'est donc pas évident de distinguer les professionnels sérieux des pseudo-thérapeutes. La Mission interministérielle de vigilance et de lutte contre les dérives sectaires (Miviludes) alerte contre le risque de dérive sectaire, caractérisé par un mécanisme d'emprise mentale.

Plus largement, il faut se méfier des praticiens qui mettent en opposition leur méthode et la médecine classique, qui promeuvent sa toute-puissance en s'appuyant sur des discours ésotériques, qui incitent à arrêter d'autres traitements ou qui pratiquent des prix prohibitifs. On pourra aussi vérifier utilement si l'approche du praticien est reconnue par la Fédération française de psychothérapie et psychanalyse (FF2P) ou s'il existe un registre d'association de professionnels s'engageant à respecter un code déontologique. Certains médecins sont ouverts à ces techniques et peuvent vous orienter ou vous mettre en garde. ■

Un enseignement en cours de structuration

Les associations professionnelles cherchent à mieux structurer l'enseignement des thérapies psychocorporelles afin d'accéder à une meilleure reconnaissance.

Ainsi, l'Institut de formation en thérapie psychocorporelle (IFCC), créé en 1996, a été le premier établissement de ce type en Europe à être accrédité par l'Association européenne de psychothérapie (EAP) pour préparer ses étudiants au « certificat européen de psychothérapie » (CEP).

L'Institut français des pratiques psychocorporelles (IFPPC, centre CAMKeys) intègre quant à lui un institut de formation et de recherche pour les professionnels de la santé et un centre de thérapie et de coaching en santé intégrative pour les particuliers. Il a participé à la création au sein de l'université Paris-Sud d'un diplôme interuniversitaire (DIU) dédié aux professionnels de santé.

Il existe également un diplôme universitaire (DU) de « praticien en techniques psychocorporelles » proposé par l'Université d'Artois.

Ostéopathie, chiropraxie : des pratiques sans danger ?

L'ostéopathie et sa cousine la chiropraxie sont des pratiques validées par l'Ordre des médecins. Elles sont généralement sans danger, à condition toutefois que leurs indications et contre-indications soient respectées. Pour cela, un diagnostic préalable est souvent nécessaire.

Des thérapies manuelles

Leur point commun est le recours à des traitements manuels, dont les plus emblématiques sont les manipulations réalisées sur la colonne vertébrale et les articulations. Mais d'autres actes sont pratiqués : mobilisations, étirements, massages, physiothérapie (application de chaud, de froid, ultrasons...) pour les chiropracteurs ; manipulations crâniennes ou viscérales pour les ostéopathes.
En France, la chiropraxie reste une pratique confidentielle comparée à l'ostéopathie (3 000 praticiens, contre 31 000 ostéopathes).

Les manipulations articulaires et vertébrales

Ce sont des manœuvres rapides et indolores réalisées sur une ou plusieurs articulations dans l'objectif de redonner de la mobilité articulaire et de relâcher le système musculaire. Contrairement à une idée répandue, le craquement entendu n'est pas provoqué par une remise en place des vertèbres (ou des os). Il provient du liquide synovial situé entre les surfaces articulaires, et il est similaire au bruit que l'on produit en faisant « craquer » ses doigts.

Le cadre réglementaire

Depuis la loi Kouchner de 2002, ces deux disciplines sont reconnues, l'usage du titre d'ostéopathe ou de chiropracteur étant réservé aux praticiens titulaires d'un diplôme sanctionnant une formation spécifique – délivrée par un établissement de formation agréé par le ministère chargé de la santé. Les ostéopathes et les chiropracteurs exercent une activité de soins, mais ce ne sont pas des professionnels de santé, à la différence des kinésithérapeutes. Leurs actes ne sont pas remboursés par la Sécurité sociale. En revanche, ils le sont par certaines mutuelles, qui souvent limitent le nombre de consultations annuelles.

Les champs d'intervention

La chiropraxie s'intéresse en majorité aux troubles musculosquelettiques (douleurs dorsales surtout, certaines douleurs articulaires ou tendineuses).
L'ostéopathie a, en principe, un champ d'action plus large et assez flou. Elle considère que de nombreux troubles (musculosquelettiques, mais aussi digestifs, génitaux, urinaires, etc.) s'accompagnent d'une composante mécanique (blocage ou perte de mobilité des articulations, tensions musculaires) et que la correction de ces dysfonctionnements permettrait d'améliorer l'état du patient. La littérature scientifique ne reconnaît cependant d'effet que sur certains troubles musculosquelettiques (lombalgie, cervicalgie), et l'encadrement de la profession a restreint les domaines d'intervention.

Actes autorisés et actes interdits

Les chiropracteurs et les ostéopathes ne sont autorisés à intervenir que sur des troubles fonctionnels, à l'exclusion par conséquent des pathologies organiques. Ils se doivent d'orienter leurs patients vers un médecin lorsque les symptômes nécessitent un diagnostic ou un traitement médical.
Les manipulations gynéco-obstétricales et les touchers pelviens sont interdits. Les manipulations du rachis cervical (vertèbres au niveau du cou) ne sont autorisées qu'en l'absence de contre-indications (attestées par un médecin pour les ostéopathes, faisant l'objet d'une liste pour les chiropracteurs). L'avis préalable du médecin est nécessaire pour les manipulations du crâne, de la face et de la colonne vertébrale chez le nourrisson de moins de 6 mois.

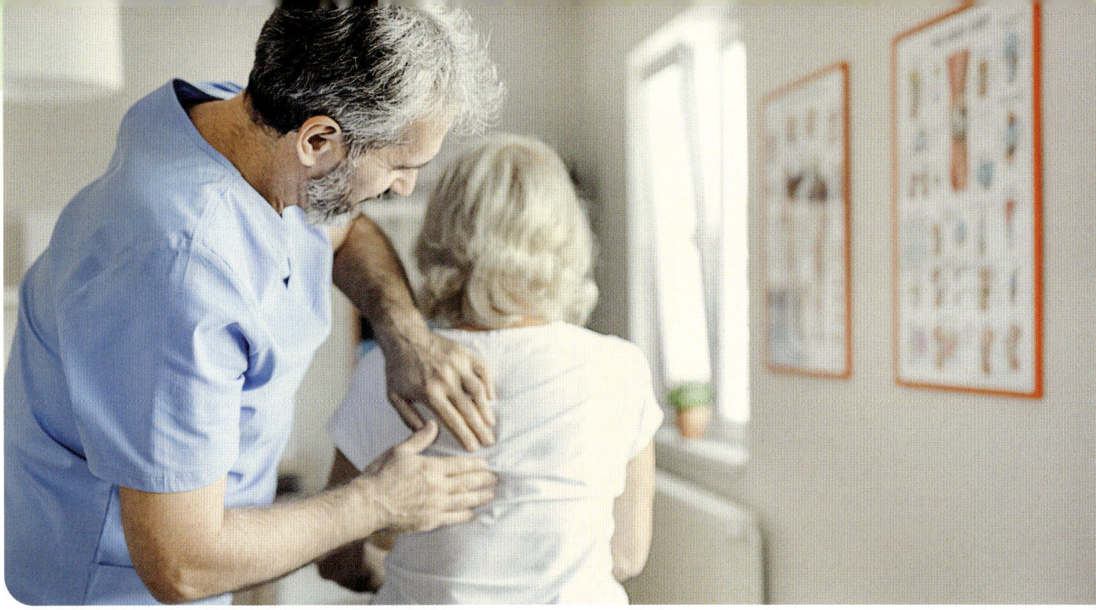

Des précautions

Les ostéopathes et les chiropracteurs peuvent recevoir des patients « en première intention », sans diagnostic préalable. Cependant, la première précaution en tant que patient consiste à prendre l'avis de son médecin, pour s'assurer de l'absence de contre-indications mais aussi pour éviter une éventuelle « perte de chance » : en présence d'un problème de santé, faute de diagnostic effectué par un médecin, la prise en charge médicale est retardée, ce qui peut avoir des conséquences parfois graves.

Les contre-indications

Les contre-indications aux traitements manuels sont absolues ou relatives. Parmi les premières, on trouve des affections sérieuses qui pourraient être aggravées par le recours à des manipulations : cancer des os, polyarthrite rhumatoïde, spondylarthrite et autres maladies rhumatologiques inflammatoires, fractures, ostéoporose évoluée... La liste est longue, d'où l'importance d'une consultation médicale préalable avant un recours à ces pratiques.
Parmi les contre-indications relatives, la plus classique est la hernie discale qui déclenche une sciatique : les manipulations peuvent être indiquées mais elles sont parfois franchement déconseillées, d'où la nécessité de consulter un médecin et de procéder à d'éventuels examens. Il en est de même des douleurs associées à la présence d'un spondylolisthésis (trouble de la stabilité vertébrale), d'un rétrécissement canalaire ou d'une scoliose, entre autres pathologies.

Bien choisir le praticien

Le bouche-à-oreille ou la recommandation d'un médecin sont préférables à une recherche au hasard. Assurez-vous que le praticien a un peu d'expérience, qu'il est bien enregistré à l'Agence régionale de santé et qu'il dispose d'un numéro ADELI (Automatisation des listes). La mention DO correspond à « diplômé en ostéopathie » et la mention DC à « docteur en chiropraxie » (à ne pas confondre avec « docteur en médecine »).
Lors de la première séance, essayez d'évaluer la compétence du praticien : vous interroge-t-il suffisamment sur votre santé et vos antécédents médicaux ? Prend-il le temps de regarder vos résultats d'examens puis de vous examiner ? Combien de séances préconise-t-il (normalement, une ou deux, voire trois, doivent suffire) ? Si vous avez un doute, ne poursuivez pas. ■

Ostéopathie : plusieurs types de praticiens

Il existe trois sortes d'ostéopathes, en fonction des études et des diplômes. Il y a d'abord les ostéopathes dits exclusifs, ne pratiquant que l'ostéopathie ; ce sont des bacheliers ayant suivi des études d'ostéopathie. Il y a ensuite des kinésithérapeutes, des sages-femmes, des infirmiers qui ont validé un cursus d'ostéopathie. Il y a enfin des médecins, dont la dénomination officielle de la spécialité est « médecine manuelle-ostéopathie ». Les approches diffèrent souvent d'une catégorie à une autre.

L'efficacité de l'acupuncture : une illusion ?

Même si le niveau de preuves sur l'efficacité de cette méthode complémentaire reste le plus souvent modeste, certains effets bénéfiques sont mis en avant, notamment pour le soulagement de la douleur.

Une thérapeutique taoïste millénaire

Art très ancien de la médecine chinoise, l'acupuncture a été inscrite au Patrimoine culturel immatériel de l'Unesco en 2010. Son approche thérapeutique repose sur le principe taoïste du ch'i (ou qi), représentation de l'énergie vitale structurée en deux flux opposés et complémentaires : les célèbres yin et yang. Selon cette théorie, tout symptôme, toute pathologie proviennent d'un déséquilibre du ch'i, qui irrigue l'organisme suivant des canaux liés aux organes, les méridiens. Ce circuit énergétique comporte de nombreux points sur lesquels l'acupuncteur agit pour rétablir l'harmonie et ainsi soigner le corps.

Comment ça marche ? Mystère...

Le fonctionnement physiologique de l'acupuncture reste méconnu. Des recherches ont été menées, notamment pour tenter de valider l'existence des méridiens. Correspondraient-ils à une réalité empirique qui échapperait à nos connaissances anatomiques ? Cela paraît improbable : des essais cliniques suggèrent que planter les aiguilles n'importe où a autant (ou aussi peu) d'impact que si l'on respecte scrupuleusement la cartographie taoïste.

En 2010, des chercheurs de l'Université de Rochester aux États-Unis ont, à la suite d'expériences menées sur des souris, élaboré une hypothèse biologique novatrice. En perçant la peau en de multiples endroits, les aiguilles déclencheraient l'émission de neurotransmetteurs qui libéreraient dans le système nerveux central des hormones antalgiques, lesquelles soulagent la douleur. Théorie intéressante, mais peu probante. D'abord parce que ces recherches sur la souris n'ont pas trouvé confirmation chez l'homme. Ensuite parce que de nombreuses études ont conclu que piquer avec des aiguilles ou effectuer une simple pression avec un bâtonnet à bout arrondi produit les mêmes effets.

Pour autant, on s'interroge encore : ses bienfaits relèvent-ils uniquement du placebo, ou l'acupuncture a-t-elle une activité thérapeutique spécifique ?

Une pratique reconnue par les instances sanitaires

Quoique sans validation scientifique, l'acupuncture est une médecine reconnue par les autorités de santé. En France, c'est ailleurs une des rares thérapies alternatives à être enseignée dans les facultés de médecine.

En 2002, l'OMS avait estimé que l'acupuncture se révélait efficace dans le traitement de 28 « *maladies, symptômes et conditions* ». Toutefois, cette liste a été considérée comme sujette à caution. L'efficacité de l'acupuncture sur ces troubles avait été déduite d'études médicales, essentiellement chinoises, aux protocoles scientifiques douteux. Depuis, certains effets ont été confirmés par de nouvelles études (voir plus loin), d'autres non.

Exercice médical uniquement

En France, l'acupuncture est considérée comme un acte médical réservé aux seuls professionnels de santé (médecins, dentistes, sages-femmes). Tout acupuncteur n'appartenant pas au corps médical peut être poursuivi pour exercice illégal de la médecine. L'assurance maladie rembourse les séances d'acupuncture si elles s'intègrent dans un parcours de soins coordonné (soins prescrits par votre médecin traitant) et sont pratiquées par un médecin acupuncteur conventionné.

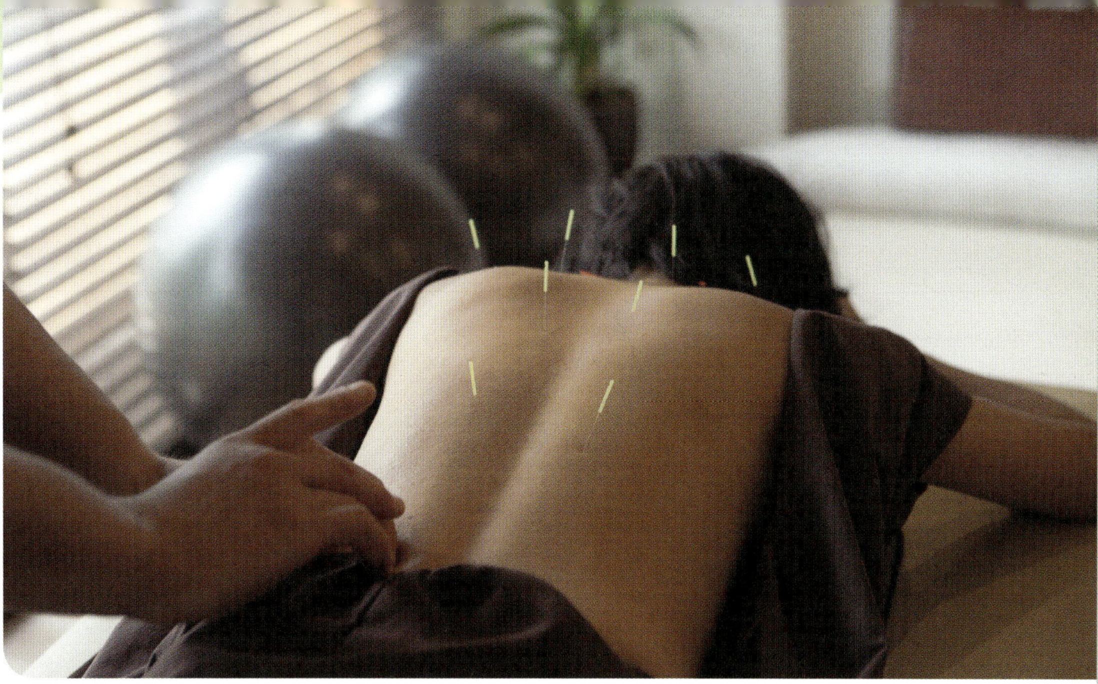

À la même époque, la HAS (Haute Autorité de santé) avait d'ailleurs dressé une liste plus courte d'indications, reconnaissant l'intérêt de l'acupuncture dans le traitement de la douleur chronique, de la polyarthrite rhumatoïde, des nausées de la grossesse, des maux de tête ou épisodes migraineux, des lombalgies (douleurs du bas du dos) chroniques, ainsi que dans le sevrage tabagique. Puis de sérieuses réserves ont été émises en ce qui concerne la polyarthrite rhumatoïde et le sevrage des addictions.

Une efficacité complexe à évaluer, mais des raisons d'essayer

Devant tant d'incertitude, en 2014, le ministère de la Santé a demandé à l'Inserm (Institut national de la santé et de la recherche médicale) d'évaluer l'efficacité de l'acupuncture. Après analyse de l'abondante littérature scientifique sur le sujet, l'Institut conclut prudemment qu'il est « *encore difficile aujourd'hui d'être au clair en ce qui concerne l'efficacité de cette thérapeutique* ». Toutefois, il indique : « *Pour bon nombre de douleurs chroniques, pour traiter des nausées et vomissements, on peut affirmer avec suffisamment de certitude que l'acupuncture a une efficacité supérieure à une absence de soins. En ce qui concerne les autres indications, fort nombreuses, il est difficile d'être aussi tranché.* »

Depuis, d'autres travaux ont confirmé les effets bénéfiques de l'acupuncture sur la prise en charge de la douleur, notamment en ce qui concerne les lombalgies, certaines arthroses (hanche, genou, main), certaines migraines (elle réduirait la fréquence et la durée des crises chez les « petits » migraineux) ou la fibromyalgie. Elle diminuerait aussi l'anxiété et la dépression souvent associées à l'angine de poitrine, aiderait à supporter certains traitements de chimiothérapie en réduisant les nausées et diminuerait les douleurs articulaires liées à des médicaments (inhibiteurs de l'aromatase) prescrits pour prévenir les récidives après un cancer du sein hormonodépendant. Elle pourrait être essayée contre les douleurs neuropathiques. En revanche, son action sur les bouffées de chaleur de la ménopause est peu sensible, voire nulle.

Mais, comme le souligne avec bon sens l'Inserm, l'acupuncture présentant peu de risques dans le contexte occidental hormis quelques hématomes sur la peau, elle peut toujours offrir « *un complément intéressant dans le cadre d'une prise en charge plus globale de la maladie, en particulier lorsque la médecine traditionnelle* [allopathique] *n'est pas en mesure d'apporter un soulagement satisfaisant aux patients* ». ■

Contre-indications

L'acupuncture est contre-indiquée en cas de saignements, de troubles de la coagulation, de déficit immunitaire, de certaines maladies de peau et de certaines affections graves.

Huiles essentielles : elles servent à quelque chose ?

Si elles peuvent éventuellement être utiles contre des petits maux, les huiles essentielles, très à la mode, sont à utiliser avec une grande prudence car elles présentent des risques certains.

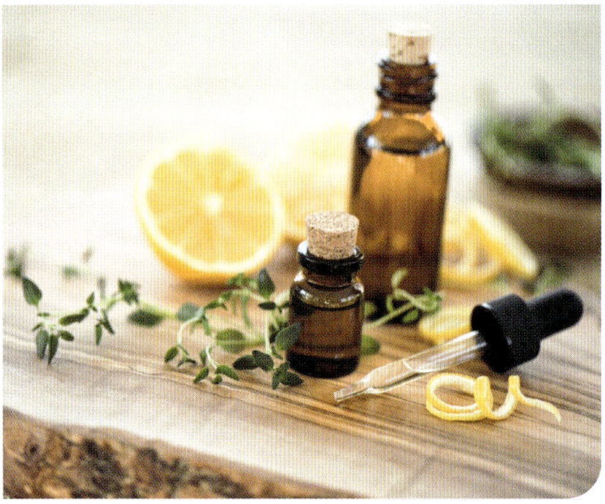

Les propriétés des huiles essentielles

Les huiles essentielles sont des substances odorantes extraites de végétaux (racines, feuilles, tiges, fleurs ou zeste) par distillation à la vapeur. De composition très complexe, elles peuvent contenir des dizaines de molécules différentes dont les propriétés, exploitées en aromathérapie, ne sont pas identiques à celles des plantes dont elles sont extraites.

Antalgiques, antibactériennes, antivirales, anti-inflammatoires ou relaxantes, les qualités supposées des huiles essentielles se fondent avant tout sur des données empiriques. Les preuves scientifiques manquent : très peu d'essais cliniques solides ont évalué leur efficacité. Ces produits sont à manier avec prudence, en respectant les précautions d'usage.

Soulager les douleurs

L'huile essentielle de gaulthérie couchée est connue des sportifs pour atténuer les courbatures, les tendinites ou les articulations douloureuses. Reconnaissable à son odeur camphrée, cette essence contient un dérivé d'acide salicylique (aspirine) ayant une action antalgique et anti-inflammatoire. De même, l'essence de giroflier (de clou de girofle) soulage les douleurs dentaires. Cette action est due à une substance appelée eugénol, encore utilisée par certains dentistes et qui donne aux cabinets dentaires leur odeur si caractéristique.

Lutter contre le stress

Les huiles essentielles de lavande vraie, de mandarine ou de bergamote, riches en coumarine, sont réputées pour leur effet calmant et relaxant.

Prendre soin de son ventre

Douleurs abdominales, flatulences, diarrhées récurrentes..., l'huile essentielle de menthe poivrée a montré une certaine efficacité contre les troubles intestinaux bénins, ainsi que chez les personnes souffrant d'un syndrome de l'intestin irritable. Elle doit cependant être maniée avec prudence (voir ci-après). L'huile essentielle de citron est employée pour calmer les nausées et les vomissements.

Mieux respirer

Certaines essences contiennent des molécules expectorantes utiles en cas d'encombrement bronchique. On peut citer notamment l'eucalyptus radiata et l'eucaluptus globulus, deux huiles essentielles utilisées dans certains services de pneumologie.

Des produits potentiellement dangereux

Hautement concentrées en molécules actives, les huiles essentielles peuvent s'avérer toxiques à dose trop élevée, si la prise est trop longue, pour les personnes allergiques ou si les recommandations d'usage ne sont pas respectées.

Des effets indésirables

Les huiles riches en phénols (thym, origan, girofle) sont irritantes pour les muqueuses et peuvent être toxiques à forte dose. Celles

qui sont à base de cétones (menthe poivrée ou sauge) sont neurotoxiques et peuvent provoquer des crises d'épilepsie. Il est également bien démontré que les essences d'agrumes (citron, mandarine, orange douce...), riches en coumarine, sont photosensibilisantes. L'Anses (Agence nationale de sécurité sanitaire de l'alimentation, de l'environnement et du travail) a par ailleurs alerté sur les risques neurologiques, cancérogènes, génotoxiques et potentiellement reprotoxiques liés à l'ingestion d'huile d'arbre à thé, de niaouli ou de cajeput.
Enfin, de nombreuses huiles essentielles sont allergisantes. Il faut particulièrement se méfier des essences riches en limonène, géraniol, cinnamaldéhyde ou encore costunolide, comme les huiles essentielles de cannelier, citron, laurier noble, verveine citronnée ou menthe poivrée...

Comment les utiliser ?

De manière générale, une huile essentielle doit être utilisée quelques jours, pas plus, à une dose très faible (en général inférieure à 2 ou 3 gouttes par jour). Si l'on respecte cette posologie, la toxicité aiguë est faible. Par ailleurs, la très grande majorité des essences sont contre-indiquées chez les enfants de moins de 7 ans. Un avis médical devrait être demandé par les femmes enceintes ou allaitantes, ainsi

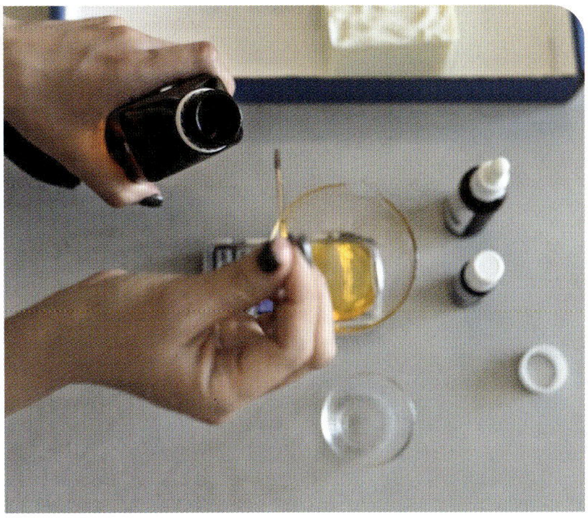

que par les personnes asthmatiques ou souffrant d'épilepsie. Parlez-en à votre médecin ou pharmacien.

Appliquées sur la peau

Elles doivent être mélangées dans de l'huile d'amande douce, d'avocat, etc. Moins de 5 gouttes dans 10 ml d'huile suffisent. Ne les mélangez jamais à de l'eau, car elles ne sont pas solubles. Avant toute utilisation, il est fortement conseillé d'appliquer 1 ou 2 gouttes du mélange dans le pli du coude et d'attendre deux ou trois jours pour s'assurer de l'absence d'une réaction allergique.

Par voie orale

Il est formellement déconseillé d'ingérer de l'huile essentielle pure, au risque d'irriter les muqueuses, voire de provoquer des brûlures. Il faut la mélanger à de l'huile végétale, du miel, du sucre ou un comprimé neutre vendu en pharmacie, qui absorbera l'huile. En utiliser 1 goutte suffit amplement.

En diffusion

Que ce soit dans un brumisateur électrique, un diffuseur en porcelaine ou un bol d'eau chaude, la diffusion ne doit pas excéder un quart d'heure, le mieux étant d'aérer la pièce par la suite. Mais on évitera ces diffusions dans la chambre des enfants. En outre, il est déconseillé d'appliquer directement quelques gouttes sur un tissu (oreiller la nuit, mouchoir quand on est enrhumé...) car cela peut agresser les conjonctives (voir aussi encadré ci-contre). ■

Sprays et diffuseurs à base d'huiles essentielles : à éviter

Ces produits sont de plus en plus présents dans les foyers, mais ils sont beaucoup moins inoffensifs qu'ils n'en ont l'air ! Ils se veulent assainissants, mais participent au contraire fortement à la pollution de l'air intérieur (voir p. 293). En 2020, l'Anses, alertée par des cas d'intoxication signalés aux centres antipoison et de toxicovigilance, a révélé par ailleurs des symptômes irritatifs des yeux, de la gorge et du nez, ainsi que des effets respiratoires, et a appelé à la vigilance. Ces produits émettent notamment des terpènes irritants à des concentrations élevées, comme du linalol et du limonène, qui, de plus, réagissent avec l'ozone présent dans l'air pour former du formaldéhyde, redoutable cancérogène par inhalation.

Homéopathie : une efficacité liée à son effet placebo ?

L'homéopathie échoue encore à présenter les preuves scientifiques de son efficacité, mais sa pratique favoriserait un effet placebo.

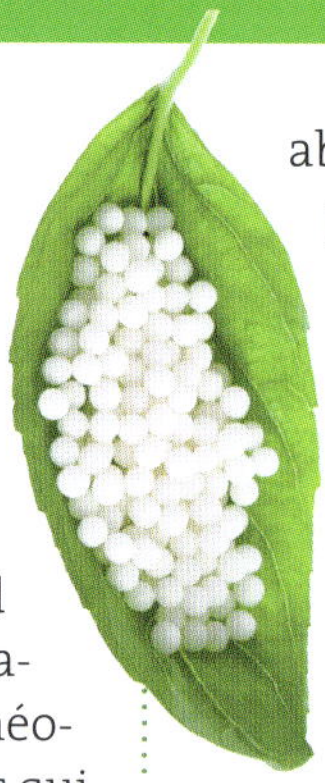

L'homéopathie en quelques lignes

Inventée en 1790 par le médecin allemand Samuel Hahnemann (1755-1843), l'homéopathie est une thérapeutique fondée sur la théorie du principe de similitude : les substances qui provoquent des troubles soulagent ces mêmes troubles, pourvu qu'elles soient données à des doses infinitésimales.

Les prescriptions homéopathiques ont généralement lieu lors de consultations spécifiques qui analysent en détail les symptômes et le « terrain » du patient, et qui aboutissent à des traitements perçus comme personnalisés.

Pas de preuve d'efficacité...

Les expertises, synthèses d'études ou analyses d'essais menées depuis des années aboutissent au même constat : il n'existe pas de preuves scientifiques fiables démontrant une efficacité des remèdes homéopathiques différente de celle du placebo.

En France, pays où cette médecine est la plus pratiquée au monde devant l'Allemagne et qui abrite le premier fabricant mondial de préparations homéopathiques (Laboratoires Boiron), ils étaient pris en charge par l'assurance maladie depuis 1984.

En 2019, la Commission de la transparence (commission de la Haute Autorité de santé) a rendu un avis défavorable à ce sujet, considérant leur efficacité comme insuffisante pour justifier un remboursement. Les remèdes homéopathiques sont donc déremboursés depuis 2021 (en Europe, la Suisse est maintenant le dernier pays où ils restent remboursés).

... mais un effet placebo optimisé

« Il faut être de mauvaise foi pour nier que pour certains patients l'homéopathie représente une excellente thérapeutique », écrivait en 1985 le Dr Gilles Bardelay, fondateur de la revue professionnelle *Prescrire*, reconnue pour sa rigueur scientifique dans l'évaluation des médicaments.

Car, si rien ne démontre une activité spécifique de l'homéopathie, cette pratique peut agir positivement via un effet placebo (voir p. 158).

Les consultations d'homéopathie et l'effet placebo

Dans l'effet placebo, la relation médecin-malade joue un rôle essentiel. Le sentiment d'avoir été écouté puis de recevoir un traitement personnalisé contribue à accroître l'efficacité de la prise en charge. Pour certains patients, l'aspect mystérieux voire ésotérique du traitement renforce encore la croyance en son efficacité.

Les consultations d'homéopathie permettent souvent d'installer ces conditions favorables à l'effet placebo : forte conviction des patients et des médecins, consultations plus longues, prescriptions « personnalisées », noms mystérieux des remèdes, qualité de la relation.

Si l'homéopathie n'a pas d'effet supérieur à celui du placebo dans les essais cliniques, son effet placebo est probablement optimisé par les conditions de sa prescription. ■

Ne pas confondre placebo et effet placebo

Dans son livre *Placebo et effet placebo en médecine* (éditions book-e-book, 2009), le Dr Jean-Jacques Aulas insiste sur la différence entre l'« objet » placebo et l'« effet » placebo.

L'objet placebo est un comprimé sans activité pharmacologique auquel va être comparé le médicament étudié dans un essai clinique.

L'effet placebo est un effet d'ordre psychologique et physiologique associé à la plupart des traitements et à leur administration.

Cures thermales : un vrai bénéfice santé ?

Les cures thermales peuvent être recommandées lors de certaines affections chroniques, au premier rang desquelles les douleurs rhumatismales. Cependant, des études restent nécessaires pour attribuer leurs bienfaits à la cure stricto sensu et non à un ensemble d'interventions propices à une amélioration des symptômes.

Cures thermales : des soins prescrits et pris en charge

Ces cures utilisent les qualités supposées de certaines eaux minérales naturelles de sources thermales. Les eaux sont administrées sous forme de boissons, de bains, de douches à jet ou d'enveloppements de boue. À la différence de la thalassothérapie, considérée comme un soin de bien-être, la cure thermale est prescrite par un médecin et en partie prise en charge à condition de correspondre à une des pathologies, ou orientations thérapeutiques, référencées par l'assurance maladie (voir encadré).

Une approche globale par l'hygiène de vie

Outre l'utilisation des eaux minérales, les cures thermales proposent d'autres interventions santé, comme un suivi diététique, des séances d'activité physique ou de la kinésithérapie. À l'instar de programmes d'éducation thérapeutique, elles peuvent ainsi aider à mieux gérer une maladie chronique, à limiter le recours aux médicaments contre la douleur, à améliorer la fonction respiratoire, à entretenir la mobilité, etc. Le fait d'avoir un temps pour soi en dehors des contraintes du quotidien, de bénéficier d'un encadrement médical, de profiter d'activités relaxantes comme les massages... peut aussi contribuer au mieux-être des curistes.

Quelles affections sont concernées ?

Le premier motif de recours concerne les affections rhumatologiques chroniques telles que la lombalgie, l'arthrose, l'arthrite ou les séquelles de traumatisme. Les autres indications reconnues comprennent notamment les affections respiratoires comme l'asthme ou la BPCO (bronchopneumopathie chronique obstructive), l'insuffisance veineuse, certaines maladies de peau, le diabète, le surpoids ou encore le syndrome de l'intestin irritable. Les cures comprennent 18 jours de soins. Le choix de la station thermale (il existe un peu plus de 100 établissements agréés) dépend de l'affection à traiter.

Les évaluations thérapeutiques : encore floues

L'efficacité des cures thermales fait débat. Leurs détracteurs pointent le coût du thermalisme pour un bénéfice thérapeutique peu démontré scientifiquement. Leurs défenseurs s'appuient sur des études et sur les témoignages positifs de curistes émanant d'enquêtes de satisfaction pour arguer des vertus des soins.

Des bénéfices spécifiques difficiles à établir

Des travaux ont été menés pour estimer les bienfaits du thermalisme. Les données disponibles concernent surtout la rhumatologie (douleurs lombaires, arthrose notamment du genou, arthrite). La HAS (Haute Autorité de santé) reconnaît ainsi un effet antalgique sur les lombalgies et la polyarthrite rhumatoïde. Des études suggèrent également une efficacité sur la perte de poids. Cependant, il reste difficile de savoir si l'action thérapeutique provient spécifiquement des soins réalisés avec l'eau thermale ou si elle est liée à l'ensemble de la prise en charge, notamment la diététique et l'activité physique.

La faiblesse des études

La plupart des études reposent sur un nombre limité de participants et, surtout, sont souvent diligentées par l'Afreth, l'Association française pour la recherche thermale. Celle-ci est financée, entre autres, par des acteurs de la filière, dont l'intérêt est tout naturellement de valoriser le service médical rendu par les cures. ■

Des exercices de respiration pour apaiser le stress, c'est efficace ?

Relaxation, méditation, yoga, cohérence cardiaque, etc., sont des pratiques réputées efficaces pour apaiser le stress et l'anxiété. Leur point commun : le contrôle de la respiration.

Stress et respiration

Le système nerveux autonome (ou végétatif) régule les fonctions automatiques de l'organisme comme la respiration et les contractions du cœur. Il se décompose en deux volets qui agissent de façon antagoniste.

- Le système parasympathique est associé au repos. Il induit notamment un ralentissement du cœur et de la respiration.
- Le système sympathique est stimulé en cas de stress, d'anxiété ou d'émotion forte. Il accélère les battements cardiaques et la respiration.

En situation de stress ou d'anxiété

Le système nerveux sympathique est alors activé. Des hormones (adrénaline, noradrénaline) sont libérées en quelques secondes, qui ont pour effet d'accélérer les fréquences cardiaque et respiratoire. Le cœur s'emballe, le débit sanguin s'accroît, la pression artérielle monte, la respiration devient courte et rapide.

Dans cette réaction physiologique inconfortable, le cerveau, le cœur et les poumons sont activés de façon coordonnée et entremêlée. Or, il est possible d'agir sur l'un de ces trois paramètres – la respiration – pour influer sur les deux autres et retrouver plus de calme.

La maîtrise de la respiration

La respiration est une fonction automatique dont nous n'avons le plus souvent pas conscience, à l'instar des battements cardiaques ou des contractions intestinales. Pourtant, il est possible d'exercer un contrôle volontaire sur cette fonction : nous pouvons respirer plus vite, plus fort, plus lentement ou profondément.

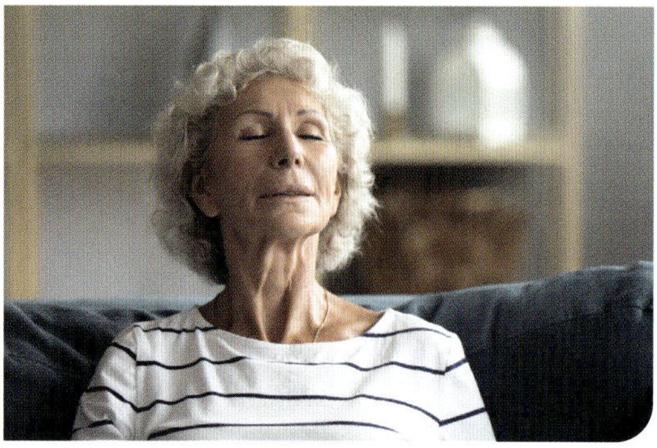

Les exercices de respiration

La maîtrise de la respiration est la base de nombreuses disciplines souvent qualifiées de psychocorporelles (voir p. 206), comme la sophrologie, la méditation, la cohérence cardiaque, le yoga, le qi gong, etc. L'idée est d'adopter un souffle plus lent, plus ample et profond (respiration par le ventre et non par le thorax) pour ralentir et régulariser les pulsations cardiaques en activant le système parasympathique.

La concentration qu'implique ce travail de souffle a sans doute aussi des vertus apaisantes en ce qu'elle aide à mettre à distance les sources de stress ou d'anxiété.

Qu'en dit la science ?

Même si elles pèchent parfois par leur méthodologie et que les résultats restent assez variables, de nombreuses études suggèrent les bénéfices du contrôle de la respiration sur le stress et l'anxiété, y compris lors d'attaques de panique (voir p. 129).

C'est le cas par exemple de la méditation ou de la cohérence cardiaque, reposant sur le maintien d'une respiration lente et profonde sur des cycles de 10 secondes pour modifier la fréquence cardiaque. Le biofeedback, qui utilise un capteur de pouls couplé à un appareil permettant de visualiser les battements du cœur, pourrait aider à atteindre la cohérence cardiaque. Mais des exercices de respiration sans matériel peuvent être aussi efficaces. ■

Arrêter de fumer, c'est seulement une affaire de volonté ?

Des fumeurs qui un jour ont écrasé leur dernière cigarette sans recourir à aucune aide, on en connaît tous ! Mais la démarche est souvent vouée à l'échec. Diverses méthodes existent pour mettre toutes les chances de son côté.

Difficile d'arrêter sans soutien

La nicotine engendre une forte dépendance : tourner le dos à la cigarette demande donc une solide motivation. Beaucoup replongent et, souvent, il faudra s'y reprendre à plusieurs fois pour parvenir à une abstinence définitive. Et ce n'est pas une simple affaire de volonté ! Chacun a sa propre histoire avec la cigarette, son propre profil de dépendance psychique et physique, ses propres fragilités...

Se faire accompagner ?

Si certains fumeurs parviennent à se sevrer seuls (notamment ceux qui ont une faible dépendance à la nicotine), d'autres tireront profit de l'accompagnement d'un professionnel pour renforcer leur motivation, bénéficier d'un soutien psychologique, trouver la méthode d'arrêt la plus efficace pour eux. Il peut s'agir de son médecin généraliste, d'un psychologue, quelquefois d'un diététicien si la prise de poids représente un facteur de rechute. Il existe aussi des consultations de tabacologie en ville, dans les centres de santé ou en accès direct à l'hôpital, qui proposent des programmes individuels.

Les aides au sevrage

Plusieurs techniques peuvent être associées.

Les substituts nicotiniques classiques

Ils permettent d'atténuer le syndrome de sevrage et sont disponibles sous forme de patchs en apport continu, de gommes, de pastilles ou d'inhalateurs. Remboursés par la Sécurité sociale sur prescription, ils sont aussi en vente libre dans les pharmacies car ils ne présentent pas d'effets indésirables graves – un avis médical est toutefois recommandé pour certaines maladies chroniques. On conseille en général un traitement d'attaque de trois mois, suivi d'une diminution progressive du dosage nicotinique. Ces substituts ont un effet avéré mais modeste.

La cigarette électronique

Même si ses effets sur la santé à long terme sont mal connus, ils sont bien moindres que ceux du tabac et l'on considère désormais que la cigarette électronique peut apporter une aide efficace pour « décrocher ». Un essai publié en 2019 dans la revue *The New England Journal of Medicine* a montré que, au bout d'un an, 20 % des vapoteurs étaient devenus abstinents contre 10 % pour ceux qui avaient utilisé des substituts nicotiniques classiques. Il est à noter que les deux méthodes peuvent s'associer : un patch pour l'apport continu en nicotine et de la nicotine à libération immédiate sous forme de cigarette électronique.

Les autres techniques

L'efficacité de l'hypnose ou de l'acupuncture n'a pas été prouvée, mais ces techniques sont sans danger. Les thérapies comportementales et cognitives (TCC), qui modifient les attitudes vis-à-vis du tabac, sont conseillées. On notera aussi la popularité des applications de coaching comme celles de Tabac info service, utiles pour renforcer la motivation. ■

Oubliez les médicaments du sevrage

La varénicline (Champix) et le bupropion (Zyban) ne sont pas plus efficaces que les substituts nicotiniques, notamment que l'association entre patchs et nicotine d'action rapide à la demande (cigarette électronique, gomme, etc.). De plus, ils exposent à des effets indésirables potentiellement graves : troubles neuropsychiques, réactions allergiques, troubles cardiaques.

Le meilleur remède contre les crampes : du magnésium ?

Ni les remèdes de grand-mère ni le magnésium n'ont apporté la preuve de leur efficacité pour faire disparaître ces douleurs fulgurantes. L'étirement du muscle reste la méthode la plus efficace pour se soulager...

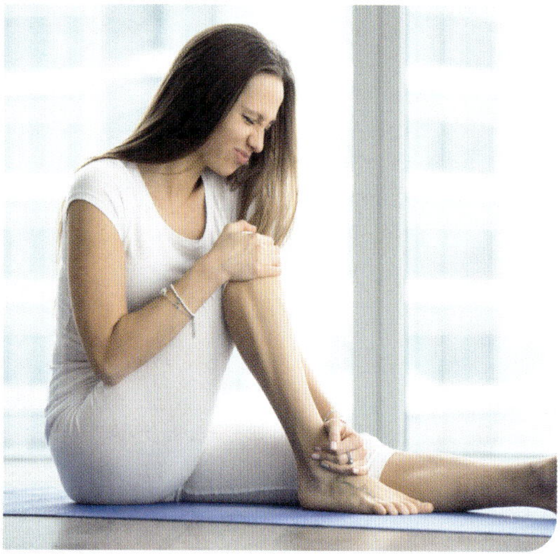

D'où viennent-elles ?

Douloureuses et inattendues, les crampes réveillent souvent brutalement au beau milieu de la nuit ou surviennent pendant un effort. Ces contractions musculaires involontaires qui paralysent la cuisse, le mollet et/ou le pied sont un phénomène encore mal connu. Mais un mythe a longtemps existé : les crampes seraient dues à une accumulation de déchets dans les muscles, et en particulier de lactates. En réalité, cela n'a aucune relation ni de près ni de loin avec ces substances. Mais alors, à qui la faute ?

Des facteurs favorisants

Les crampes sont multifactorielles et elles n'épargnent personne. Pour autant, des circonstances augmentent leur risque d'apparition ou leur intensité, par exemple la sédentarité ou au contraire un exercice intense, une déshydratation, la grossesse, ou encore la prise de médicaments (diurétiques, statines, certains anticancéreux ou immunosuppresseurs...). Dans de rares cas, les crampes sont le symptôme d'un trouble thyroïdien, d'une insuffisance rénale, d'une cirrhose ou d'une atteinte neurologique. Aussi, si les crampes deviennent récurrentes ou sont associées à une faiblesse musculaire, à une perte de sensibilité ou à de fortes nausées et vomissements, il est conseillé de consulter un médecin.

Que faire en cas de crampe ?

Quand les crampes surviennent, la première chose à faire est d'étirer le muscle tétanisé tout en respirant profondément, afin de le forcer à se décontracter et de lui apporter de l'oxygène. Si le mollet est touché, il est conseillé de lever la jambe et de ramener ses orteils vers soi (si vous n'êtes pas assez souple, vous pouvez utiliser un torchon placé sous la plante des pieds). Après cet étirement statique, marcher sur les talons quelques minutes pour maintenir l'étirement permet de soulager la douleur. Des massages peuvent aussi aider. Il est déconseillé d'appliquer du froid car cela favorise la contraction musculaire.

Comment les prévenir ?

Les médicaments contre les crampes (quinine ou mexilétine) ne sont plus utilisés en raison d'importants effets secondaires. Les spécialités à base de magnésium ne sont pas non plus recommandées, car elles n'ont jamais fait leurs preuves. Des études bien conduites montrent qu'une supplémentation en magnésium ne réduit pas la fréquence ni l'intensité des crampes.

Mieux vaut se tourner vers des gestes simples et sans risques, à adopter au quotidien : bien s'hydrater, pratiquer une activité physique régulière et réaliser des exercices d'assouplissement des jambes avant de se coucher. ■

Prendre du calcium et de la vitamine D protège de l'ostéoporose. Vraiment ?

Si le calcium et la vitamine D sont essentiels à la santé osseuse, rien ne montre qu'une supplémentation systématique a un effet préventif sur l'ostéoporose.

Le vieillissement de l'os

Principalement liée au vieillissement, l'ostéoporose est une maladie du squelette. Tout au long de notre vie, celui-ci connaît un renouvellement constant. Mais, après 30 ans, la dégradation de l'os ancien s'accélère et n'est pas compensée par la formation de l'os jeune. Cette perte osseuse s'accentue après 50 ans, en particulier chez les femmes en raison de la ménopause.
Ainsi, tout le monde est sujet à cette détérioration de l'os. Mais, au-delà d'un certain seuil, on parle d'ostéoporose, pathologie qui expose à un risque de fracture notamment des vertèbres, des avant-bras et du poignet, du fémur. Les femmes sont deux à trois fois plus touchées que les hommes. Autour de 65 ans, environ deux femmes sur cinq sont concernées. Une proportion qui double après 80 ans.

Une supplémentation rarement nécessaire

Si la vitamine D et le calcium sont indispensables à la formation et à la solidité des os, les suppléments n'ont pas fait la preuve de leur utilité à l'exception d'un cas particulier. Les personnes âgées de plus de 70 ans vivant en institution ou ne sortant que rarement de chez elles (la vitamine D est synthétisée quand la peau est exposée aux rayons solaires) tirent profit d'une supplémentation en vitamine D et d'une attention aux apports alimentaires en calcium. Ces mesures pourraient réduire d'environ un quart le risque de fracture.
En revanche, pour la population générale ne présentant pas de carence avérée ou d'antécédents de fracture, les supplémentations n'ont pas d'intérêt. Plusieurs travaux récents

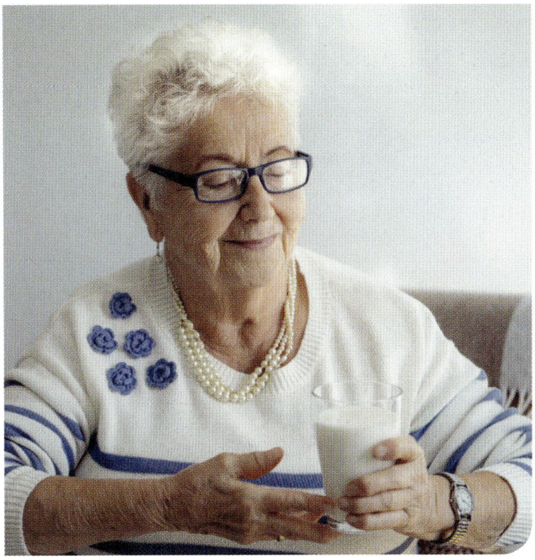

montrent que la prise de calcium et/ou de vitamine D n'augmente pas la masse osseuse et ne réduit pas le risque de fracture. Pire, la supplémentation en calcium expose à un risque accru de calculs rénaux mais aussi d'accidents cardiovasculaires. Et, paradoxalement, elle augmenterait les risques de fracture.

L'alimentation et l'activité physique

L'alimentation permet normalement de couvrir les besoins en calcium, qui sont de 950 mg par jour chez l'adulte, sans majoration particulière liée à l'avancée en âge. À titre d'exemple, un yaourt en apporte de 150 à 180 mg et 30 g de comté, presque 300 mg. Concernant la vitamine D, l'exposition quotidienne au soleil couvre la majorité des besoins, le reste étant fourni par l'alimentation (poissons gras, œufs, produits laitiers...).
L'exercice physique est bénéfique pour la santé osseuse si l'on pratique des activités en charge et avec impact, où l'on supporte son poids et qui font sautiller, trottiner ou courir. Et surtout, il est au cœur de la prévention contre les chutes et donc contre les fractures, premiers risques de l'ostéoporose. ■

Une cure de vitamine C prévient l'apparition du rhume. Une légende ?

Remède particulièrement populaire, la vitamine C prise sous forme de complément alimentaire peut-elle nous protéger contre les rhumes ou du moins en limiter la durée ? Les études ne sont pas concluantes.

Indispensable comme toutes les vitamines

L'acide ascorbique – l'autre nom de la vitamine C – intervient effectivement dans le bon fonctionnement de l'immunité, entre autres rôles. Il participe également à la synthèse du collagène et donc à la protection de la paroi des vaisseaux sanguins, favorise l'assimilation du fer, contribue aux processus de cicatrisation, possède de puissantes propriétés antioxydantes, etc.

Nos besoins quotidiens

La vitamine C n'est pas stockée par l'organisme, elle est très vite utilisée ou éliminée et doit donc être puisée régulièrement dans l'alimentation. Les besoins quotidiens sont de 110 mg pour l'adulte. Ils sont facilement couverts si l'on consomme assez de fruits et de légumes. Parmi les aliments les plus riches ou à bonne teneur que l'on consomme crus (la vitamine C est sensible à la cuisson) : le poivron, le chou frisé ou le radis noir pour les légumes, des herbes aromatiques comme le persil et le thym frais et, bien entendu, quantité de fruits (fruits rouges, kiwi, litchi, orange, citron, etc.). Privilégiez les produits locaux, qui ne sont pas stockés trop longtemps, consommez-les peu de temps après l'achat et n'attendez pas après les avoir épluchés ou pressés (orange, pamplemousse) car la vitamine C s'oxyde à l'air.

Un remède contre le rhume ?

Dans les années 1970, le Prix Nobel de chimie américain Linus Pauling popularise l'idée que la vitamine C prise à des doses élevées permet de lutter contre les rhumes. De là vient cette habitude répandue de faire des cures à

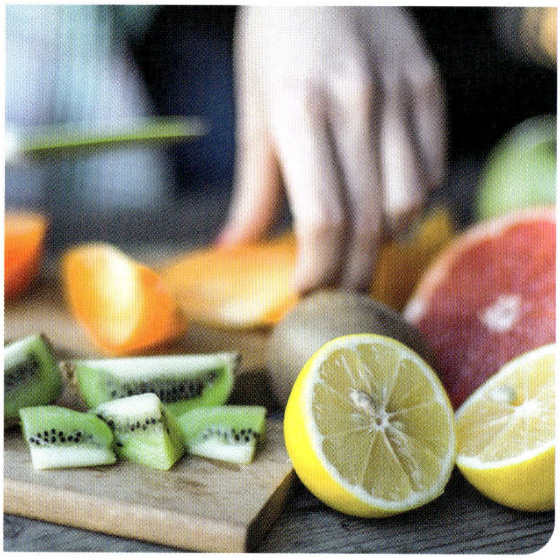

l'approche de l'hiver. La science est plus que mesurée quant à l'efficacité préventive ou curative de cette supplémentation ! Une analyse de la collaboration Cochrane (regroupement de chercheurs indépendants qui évaluent les traitements) parue en 2013 est sans appel : la prise de vitamine C n'a aucun effet sur la fréquence des rhumes. Cinq essais montrent une modeste réduction de la durée des symptômes (une demi-journée de moins sur les 8 à 10 jours que met un rhume à guérir spontanément), mais ne relèvent aucun effet flagrant sur leur sévérité. En 2018, une autre synthèse d'études établie par des chercheurs chiliens fait peu ou prou le même constat : la vitamine C a un impact minimum ou nul sur la durée du rhume. Il paraît donc bien disproportionné d'en prendre pour si peu ! ■

Quels risques en cas de surconsommation ?

La vitamine C à haute dose est rarement toxique, car elle est éliminée par les urines. Mais elle peut provoquer des maux d'estomac, des diarrhées et des calculs rénaux.

Oméga 3 : beaucoup de bruit pour rien ?

Bons pour le cerveau, le système cardiovasculaire, la rétine, etc., les oméga 3 jouissent d'une excellente réputation. Ils sont effectivement indispensables à l'organisme, et un apport alimentaire suffisant est important.

Des acides gras essentiels à la santé

Les oméga 3 composent avec les oméga 6 la famille des acides gras polyinsaturés. Ils sont nécessaires au développement et à l'entretien du cerveau et du système nerveux, au fonctionnement de la rétine, à la santé cardiovasculaire (baisse de la pression artérielle et des triglycérides dans le sang), et pourraient contribuer à la bonne santé mentale et à la prévention du vieillissement cérébral.

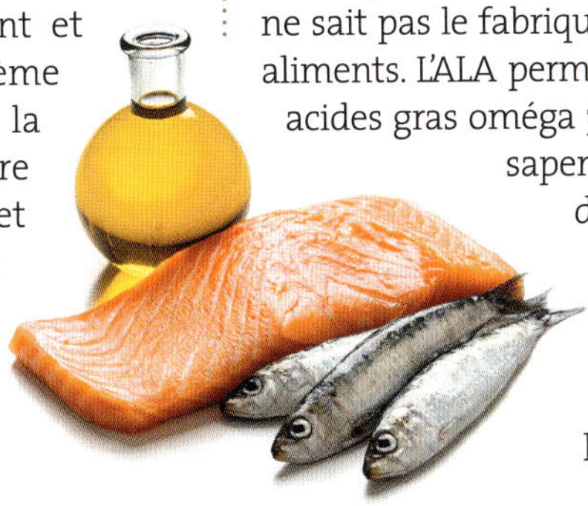

Nous n'en consommons pas assez

Les deux familles, oméga 3 et oméga 6, sont en compétition dans l'organisme car leur métabolisme utilise les mêmes enzymes. Or, l'alimentation apporte trop d'oméga 6, qui abondent dans les aliments, et pas assez d'oméga 3, beaucoup plus rares, ce qui entrave la synthèse de ces derniers. Il faudrait consommer cinq fois plus d'oméga 6 que d'oméga 3 : or, le rapport oméga 6/oméga 3 se situe plutôt autour de 15. Une partie des recommandations alimentaires vise par conséquent à augmenter les apports en oméga 3.

Faut-il en consommer sous forme de complément ?

De nombreuses études ont évalué l'effet préventif ou thérapeutique d'une supplémentation à base de compléments alimentaires (gélules d'huile de poisson en général) sur les maladies cardiovasculaires, le déclin cognitif, la DMLA (dégénérescence maculaire liée à l'âge) ou la dépression. À ce jour, aucune n'a donné de résultat probant : rien ne permet d'affirmer qu'une supplémentation est utile pour la santé. En outre, l'excès d'oméga 3 peut provoquer des troubles digestifs et augmenter le risque de saignement en interférant avec les mécanismes de la coagulation.

Les sources alimentaires

Le chef de file des oméga 3 est l'ALA (acide alpha-linoléique) : il est dit essentiel car l'organisme ne sait pas le fabriquer et doit le puiser dans les aliments. L'ALA permet de synthétiser les autres acides gras oméga 3 que sont l'EPA (acide éicosapentaénoïque) et le DHA (acide docosahexaénoïque), mais en quantité insuffisante, surtout pour le DHA. Il est donc nécessaire d'obtenir les ALA, EPA et DHA par l'alimentation.

Les aliments concernés

- Les aliments les plus riches en ALA sont issus du monde végétal : noix, huile de colza, huile de noix, huile ou graine de lin...
- Les EPA et DHA sont essentiellement fournis par les poissons gras (saumon, sardine, maquereau, hareng, etc.).
- La viande, les œufs ou les produits laitiers en renferment des petites quantités (ALA surtout), particulièrement lorsque l'alimentation animale est riche en oméga 3 (luzerne, graines de lin, huile de poisson parfois...).

En pratique

- Utilisez une huile riche en oméga 3 (colza, noix, voire lin, mais elle est fragile) pour l'assaisonnement, car l'ALA ne supporte pas un chauffage intense, et de l'huile d'olive, pauvre en oméga 6, pour la cuisson.
- Les noix sont riches en oméga 3, de même que les graines de lin, que l'on peut ajouter dans des salades ou des yaourts.
- Prévoyez un poisson gras une fois par semaine (voir p. 248). ■

Les probiotiques, c'est bon pour la santé des intestins. Info ou intox ?

Associés à la santé du microbiote, les probiotiques ont le vent en poupe. En colonisant les intestins, ils pourraient contribuer à rétablir l'équilibre de la flore bactérienne. Beaucoup de promesses, mais peu d'effets prouvés... À de rares exceptions près, l'efficacité des probiotiques n'est pas démontrée.

De quoi parle-t-on ?

Selon la définition de l'OMS (Organisation mondiale de la santé), qui fait autorité, les probiotiques sont « *des micro-organismes vivants* [bactéries, levures] *qui confèrent un bénéfice pour la santé lorsqu'ils sont consommés en quantité adéquate* ».

Où les trouve-t-on ?

- De nombreux compléments alimentaires revendiquent un effet probiotique. En réalité, l'appellation « probiotique » n'est pas autorisée (le mot n'apparaît pas sur l'emballage) car, pour reprendre la définition de l'OMS, leur bénéfice n'est pas démontré.
- Il existe aussi des médicaments « probiotiques » comme l'Ultra-Levure : leur autorisation de mise sur le marché est limitée au traitement symptomatique d'appoint de la diarrhée, en complément de la réhydratation qui reste la base de la prise en charge.
- Les aliments fermentés (transformés par des micro-organismes) comme les yaourts, la choucroute ou les fromages pourraient avoir eux aussi un effet probiotique, sans certitude toutefois.

Des promesses, mais peu d'études probantes

Les probiotiques sont proposés pour rétablir l'équilibre du microbiote après une antibiothérapie ou une diarrhée susceptibles de l'avoir altéré. Ils le sont également pour stimuler les défenses immunitaires, prévenir les allergies et soulager de nombreux troubles : syndrome de l'intestin irritable, maladies inflammatoires chroniques de l'intestin (MICI), intolérance au lactose, constipation, etc.

Leur intérêt semble avéré dans la diarrhée causée par la prise d'antibiotiques (légère réduction de sa durée avec l'Ultra-Levure), le syndrome de l'intestin irritable mais avec des souches et des doses spécifiques, et l'intolérance au lactose (bactéries lactiques). Pour le reste, aucune donnée scientifique ne montre de résultat probant.

Beaucoup d'incertitudes

Les mécanismes qui régissent les interactions entre probiotiques et microbiote sont complexes. Les probiotiques forment une vaste famille comprenant de nombreuses souches et espèces, chacune ayant des caractéristiques encore mal connues. Le microbiote est composé de milliers d'espèces qui varient d'une personne à une autre (voir p. 104), suggérant qu'une approche ciblée (« *à chacun ses probiotiques* ») serait la plus appropriée. Il reste ainsi difficile de prédire pour une personne donnée si la prise de probiotiques sera rejetée via les selles ou si elle se maintiendra dans le tube digestif et, dans ce cas, si son influence sera favorable ou non. Des travaux ont ainsi montré que, après une antibiothérapie, l'installation de nouvelles bactéries consécutive à la prise de probiotiques pourrait dans certains cas retarder la reconstitution du microbiote.

Enfin, les probiotiques sont souvent considérés comme sûrs, mais des effets indésirables sont possibles, notamment un risque d'infection chez les personnes immunodéprimées. ■

Et les prébiotiques, qu'est-ce que c'est ?

Ce sont des fibres alimentaires (celles des fruits, des légumes, des légumineuses, des céréales) non digérées et dégradées dans le côlon, où elles « nourrissent » et stimulent la croissance et l'activité des « bonnes » bactéries intestinales.

Le miel efficace contre la toux : des sornettes ?

Remède traditionnel s'il en est, le miel peut calmer la toux et apaiser les maux de gorge aussi efficacement que certains médicaments tout en étant quasiment dénué d'effets indésirables. Autres propriétés : il a des vertus désinfectantes et peut accélérer la cicatrisation des plaies.

Un effet apaisant sur la toux et le mal de gorge

Plusieurs études montrent que le miel a la capacité de diminuer la fréquence et l'intensité de la toux sèche et d'adoucir les gorges irritées. Sa texture sirupeuse soulage la gorge, et ses propriétés antiseptiques démontrées (voir encadré) contribueraient à favoriser cette action apaisante.

Pour calmer une toux sèche, si pénible quand elle est nocturne, le miel peut ainsi se révéler aussi efficace voire plus que les antitussifs, qui peuvent engendrer des effets indésirables, notamment ceux qui sont à base d'opiacés (codéine).

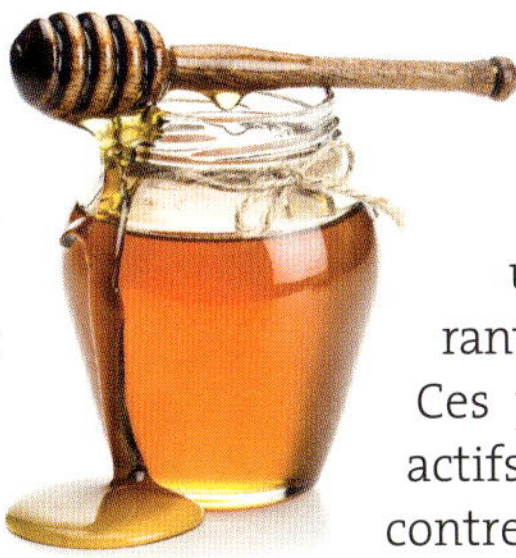

Quand faut-il éviter le miel ?

Le miel doit simplement être évité en cas d'allergie au pollen et chez les enfants de moins de 12 mois en raison du risque de botulisme infantile. En effet, le miel peut être contaminé par les spores de la bactérie *Clostridium botulinum*, que le système immunitaire du nourrisson ne sait pas éliminer.

Sous quelle forme ?

La posologie est on ne peut plus simple. On peut prendre une cuillerée à café de miel seul, le diluer dans du lait chaud, s'en servir pour sucrer une tisane ou un mélange eau chaude-citron, soit au moment de la quinte de toux, soit matin, midi et soir.

Bonbons et pastilles contre le mal de gorge

En cas de mal de gorge, sucer un bonbon au miel peut apporter un réconfort temporaire en activant la salivation et en lubrifiant la gorge. Attention aux pastilles vendues en pharmacie : vérifiez qu'elles contiennent bien principalement du miel car, souvent, elles affichent la mention « miel » sur leur emballage mais contiennent un arôme, du faux sucre et un colorant jaune pour imiter le vrai miel.

Ces pastilles renferment des principes actifs qui n'ont pas d'effet démontré contre le mal de gorge ou qui sont certes un peu efficaces (grâce à une action anesthésique) mais exposent au risque d'avaler de travers en insensibilisant le fond de la gorge. ■

Une formulation magique ?

Pour comprendre à quoi sont dues les propriétés du miel, beaucoup de travaux se sont intéressés à sa composition. Fabriqué par les abeilles à partir de nectar floral, le miel contient essentiellement des sucres (environ 80 %) et de l'eau (17 %). Le reste est constitué de quelques micronutriments (minéraux, vitamines) en faible quantité ainsi que d'enzymes et de substances végétales. Ce sont elles qui pourraient en partie expliquer ses pouvoirs thérapeutiques.

Si le miel adoucit les maux de gorge et apaise la toux, il est également réputé pour ses vertus anti-inflammatoires, antiseptiques et cicatrisantes. Il existe ainsi des crèmes et des pansements au miel qui s'emploient même à l'hôpital (le CHU de Limoges, sous la houlette du professeur Bernard Descottes, a été pionnier en la matière dans les années 1980) pour accélérer la guérison de lésions cutanées, y compris de brûlures et d'ulcères variqueux.

Le lait est un antipoison. Vrai ou faux ?

Le lait ne constitue en aucun cas un antidote et peut même avoir une action néfaste. Face à une ingestion de produit toxique, une seule chose à faire : appeler le centre antipoison ou les services d'urgence.

Pourquoi il ne faut pas boire du lait

L'idée reçue qu'il faut boire du lait en cas d'empoisonnement est encore répandue mais n'a aucun fondement : soit le lait n'a aucun effet, soit il aggrave l'empoisonnement. En effet, si le toxique absorbé se dissout dans les graisses, la consommation de lait, du fait des matières grasses qu'il contient, peut favoriser l'assimilation du toxique. Elle peut aussi susciter des vomissements. Or il ne faut pas chercher à faire vomir une personne intoxiquée, surtout si l'on ignore la nature du produit. En cas d'ingestion de produit caustique, le vomissement aggrave les lésions en brûlant à nouveau les voies digestives. Ne donnez pas non plus d'eau, qui pourrait faire mousser un produit détergent ingéré.

Les bons gestes

Les empoisonnements par voie orale, accidentels ou volontaires, impliquent une très large variété de substances chimiques ou naturelles. Le traitement à prodiguer dépend de la nature du produit et de la quantité ingérée, mais aussi de l'âge, du poids et de l'état de santé général de la victime. Cette affaire médicale complexe relève de la compétence des spécialistes des centres antipoison et de toxicovigilance, qui travaillent en étroite collaboration avec le Samu et les urgences.

La victime n'a pas ou a peu de symptômes

Les symptômes peuvent parfois se manifester bien après l'ingestion du toxique. Si vous avez des raisons de penser à une intoxication, n'attendez pas l'apparition de signes inquiétants pour contacter le centre antipoison.
Conservez l'emballage du produit toxique pour informer les secours.

Des signes d'empoisonnement

Il peut s'agir de nausées ou de vomissements, de douleurs abdominales, de brûlures dans la bouche, d'une respiration difficile, de maux de tête, de convulsions, de sueurs, d'hallucinations... Contactez le Samu (le 15, voir p. 20) et essayez de trouver la source de l'empoisonnement.
Si la victime vomit, conservez les vomissements, qui pourront être analysés pour identifier le poison.

La victime est inconsciente

- Placez la victime en position latérale de sécurité (voir encadré) pour permettre l'écoulement de la salive et des éventuels vomissements, et éviter ainsi l'étouffement.
- Joignez le Samu. Indiquez le poison ingéré si vous le connaissez, ou faites part de vos soupçons en fonction des indices repérés (boîte de médicaments, restes de plantes, de champignons ou d'autres aliments suspects, détergent, bouteilles d'alcool, etc.). Si possible, précisez l'heure d'ingestion du toxique et la quantité avalée.

Quand les secours sont là, confiez-leur les éléments permettant de reconnaître le toxique que vous avez trouvés. ■

La position latérale de sécurité

Allongez la personne inconsciente sur le côté, en pliant la jambe opposée (si la victime est sur le côté gauche, repliez la jambe droite) pour assurer la stabilité de la position. Pliez aussi les bras, de façon à placer les coudes l'un sur l'autre. Calez la joue sur la main posée au sol et inclinez légèrement la tête.

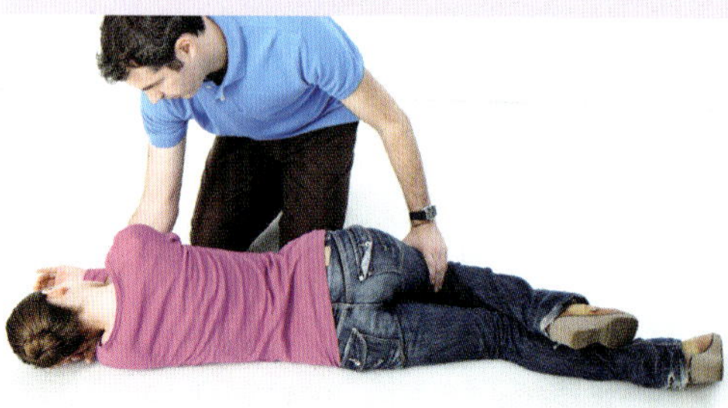

Le jeûne intermittent : bienfaits possibles ou lubie new age ?

Le jeûne intermittent, surtout pratiqué pour perdre du poids, peut avoir un intérêt même si les résultats d'études restent modestes ou incertains. Le jeûne continu est considéré comme une piste thérapeutique dans de nombreuses maladies, mais il n'est pas reconnu en France.

Différentes formes de jeûne

- Le jeûne continu est une privation de nourriture prolongée (une semaine, par exemple). Il est ponctuel, pratiqué une ou plusieurs fois par an.
- Le jeûne intermittent est un mode alimentaire qui peut être suivi sur le long terme selon diverses modalités. On peut jeûner chaque jour seize heures d'affilée, en ne s'alimentant que durant un créneau de huit heures, par exemple de 7 heures à 15 heures. On peut aussi opter pour un jour de jeûne par semaine ou deux jours consécutifs.

Dans les deux cas, les boissons sont abondantes : eau, tisanes, parfois bouillons et jus de fruits.

Est-ce dangereux ?

La privation de nourriture sur quelques jours ou en mode intermittent ne présente a priori pas de risque chez l'adulte en bonne santé et hors grossesse. Un jeûne long, surtout chez des personnes fragiles, âgées, dénutries ou malades, peut en revanche exposer à des carences, à une fonte musculaire et à des troubles du rythme cardiaque. Il exige un suivi médical, impossible ou compliqué en France puisque le jeûne continu à visée thérapeutique n'est pas proposé par les structures de santé.

Le jeûne intermittent pour perdre du poids

Le jeûne intermittent, à la différence du jeûne continu, peut être adopté sur le long terme, même s'il peut être difficile à concilier avec la vie familiale et sociale. Les études ne permettent pas à ce jour de trancher sur son efficacité ou sa supériorité comparé à un régime alimentaire simplement équilibré. Il semble néanmoins plus facile à suivre sur la durée que les régimes restrictifs. Sans surprise, il ne fonctionne que si l'on consomme moins de calories. Pour ses défenseurs, il aurait l'avantage de ne pas entraîner d'effet yoyo puisqu'il n'implique pas des mois de privations suivis d'une reprise alimentaire. Par ailleurs, la perte de poids serait facilitée dans le jeûne quotidien lorsque les prises alimentaires sont avancées dans la journée et que, de ce fait, le jeûne nocturne est plus long (on dîne plus tôt). Les résultats d'un essai clinique mené en Californie et publié en 2020 suggèrent qu'une fenêtre d'alimentation de dix heures (quatorze heures de jeûne) au lieu de huit, plus facile à intégrer au quotidien, pourrait également être efficace.

Les stages de jeûne

Souvent supervisés par des naturopathes, ces stages sont axés sur la prévention et le bien-être. Assurez-vous que votre état de santé vous permet une telle expérience. Et sachez que le domaine du bien-être et des pratiques alternatives, comme le jeûne, est propice au charlatanisme et aux dérives sectaires.

Le jeûne continu à visée thérapeutique

Des études suggèrent des bienfaits sur un grand nombre de troubles et maladies comme l'hypertension, le diabète, les douleurs d'arthrite ou l'asthme. Le jeûne pratiqué avant une chimiothérapie pourrait améliorer la tolérance au traitement voire son efficacité, mais les travaux menés jusqu'à présent, notamment sur le cancer du sein, sont jugés trop incertains par les autorités de santé pour qu'on puisse conclure à un bénéfice avéré. En France, le jeûne thérapeutique ne fait pas partie de l'arsenal des soins, même si certains médecins s'y intéressent. Il reste considéré comme une piste de travail exigeant des essais cliniques plus conséquents. ■

Don d'organes : sauf refus de votre part, vous êtes consentant. Véridique ?

Effectivement, la loi se fonde sur le principe du consentement présumé. Si vous n'avez pas exprimé votre refus, vous êtes a priori donneur d'organes post-mortem. Toutefois, il n'est pas forcément nécessaire d'avoir notifié ce refus par écrit : vos proches peuvent en être les porte-parole.

Un geste qui sauve des vies

Environ 25 000 personnes sont en attente de greffe en France. La plupart sont gravement malades, et le don d'organe représente pour elles le seul espoir d'échapper à une issue fatale. Mais, malgré la progression des prélèvements, le nombre d'organes disponibles (greffons) reste largement insuffisant : selon l'Agence de biomédecine, en 2021, seules 5 273 greffes ont pu être réalisées au bénéfice de patients en attente.
Il reste beaucoup à faire pour améliorer le processus de greffe (la conservation des greffons est très complexe, le phénomène de rejet de la greffe par l'organisme receveur doit être optimisé, etc.), mais la question du nombre de donneurs est aussi au centre du sujet.

Quels organes greffe-t-on ?

L'organe le plus couramment greffé est le rein, suivi du foie, du cœur, des poumons, du pancréas et de parties de l'intestin. Pour l'essentiel, ces organes sont prélevés chez des donneurs en état de mort encéphalique. Les greffes effectuées grâce à des donneurs vivants concernent essentiellement le rein, et ne représentaient que 16 % des greffes rénales en 2021.

Un consentement présumé

En France, les adultes sont tous présumés donneurs d'organes et de tissus (le prélèvement sur des mineurs nécessite quant à lui un accord écrit des parents ou du tuteur). Apparu dans la loi dès 1976, ce principe a été réaffirmé par les différentes lois de bioéthique, puis dans l'article 192 de la loi de modernisation de notre système de santé de 2016, qui a en outre réitéré le principe de la gratuité du don et de l'anonymat entre le donneur et le receveur.

S'opposer au prélèvement de ses organes

Le taux d'opposition au prélèvement est élevé, plus de 33 % en 2021 (contre 15 % environ en Belgique et en Espagne), et en légère hausse depuis 2017. Si vous hésitez, sachez que les médecins sont tenus de respecter l'aspect du corps du défunt. Et les représentants des grandes religions monothéistes – christianisme, judaïsme et islam – se sont prononcés en faveur du don, jugeant la vie humaine primordiale.

Un refus encadré

Les modalités de refus de prélèvement ont été précisées par décret. Ce refus peut être total ou partiel, et ne concerner que certains organes ou tissus. À partir de 13 ans, on peut s'inscrire par Internet sur le Registre national des refus, avec un droit de rectification à tout moment. Autre option : faire valoir sa décision par écrit et confier ce document daté et signé à un proche. En l'absence de trace écrite, l'équipe médicale devra s'informer auprès des proches (famille, conjoint, partenaire de pacs, compagne ou compagnon) pour savoir si vous avez exprimé votre refus oralement. Dans ce cas, la ou les personnes de l'entourage devront signer un document où seront retranscrites les circonstances dans lesquelles vous avez manifesté votre volonté. ■

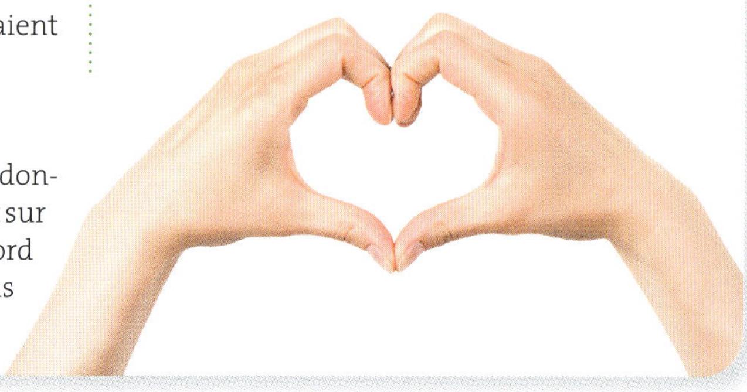

Cellules souches, thérapie cellulaire, thérapie génique : rien de concret ?

Les connaissances en génétique et la compréhension du fonctionnement de ce qu'on appelle les cellules souches ont beaucoup progressé depuis les années 1990-2000, période du séquençage du génome humain. Les applications thérapeutiques visant à régénérer des tissus organiques ou à réparer des anomalies génétiques restent limitées, mais les recherches avancent et les perspectives sont prometteuses.

Qu'est-ce qu'une cellule souche ?

Isolées chez la souris en 1981 avant d'être repérées chez l'homme en 1988, les cellules souches sont des cellules qui ont la capacité de se multiplier presque éternellement et de se différencier en divers types cellulaires. On les distingue selon leur origine et leur potentialité.

Les cellules souches totipotentes

Elles sont issues des premières divisions de l'ovule fécondé jusqu'au quatrième jour de croissance. Ce sont les seules aptes à générer tous les types de cellules nécessaires au développement d'un individu.

Les cellules souches pluripotentes

- Les cellules souches pluripotentes embryonnaires se multiplient entre le cinquième et le septième jour après la fécondation. Prélevées et placées en culture, elles peuvent se différencier et donner des cellules spécialisées, du tissu musculaire par exemple, lorsqu'on modifie les facteurs de croissance dans lesquels elles prolifèrent. En France, leur utilisation (à partir d'embryons ne faisant plus l'objet d'un projet parental et donnés à la recherche) est encadrée par l'Agence de la biomédecine.
- Les cellules souches pluripotentes induites, dites IPSC (*induced pluripotent stem cells*), sont fabriquées en laboratoire à partir d'un

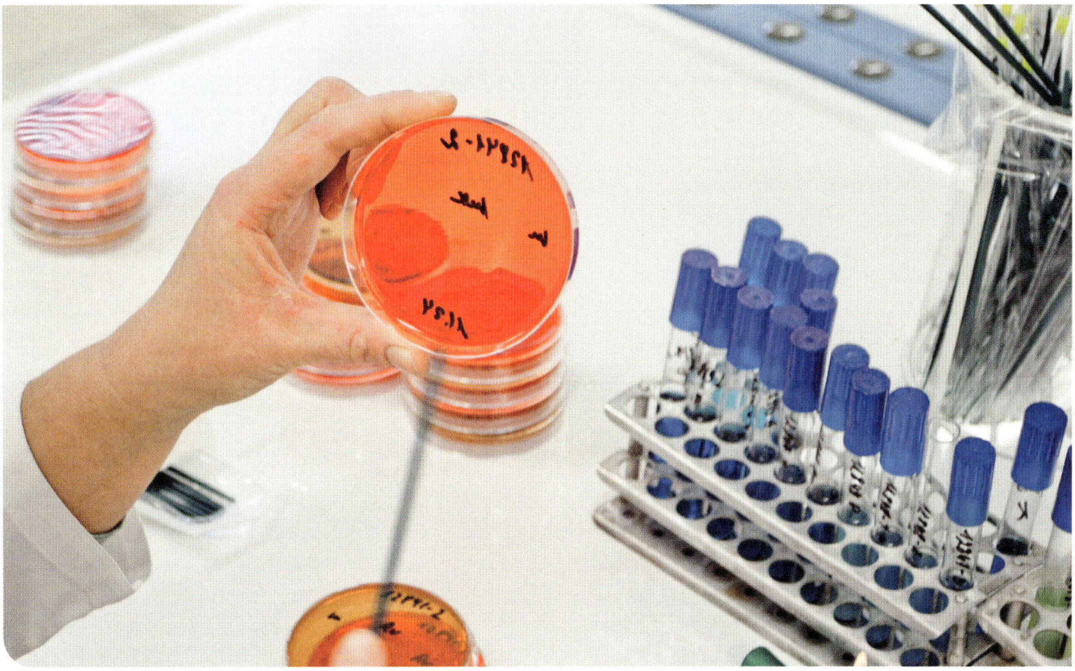

Les ciseaux génétiques, une technique révolutionnaire

La mise au point de la technique CRISPR-Cas9, ou « ciseaux génétiques », ouvre de nouvelles pistes de recherche en thérapie génique. Schématiquement, cette méthode repose sur l'emploi d'une enzyme capable de couper l'ADN à des endroits précis et d'y intégrer une séquence nouvelle.

En modifiant précisément le génome, le CRISPR-Cas9 permettrait à terme de traiter des pathologies liées à la mutation d'un gène, ce qui allongerait la liste des pathologies accessibles à la thérapie génique. Beaucoup d'obstacles restent néanmoins à surmonter avant de mettre au point des applications cliniques fiables.

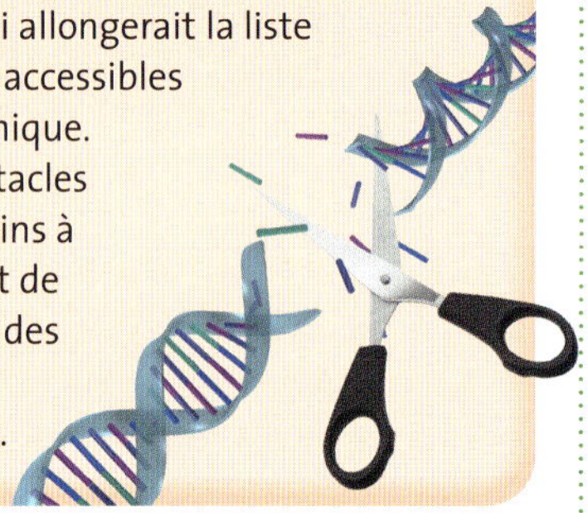

échantillon quelconque de cellules prélevées chez un adulte. D'abord mises en culture avec des substances chimiques qui effacent leur typicité, elles deviennent immatures et acquièrent les aptitudes des cellules souches embryonnaires : divisions illimitées, différenciations multiples.
La difficulté d'emploi de ces cellules, qu'elles soient induites ou non, réside dans la formulation du cocktail de croissance qui va leur réassigner un rôle spécifique. Par ailleurs, des problèmes d'instabilité génétique et de dégénérescence cancéreuse font qu'elles servent à la recherche fondamentale mais sont peu utilisées dans le cadre d'essais cliniques.

Les cellules souches multipotentes

On les trouve un peu partout dans le corps et elles ont un nombre de différenciations limité. La moelle osseuse, qui assure le renouvellement constant des cellules du sang, en recèle un grand nombre. Les cellules multipotentes les plus employées en thérapie cellulaire sont les cellules souches mésenchymateuses. Présentes notamment dans la moelle osseuse, dans le sang du cordon ombilical et surtout dans le tissu adipeux, elles sont faciles à prélever.

La thérapie cellulaire : concevoir une médecine régénérative

En injectant des cellules souches ou en greffant des tissus fabriqués in vitro à partir de ces cellules, la médecine régénérative pourrait en théorie réparer ou remplacer n'importe quel organe malade ou usé par l'âge ! Cet horizon thérapeutique est encore lointain, même si certaines pratiques sont déjà bien rodées : greffes de peau chez les grands brûlés et greffes de moelle osseuse (qui comprend les cellules souches sanguines) pour soigner des maladies du sang (leucémies, lymphomes, myélomes, anémie aplasique).

Maladies de la vision : des progrès significatifs

Certaines lésions de la cornée bénéficient depuis 2015 d'une thérapie cellulaire. Des cellules souches limbiques (du bord de la cornée) sont prélevées chez le patient sur une zone épargnée par l'affection ou, à défaut, chez un donneur compatible. Après prolifération in vitro, elles sont transplantées dans la cornée malade, qu'elles régénèrent, restaurant ainsi la vision.
La thérapie cellulaire pourrait également permettre de soigner des affections de la rétine comme la DMLA (dégénérescence maculaire liée à l'âge) et une maladie rare appelée dystrophie maculaire de Stargardt, qui font toutes deux l'objet d'essais encourageants.

Maladies articulaires, diabète, pathologies cardiaques : des espoirs à plus long terme

De nombreux travaux concernent les tissus qui ne se renouvellent pas, notamment ceux du cœur, du pancréas et des cartilages articulaires. Les applications sont encore balbutiantes, mais les cellules souches pourraient à terme aider à réparer le cœur après un infarctus, permettre au pancréas de sécréter normalement de l'insuline chez les patients souffrant de diabète de type 1 ou régénérer le cartilage pour traiter l'arthrose.
Dans ce domaine, par exemple, les thérapies en cours d'expérimentation clinique consistent à injecter des cellules souches mésenchymateuses (voir plus haut) dans les tissus cartilagineux abîmés. Les résultats restent fragiles, mais les essais cliniques montrent un effet anti-inflammatoire à l'origine d'une amélioration concernant la douleur.

La thérapie génique : réparer le génome ?

La thérapie génique vise à suppléer, supprimer ou réparer un gène défaillant. L'approche clinique pratiquée se déroule le plus souvent en trois temps.

- Prélever chez le malade des cellules souches touchées par l'anomalie génétique et les placer en culture.
- À l'aide d'un vecteur (en général, un virus inactivé) capable d'apporter une copie normale du gène, transférer ce dernier sur les cellules placées en culture afin de pallier les déficiences.
- Réinjecter ensuite les cellules souches génétiquement modifiées en remplacement des cellules dysfonctionnelles d'origine.

Maladies génétiques : encore peu de résultats

La première thérapie génique probante a concerné des enfants atteints d'un déficit immunitaire combiné sévère, plus connu sous le nom de maladie des « bébés bulle » (voir encadré ci-dessous). Par la suite, des maladies génétiques du sang, dont la bêta-thalassémie et la drépanocytose, ont été traitées avec succès par thérapie génique dans le cadre d'essais cliniques, de même que des affections génétiques de l'œil (amaurose congénitale de Leber, achromatopsie congénitale).

Les résultats restent cependant modestes dans le cadre des maladies génétiques. Après le décryptage du génome au début des années 2000, les chercheurs avaient l'espoir de guérir rapidement nombre d'entre elles, dont la mucoviscidose ou la myopathie de Duchenne.

Mais la thérapie génique doit encore relever de nombreux défis. Jusqu'à présent, son champ d'action est limité par la nécessité de disposer d'une cible thérapeutique unique (un seul gène), localisée (un type cellulaire précis ou un organe pouvant être remplacé) et accessible à l'aide d'un vecteur adapté.

Cancérologie : des avancées importantes

Les recherches ont ouvert de nouvelles perspectives en cancérologie, l'objectif étant d'enrayer le développement d'un type cellulaire anormal et de le supprimer. Schématiquement, un gène « tueur » doit être inséré dans le tissu tumoral pour stopper l'extension du cancer et éliminer les cellules tumorales, notamment en déclenchant une apoptose (suicide cellulaire programmé). L'effet recherché est transitoire et localisé, et le mécanisme est moins complexe que la réparation d'un gène pour traiter une maladie génétique.

Après de nombreux essais cliniques positifs, des médicaments sont désormais disponibles pour la prise en charge de certains mélanomes, cancers du pancréas, du cerveau (glioblastome) ou du cou. ■

Premier succès de thérapie génique : la maladie des « bébés bulle »

Cette maladie génétique rare, appelée déficit immunitaire combiné sévère, se caractérise par l'absence d'un type de globules blancs, les lymphocytes T, essentiels à la défense contre les infections. Cette maladie est causée par l'absence d'une copie fonctionnelle du gène IL2RG (*interleukin 2 receptor subunit gamma*) dans les cellules de la moelle osseuse. Le temps du traitement, les bébés atteints sont placés dans une enceinte stérile transparente qui les protège des germes, d'où le nom de « bébés bulle ». En 1999-2002, des chercheurs de l'Inserm et de l'AP-HP (Assistance publique-Hôpitaux de Paris) ont appliqué une thérapie génique pour tenter de traiter cette maladie.

- La première étape a consisté à prélever des cellules de la moelle osseuse des malades afin d'y incorporer, via un vecteur (rétrovirus inactivé), une copie non endommagée du gène défaillant.
- L'addition de ce gène fonctionnel, ou « gène médicament », a permis aux cellules modifiées de produire la protéine manquante correspondant à ce gène.
- Les cellules génétiquement modifiées ont été réimplantées chez les patients. Elles ont prospéré, ont fabriqué des lymphocytes T, et un système immunitaire performant s'est développé.

Cette technologie n'est pas sans risque. Cinq des dix premiers enfants traités ont développé une leucémie, fatale pour l'un d'entre eux. Après un arrêt des essais thérapeutiques pour cette raison, d'autres enfants ont pu bénéficier dans le monde d'une approche thérapeutique similaire mais améliorée.

Remarcher quand on est paraplégique : révolution thérapeutique ou science-fiction ?

Les médias se font régulièrement l'écho d'annonces fracassantes sur des technologies permettant de remarcher après une paraplégie. Les images sont spectaculaires. Et pourtant, si vous êtes amené à vous rendre dans un centre de rééducation, vous ferez face à des technologies bien moins tape-à-l'œil : barres parallèles, cannes, haltères... Il y a encore du chemin à parcourir.

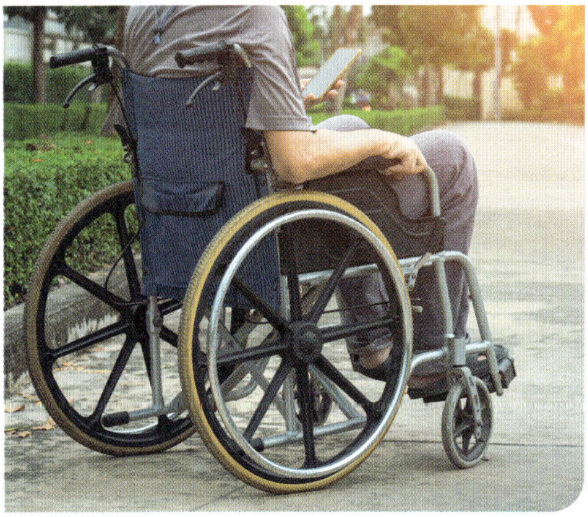

Les techniques explorées

Plusieurs approches sont à l'étude.

Les exosquelettes de marche
Ce sont des armatures robotisées qui se substituent aux muscles ne pouvant plus se contracter volontairement. Le degré d'assistance robotique est modulé selon la force résiduelle du patient.

La neurostimulation médullaire
Un implant comprenant des électrodes est inséré au contact des racines postérieures de la moelle épinière via une opération chirurgicale. Un boîtier positionné dans l'abdomen permet d'envoyer des stimulations électriques qui vont activer les racines nerveuses permettant la marche.

Les interfaces cerveau-machine
Le principe est de faire piloter un dispositif externe, exosquelette par exemple, directement par « la pensée » du patient. Des implants sont insérés au contact du cortex moteur (couche des hémisphères cérébraux qui participe au contrôle des mouvements volontaires). Puis des algorithmes sont entraînés à décoder l'intention de marche du patient, ce qui envoie un signal « on/off » aux jambes de l'exosquelette.

Les cellules souches
En biologie cellulaire, l'injection de cellules souches directement dans la moelle épinière ou dans les veines pourrait permettre de restaurer le fonctionnement de la moelle épinière. Cette voie de recherche en est encore à un stade très préliminaire.

Plus de questions que de réponses
Exosquelette, neurostimulation médullaire ou interface cerveau-machine : ces dispositifs ne sont pas encore vraiment utilisés dans la vie quotidienne des patients. Si les études et essais cliniques de pointe suscitent de grands espoirs, il faut se plonger dans les détails de leurs résultats et les mettre en regard avec ce qui existe déjà. Qu'appelle-t-on remarcher ? Quels sont les patients concernés ? Ces techniques font-elles mieux que les aides qui existent déjà ?

Qu'appelle-t-on remarcher ?

« Marcher » est un terme générique trop imprécis dans le domaine de la rééducation. Il y a un fossé entre marcher à 5 km/h, monter des escaliers, garder l'équilibre sur un terrain instable et faire quelques pas à domicile avec un déambulateur.

Des premiers pas

Dans la plupart des cas, les patients qui participent à ces études parviennent à faire quelques pas ou à améliorer leur vitesse de marche s'ils marchaient déjà un peu avant, mais on ne peut pas encore vraiment parler de « marche » au sens où nous l'entendons. On s'aperçoit que cela n'a pas changé leur mode de déplacement, qu'ils continuent d'avoir besoin de leur fauteuil roulant, de leurs cannes ou d'un déambulateur. Cependant, des études dans des situations de vie quotidienne commencent à voir le jour et permettront d'évaluer l'impact de ces dispositifs sur la qualité de vie.

Le cas de l'exosquelette

La marche avec un exosquelette reste laborieuse, possible uniquement sur terrain plat. L'usage de cannes ou la sécurité d'une attache (suspension en hauteur équipant les salles de rééducation) est souvent nécessaire, car le dispositif n'est pas encore suffisamment auto-équilibrant. Les patients ont généralement besoin de l'aide d'une tierce personne pour s'y installer. Et il faut le retirer pour aller aux toilettes, par exemple. Les exosquelettes sont encore très peu pratiques au quotidien, ils ne permettent pas aux personnes en situation de handicap de gagner en autonomie alors que leur souhait est de dépendre le moins possible d'une aide humaine.

Pour quels patients ?

Peu de patients sont pour l'instant éligibles à ces technologies du futur.

Paraplégie : plusieurs cas de figure

Dans le langage courant, on utilise le même terme de « paraplégie » pour désigner des tableaux différents, ce qui prête à confusion. En médecine, la paraplégie désigne la paralysie des membres inférieurs, et la paraparésie, une faiblesse des membres inférieurs. S'ajoute à cette distinction la notion de lésion médullaire (de la moelle épinière) complète ou incomplète, qui prend aussi en compte les capacités sensorielles. Les lésions incomplètes représentent environ les deux tiers des lésions médullaires. Ainsi, dans certaines études, les participants n'étaient pas complètement paralysés, et certains pouvaient même marcher (avec des restrictions) avant l'intervention.

Les participants aux études

L'inclusion dans ces études comporte des prérequis qui limitent le nombre de personnes qui pourraient potentiellement bénéficier de ces thérapies. La plupart des essais s'adressent actuellement à des sujets jeunes et sportifs, qui sont en capacité de supporter un entraînement intense sur les plans physique et moral. Il faut aussi que les lésions soient stabilisées et que la récupération via des méthodes classiques de rééducation n'apporte plus de bénéfice.

Évaluer le rapport bénéfices-risques pour le patient

Pour les médecins, il est difficile de faire des pronostics concernant la marche pour un patient donné. Cela explique les témoignages de personnes auxquelles on avait prédit « *qu'elles ne remarcheraient jamais* » et qui finalement récupèrent en partie cette fonction. Cette variabilité complique les études menées sur des technologies expérimentales : il n'est pas légitime de proposer une intervention qu'on connaît mal et qui pourrait pénaliser la récupération spontanée. À l'heure actuelle, la majorité des études font appel à des personnes qui présentent une lésion médullaire de plusieurs mois voire années, dont on est sûr qu'elle est stable et pour laquelle le rapport bénéfices-risques penche plus en faveur d'une intervention.

Cette démarche conduit à recruter des candidats à un stade où la moelle épinière, les muscles voire le cortex cérébral se sont beaucoup remaniés suite à la lésion. Cependant, dans la mesure où ces techniques et leurs risques éventuels sont de mieux en mieux connus, on devrait voir dans les prochaines années une nouvelle vague d'études menées chez des patients qui en sont à une phase précoce après la lésion, ce qui pourrait optimiser l'efficacité des interventions et les chances de récupération.

La qualité de vie passe par la fonction, pas par la normalisation

Historiquement, on insistait beaucoup sur la rééducation, c'est-à-dire le retour à une certaine normalité : retrouver la marche, par exemple. Puis il a fallu se rendre à l'évidence : pour certains patients, cette stratégie est une impasse. Quel que soit le nombre d'heures passées en rééducation, quelle que soit leur immense motivation, ils ne pourront pas retrouver une marche fonctionnelle. Finalement, des études ont montré que, ce qui compte le plus pour la qualité de vie, c'est de retrouver la fonction. L'objectif n'est donc plus forcément de marcher, mais de se déplacer, quel que soit le moyen, car c'est cela qui est primordial pour reprendre ses loisirs, sa vie sociale et professionnelle. Placer la fonction au cœur du projet de soins est devenu le mantra de la médecine physique et de réadaptation, spécialité qui prend en charge les personnes présentant des séquelles de maladie. Le but principal n'est plus de guérir, mais bien de construire un projet de vie personnalisé, en accord avec les objectifs de la personne en situation de handicap, pour qu'elle puisse avoir la meilleure qualité de vie possible.

Cependant, certaines limites s'effacent à mesure des progrès techniques. Entre 2018 et 2022, dates de publication de ses essais de neurostimulation de la moelle épinière, l'équipe suisse de l'École polytechnique fédérale de Lausanne a amélioré les implants, ce qui laisse espérer un élargissement des personnes pouvant bénéficier de ce dispositif. Elle a ainsi obtenu de meilleurs résultats chez des patients présentant une paralysie complète et créé de nouvelles fonctions comme le contrôle des muscles du dos, indispensable pour supporter l'entraînement à la marche.

Le fauteuil roulant, plus performant

Pour qu'une découverte s'impose sur le terrain comme une révolution thérapeutique, il faut soit qu'elle fasse mieux que les aides techniques existantes, soit qu'elle nécessite moins de contraintes en termes d'ergonomie ou de coût. À ce jour, les aides high-tech ne sont pas compétitives : un fauteuil va plus vite et plus loin qu'un exosquelette, il est bien moins cher et plus facile d'installation. Concernant la possibilité de se mettre debout, certains fauteuils proposent déjà une fonction de verticalisation, qui permet par exemple d'accéder à des objets en hauteur.

Le ratio coût-bénéfice fonctionnel reste donc un problème majeur : une partie des études très médiatisées disposaient de budgets très élevés. Et, même si l'on peut espérer réduire ces coûts en standardisant les procédures, il faudra que les bénéfices fonctionnels soient significatifs pour que les systèmes de santé acceptent leur remboursement.

Des techniques utilisées en rééducation

À ce jour, la récupération de la marche après une lésion médullaire, lorsqu'elle doit survenir, est essentiellement spontanée, guidée par l'entraînement en kinésithérapie et complétée par la réadaptation avec la mise en place d'aides techniques. Si les technologies de pointe peinent à trouver leur place à domicile pour améliorer la qualité de vie, certaines d'entre elles commencent à se frayer un chemin comme outils de rééducation.

Les exosquelettes dans les centres de rééducation

Des exosquelettes sont aujourd'hui utilisés dans des centres de rééducation pour entraîner à la marche des patients qui peuvent déjà faire quelques pas, mais trop difficilement pour se passer d'aide humaine. Ils permettent un entraînement plus long, et épargnent le dos des kinésithérapeutes.

Ces technologies pourraient également permettre aux patients de conserver une activité physique, et ainsi de bénéficier des effets positifs du sport sur le moral ou la prévention cardiovasculaire. La première salle de sport française dédiée aux personnes en situation de handicap, ouverte en 2018 à Lyon, propose ainsi plusieurs de ces dispositifs. Ces usages peuvent paraître un peu détournés de leur objectif initial. Néanmoins, ils pourraient aider les scientifiques, grâce au retour que leur feront les utilisateurs, à perfectionner leurs outils dans l'espoir d'une utilisation future pour la vie quotidienne.

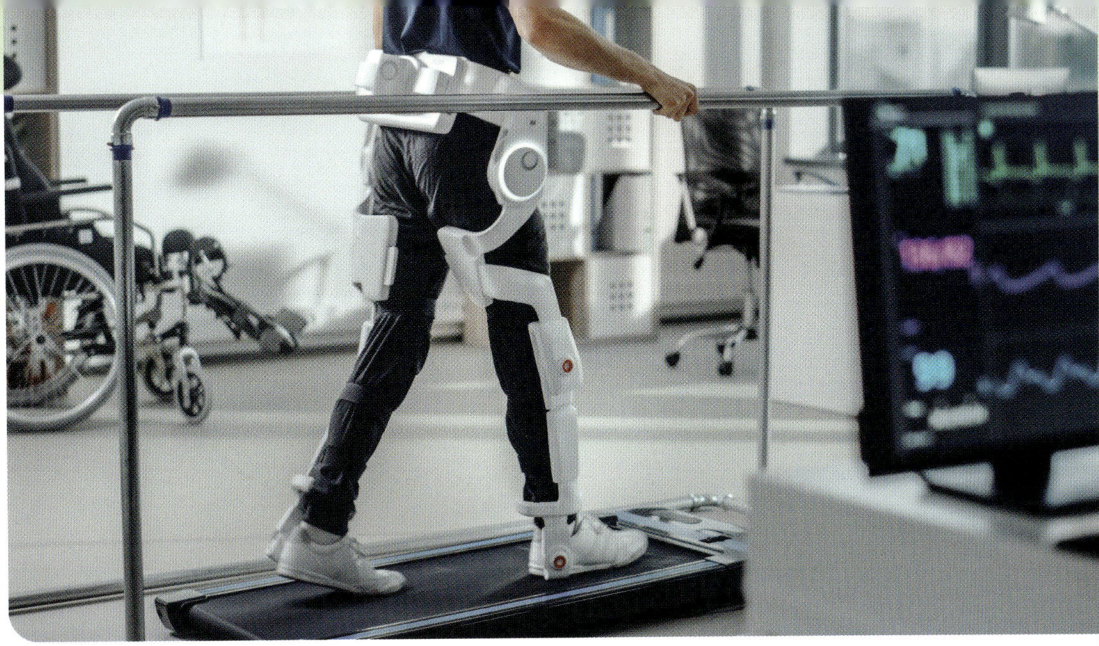

L'avenir

Si les perspectives d'application restent lointaines, ces voies de recherche suscitent néanmoins des espoirs.

Une voie prometteuse : l'association de plusieurs approches

Pour parvenir à des améliorations significatives, il faudra probablement combiner différentes techniques. Des essais ont d'ores et déjà été réalisés chez l'animal, avec un dispositif d'électrostimulation de la moelle contrôlé par une interface cerveau-machine. L'électrostimulation pourrait également être un moyen de guider la régénération de la moelle épinière par des cellules souches. Les progrès immenses réalisés par l'intelligence artificielle pourraient permettre d'optimiser ces dispositifs : on peut ainsi imaginer que des exosquelettes « semi-autonomes » verront le jour, qu'ils seront capables de s'adapter seuls à l'environnement un peu à la manière des véhicules autonomes.

À quel horizon ?

Il est difficile d'avoir une idée des délais dans lesquels ces technologies pourront permettre la marche en vie réelle, compte tenu de la complexité à la fois de la bipédie et du fonctionnement du système nerveux. En revanche, dans un futur proche, il est probable que les aides techniques classiques profiteront d'améliorations liées à ces recherches, permettant de surmonter une partie de leurs limites. On pense notamment aux fauteuils roulants, dont certains (encore rares) peuvent monter les escaliers, et qui pourraient bénéficier de technologies issues des avancées en intelligence artificielle.

Améliorer l'insertion

Enfin, il faut espérer en parallèle une évolution sociétale qui permette de diminuer l'exclusion de celles et ceux qui, quels que soient les progrès technologiques, ne pourront pas marcher ou remarcher : oui, on peut être heureux sans pouvoir marcher, mais c'est plus facile si la société est organisée pour cela. ■

Pas seulement la marche

La paralysie des jambes est la séquelle la plus visible de l'atteinte de la moelle épinière. Elle est bien sûr invalidante, mais, quand on demande aux patients ce qu'ils souhaiteraient le plus récupérer, la marche n'est pas forcément citée en premier. De fait, d'autres atteintes peuvent être très invalidantes : la perte de la continence urinaire ou anale peut être très gênante en société, même si on sait de mieux en mieux la prendre en charge. La sexualité peut également être impactée. Certains patients peuvent aussi présenter des douleurs intenses ou l'impossibilité d'être au fauteuil suite à des hypotensions artérielles dont le retentissement général sur l'autonomie est plus important que la paralysie elle-même.

L'espérance de vie en France : une progression continue ?

En 2019, année plus représentative que 2020 et 2021 en raison du Covid-19, l'espérance de vie en France était estimée à 79,7 ans pour les hommes et 85,6 ans pour les femmes. La tendance à la hausse de cet indicateur est bien réelle depuis la fin du XIXe siècle. Mais sa dynamique varie en fonction de nombreux facteurs, et il est difficile d'établir des projections.

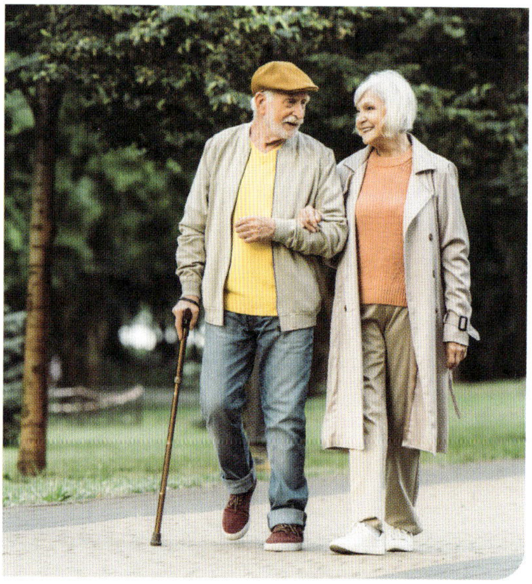

L'espérance de vie, un indicateur théorique...

Au sein de la population française, l'espérance de vie était de moins de 45 ans à la fin du XIXe siècle. Cela n'a pas empêché Jeanne Calment, née en 1875, d'atteindre l'âge vénérable de 122 ans. C'est que cet indicateur n'est en rien une prévision mais correspond à l'âge moyen qu'un nouveau-né peut espérer atteindre, calculé en fonction des conditions de mortalité par âge au moment de sa naissance.

L'espérance de vie est soumise à de nombreuses influences. Les tendances de fond sont liées principalement aux progrès du niveau de vie, de l'accès aux soins et de la médecine. Mais l'espérance de vie à la naissance peut aussi chuter de façon imprévisible suite à une guerre, à une famine ou à une épidémie comme celle du Covid.

L'inégalité hommes/femmes

Si les femmes vivent un peu plus longtemps que les hommes, c'est que leurs facteurs de risque ne sont pas strictement identiques. Les hommes seraient ainsi plus exposés à la mortalité liée aux accidents de la route ou du travail ; les femmes ont eu par le passé moins de comportements à risque de type tabagisme ou alcoolisme, et elles sont en général plus attentives à leur suivi médical.

Des estimations « générationnelles »

Selon l'Insee (Institut national de la statistique et des études économiques), l'espérance de vie d'une petite fille née en 2019 était de 85,6 ans et celle d'un petit garçon de 79,7 ans. Mais les femmes et les hommes âgés de 65 ans cette même année 2019 pouvaient respectivement espérer vivre jusqu'à 88,4 et 84,6 ans, ayant échappé à diverses causes de décès qui auraient pu les toucher plus précocement. Le calcul du nombre d'années restant à vivre lorsqu'on a atteint 20, 40, 60 ou 80 ans diffère de celui de l'espérance de vie à la naissance, la mortalité à des âges antérieurs n'entrant plus en ligne de compte.

Des tendances à la hausse

On vit de plus en plus longtemps en France. La hausse a été continue depuis un siècle et demi, hormis durant les deux guerres mondiales ou lors d'événements dévastateurs comme l'épidémie de grippe espagnole de 1918-1920. À partir de 1947, elle s'est même accélérée, l'espérance de vie augmentant de trois mois par an en moyenne. Toutefois, son évolution semble ralentir depuis quelques années.

Une dynamique complexe

La hausse de l'espérance de vie a d'abord été liée à l'amélioration de l'hygiène et aux progrès dans la lutte contre les microbes, ainsi qu'à la mise en place de politiques de protection de la petite enfance. Dans la seconde moitié du XXe siècle, le recul de la mortalité infantile a joué un rôle majeur dans cette dynamique.

Depuis une vingtaine d'années, les gains d'espérance de vie sont essentiellement liés à une baisse de la mortalité aux âges élevés, due surtout aux progrès intervenus dans le traitement des maladies cardiovasculaires et des cancers. Entre 2009 et 2019, l'espérance de vie à 60 ans a ainsi augmenté d'un an environ. La mortalité infantile, quant à elle, est désormais stabilisée à des niveaux très bas.

Peut-on prédire l'avenir ?

L'exercice est difficile... En 2015, il a suffi d'un sévère épisode grippal, suivi d'une canicule estivale et d'un épisode de froid à l'automne, pour que l'espérance de vie à la naissance recule. La pandémie de Covid-19 lui a donné un nouveau coup de boutoir en 2020 (– 0,4 an pour les femmes et – 0,5 an pour les hommes). En 2021, la situation s'est améliorée, sans revenir au niveau de 2019.

Projections à long terme

Sur le long terme, les démographes cherchent à repérer des tendances structurelles. Certains facteurs sont encourageants, comme le recul du tabagisme ou l'augmentation de l'espérance de vie aux très grands âges. Dans ses projections de population à l'horizon 2070 établies en 2016, l'Insee tablait ainsi sur une espérance de vie de 93 ans pour les femmes et de 90,1 ans pour les hommes.

Quelles avancées médicales ?

Il est probable qu'émerge une médecine plus personnalisée et plus efficace. En revanche, il est difficile de prévoir quelles seront les avancées de la recherche dans la lutte contre le cancer notamment... De plus, les interrogations quant aux maladies émergentes sont bien réelles.

Le poids du niveau de vie

D'ores et déjà, on constate de fortes inégalités de l'espérance de vie en fonction du niveau de vie. Sur la période 2012-2016, l'Insee pointait un écart allant jusqu'à 12,7 ans entre les plus faibles et les plus forts revenus. Pour vivre plus longtemps, il faudrait donc vivre mieux...

Vieillir en bonne santé

Le Graal serait bien sûr d'avoir l'assurance de vivre vieux mais aussi en bonne santé. À quoi sert d'atteindre un âge canonique si l'on est lourdement handicapé dans sa vie quotidienne par des incapacités de toutes sortes ? Selon l'Insee, fin 2020, l'espérance de vie en bonne santé – c'est-à-dire sans limitation irréversible d'activité dans la vie quotidienne ni incapacités – à la naissance des hommes était de 63,7 ans, et celle des femmes de 64,6 ans. Même s'il ne s'agit que d'une moyenne, trop nombreux sont toujours ceux qui vivent une retraite grevée par des problèmes de santé. Et, là encore, les inégalités sociales jouent un rôle criant. ■

La vieillesse, une maladie qui se soigne ?

Vivra-t-on un jour dans un monde peuplé de « supercentenaires » ? Difficile de savoir si ce scénario relève de la science ou de la science-fiction. Si on peut raisonnablement espérer de la recherche médicale la mise au point de traitements plus efficaces, force est de constater que la cure de jouvence qui permettrait de ralentir le vieillissement biologique n'existe pas encore. Certes, l'essor de la médecine régénérative (voir p. 227), la transplantation d'organes artificiels, le développement des exosquelettes dirigés par des interfaces cerveau-machine (voir p. 230), etc., dessinent de nouvelles perspectives.

Mais, même si le transhumanisme – qui prône l'avènement d'une humanité transformée et promet, sinon d'atteindre l'immortalité, du moins de suspendre la course du temps – génère des investissements colossaux, les succès concrets sont rares... Quoi qu'il en soit, la médecine anti-âge interroge nos conceptions de l'homme et de la société, et une véritable réflexion éthique est nécessaire pour éviter que le rêve ne se transforme en cauchemar.

Nutrition et hygiène de vie

Le bio, meilleur pour la santé… Est-ce démontré ?

Si le bio est réputé protecteur pour la santé, c'est essentiellement en raison d'un recours limité aux pesticides. De nombreuses études confirment leur dangerosité et leurs méfaits sur la santé – et donc les atouts sanitaires du bio.

Moins de résidus de pesticides dans le bio

En agriculture bio, les produits phytosanitaires de synthèse (engrais, herbicides, fongicides, insecticides) sont interdits. Ne sont autorisés que des substances et fertilisants naturels comme certains extraits de plantes, des préparations à base de sels minéraux comme le cuivre ou le soufre, ainsi que le fumier ou le compost. L'exposition aux pesticides ou à leurs résidus est donc nettement moindre aussi bien pour les agriculteurs et leur entourage que pour les consommateurs. En ce qui concerne l'élevage, l'alimentation des animaux étant bio à 95 % minimum (100 % pour les herbivores), leur chair concentre aussi en principe moins de pesticides.

La toxicité des pesticides : quelles preuves ?

De multiples études s'intéressent aux conséquences des pesticides sur la santé.

Pour les agriculteurs et les riverains

La toxicité des pesticides ne fait guère de doute pour les agriculteurs qui les manipulent et les épandent ainsi que pour leur famille et pour les riverains, notamment les enfants, qui y sont exposés via l'air et l'eau contaminés. Le lien avec la maladie de Parkinson, le lymphome non hodgkinien, le myélome multiple, le cancer de la prostate est établi. Et un rapport de l'Inserm (Institut national de la santé et de la recherche médicale) publié en 2021 aggrave le tableau en ajoutant les troubles cognitifs, la BPCO (pneumopathie chronique), ainsi que des troubles neurodéveloppementaux, des leucémies et des cancers du système nerveux central chez les enfants de femmes exposées durant leur grossesse.

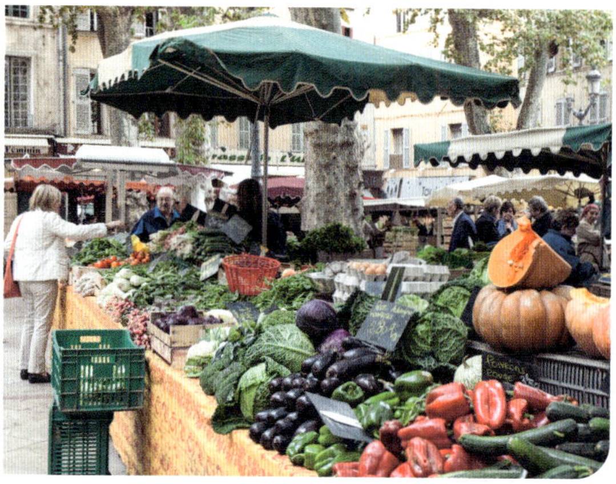

Pour la population générale

L'exposition n'est pas seulement liée aux aliments, elle comprend aussi les effets de la pollution de l'eau et de l'air par des pesticides. Le lien de cause à effet est plus complexe à démontrer. Les données sont généralement issues d'études d'observation dans lesquelles des questionnaires sont adressés à intervalles réguliers à des participants comme ceux de la cohorte NutriNet-Santé (voir ci-après). Après des années de suivi, des associations peuvent apparaître entre un mode alimentaire – en l'occurrence bio – et la survenue plus ou moins fréquente de telle ou telle maladie. Ces études font apparaître des associations, mais pas forcément des liens de causalité car d'autres facteurs peuvent jouer, comme le fait que les consommateurs réguliers de produits biologiques ont très probablement

Le cuivre dans le bio, à limiter

L'usage de cuivre et de ses dérivés, autorisé en bio, est critiqué pour son impact sur l'environnement et sur la santé. En 2019, l'Union européenne a renouvelé l'autorisation des composés du cuivre pour sept ans, mais a restreint les quantités applicables et réaffirmé leur statut de « *candidats à la substitution* » (des alternatives doivent être trouvées).

Moins d'antibiotiques dans les produits animaux bio

L'usage d'antibiotiques étant limité dans le cahier des charges bio, la viande ou le poisson bio renferment moins de résidus d'antibiotiques. L'élevage bio participerait ainsi moins au phénomène d'antibiorésistance (voir p. 169) que l'élevage conventionnel.

une alimentation plus saine (plus de produits végétaux, moins de charcuterie ou de boissons sucrées, etc.) ou que les participants aux études prêtent a priori plus d'attention à leur santé.
En dépit de ces incertitudes, il semble de plus en plus avéré que les résidus de pesticides ingérés sont mauvais pour la santé. Une étude épidémiologique publiée en 2018, menée sur 69 000 personnes de la cohorte NutriNet-Santé, relève un moindre risque de certains cancers (cancer du sein après la ménopause, lymphome non hodgkinien) chez les grands consommateurs de bio. Fin 2020, des données également issues de cette cohorte suggèrent un rôle bénéfique de la consommation de produits bio sur le risque de développer un diabète de type 2, surtout chez les femmes.
Enfin, il existe un lien, avec un niveau de présomption fort, entre l'exposition au chlordécone et le cancer de la prostate dans la population antillaise (voir p. 68).

Limiter l'exposition aux pesticides

Si la dangerosité des pesticides présents résiduellement dans les aliments fait encore débat, les autorités de santé recommandent, par précaution, de *« privilégier les fruits et légumes cultivés selon des modes de production diminuant l'exposition aux pesticides »*.

Privilégier le bio

Dans cette perspective, le choix du bio se révèle particulièrement intéressant pour les variétés qui subissent le plus de traitements en agriculture conventionnelle : cerise, raisin, pêche/nectarine, fraise, abricot, poire, pomme pour les fruits ; céleri, salade verte, endive, poireau, poivron, haricots pour les légumes. Mieux vaut aussi opter pour des agrumes bio ou « non traités après récolte » si on prélève le zeste. Pour les céréales complètes (riz, farine, pain...), le bio est préférable car les pesticides sont concentrés dans l'enveloppe des graines, conservée dans les produits non raffinés.

Qualité nutritionnelle : le bio fait-il la différence ?

Les produits bio contiennent-ils davantage de composés bénéfiques (vitamines, sels minéraux, antioxydants...) ? La comparaison avec des produits équivalents de l'agriculture conventionnelle donne des résultats inconstants. Certaines analyses montrent un léger avantage côté bio pour la teneur en antioxydants des fruits, légumes et céréales ou pour la teneur en acides gras oméga 3 du lait, des œufs ou de la viande bio, mais sans différence significative ou généralisable et sans gain pour les vitamines et les minéraux. La valeur nutritionnelle des végétaux est peut-être influencée par les spécificités du bio, mais elle l'est davantage par la qualité des sols, la météo, la densité de culture, la cueillette à bonne maturité ou la durée du stockage.

Privilégier les produits bruts

Manger bio ne signifie pas manger équilibré : les produits industriels ultratransformés bio peuvent être tout aussi gras, salés, sucrés que leurs homologues traditionnels. Que l'on opte pour du bio ou non, le premier critère d'une alimentation saine reste le choix des menus : beaucoup de végétaux (fruits, légumes, légumineuses, céréales complètes), peu de viande, des bonnes graisses, etc. ■

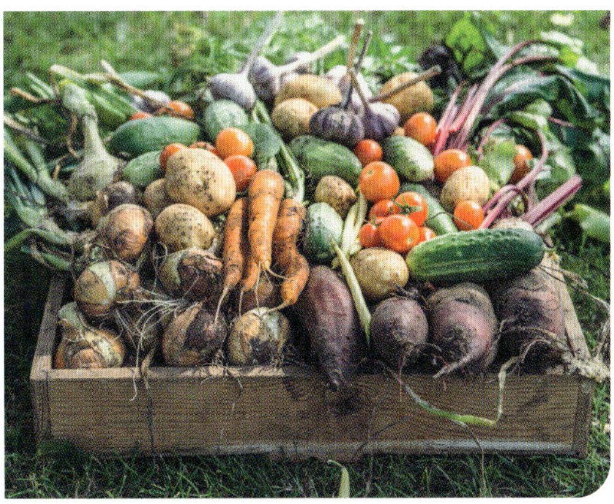

La cuisson détruit les vitamines des légumes. Mieux vaut les manger crus ?

La chaleur altère une partie des vitamines des légumes, mais la façon de préparer et de cuire ces végétaux peut limiter les pertes en micronutriments (vitamines mais aussi sels minéraux et antioxydants). Et la cuisson est bénéfique : elle permet de consommer de nombreux végétaux non comestibles en l'état et améliore leur digestibilité.

Des vitamines sensibles à la cuisson

La cuisson, tout comme les procédés thermiques de conservation (pasteurisation, stérilisation), altère une partie des vitamines. Cette dégradation est variable et ne provient pas seulement de la chaleur.
Elle est également liée à l'exposition à la lumière quand on épluche ou découpe les légumes, ainsi qu'au caractère soluble d'une partie des vitamines (C et B), des sels minéraux et de certains antioxydants comme les flavonoïdes. La cuisson à l'eau génère ainsi un lessivage qui appauvrit la qualité nutritionnelle des végétaux.

Alterner le cru et le cuit

S'il est vrai que la cuisson des végétaux détruit une partie de leurs micronutriments, elle est indispensable à l'équilibre et à la diversité de l'alimentation. Le Programme national nutrition santé (PNNS) recommande de consommer cinq portions de fruits et légumes par jour, sous toutes leurs formes (frais, surgelés, en conserve) et en variant le cru et le cuit.
La cuisson présente d'indéniables avantages nutritionnels. Bien évidemment, elle rend comestibles ou mangeables quantité de denrées végétales (pommes de terre, céréales, légumineuses, haricots verts, asperges, etc.) et les rend plus digestes. En effet, les fibres des crudités peuvent être irritantes pour le côlon et provoquer douleurs et ballonnements si on en consomme trop. Alterner le cru (crudités, fruits frais) et le cuit vous fait profiter de leurs avantages respectifs.

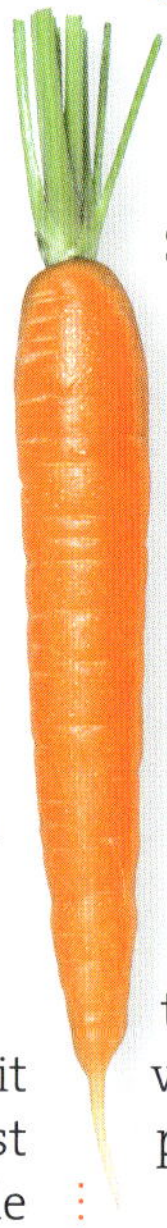

Les bons gestes pour préserver les vitamines

- Limitez la durée de conservation en achetant les fruits et légumes au fur et à mesure. N'oubliez pas que les légumes surgelés peuvent être mieux pourvus en vitamines que des légumes frais longuement stockés (voir p. 241).
- Conservez les légumes à l'abri de la lumière et emballés, au réfrigérateur ou dans une cave.
- Lavez-les brièvement à l'eau courante. Dans la mesure du possible, ne les épluchez pas (opter pour du bio permet d'éviter les pesticides chimiques) et faites-les cuire entiers. Sinon, ne les pelez pas à l'avance.
- Privilégiez la cuisson à la vapeur, qui préserve les sels minéraux et une partie des vitamines. C'est aussi une cuisson douce qui attendrit les fibres, les rendant plus digestes. Les cuissons brèves et vives de type sauté ou wok sont également conseillées, les légumes étant consommés « al dente ». Si vous utilisez des légumes surgelés, vous pouvez les cuire ou les réchauffer directement sans les décongeler au préalable pour limiter les pertes vitaminiques. Évitez les cuissons à très haute température de type friture ou dans un grand volume d'eau, sauf si vous utilisez le liquide pour préparer une soupe ou un bouillon. ■

Et les denrées animales crues ?

Aujourd'hui, la mode est au cru, on consomme de plus en plus de sushis et autres tartares. Ces aliments crus ne sont pas sans danger. En 2017, l'Anses (Agence nationale de sécurité sanitaire de l'alimentation, de l'environnement et du travail) alertait sur les risques liés à la consommation des œufs, de la viande, du poisson et des mollusques crus. En effet, la cuisson reste la méthode de choix pour éliminer les bactéries telles que *Escherichia coli*, *Listeria* ou *Campylobacter*, responsables de toxi-infections alimentaires plus ou moins graves.

Les légumes et fruits surgelés sont-ils aussi sains que les frais ?

Contrairement à une idée répandue, les légumes et fruits surgelés valent les frais : leur qualité nutritionnelle n'est pas moins bonne, bien au contraire.

La qualité nutritionnelle est bien préservée

Déjà lavés, épluchés et coupés, les légumes et fruits surgelés sont commodes, disponibles toute l'année, parfois meilleur marché que les frais. Du point de vue nutritionnel, ils sont satisfaisants et peuvent même se révéler plus riches en vitamines ou en antioxydants.

Le froid stabilise, le stockage altère

La surgélation se fait dans les heures qui suivent la récolte, avant la dégradation des végétaux. La rapidité de traitement, le froid et l'emballage opaque stabilisent et protègent les vitamines (C, B9, notamment) et les antioxydants, sensibles à l'air, à la lumière ou à la température ambiante.
Il en va autrement des légumes ou des fruits frais, sauf à disposer d'un potager. Ils transitent de l'agriculteur au grossiste avant d'être exposés sur les étals puis stockés chez le consommateur. Les micronutriments se dégradent alors, y compris au réfrigérateur.

Le blanchiment des légumes surgelés : une perte de micronutriments ?

Avant la congélation, la plupart des légumes subissent un blanchiment. Le traitement rapide à haute température est surtout réalisé pour inhiber les enzymes qui altèrent les végétaux. La chaleur diminue les teneurs en vitamines, mais ces dernières se stabilisent ensuite. Et les haricots verts, petits pois ou potiron achetés frais doivent aussi être cuits. À noter : certains fruits surgelés sont également blanchis, tandis que d'autres proposés crus sont traités avec de l'acide ascorbique (vitamine C) pour prévenir leur dégradation.

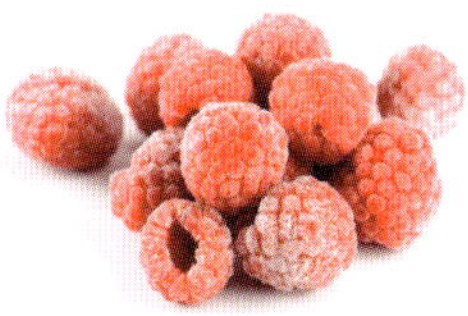

Une bonne alternative au frais

Santé publique France recommande de consommer au moins cinq fruits et légumes par jour. La priorité est donc de consommer le plus de végétaux possible, le mode de conservation passant au second plan. D'autant que les surgelés permettent aussi de profiter toute l'année d'une grande diversité végétale puisque, hormis les salades vertes, presque tous les légumes supportent bien sur le plan gustatif la congélation et la décongélation (ce qui est un peu moins vrai pour les fruits).

Les bons choix

Préférez les légumes bruts, seuls ou en mélange, plutôt que des poêlées cuisinées renfermant éventuellement des additifs, des ingrédients fractionnés (voir p. 255), du sel, voire du sucre. Évitez les cuissons à l'eau, optez plutôt pour la vapeur ou l'étouffée (récipient fermé).
Pour les fruits, évitez ceux avec ajout de sucre, de miel, d'amidon, etc.

Respectez la chaîne du froid

Achetez les surgelés en dernier, placez-les dans un sac isotherme. Vérifiez que la température de votre congélateur est inférieure à –18 °C et respectez la DDM (date de durabilité minimale), en général 24 mois, car au-delà la qualité nutritionnelle peut être dégradée. ■

Et les conserves ?

L'appertisation préserve globalement moins bien les vitamines et les minéraux en raison des traitements thermiques, mais les conserves de légumes bruts, non cuisinés, restent des alternatives pratiques et recommandées d'un point de vue nutritionnel. Rincez-les et jetez le jus de cuisson si vous devez faire attention à vos apports en sel. Les fruits en conserve sont eux trop souvent accompagnés d'un sirop très sucré.

Fibres : le plus est le mieux. Vraiment ?

Leurs bienfaits sur le transit intestinal sont bien connus, mais les fibres ont d'autres qualités santé. Les enquêtes alimentaires montrent que nous n'en consommons pas suffisamment. Pour bien faire, il faudrait en consommer en moyenne 50 % de plus.

Des fibres bonnes pour la santé

Les fibres sont les matières qui forment la paroi des cellules végétales. Leur particularité : elles ne sont ni digérées ni absorbées dans l'intestin grêle et passent intactes dans le côlon.

Deux familles de fibres

• Les fibres insolubles (cellulose, hémicellulose, lignine) ne se dissolvent pas, mais retiennent l'eau comme une éponge. Elles gonflent et s'humidifient, ce qui stimule les contractions intestinales, accélère le transit et facilite l'élimination des selles. On les trouve dans les céréales complètes, les légumes et les fruits (peau des pommes de terre, choux, brocolis, asperges, partie verte des poireaux, peau et graines des fruits…).

• Les fibres solubles (pectine, gommes, mucilages) forment une sorte de gel épais en se dissolvant dans l'eau au cours de la digestion. Elles donnent du volume aux selles, et ont un effet laxatif plus doux que celui des fibres insolubles. On les trouve dans les fruits et légumes, les légumineuses, les flocons d'avoine…

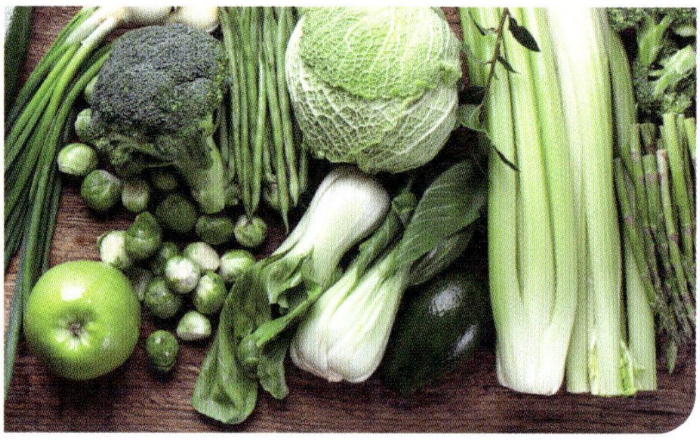

Des désagréments digestifs

• Les fibres insolubles peuvent irriter l'intestin et provoquer douleurs et ballonnements. La cuisson des fruits et légumes rend les fibres plus digestes, mais il suffit parfois de les peler ou de les épépiner.

• Les fibres solubles sont partiellement fermentées par des bactéries du côlon, ce qui peut provoquer ballonnements et flatulences. C'est souvent le cas avec les légumineuses, surtout les flageolets, les haricots secs et les fèves non décortiquées. Les lentilles sont les mieux supportées.

Les bienfaits santé

• Les fibres facilitent le transit intestinal et aident à lutter contre la constipation (voir p. 109).

• Elles sont associées à une diminution du risque de cancer colorectal, avec un niveau de preuve probable.

• Elles favorisent la satiété, aidant ainsi au contrôle du poids.

• Les fibres solubles ralentissent l'absorption des glucides et abaissent l'index glycémique des repas (voir p. 41), ce qui aide au contrôle de la glycémie (taux de glucose sanguin) si l'on est diabétique.

• Une consommation abondante de fibres est associée à un moindre risque cardiovasculaire.

• Les fibres, surtout solubles, participent à l'équilibre et à la diversité de la flore intestinale, ou microbiote (voir p. 106).

En consommer suffisamment

Il faudrait consommer 30 g de fibres par jour, alors que les apports moyens chez l'adulte seraient de 20 g selon l'étude INCA (étude Individuelle Nationale des Consommations Alimentaires) parue en 2017. Il est conseillé d'augmenter progressivement les apports pour habituer les intestins et éviter les désagréments digestifs. Un peu plus de fruits, de légumes et de céréales complètes, des légumineuses, quelques fruits séchés et oléagineux (figues, amandes avec la peau, etc.) permettent d'atteindre assez facilement la bonne dose. ■

Manger des légumineuses deux fois par semaine : nouveau diktat alimentaire ?

Les légumes secs ont la cote, et leurs bienfaits sont réels dans le cadre d'une alimentation équilibrée. Il n'y a donc pas de raison de s'en priver, mais on peut rester souple quant à la fréquence de leur consommation.

L'objectif ? En introduire plus dans son alimentation

Les légumineuses, ou légumes secs (lentilles, pois chiches, haricots secs rouges ou blancs), ont fait leur apparition dans le Programme national nutrition santé de façon récente en France (PNNS 4, 2019-2023). Le Haut Conseil de la santé publique (HCSP) recommande d'en consommer deux fois par semaine.

Mais les experts insistent sur le fait que, en matière de changement de régime alimentaire, chaque petit pas est important ! L'idée n'est donc pas de compter précisément, mais d'aller vers l'introduction de plus de légumineuses dans son alimentation.

Des vertus démontrées

Pour édicter ses recommandations, le HCSP s'est appuyé sur une expertise de l'Anses (Agence nationale de sécurité sanitaire de l'alimentation, de l'environnement et du travail) publiée en 2017. Celle-ci pointe la richesse en fibres des légumes secs. Or les fibres présentent de nombreux bienfaits : elles améliorent le confort digestif, rassasient, diminuent l'élévation de la glycémie après les repas.

Si les données disponibles ne sont pas suffisantes pour permettre d'établir un lien entre la seule consommation de légumineuses et la prévention de maladies chroniques comme le diabète de type 2 ou les maladies cardiovasculaires, ce lien s'avère de « probable » à « convaincant » pour des régimes comme le régime méditerranéen, qui fait la part belle aux légumes, fruits, céréales complètes et légumineuses.

Les légumineuses contiennent aussi des protéines végétales, qui, combinées à celles qu'apportent les produits céréaliers, peuvent être considérées comme des substituts des viandes et volailles. Elles sont donc intéressantes dans le cadre d'un régime végétarien.

Contre les désagréments digestifs

Les fibres dures présentes dans l'enveloppe des graines peuvent être difficiles à digérer. De plus, les légumineuses renferment des glucides particuliers qui fermentent dans l'intestin et sont susceptibles de provoquer ballonnements et flatulences (haricots, pois chiches et fèves, surtout). Il y a plusieurs façons d'éviter ces désagréments :

- Privilégiez les variétés à peau fine, comme les lentilles ou les pois cassés.
- Faites tremper les fèves et haricots secs et les pois chiches pendant quelques heures (selon les indications portées sur l'emballage) pour enlever une partie des substances responsables de flatulences (et réduire le temps de cuisson). Rincez-les avant de les faire cuire et n'ajoutez pas de sel pendant la cuisson pour que les graines s'attendrissent.
- Modulez les quantités selon votre tolérance digestive, en les associant à des céréales, légumes frais ou crudités. Sachez aussi que les flatulences peuvent diminuer dans le cadre d'une consommation régulière, car la flore intestinale s'adapte progressivement.
- Ne faites pas trop de réserves : les légumes secs se conservent assez bien, mais avec le temps ils peuvent devenir plus durs et moins digestes. ■

Le soja : une légumineuse… à consommer avec modération

On l'ignore souvent, mais le soja est aussi une légumineuse. Il est cependant conseillé d'en consommer de manière raisonnable (une portion par jour maximum), à cause des isoflavones qu'il contient et qui pourraient jouer un rôle de perturbateurs endocriniens.

Le régime végétarien peut parfaitement être équilibré. Vrai ou faux ?

Environ 5 % des Français suivent un régime excluant à des degrés divers les produits animaux. Dans sa pratique la plus répandue (avec lait et œufs), le régime végétarien permet de couvrir les besoins nutritionnels à quelques nuances près, mais il n'est pas forcément équilibré…

Une alimentation santé ?

Les régimes d'exclusion paraissent contraires à l'un des piliers de l'équilibre, qui consiste à diversifier son alimentation pour puiser dans chaque famille les nutriments et micronutriments nécessaires au fonctionnement de l'organisme. En réalité, dans le régime végétarien autorisant lait et œufs, aucune famille d'aliments n'est exclue : ni celle des laitages, ni celle de la viande ou du poisson puisque les œufs, au profil nutritionnel proche, en font partie.

Les seuls composants alimentaires qui peuvent faire défaut sont la vitamine B12 et les oméga 3 de type DHA et EPA (voir plus loin).

Des liens difficiles à établir

De nombreuses études suggèrent qu'un régime végétarien est associé à un moindre risque de surpoids, de diabète de type 2, d'hypertension artérielle, de maladie cardiovasculaire ou encore de cancer digestif. Cette association n'est pas forcément due à l'éviction des produits animaux, elle est peut-être liée au fait que les végétariens seraient plus soucieux de leur santé : moins de tabagisme, moins d'alcool, plus d'activité physique.

Ce portrait est cependant plus nuancé aujourd'hui. Une étude de suivi de la cohorte NutriNet-Santé (dispositif qui, depuis 2009, suit environ 170 000 volontaires) publiée en 2020 semble indiquer que les végétariens, surtout récents (les jeunes et ceux qui le sont depuis peu), ont souvent une consommation élevée d'aliments ultratransformés (galettes, steaks, boulettes végétales, plats tout prêts, voir p. 255). En cause, l'offre très vaste de produits industriels végétariens ou végétaliens qui auparavant n'existaient pas ou existaient de façon confidentielle mais aussi, peut-être, des motivations avant tout environnementales ou éthiques (bien-être animal), moins axées sur la santé personnelle. Or, la nourriture végétarienne peut être trop sucrée, trop salée, trop grasse, ultratransformée et chargée d'additifs.

Des besoins nutritionnels couverts ?

Plus le régime est restrictif (excluant aussi les œufs et le lait), plus le risque de carences est important.

Les protéines

Les protéines animales répondent mieux aux besoins humains que les protéines végétales, car elles possèdent les neuf acides aminés essentiels que l'organisme ne sait pas synthétiser. Les

Une exclusion des produits animaux à des degrés divers

Ces régimes répondent essentiellement à trois motivations : protection de l'environnement (impact de l'élevage sur le réchauffement climatique et la consommation d'eau), bien-être animal et préoccupations de santé.

- Le régime végétarien classique exclut la chair animale (viande, poisson, fruits de mer), mais en principe ni le lait ni les œufs (il existe des variantes).
- Le régime végétalien supprime aussi les œufs et le lait.
- Le véganisme est la suppression de tout ce qui est issu de l'animal, alimentaire ou non (laine, cuir…).

Le flexitarisme est une voie intermédiaire : végétariens qui consomment de la viande ou du poisson à l'occasion ou « omnivores » qui réduisent leur consommation de viande.

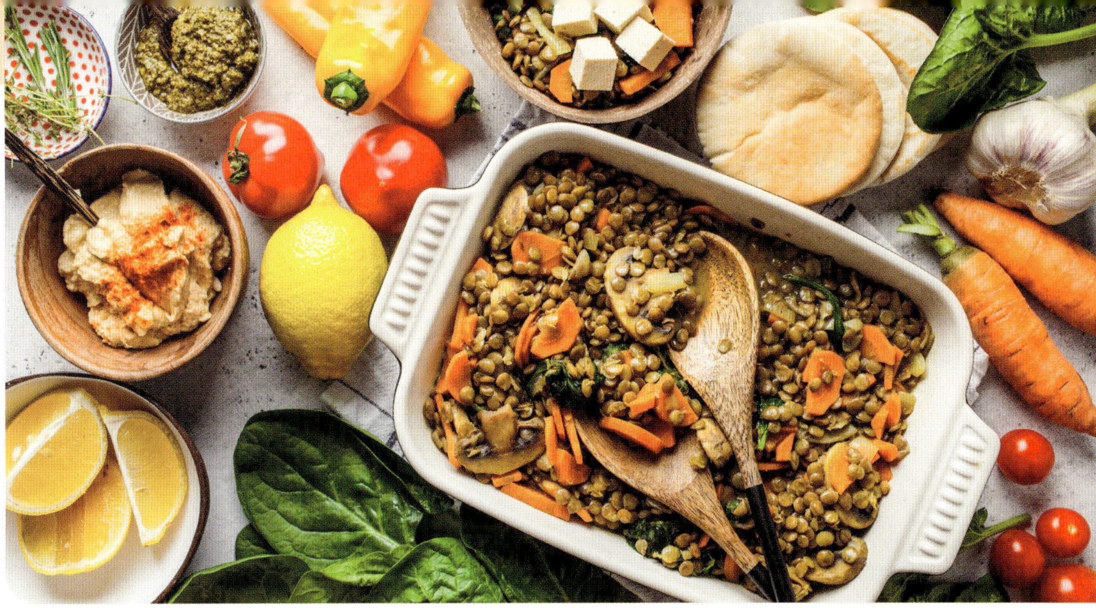

végétariens les trouveront dans les œufs et les laitages. Les végétaliens amélioreront la qualité nutritionnelle (valeur biologique) des protéines qu'ils ingèrent en associant des végétaux complémentaires, en l'occurrence des céréales et des légumineuses. Les premières fournissent de la méthionine, acide aminé qui manque aux légumineuses, et les secondes apportent de la lysine, qui fait défaut aux céréales.
Le soja, réputé pour sa bonne teneur en protéines, a un inconvénient : il contient des isoflavones, composés naturels qui ont une action en partie similaire à celle des œstrogènes. Faute de connaître leurs effets sur la santé – les résultats d'études sont contradictoires –, mieux vaut limiter sa consommation à une portion de produit à base de soja par jour.

Le fer, le zinc, le calcium, la vitamine D
Ces micronutriments sont surtout présents dans les produits animaux (fer et zinc dans la viande, calcium dans les laitages, vitamine D dans les poissons gras et les œufs). Le risque de carence dépend de la sévérité du régime (avec ou sans œufs et laitages) et des alternatives végétales.

- Le fer et le zinc contenus dans les végétaux sont moins bien absorbés par l'organisme que ceux issus de produits animaux. Les végétariens doivent veiller à couvrir leurs besoins en consommant davantage d'aliments à bonne teneur en fer et/ou en zinc (légumineuses, fruits oléagineux, graines de sésame, germe de blé...) et en adoptant des modes de préparation qui favorisent leur biodisponibilité. La consommation d'un aliment riche en vitamine C (jus de citron, persil, orange...), par exemple, améliorera l'absorption du fer d'un légume.
- Pour le calcium, l'éviction des laitages peut être compensée par d'autres sources : amandes, brocolis, choux, haricots secs, eaux minérales calciques...
- La vitamine D provient surtout des aliments animaux (poissons gras, jaune d'œuf), mais on en trouve aussi dans les céréales et les champignons. En outre, la majeure partie de la vitamine D utilisée par l'organisme est fabriquée par la peau sous l'action des rayons du soleil.

La vitamine B12
Les sources de vitamine B12 sont quasi exclusivement animales. Des compléments alimentaires sont nécessaires chez les végétaliens mais aussi chez la plupart des végétariens, même si les œufs et les laitages en renferment un peu. Parlez-en si nécessaire avec votre médecin traitant.

Les oméga 3 de type DHA et EPA
Ces oméga 3 se trouvent essentiellement dans les poissons gras (voir p. 248), raison pour laquelle il est recommandé d'en consommer une fois par semaine.
À noter : les enquêtes alimentaires de l'Anses (Agence nationale de sécurité sanitaire de l'alimentation, de l'environnement et du travail) indiquent que l'insuffisance d'apports en DHA et EPA concerne toute la population, et non pas seulement les végétariens. ■

La viande et la charcuterie sont cancérogènes. À prendre au pied de la lettre ?

La viande a été classée comme cancérogène probable et la charcuterie comme cancérogène certain. Mais ce classement ne signifie pas que le niveau de risque est identique à celui du tabac ou de l'alcool.

Une publication qui fait date

En 2015, le CIRC (Centre international de recherche sur le cancer), une agence de l'OMS (Organisation mondiale de la santé), classe la viande comme cancérogène probable et la viande transformée comme cancérogène certain. Cette association viande/charcuterie et cancer concerne essentiellement le cancer colorectal.

- Dans la catégorie « viande », le CIRC intègre toutes les viandes de mammifère : bœuf, agneau, mouton, veau, porc, gibier à poil. La volaille n'est donc pas comprise.
- Le terme « viande transformée » fait référence aux viandes traitées par salaison, fermentation, fumaison, autrement dit la charcuterie (jambons, saucissons, saucisses, bacon, pâtés...).

Probable pour la viande, certain pour la charcuterie

Lorsque le CIRC évalue la cancérogénicité éventuelle des produits auxquels nous sommes exposés, il les classe dans différents groupes selon le niveau de preuve dont il dispose. La viande est classée dans le groupe 2A (« agent probablement cancérogène »), tandis que la charcuterie est classée dans le groupe 1 (« agent cancérogène avéré ou certain ») – c'est le seul aliment appartenant à cette catégorie.

Pour la viande et selon les termes de l'OMS, cela signifie qu'« *une association positive a été observée entre l'exposition à la consommation de viande* [...] *et le cancer* », mais que d'autres explications ne peuvent être exclues. Tandis

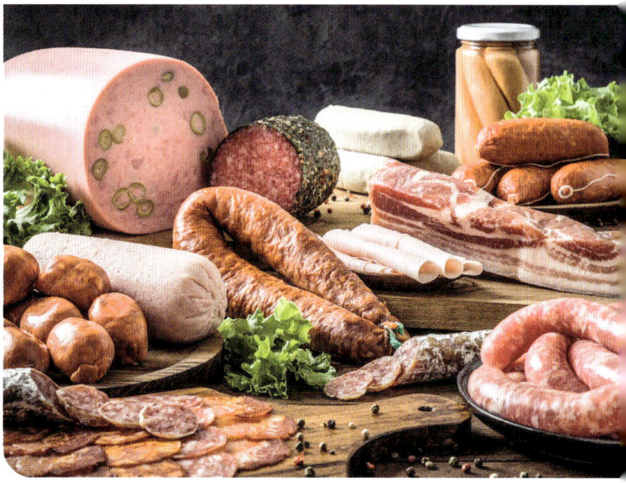

que, pour la charcuterie, les études montrent un lien convaincant.

Danger et niveau de risque

La charcuterie appartient au même groupe que le tabac, mais cela ne signifie pas que les deux sont tout aussi néfastes. Ce classement indique que la substance est dangereuse, mais il ne donne pas d'évaluation du niveau de risque. Autrement dit, si les études ont établi que la charcuterie présentait un danger, cela n'implique pas que le risque (la probabilité que le danger survienne) auquel les gros consommateurs sont exposés soit aussi important que celui qu'encourent les fumeurs.

Les mécanismes

Plusieurs mécanismes sont avancés pour expliquer cette cancérogénicité.

Le fer héminique

Le fer de la viande et de la viande transformée est dit héminique car il est présent dans l'hémoglobine du sang. Il est en partie absorbé pour répondre à nos besoins, mais le reste se retrouve dans le côlon, où il peut devenir toxique pour les muqueuses à la suite de diverses réactions chimiques (formation endogène de nitrosamines, peroxydation des lipides). Il serait encore plus toxique lorsqu'il est combiné aux sels nitrités.

Les sels nitrités de la charcuterie

Ces additifs sont employés comme conservateurs pour leur action antibactérienne, en particulier contre *Clostridium botulinum*, bactérie dont les toxines sont à l'origine du botulisme. Ils ont également pour effet d'accélérer les procédés de fabrication et de donner au jambon la coloration rosée à laquelle nous sommes habitués. Ils apparaissent sur l'étiquetage sous les appellations et codes suivants : nitrite de potassium (E249), nitrite de sodium (E250), nitrate de sodium (E251), nitrate de potassium ou salpêtre (E252). Associés aux composants de la viande (fer, amines), ils engendrent la formation de molécules cancérogènes comme les nitrosamines.

Des composés néoformés

La transformation des aliments peut engendrer la formation de nouvelles substances dites néoformées, dont certaines ont des effets toxiques. La viande cuite à très haute température génère l'apparition d'amines hétérocycliques. La cuisson au barbecue et au contact des flammes entraîne celle d'hydrocarbures aromatiques polycycliques (HAP), dont les benzopyrènes, classés « agents cancérogènes avérés ou certains » par le CIRC.

Les recommandations nutritionnelles

S'appuyant sur la publication du CIRC, le Haut Conseil de santé publique en France a émis des consignes de restriction pour la viande et la charcuterie.

La viande

Elle reste intéressante pour ses apports en protéines, en zinc, en fer et en vitamine B12. Les experts ont fixé la limite à 500 g par semaine, estimant que cette quantité n'exposait pas à une augmentation significative du risque. C'est un maximum, et non une portion satisfaisante à atteindre. Pour les autres repas, les alternatives sont la volaille, les œufs, le poisson, mais aussi les légumineuses (voir p. 243).

La charcuterie

Les recommandations sont plus sévères. La charcuterie ne présente pas d'atout nutritionnel, au contraire, et peut être supprimée sans exposer au moindre déséquilibre. Pour ceux qui ne peuvent pas s'en passer, la limite est de 150 g par semaine (l'équivalent de trois tranches de jambon cuit). ■

Charcuteries sans nitrites

La majorité des charcuteries renferment des nitrites ou nitrates, notamment le jambon cuit, les lardons, le bacon, le saucisson sec et le salami. Cependant, depuis la communication du CIRC en 2015, les fabricants développent des gammes sans nitrites ou nitrates.

- Une charcuterie « sans conservateurs » ne comprend pas de nitrites ni de nitrates. Le jambon de Parme, par exemple, est depuis 1993 élaboré sans aucun additif – mais il s'agit d'un jambon sec, dont la salaison permet plus facilement de se passer de conservateurs.
- La mention « sans nitrite » ou « zéro nitrite » signifie qu'aucun nitrite n'est intégré, ni par des additifs, ni par le biais de jus ou bouillons de légumes comme le céleri ou la blette, qui sont à haute teneur en nitrates et évoluent en nitrites en présence de ferments.

Dans les cas suivants, il est bon de ne pas se fier uniquement à la mention et de vérifier la liste des ingrédients.

- Dans les saucissons secs, la mention « sans nitrite ajouté » est autorisée par le Code des usages de la charcuterie même si des nitrates de sodium ou de potassium ou bien des bouillons de légumes riches en nitrates sont incorporés.
- Dans une charcuterie « sans sel nitrité », l'additif E250 est absent, mais il faut vérifier que d'autres sources de nitrites n'ont pas été ajoutées (bouillon de légumes, nitrate de potassium ou salpêtre, par exemple).

Le poisson : à consommer sans modération ?

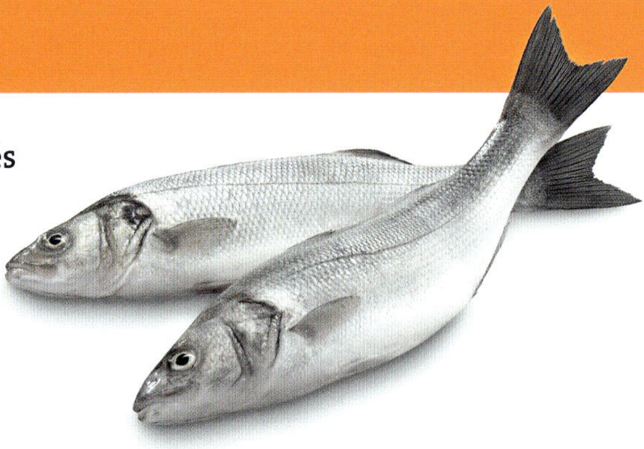

Les poissons possèdent des qualités nutritionnelles indéniables. Pour profiter de ces atouts tout en limitant l'exposition à certains polluants, il est conseillé d'en consommer deux fois par semaine – un poisson gras et un poisson maigre.

Des alliés santé

Les poissons offrent de bonnes qualités nutritionnelles.

Les poissons maigres

Ces poissons (cabillaud, sole, merlan, dorade…) renferment très peu de lipides (autour de 1 g pour 100 g chez la plupart), ils sont donc peu caloriques tout en apportant presque autant de protéines que la viande.
Ce sont de bonnes sources de sels minéraux et d'oligoéléments : iode, sélénium, ainsi que calcium, magnésium, phosphore et potassium, avec des teneurs variables selon les espèces. Et ils procurent des vitamines B, notamment la B12, uniquement présente dans les produits animaux.

Les poissons gras

Sources de protéines, les poissons gras (sardine, maquereau, saumon, thon…) sont plus riches en lipides, avec des teneurs variables d'une espèce à une autre – le thon est nettement moins gras que le saumon. Ces lipides sont en majorité insaturés (meilleurs que les graisses saturées de la plupart des viandes), et comprennent de précieux oméga 3 de type EPA et DHA différents de ceux que l'on trouve dans les végétaux (voir p. 221).
Autres atouts, les poissons gras sont les aliments qui concentrent le plus de vitamine D, ils apportent de la vitamine B12 et sont de bonnes sources d'iode et de sélénium (poissons de mer), ainsi que d'autres minéraux et oligoéléments : phosphore, fer (moins que la viande), zinc, calcium (sole, sardine, hareng).

Un problème de contamination

Les produits de la mer comme ceux des rivières peuvent être contaminés par différents polluants de l'eau. Le méthylmercure (forme méthylée du mercure, très toxique) peut se concentrer dans les organismes aquatiques, surtout au sommet de la chaîne alimentaire. Les poissons prédateurs sauvages (thon, lotte, bar, dorade, raie) sont donc plus susceptibles d'être contaminés.
Les PCB (polychlorobiphényles) et les dioxines se retrouvent surtout dans les poissons les plus gras (notamment l'anguille, mais aussi le saumon ou dans une moindre mesure les sardines), ainsi que dans certains poissons bioaccumulateurs (barbeau, carpe, brème, silure).

Les recommandations

Afin de profiter des bienfaits de la consommation de poisson tout en minimisant les risques en termes de polluants, l'Anses (Agence nationale de sécurité sanitaire de l'alimentation, de l'environnement et du travail) a émis des recommandations : en consommer deux fois par semaine, en associant un poisson gras (pour les oméga 3) et un poisson maigre, varier les espèces et les lieux d'approvisionnement, ne consommer qu'exceptionnellement de l'anguille, respecter les consignes locales de non-consommation pour la pêche de loisir.
L'Agence donne également des recommandations pour les populations les plus à risque (femmes enceintes, jeunes enfants, personnes âgées). Pour en savoir plus, consultez le site anses.fr. ■

Les œufs, c'est pas plus de trois par semaine. Un conseil dépassé ?

Le jaune d'œuf est riche en cholestérol, d'où cette consigne encore ancrée dans les esprits d'en limiter la consommation. En réalité, le cholestérol des aliments ne passe pas ou passe peu dans le sang : l'œuf est une denrée d'excellente qualité nutritionnelle, et il n'y a pas lieu de se restreindre.

Le jaune riche en cholestérol, et alors ?

Un œuf moyen (environ 60 g) renferme 350 à 440 mg de cholestérol, concentré dans le jaune. C'est l'aliment courant qui en contient le plus, avant la viande. De là vient cette recommandation ancienne des médecins, notamment cardiologues : « *Vous avez du cholestérol, ne dépassez pas deux-trois œufs par semaine.* »

Le cholestérol dans l'assiette n'est pas le cholestérol dans le sang

Or le cholestérol consommé n'est que peu absorbé par le sang. L'essentiel du cholestérol sanguin provient de la synthèse de ce lipide par le foie à partir des graisses saturées de l'alimentation (voir aussi p. 34). Il n'y a donc pas de raison de se rationner, sauf si l'on souffre d'hypercholestérolémie familiale, une maladie qui altère le métabolisme du cholestérol.

L'œuf : un bon profil lipidique

Le jaune contient des lipides en majorité mono-insaturés, plus recommandés que les graisses saturées pour la santé cardiovasculaire. Il renferme aussi un phospholipide appelé lécithine, intéressant en cuisine pour ses propriétés émulsifiantes, mais aussi dans le domaine de la santé par ses effets sur le métabolisme des graisses. Par ailleurs, la composition des matières grasses peut en partie être influencée par l'alimentation des poules : les œufs issus de poules dont la ration est enrichie avec des graines de lin, entre autres, peuvent ainsi renfermer des oméga 3.

À noter : le blanc (environ les deux tiers du poids d'un œuf) ne contient pas de cholestérol et quasiment pas de lipides (0,17 g pour 100 g).

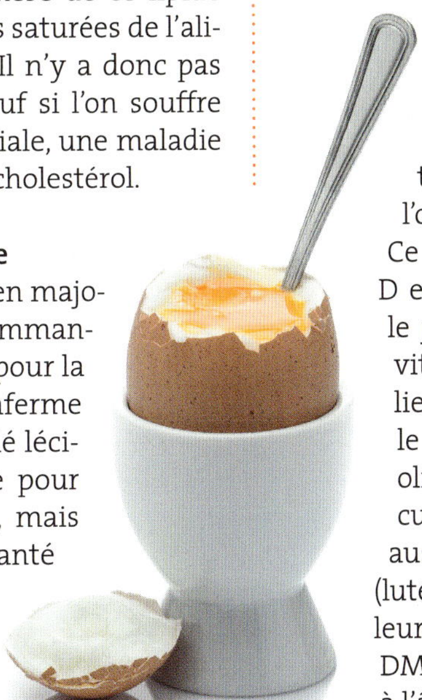

Une très bonne valeur nutritionnelle

Les œufs, le blanc comme le jaune, sont bien pourvus en protéines de bonne valeur biologique, apportant tous les acides aminés essentiels (que l'organisme ne fabrique pas).

Ce sont des sources de vitamines A, D et E (liposolubles), concentrées dans le jaune. Ils apportent également des vitamines du groupe B, en particulier la B12, mieux représentées dans le jaune, ainsi que des minéraux et oligoéléments (phosphore, fer, zinc, cuivre, sélénium…). Le jaune contient aussi des pigments caroténoïdes (lutéine, zéaxanthine), étudiés pour leurs possibles effets préventifs sur la DMLA (dégénérescence maculaire liée à l'âge). ■

Attention aux usages crus

Les œufs (comme la volaille) sont des vecteurs importants de toxi-infections dues aux salmonelles. C'est la raison pour laquelle il est recommandé aux personnes fragiles (jeunes enfants, personnes âgées ou immunodéprimées) ainsi qu'aux femmes enceintes d'éviter de manger des œufs crus (mayonnaise, tartare, mousse…) ou peu cuits (œuf coque), la cuisson détruisant ces bactéries. Pour tous, il est conseillé d'utiliser des œufs extrafrais (moins de neuf jours après la ponte) pour les usages crus ou peu cuits.

Le régime méditerranéen pour protéger son cœur. Info ou intox ?

Le régime méditerranéen est sans conteste bénéfique pour le cœur et les vaisseaux. Plus encore, il est considéré aujourd'hui comme un modèle d'alimentation santé. Il est d'ailleurs largement repris dans les recommandations nutritionnelles des autorités de santé.

Une diète modèle pour ses bienfaits sur la santé

Les effets protecteurs du régime méditerranéen (ou crétois) sur les maladies cardiovasculaires sont étayés par de nombreuses études depuis les années 1950. L'étude de Lyon, publiée à partir de 1994, a marqué les esprits en montrant que ce régime pouvait diminuer de façon significative les récidives d'infarctus du myocarde, bien mieux que les diètes pauvres en graisses alors préconisées. Bénéfique pour le cœur et les vaisseaux, le régime méditerranéen l'est également contre le surpoids et le diabète de type 2. Il pourrait aussi avoir un effet protecteur sur le déclin cognitif.

Ses atouts

Ses bienfaits sont liés à un ensemble de caractéristiques nutritionnelles : abondance de végétaux sources d'antioxydants (en particulier les polyphénols), de fibres, de micronutriments ; matières grasses de qualité et bon équilibre entre oméga 3 et oméga 6 (voir p. 221) ; modération calorique favorable au maintien d'un poids stable. S'ajoute le choix d'une cuisine simple à base d'aliments bruts, à l'opposé de l'alimentation industrielle actuelle.

Le modèle alimentaire méditerranéen

Inscrite au Patrimoine culturel immatériel de l'humanité depuis 2010, cette diète est inspirée de pratiques culinaires traditionnelles de pays du pourtour méditerranéen, mais elle est assez souple pour s'adapter à l'offre alimentaire d'autres régions et aux goûts de chacun.

La richesse en antioxydants, atout phare des fruits et légumes

Les mérites attribués à un régime riche en fruits et en légumes, comme c'est le cas de la diète méditerranéenne, reposent en partie sur leur richesse en antioxydants. Ces substances permettent de freiner ou de neutraliser les effets toxiques de molécules appelées radicaux libres. Générés en permanence par l'activité cellulaire, les radicaux libres endommagent les cellules et les tissus de l'organisme. Ce processus dit « de stress oxydatif » est considéré comme l'un des facteurs du vieillissement.

Le corps synthétise directement des enzymes antioxydantes qui atténuent l'action des radicaux libres. Mais l'alimentation fournit aussi des substances antioxydantes. Ce sont des sels minéraux (zinc, sélénium), des vitamines (C et E) et des composés végétaux. Ces derniers sont classés en deux grandes familles : les caroténoïdes (bêtacarotène, lycopène, lutéine, zéaxanthine...) et les polyphénols (resvératrol, flavonoïdes dont les anthocyanes, la quercétine, les tanins...).

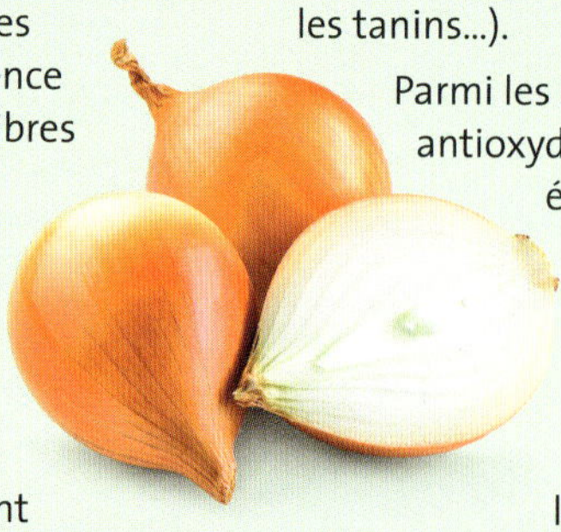

Parmi les légumes les plus riches en antioxydants, on peut citer les choux, les épinards, l'artichaut, la patate douce, la betterave, la carotte, l'oignon. Et, parmi les fruits, les fruits rouges (framboises, myrtilles, mûres, etc.), le raisin, la grenade, les agrumes, le kiwi, les prunes. S'ajoutent des fruits secs comme les noix ou les amandes, mais aussi le chocolat noir, le thé vert ou des épices (curcuma et gingembre, par exemple).

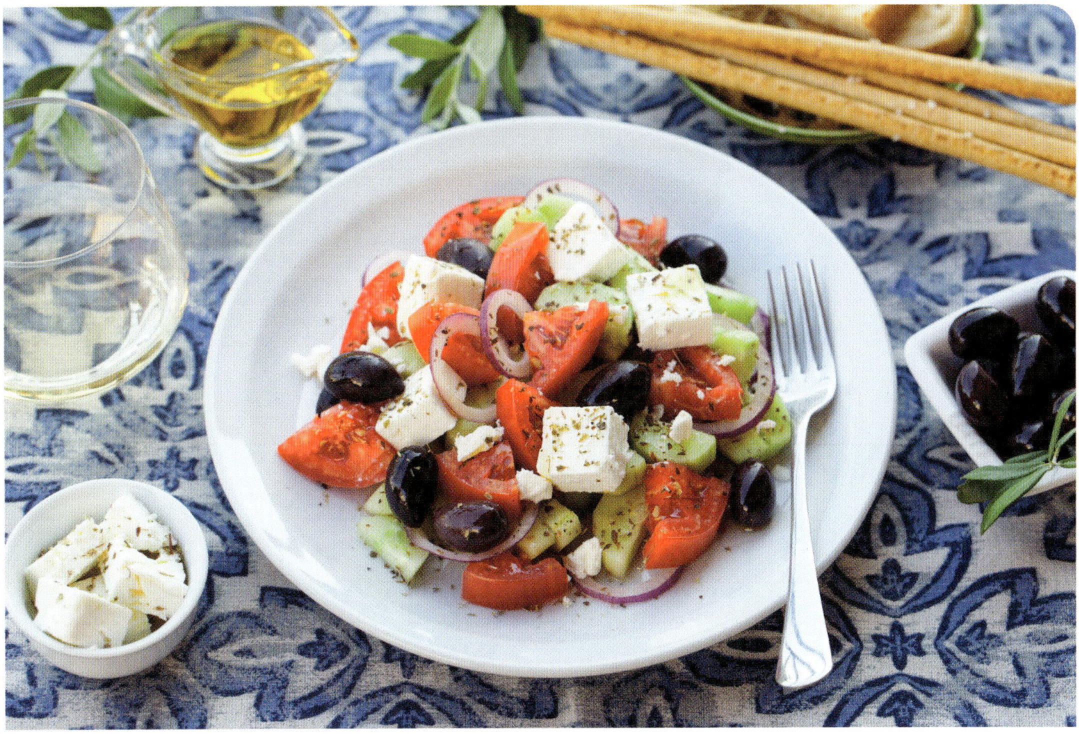

Une consommation importante de produits végétaux

Le régime méditerranéen n'est pas un régime végétarien mais, dans l'assiette, c'est la viande ou le poisson qui accompagne le légume ou la céréale, et non l'inverse.

- Les légumes crus ou cuits sont consommés à volonté, en diversifiant les variétés pour profiter d'une large palette de substances protectrices. S'y ajoutent l'ail et l'oignon, bien pourvus en composés soufrés, les herbes aromatiques et les épices, qui font la richesse aromatique de ces cuisines et aident à limiter le sel.

Un peu de vin pour protéger ses artères ?

Le régime méditerranéen classique comprend un peu de vin chaque jour lors des repas. On a longtemps attribué un effet protecteur sur le système cardiovasculaire à cette consommation modérée. Un bénéfice aujourd'hui démenti par les études scientifiques. Le vin n'a pas de bienfaits sur la santé, même à petite dose.

- Le blé (pain, pâtes, semoule) est la principale céréale de l'alimentation méditerranéenne, à consommer de préférence complet ou peu raffiné. D'autres céréales ou végétaux apparentés peuvent être associés : orge, seigle, maïs, avoine, sarrasin, quinoa.
- Les légumineuses sont intégrées à de nombreuses recettes : minestrone (haricots secs), soupe de pois cassés ou de fèves, salade de lentilles, couscous et tagine (pois chiches)...
- Les fruits frais typiques de l'alimentation méditerranéenne sont le raisin (riche en polyphénols), la figue et les agrumes, mais tous les fruits sont bénéfiques.
- Les fruits oléagineux (noix, noisettes, amandes...), ajoutés aux légumes, plats, laitages ou consommés tels quels, font partie intégrante du régime méditerranéen.

Les produits animaux

- Les produits de la pêche, dont les poissons gras sources d'oméga 3 (sardine, maquereau, thon...), sont typiques de la cuisine méditerranéenne.
- Les œufs ou la volaille sont préférés à la viande de mammifère, limitée à une fois par semaine voire moins dans les modèles traditionnels.

• Les produits laitiers sont consommés avec modération. Ce sont surtout des fromages fermentés et des yaourts au lait de chèvre ou de brebis.

Les matières grasses

L'huile d'olive est la principale matière grasse du modèle méditerranéen, qui ne comprend pas de beurre ni de crème. Elle est riche en acides gras mono-insaturés, en vitamine E et en polyphénols, mais ne contient quasiment pas d'oméga 3. Le régime méditerranéen d'origine est pourtant riche en oméga 3 végétaux. Ces derniers proviennent des noix, mais aussi de plantes sauvages comme le pourpier consommées en salade ou cuites. Ces acides gras sont également présents dans la viande, les œufs et les fromages issus d'animaux se nourrissant de ces herbes. Pour remplacer ces sources d'oméga 3, devenues rares, les huiles de colza et de noix sont désormais citées comme relevant du régime méditerranéen, au même titre que l'huile d'olive.

Autorités de santé : des repères proches du régime méditerranéen

La dernière version du Programme national nutrition santé (PNNS 2019-2023), sous l'égide de Santé publique France, introduit des changements qui vont dans le sens du régime méditerranéen à bien des égards.

• L'objectif est toujours de promouvoir la consommation de fruits et de légumes, avec au moins cinq portions par jour (400 à 500 g minimum).

• Les fruits oléagineux (noix, noisettes, amandes…), de haute valeur nutritionnelle, constituent désormais un groupe à part. La quantité recommandée est cependant modeste (*« une petite poignée par jour »*) car ce sont des aliments très caloriques.

• Les légumineuses (lentilles, pois, haricots secs…), très présentes dans la cuisine méditerranéenne, sont valorisées dans le dernier PNNS : à consommer *« au moins deux fois par semaine »* (voir aussi p. 243).

• Les produits céréaliers (pain, pâtes, riz…) sont à choisir complets ou peu raffinés, notamment pour augmenter les apports en fibres.

• Pour les produits laitiers, les recommandations sont à la baisse, passant de trois voire quatre portions quotidiennes auparavant à deux désormais.

• La viande rouge (de mammifère) est à limiter (*« 500 g par semaine maximum »*), mieux vaut privilégier la volaille. La charcuterie doit être franchement réduite (moins de 150 g par semaine), voire supprimée.

• La consommation de poisson et de fruits de mer est encouragée, mais avec des limites compte tenu de la présence de contaminants (voir p. 248) : deux fois par semaine, dont un poisson gras.

• Les matières grasses recommandées sont les huiles de colza et de noix ainsi que l'huile d'olive, à préférer aux matières grasses animales (beurre, crème).

• Les produits sucrés sont à limiter, comme les boissons sucrées et les céréales du petit déjeuner.

• La consommation de sel doit être réduite. ■

Un autre modèle : le régime d'Okinawa

Les scientifiques s'intéressent depuis les années 1970 aux habitants de l'archipel d'Okinawa, au Japon, connus pour leur grande longévité en bonne santé. Même si les aliments consommés sont différents de ceux de la diète méditerranéenne, le régime présente des bases assez similaires : abondance de végétaux (choux, champignons, patates douces riches en polyphénols, algues sources de minéraux et d'oméga 3, riz, légumineuses comme le soja), modération des graisses et des protéines animales, matières grasses insaturées (huiles de colza et de soja), thé vert riche en polyphénols. La modération calorique fait également partie des habitudes ancestrales de l'île, elle a même été estimée par les chercheurs *« à 80 % de degré de satiété »* – autrement dit, il leur est naturel de sortir de table avant d'être rassasiés.

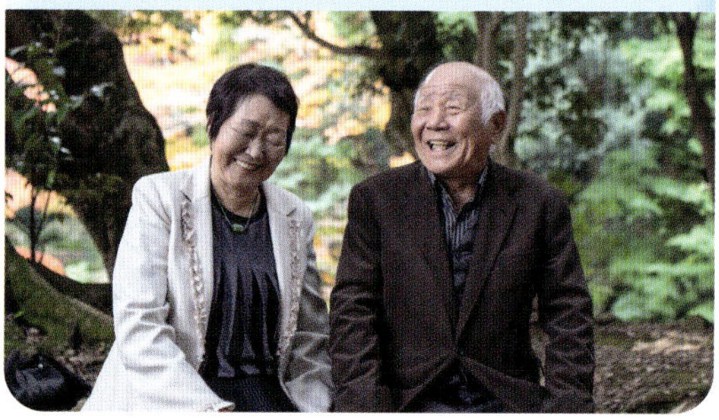

Les OGM mauvais pour la santé. Que dit la recherche ?

Malgré certains gros titres anxiogènes, les risques des OGM pour la santé des consommateurs restent hypothétiques. Mais, si la science n'a pas encore prouvé que les OGM en eux-mêmes seraient toxiques, tout risque n'est pas évacué et des recherches plus poussées seraient nécessaires.

Les études réalisées ne montrent pas de risques...

Aucune étude ne prouve une toxicité aiguë ou chronique des OGM (organismes génétiquement modifiés) via la consommation alimentaire.
Récemment, trois études d'envergure ont été menées aux niveaux européen (Grace et G-TwYST) et français (GMO 90+). Aucune pathologie induite n'a été observée, aussi bien sur le moyen (six mois) que sur le long (deux ans) terme, avec le maïs MON 810 de Monsanto, qui produit une toxine contre des ravageurs, et le maïs NK603.

... mais elles doivent être complétées

Cependant, on ne peut pas conclure de ces études que tous les OGM sont sans risques. Les observations ne portent que sur les plantes transgéniques testées et ne prennent pas en compte la question des pesticides.

De nouveaux OGM à étudier

Le terme OGM recouvre des réalités différentes, qui n'ont pas toutes été testées. C'est le cas de plantes obtenues par de nouvelles techniques de modification du génome (on parle de NBT, *new breeding techniques*). Ces « nouveaux OGM », largement cultivés en France, ne font pas pour l'heure l'objet de recherches sur leurs éventuels impacts sanitaires.
Par ailleurs, ils échappent encore à la réglementation européenne sur les OGM, cette dernière ne les citant pas expressément malgré des avis concordants de la Cour de justice de l'Union européenne en 2018 et du Conseil d'État français en 2020. Le gouvernement était censé modifier en ce sens l'article D531-2 du Code de l'environnement, ce qui, à l'heure où ces lignes sont écrites, n'est pas fait.

Une utilisation intensive de pesticides

Surtout, reste le problème des résidus de pesticides dans l'alimentation, car les OGM sont souvent fortement traités. Or les mesures réalisées au niveau européen sur les denrées alimentaires ne prennent pas en compte la présence possible de composés de dégradation des herbicides.
Ces résidus sont présents en faible quantité, mais leur potentiel de perturbateurs endocriniens pourrait être important à faible dose. Des études beaucoup plus longues, y compris sur plusieurs générations, seraient nécessaires pour bien évaluer ce risque. ■

Des risques agroéconomiques importants à ne pas négliger

Les risques pour les agriculteurs, l'environnement et la santé alimentaire sont au contraire validés par les experts scientifiques. Les OGM rendent les producteurs dépendants de l'achat de semences et de traitements onéreux. La promesse de réduction de l'emploi de produits phytosanitaires n'a pas été tenue.

Les techniques de production des nouveaux OGM posent question pour leurs possibles effets « hors cible » (modifications inattendues de l'ADN de la plante concernée sur des régions du génome que l'on ne souhaitait pas modifier), dont les risques ne sont pas évalués. De plus, l'homogénéité génétique des plants représente un danger en cas de modifications des conditions de culture, parmi lesquelles le changement climatique.

Les aliments industriels sont-ils vraiment mauvais pour la santé ?

La majorité des aliments industriels sont gras, sucrés, salés, chargés d'additifs et ultratransformés. Cette malbouffe favorise le surpoids et des maladies chroniques comme le diabète de type 2, les troubles cardiovasculaires et des cancers. Mais certains sont beaucoup plus sains et très utiles pour la cuisine de tous les jours.

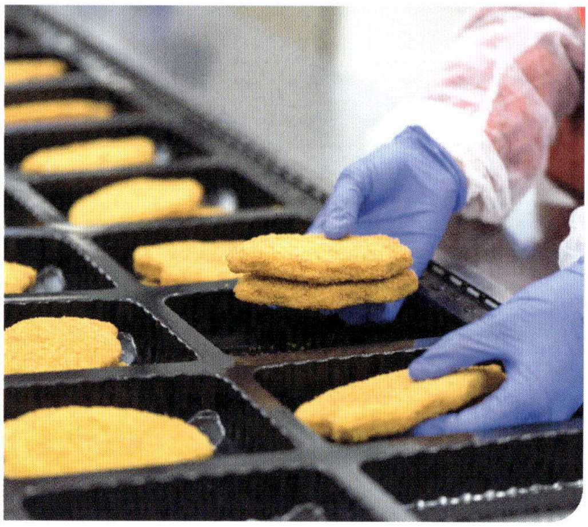

Les aliments industriels : un groupe hétérogène

Les aliments industriels ont en commun d'être transformés et conditionnés par l'industrie agroalimentaire. Ils se distinguent en cela des aliments bruts (fruits, légumes, viande, œufs, lait, etc.), pas ou peu transformés, et des produits artisanaux, a priori élaborés selon des méthodes traditionnelles, à petite échelle et avec des ingrédients familiers (sans additifs).

Une gamme très large

À la base, l'industrie agroalimentaire transforme des denrées brutes périssables ou non comestibles en l'état en produits consommables et se conservant assez pour être distribués à distance des lieux de production. Mais, entre la simple boîte de conserve et les plats ultratransformés qui flattent notre goût pour le gras, le sucré et le salé, il y a un écart considérable.

Des aliments trop souvent déséquilibrés

L'équilibre alimentaire repose sur des principes assez simples – modération, diversité, abondance de végétaux – difficilement compatibles avec une nourriture trop transformée.

- Les aliments industriels sont souvent trop caloriques, gras, sucrés, salés. Les rayons des magasins sont remplis de ces produits conçus pour nous attirer dans leurs filets : biscuits salés ou sucrés, sauces, nuggets et autres produits panés, tartes salées, chips, barres chocolatées, desserts et boissons sucrées, plats tout préparés.
- Ils sont pauvres en ingrédients nobles. Les sucres, les graisses voire l'eau arrivent souvent en tête des ingrédients, au détriment des légumes, de la volaille, du poisson, des fruits... Dans certaines soupes « aux légumes », ce sont les pommes de terre qui priment ; dans les plats cuisinés, le poisson, la viande ou la volaille sont souvent réduits à la portion congrue au profit des sauces et des féculents, à bas coût. En plus de leur apport calorique, les aliments industriels peuvent donc être déséquilibrés car pauvres en protéines, fibres et micronutriments (vitamines, minéraux). Les enrichissements en vitamines, minéraux ou antioxydants dont l'emballage fait état ne sont pour la plupart que des astuces marketing destinées à redorer l'image de produits déséquilibrés.

Comment bien choisir ?

Sur l'étiquetage figurent la liste des ingrédients (par ordre d'importance dans le produit) ainsi que des informations nutritionnelles, mais il faut du temps, quelques connaissances et de bonnes lunettes pour les décoder. Le Nutri-Score permet d'évaluer d'un coup d'œil la plus ou moins grande qualité nutritionnelle de ces denrées (de A/vert pour les mieux classés à E/rouge) et de comparer entre eux des produits de même gamme. Mais il est encore facultatif et ne tient pas compte de l'importance des additifs ou du degré de transformation des ingrédients.

Des aliments souvent ultratransformés

Indépendamment des déséquilibres alimentaires et des excès caloriques qui caractérisent nombre de ces produits, l'ultratransformation pourrait, en tant que telle, favoriser le surpoids et l'obésité, voire des maladies comme le diabète de type 2, les maladies cardiovasculaires et les cancers. De plus en plus d'études vont dans ce sens, et les recherches se poursuivent.

Qu'est-ce qu'un aliment ultratransformé ?

Plats tout préparés, produits panés, faux fromages, viandes reconstituées, soupes déshydratées, yaourts aromatisés, céréales du petit déjeuner... les aliments ultratransformés présentent deux caractéristiques : des procédés industriels qui dénaturent les ingrédients et leur structure chimique (voir ci-après) ainsi que la présence de nombreux additifs. Des produits comme les nuggets, cordons bleus ou saucisses n'ont plus rien à voir avec la recette d'origine. Les morceaux de viande ou de volaille y sont remplacés par une mixture composée d'eau, d'un peu de viande, de restes de carcasse, de cartilage, de graisses, d'additifs, moulée à la forme souhaitée.

La liste des ingrédients pour les reconnaître

Plus la liste est longue, plus il y a d'additifs et d'ingrédients fractionnés.

- Les additifs (colorants, exhausteurs de goût, agents de texture, conservateurs, édulcorants) et les arômes sont la règle dans les produits ultratransformés. Hormis les conservateurs qui peuvent être nécessaires, la plupart de ces ajouts ne visent qu'à rendre le produit plus attractif et à redonner goût, texture et liant à des ingrédients devenus très fades ou inconsistants du fait des traitements subis.
- Les ingrédients fractionnés sont issus de la désintégration (« cracking ») de matières premières comme le lait, l'œuf, la pomme de terre, le soja, le riz, le blé ou le maïs. Transformés en poudre ou en sirop, ils sont réassemblés pour former des produits finis. Sur la liste des ingrédients, ce sont : le gluten, le sirop de glucose-fructose, l'amidon modifié, les protéines de soja, d'œuf ou de lait, le lactose, etc.
- Les huiles partiellement hydrogénées, dont on connaît la nocivité pour le système cardiovasculaire (voir encadré p. 258), sont également à signaler.

À noter : à l'instar du Nutri-Score qui s'intéresse à la qualité nutritionnelle des aliments industriels, les applications mobiles NOVA et Siga aident à identifier le degré de transformation des produits. ■

Sélectionner de bons produits industriels

Tous les aliments industriels ne sont pas à bannir. Il faut simplement sélectionner ceux qui se rapprochent le plus des aliments bruts : peu transformés (sauf épluchage, découpe, congélation, ébullition ou pasteurisation, par exemple) et avec le moins d'ajouts possible de type additifs, arômes, ingrédients fractionnés, matières grasses de mauvaise qualité, sel ou sucres.

En voici quelques exemples :

- les légumes et légumineuses (lentilles, pois chiches, fèves, etc.) en conserve ou surgelés nature, non cuisinés ;
- les tomates en conserve, assez proches des fraîches d'un point de vue nutritionnel ;
- les filets de poisson et fruits de mer surgelés nature ;
- les conserves de poisson (maquereau, sardine, thon...) ;
- les céréales (riz, pâtes, maïs), les mélanges céréales-légumineuses ;
- les soupes froides ou chaudes, en vérifiant la teneur en légumes et l'absence d'additifs (elles contiennent déjà du sel) ;
- les conserves de fruits et les compotes sans sucres ajoutés ni ajout de jus de fruits ;
- les flocons d'avoine nature sans sucres ajoutés et certains mueslis.

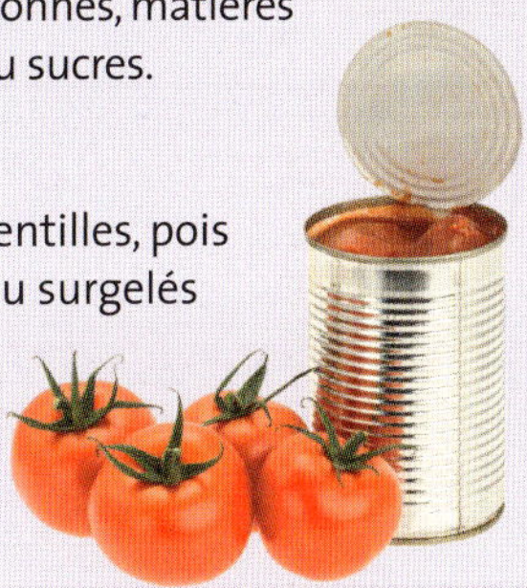

Trois portions de produits laitiers par jour : une recommandation dépassée ?

Les produits laitiers sont réputés pour leurs apports en calcium, minéral essentiel à la constitution du squelette. Mais l'impact de la consommation de lait sur la solidité des os est aujourd'hui remis en question. Il n'est pas nécessaire de consommer trois produits laitiers par jour.

Une action préventive contre l'ostéoporose ?

Le lait est un produit simple, source de protéines et très riche en calcium. Si les produits laitiers ne sont pas la seule source de calcium (voir encadré), ils en renferment assez pour couvrir nos besoins et sont de consommation courante et facile au quotidien. Le calcium du corps étant essentiellement localisé dans les os (et dans les dents), l'idée qu'une consommation accrue de laitages protégerait contre l'ostéoporose (fragilisation de l'os liée au vieillissement, voir p. 91) paraît assez logique.

Une certitude largement martelée… et pourtant mise en doute par des études récentes. L'Anses (Agence nationale de sécurité sanitaire de l'alimentation, de l'environnement et du travail), qui donne la ligne des recommandations nutritionnelles en France, pointe ainsi dans son avis de décembre 2016 pour l'actualisation des repères du Programme national nutrition santé (PNNS) que *« les données sont insuffisantes pour tirer une conclusion relative au lien entre la consommation de produits laitiers […] et le risque de fracture osseuse »*.

Des recommandations révisées à la baisse

Compte tenu de ce constat, en 2019, les autorités de santé ont abaissé les recommandations de consommation de produits laitiers à l'attention des adultes à deux portions, pas plus. Il est donc inutile de forcer sur le lait pour solidifier son squelette. Il est plus efficace, eu égard au risque de fractures d'ostéoporose, de pratiquer une activité physique régulière.

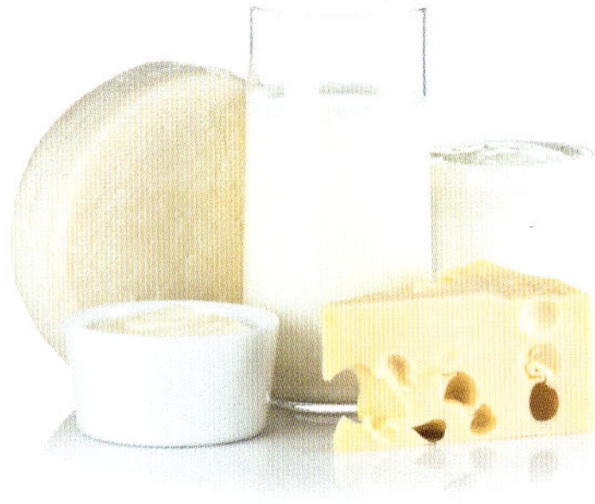

Qu'est-ce qu'une portion de produit laitier ?

Pour un adulte, une portion de produit laitier correspond à un petit bol de lait (15 cl), un yaourt (125 g), 3 à 4 cuillerées à soupe de fromage blanc, 30 à 40 g de fromage.

À noter :

- Le beurre et la crème fraîche sont des dérivés du lait mais, par leur composition, ils sont considérés comme des corps gras.
- Les desserts lactés (crèmes, flans, riz au lait…) ne sont pas considérés comme des laitages. S'ils contiennent du lait, ils sont souvent très sucrés et parfois gras.

Les bons choix

Privilégiez les produits laitiers les plus simples, comme les yaourts nature, qui sont sans additifs ni arômes. Le fromage blanc et les petits-suisses sont également des basiques. Les fromages sont à consommer sans excès, car riches en matières grasses et très salés. ■

D'autres sources de calcium

Le lait n'est pas la seule source de calcium, et ceux qui ne souhaitent pas en consommer ou ne le tolèrent pas peuvent couvrir leurs besoins via d'autres aliments et boissons : légumes frais et secs, poissons comme les sardines en boîte (car on consomme les arêtes), fruits de mer (crevettes grises, notamment), fruits oléagineux (noisettes, amandes…), eaux minérales calciques, etc.

La margarine, c'est mieux que le beurre pour la santé ?

Les matières grasses type margarine sont réputées meilleures pour la santé cardiovasculaire que le beurre. Une appréciation un peu trop catégorique qui appelle des nuances.

Une matière grasse végétale à la composition variable

La margarine est un mélange d'huiles (colza, olive, coco, palme, tournesol, etc.) et d'eau auquel on ajoute divers ingrédients : additifs pour stabiliser l'émulsion, conservateurs, colorants, arômes, sel, enrichissements en vitamines, phytostérols... Dans sa version classique, la margarine a une teneur en lipides comparable à celle du beurre (80-90 %) et un apport calorique équivalent (autour de 750 kcal pour 100 g). Mais la majorité des gammes proposées aujourd'hui sont plus légères (de 40 à 60 % de lipides). Ce sont des « matières grasses » ou des « pâtes à tartiner » et non de la margarine stricto sensu.

Un profil nutritionnel variable

Alors que le beurre a une composition simple, les matières grasses végétales présentent des profils variés en fonction des huiles utilisées et du procédé de fabrication.

Les huiles partiellement hydrogénées

Dans la liste des ingrédients, assurez-vous de l'absence d'huile ou de matière grasse partiellement hydrogénées, qui sont à éviter (voir encadré p. 258). La plupart des marques n'y ont plus recours. Cependant, pour donner la consistance voulue, elles ajoutent des huiles solides à température ambiante type palme ou coco, qui comprennent une majorité de graisses saturées nocives pour la santé (ce n'est pas le cas de toutes les graisses saturées, voir p. 258).

La part des acides gras saturés

En dehors des huiles de palme et de coco, les matières grasses végétales comprennent pour la plupart une majorité de graisses insaturées. Le tableau nutritionnel présent sur l'emballage permet de comparer les produits, la quantité d'acides gras saturés étant précisée.

L'équilibre oméga 6/oméga 3

Dans l'idéal, la proportion devrait être au maximum de cinq parts d'oméga 6 pour une d'oméga 3 (voir p. 221). Assurez-vous que c'est le cas si l'étiquetage le précise ou lisez la liste des ingrédients. Si l'huile de tournesol ou l'huile de maïs apparaissent en premier, c'est sans doute que la teneur en oméga 6 est trop importante. Privilégiez une « margarine » dont le premier ingrédient est l'huile de colza et qui comprend éventuellement de l'huile de lin. La présence d'huile d'olive, dans laquelle les acides gras mono-insaturés dominent, est également un gage de qualité.

À noter : compte tenu des faibles quantités consommées, l'apport en oméga 3 reste modeste : une petite poignée de noix en fournit bien plus. Quant aux « margarines » enrichies en oméga 3 de type DHA via l'ajout de microalgues, elles sont bien moins intéressantes que les poissons gras. ■

Des « margarines » enrichies en phytostérols

Des stérols végétaux (phytostérols) sont ajoutés à certaines margarines pour faire baisser le cholestérol sanguin. L'effet est avéré chez environ 70 % des sujets, mais le bénéfice sur la prévention des maladies cardiovasculaires n'est pas prouvé (voir p. 34). Il est possible aussi que la consommation régulière de phytostérols diminue l'absorption du bêtacarotène, précurseur de la vitamine A, et qu'elle accroisse le risque cardiovasculaire au lieu de le réduire ! Les autorités de santé recommandent aux femmes enceintes ou allaitantes ainsi qu'aux enfants d'éviter les aliments (matières grasses, yaourts) enrichis en phytostérols.

Le gras est mauvais pour la santé. Une évidence ?

Accusées d'être funestes pour la ligne et préjudiciables pour la santé cardiovasculaire, les matières grasses ont mauvaise presse. Elles sont pourtant nécessaires au bon fonctionnement de l'organisme et font partie d'une alimentation équilibrée. L'important est de faire les meilleurs choix au quotidien.

Le gras, c'est vital !

Au même titre que les glucides et les protéines, les lipides, ou matières grasses, sont essentiels à l'organisme. Ils entrent dans la composition des membranes cellulaires et des fibres nerveuses, sont indispensables au renouvellement cellulaire ainsi qu'à de nombreuses fonctions physiologiques. Ils permettent l'assimilation des vitamines liposolubles (A, D, E, K) et la synthèse de nombreuses hormones (œstrogènes, progestérone, testostérone, cortisol...).
Avec 9 kcal/g, les lipides sont plus énergétiques que les autres nutriments (4 kcal/g pour les protéines et les glucides). Leur consommation doit donc rester mesurée, notamment si on doit faire attention à sa ligne. Mais il ne faut pas les accabler de tous les maux. Dans les problèmes de surpoids et d'obésité, l'excès de produits sucrés (voir p. 262) est aujourd'hui en cause autant voire plus que l'excès de matières grasses.

Différents types d'acides gras

Selon la structure des molécules qui les composent, on différencie les acides gras saturés (AGS), les acides gras mono-insaturés (AGMI), que l'on trouve principalement sous forme d'acide oléique ou oméga 9, et les acides gras polyinsaturés (AGPI), qui comprennent les fameux oméga 3 ainsi que les oméga 6. Toutes ces matières grasses ne se valent pas sur le plan de la santé.

Les acides gras saturés

Ils se trouvent dans des produits d'origine animale (beurre, crème, fromage, viande, charcuterie) ainsi que dans les huiles de palme et de coco, matières grasses solides à température ambiante. Ils ont longtemps été déconseillés, accusés d'être athérogènes ou, en termes plus courants, de « boucher les artères ». Ces dernières années, diverses études ont nuancé cette assertion en distinguant des acides gras saturés effectivement mauvais quand ils sont consommés en excès (dont l'acide palmitique de l'huile de palme) et d'autres (comme l'acide stéarique, présent dans le chocolat, le beurre, le foie gras...) qui, à dose modérée, n'ont pas d'effet athérogène prouvé.

Les acides gras mono-insaturés

Ils sont principalement représentés par l'acide oléique (oméga 9), que l'on trouve en quantité dans l'huile d'olive, mais aussi dans les fruits oléagineux (noisettes, amandes...), l'avocat

Le très mauvais gras

Les acides gras trans (AGT) sont des acides gras insaturés présentant une configuration particulière. On les trouve naturellement dans la viande bovine et dans le lait, mais en quantité marginale. En revanche, la situation est problématique quand ils sont fabriqués artificiellement par hydrogénation partielle des acides gras incorporés dans des aliments industriels, notamment les biscuits et les viennoiseries. De nombreuses études ont établi la nocivité des AGT pour le système cardiovasculaire. Mieux vaut les éviter, en repérant dans la liste des ingrédients la mention « huile ou graisse partiellement hydrogénée ». Heureusement, ils se font aujourd'hui plus rares.

Enfin, des AGT se développent dans les huiles végétales chauffées à haute température, une raison de plus pour limiter les fritures.

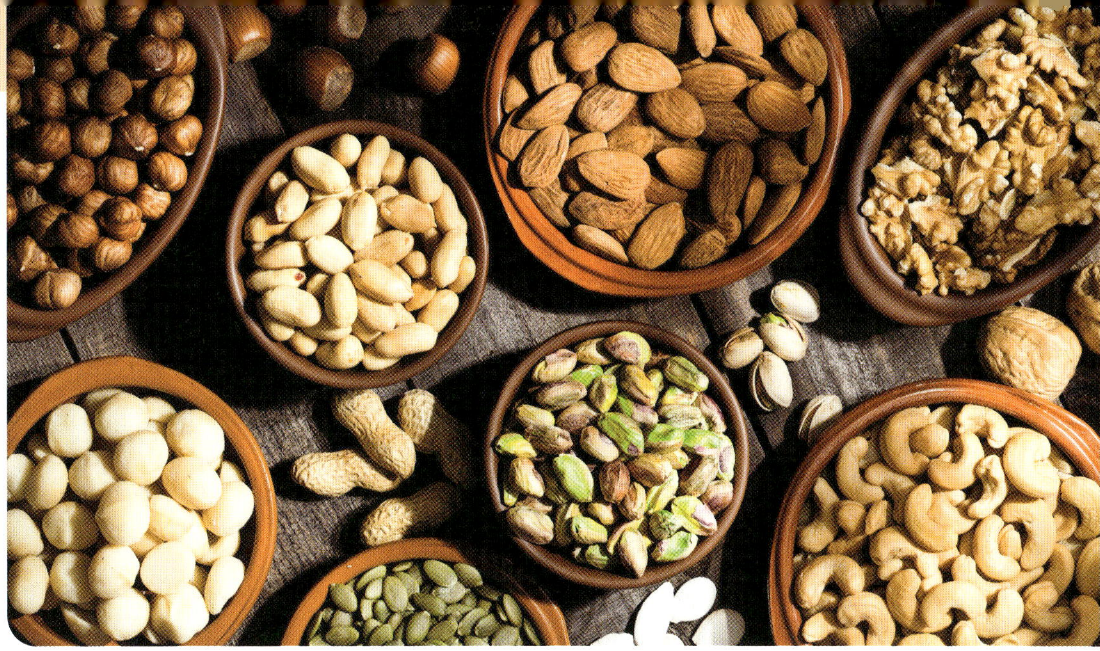

ou les volailles. Ces graisses sont considérées comme protectrices ou neutres vis-à-vis de la santé cardiovasculaire.

Les acides gras polyinsaturés

Il en existe deux familles : les oméga 3 et les oméga 6. À la différence des acides gras saturés et mono-insaturés que l'organisme sait synthétiser à partir d'autres molécules, ces lipides doivent être apportés par l'alimentation – ils sont dits essentiels. Pour profiter de leurs bénéfices respectifs, il faudrait respecter un rapport oméga 6/oméga 3 de 5/1, autrement dit ne pas consommer plus de cinq parts d'oméga 6 pour une part d'oméga 3. Mais les enquêtes alimentaires montrent que la proportion est plutôt de 15/1 : nous consommons trop d'oméga 6 et pas assez d'oméga 3.

Les matières grasses à privilégier et à limiter

Selon les recommandations de l'Anses (Agence nationale de sécurité sanitaire de l'alimentation, de l'environnement et du travail), les lipides devraient représenter 35 à 40 % des apports énergétiques, soit 80-90 g par jour pour la femme (pour une ration de 2 100 kcal) et 100-115 g pour l'homme (ration de 2 600 kcal).

Le choix des matières grasses

L'huile d'olive est surtout composée de graisses mono-insaturées (acide oléique). Elle est adaptée à la cuisson comme à l'assaisonnement. Les huiles de colza et de noix se distinguent par leur richesse en oméga 3. Elles sont donc un véritable atout santé. Elles sont plutôt recommandées pour l'assaisonnement ou les cuissons douces (colza).

L'huile de soja est également assez riche en oméga 3, mais elle renferme beaucoup d'oméga 6. L'huile de tournesol, très consommée en France, ainsi que l'huile d'arachide n'apportent quasiment pas d'oméga 3, alors que leur teneur en oméga 6 est élevée. Certains mélanges d'huiles présentent de bons profils lipidiques, avec un ratio satisfaisant entre oméga 6 et oméga 3, mais l'importance de chaque composant n'est pas forcément indiquée sur l'étiquette.

Le beurre est moins dénigré aujourd'hui, mais il doit être consommé en quantité raisonnable, sur les tartines du petit déjeuner par exemple. Il en va de même pour la crème, la « plus légère » des matières grasses, qui est souvent trop généreusement ajoutée aux plats.

Les « margarines » peuvent remplacer le beurre, mais leur composition est hétérogène (voir p. 257).

Les graisses dans les aliments

Les graisses que nous consommons proviennent aussi des aliments bruts (viande, lait, œufs, poissons gras, fruits oléagineux, etc.) et transformés (fromage, charcuterie, sauces, chips, biscuits, préparations frites, plats préparés, etc.). La façon la plus simple et la plus efficace de privilégier les bonnes graisses est de ne pas faire d'excès et de se rapprocher au mieux du modèle méditerranéen (voir p. 250). ■

Les jus de fruits renferment bien moins de sucre que les sodas. Vrai ou faux ?

Certes, les jus de fruits apportent des vitamines et d'autres micronutriments dont sont dépourvus les sodas. Mais ils sont tout aussi sucrés que les sodas et sont donc à consommer avec modération.

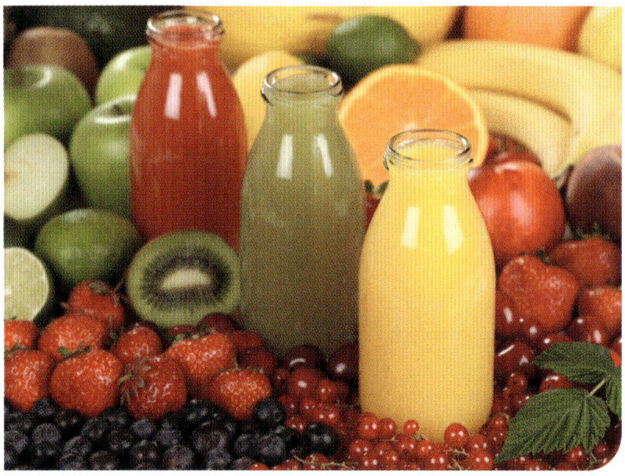

Pas de sucres ajoutés dans les jus de fruits...

Les jus de fruits « pur jus » ne doivent pas contenir de sucres autres que ceux des fruits. D'ailleurs, cette adjonction étant interdite, la mention « sans sucre (s) ajouté (s) » l'est aussi, car considérée comme une allégation trompeuse. Les « jus à base de concentré », composés de jus de fruits déshydratés auxquels on ajoute de l'eau sur le lieu d'embouteillage dans les mêmes proportions qu'initialement, ne comprennent pas non plus de sucres ajoutés.
Les nectars, élaborés à base de purée de fruits (banane, abricot, etc.), et les smoothies, qui mélangent jus ou purée de fruits à d'autres ingrédients tel le yaourt, ne sont pas considérés comme des jus mais comme des boissons aux fruits. Ils peuvent contenir des sucres ajoutés ou du miel dans la limite de 20 % du poids du produit.

Quelques atouts nutritifs

Il est vrai que les jus de fruits renferment les vitamines, sels minéraux et antioxydants des fruits. Mais les teneurs sont inférieures, car ces micronutriments peuvent être altérés par l'exposition à la lumière, y compris dans les jus maison, et par les procédés industriels. La mention « à teneur garantie en... » (vitamine C, par exemple) signifie que la quantité de micronutriment a été restaurée artificiellement (via de l'acide ascorbique pour la vitamine C), mais on ignore si l'assimilation est la même qu'avec les composants naturels des fruits.

... mais autant de sucres que dans les sodas

Les jus de fruits sont en moyenne aussi sucrés que les sodas (autour de 20 g pour un verre de 20 cl). Qu'il s'agisse de fructose (un des sucres naturels des fruits) dans les premiers et de saccharose dans les seconds ne change rien à l'affaire. En excès, ils sont tous deux mauvais pour l'organisme.
Si les jus de fruits sont si sucrés, c'est que le pressage élimine les fibres, qui contribuent avec l'eau à conférer aux fruits leur volume et leur teneur raisonnable en calories. Il ne retient que le liquide et les sucres, qui se trouvent donc bien plus concentrés dans les boissons que dans les fruits. Pour faire un verre de jus d'orange, par exemple, il faut deux ou trois fruits.

Des calories sans satiété

Si les boissons sucrées participent grandement à la surconsommation de sucres, c'est parce que les liquides n'induisent presque aucune satiété – l'organisme ne les « compte » pas dans les calories ingérées. Une pomme entière rassasie bien mieux qu'un jus de pomme. Choisir du jus avec pulpe n'est pas la solution, puisque la mastication participe pour beaucoup au processus de satiété.
La consommation de boissons sucrées doit se limiter à un verre par jour, en privilégiant effectivement les jus de fruits, « moins mauvais » que les sodas. L'eau est la boisson de base, pourquoi pas avec un peu de jus de citron ou des feuilles de menthe pour ceux qui ont du mal à la boire au naturel. ■

Les édulcorants : à prendre ou à laisser ?

Ces additifs remplacent le sucre dans certains aliments et certaines boissons. Ont-ils, comme espéré, un impact sur le poids ou sur le contrôle de la glycémie chez le diabétique ? Il est permis d'en douter…

Deux familles d'édulcorants

- Les édulcorants de charge ou polyols (sorbitol, mannitol, maltitol…) ont un pouvoir sucrant assez proche de celui du sucre (saccharose), mais apportent environ deux fois moins de calories. Ils sont considérés comme sans risque pour la santé, si l'on exclut des désagréments digestifs en cas d'excès.
- Les édulcorants intenses (aspartame, acésulfame K, sucralose, stévia), qui sont les plus utilisés, ont un pouvoir sucrant très élevé et n'apportent pas de calories. Ce sont eux qui sont pointés du doigt pour leur possible toxicité.

Aident-ils à perdre du poids ?

Aucune étude n'a montré que la consommation de ces produits (et des aliments allégés en général) était efficace pour le contrôle du poids.

Un total calorique souvent inchangé

Sauf chez les gros consommateurs de boissons sucrées, pour lesquels le choix du sans sucres représente une vraie différence, l'économie calorique est généralement faible. Une sucrette dans un café n'a pas d'impact significatif sur la ration quotidienne. Et surtout, un produit qui contient des édulcorants n'est pas nécessairement moins gras et moins calorique que son équivalent standard – il suffit de comparer les teneurs inscrites sur les emballages pour le constater. Enfin, des études suggèrent que les édulcorants non seulement entretiennent le goût pour le sucre mais pourraient également stimuler la sensation de faim…

On mange parfois plus pour compenser

Le fait de consommer des produits allégés en sucres et/ou en matières grasses a souvent un effet permissif. On s'autorise à manger une plus grande quantité de ces aliments prétendument diététiques ou on s'octroie plus d'écarts au vu des « efforts » réalisés par ailleurs. On oublie aussi que les chewing-gums ou les bonbons aux polyols, que l'on consomme quelquefois à volonté croyant qu'ils sont neutres car « sans sucres », restent caloriques…

Les édulcorants et le diabète

Les desserts, confiseries et boissons avec édulcorants sont présentés comme la solution pour les diabétiques qui souhaitent consommer des produits à la saveur sucrée tout en contrôlant leur glycémie. Or, aucun bénéfice n'a été démontré sur l'incidence du diabète de type 2 et le maintien d'une glycémie stable. Certaines études suggèrent même que les édulcorants intenses auraient des effets métaboliques perturbant la régulation de la glycémie. Les mécanismes en cause ne sont pas définis avec certitude, mais l'absence de bénéfices (sur le poids, sur le diabète) est déjà un argument dissuasif…

Des doutes sur leur innocuité

Les édulcorants intenses font l'objet de controverses sur leur innocuité, notamment sur leur lien possible avec la survenue de certains cancers. Mais les études sont discordantes et cette association n'est pour l'heure pas confirmée. À savoir : la stévia suscite moins d'inquiétudes. ■

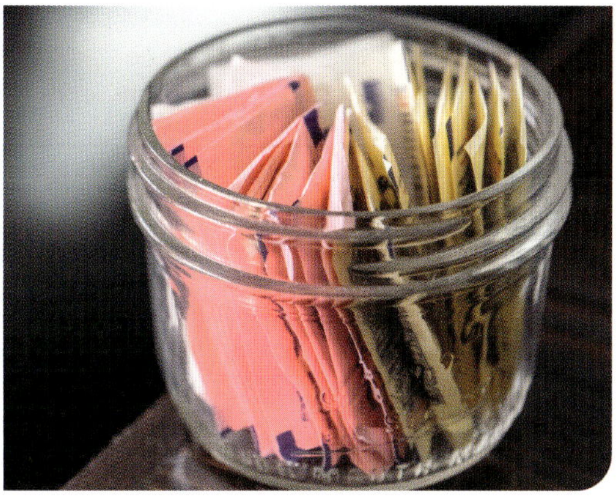

Le sucre : un poison pour la santé ?

N'en déplaise aux lobbys des industries sucrière et agroalimentaire, le sucre que l'on consomme si facilement en excès est dangereux pour la santé. Sa responsabilité est avérée dans le développement du surpoids et de l'obésité, donc du diabète de type 2, des maladies cardiaques, de certains cancers, etc. Pour que le sucre ne soit pas un poison, une seule solution, la modération.

Les dangers d'une alimentation trop sucrée

Nous consommons toujours plus de sucre, et cette consommation est corrélée à une forte augmentation du surpoids dans le monde.

Une consommation multipliée par 10

Depuis une cinquantaine d'années, la consommation de sucre raffiné de canne ou de betterave a explosé, en raison de l'offre pléthorique de produits alimentaires transformés qui ont bouleversé nos habitudes nutritionnelles. Car le sucre se trouve partout : à l'évidence dans les sodas, les gâteaux, les confiseries, les crèmes dessert ; plus discrètement dans les biscottes, les sauces en conserve, les plats préparés. Aujourd'hui, en France, la consommation de sucre par an et par personne atteint 35 kg (25,5 kg en moyenne dans le monde), soit 10 fois plus qu'il y a un siècle. Dans le même temps, nous avons beaucoup grossi et découvert à nos dépens que le sucre n'est pas mauvais uniquement pour les dents...

Un facteur important de surpoids

En 2016, l'OMS (Organisation mondiale de la santé) estimait à 1,9 milliard le nombre d'adultes en surpoids, dont 650 millions d'obèses, une prévalence qui a presque triplé en 40 ans. En France, 53 % des hommes et 41 % des femmes seraient touchés par le surpoids ou l'obésité, qui augmentent le risque de développer un diabète de type 2, une maladie cardiovasculaire, des troubles musculosquelettiques (arthrose), certains cancers (14 localisations selon l'Institut national du cancer) en raison de facteurs hormonaux, etc.

Bien sûr, le sucre n'est pas le seul coupable. La surconsommation en général et l'abus de matières grasses sont également à incriminer, tout comme la sédentarité. Mais, s'il est difficile de faire la part exacte des choses, de nombreuses études établissent clairement sa responsabilité. En cause, notamment, une affinité naturelle pour cette saveur irrésistible que nous pouvons satisfaire au-delà du raisonnable : la satiété intervient peu quand il s'agit de sucre. Alors que les aliments trop salés et gras peuvent devenir écœurants, ce n'est en général pas le cas pour le sucre, que l'on peut ingérer à doses considérables, surtout sous forme liquide.

Limiter sa consommation de sucre

Quelle quantité de sucre peut-on absorber sans risque pour la santé ?

Le sucre, une drogue ?

Peut-on être accro au sucre ? Après une expérimentation sur des rats qui se révélaient davantage dépendants au sucre qu'à la cocaïne, le sujet fait débat.

D'un point de vue biochimique, l'absorption de sucre induit une réponse du cerveau liée au plaisir et à la récompense que l'on constate aussi dans les mécanismes de l'addiction. Mais comparaison n'est pas raison : le sucre ne produit pas d'asservissement. Quand on en consomme moins, on peut se sentir frustré, mais il n'y a pas de syndrome de sevrage (suées, agressivité...). Et, fort heureusement, on ne meurt pas d'overdose de sucre.

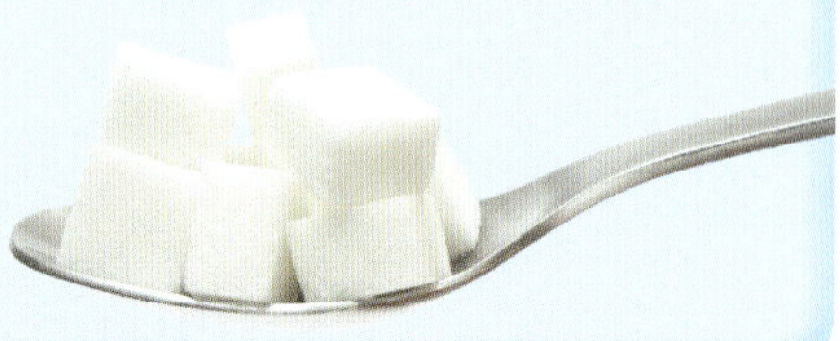

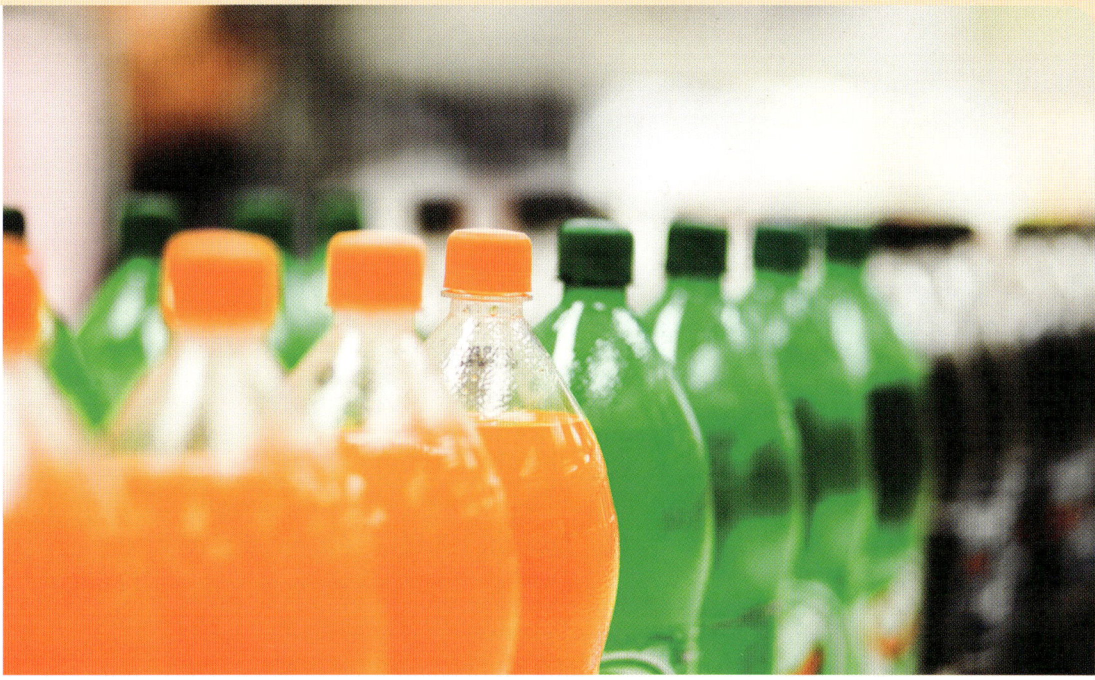

Sucres libres, sucres des fruits

Les recommandations de l'OMS concernant la consommation de sucre sont drastiques. Elle estime que la part des sucres libres ne devrait pas excéder 10 % de la ration énergétique ou mieux 5 %, soit environ 25 g par jour (6 cuillerées à café). Par « sucres libres », l'OMS entend les sucres volontairement ajoutés dans les aliments (sucre en morceaux ou en poudre, sucres des boissons et aliments transformés) et les sucres naturellement présents dans le miel, les sirops (érable, agave) et les jus de fruits. En revanche, les sucres présents dans les fruits entiers ne sont pas comptabilisés, pas plus que celui du lait.

L'Anses (Agence nationale de sécurité sanitaire de l'alimentation, de l'environnement et du travail) conseille quant à elle de ne pas en consommer plus de 100 g par jour, mais en incluant cette fois les sucres des fruits.

Comment faire ?

Quand on sait qu'une canette de soda de 33 cl contient près de 35 g de sucre, on comprend que suivre ces préconisations suppose souvent un réexamen complet des habitudes alimentaires. Quelques conseils pour mieux résister...

- Épargnez-vous les tentations, au moins chez vous. N'achetez pas de biscuits, confiseries, pâtisseries, céréales du petit déjeuner, sodas, pâtes à tartiner, etc., sauf pour des occasions spéciales.
- Si vous achetez ces produits, sélectionnez les moins sucrés ou ceux qui portent la mention « sans sucres ajoutés » et prenez des petits contenants. N'oubliez pas que certains pains comme le pain de mie renferment aussi du sucre, que les biscuits allégés sont souvent aussi caloriques que les autres, les graisses supprimées étant en général remplacées par du sucre (ou inversement). Fiez-vous au Nutri-Score s'il est mentionné ou jetez un œil à la liste des ingrédients ou au tableau nutritionnel, qui donne la part des sucres, y compris dans les produits salés.
- Si vous êtes un « bec sucré », essayez de vous déshabituer progressivement. N'ajoutez pas de sucre ou n'en ajoutez que très peu dans les yaourts nature et les boissons chaudes, ne sucrez pas les compotes et salades de fruits, diminuez peu à peu l'ajout de sucre dans les gâteaux faits maison. De nombreuses recettes supportent une réduction significative du sucre (comme des matières grasses) sans perdre en qualité gustative.

En revanche, faire usage d'édulcorants pour remplacer le sucre n'est pas une bonne idée (voir p. 261). ■

Le curcuma : une épice aux vertus exceptionnelles ?

Le curcuma, cette épice qui donne au curry sa couleur jaune, est régulièrement vanté pour ses vertus médicinales. À ce jour, les études menées sur l'homme ne sont pas concluantes. De façon plus globale, la notion d'aliment miracle, si séduisante soit-elle, reste une vue de l'esprit.

Curcuma : les preuves ne sont pas réunies

Cette plante est employée de longue date dans les médecines traditionnelles indienne et chinoise. À l'origine de ses bienfaits supposés : la curcumine, principale molécule active de l'épice.

Du tube à essai à la vie réelle

Antioxydant, anti-inflammatoire, anticancéreux, anti-Alzheimer, etc. : maintes publications scientifiques sont consacrées aux propriétés préventives et thérapeutiques du curcuma. Si des résultats prometteurs ont été obtenus in vitro (sur des cellules cultivées en laboratoire) ou sur des rongeurs, les essais cliniques rigoureux menés sur l'homme ne montrent pas d'efficacité, quelle que soit l'indication. Cette absence de preuves concerne également les propriétés digestives du curcuma, pourtant traditionnellement admises.

L'une des raisons supposées tiendrait à la faible biodisponibilité de la curcumine lorsqu'elle est prise par voie orale, même si l'ajout de pipérine (composant du poivre noir) améliore son assimilation.

La relation quelquefois avancée entre la moindre fréquence des cancers en Inde (par rapport à l'Europe, par exemple) et la consommation courante de cette épice dans le pays est fallacieuse. Dans le domaine de la santé, les comparaisons entre pays ou régions du monde sont toujours incertaines et entachées de biais dus aux disparités en termes d'espérance de vie, à la façon dont sont recensées les maladies, etc.

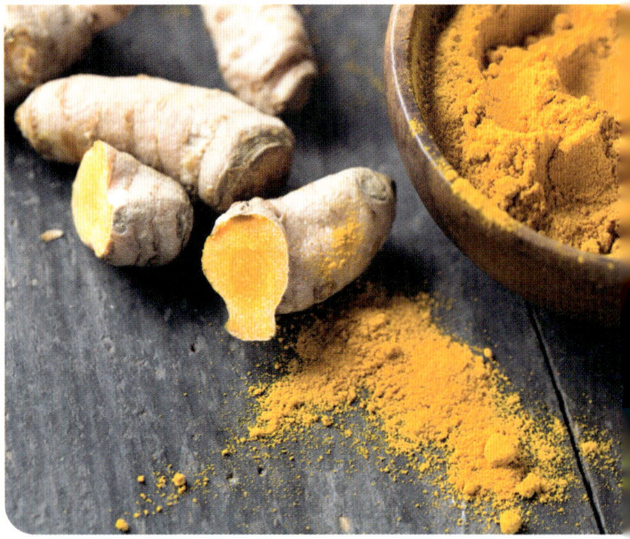

Des effets indésirables ?

Même si le nombre de cas reste modeste, le centre de pharmacologie européen (PRAC, *Pharmacovigilance risk assessment committee*) a alerté sur des atteintes hépatiques imputées à la prise de compléments à base de curcuma ou dont la formule intègre cette épice, sans que le mécanisme en soit élucidé. Par ailleurs, en 2020, dans le contexte de l'épidémie de Covid-19, l'Anses (Agence nationale de sécurité sanitaire de l'alimentation, de l'environnement et du travail) a mis en garde contre de possibles perturbations de la réponse immunitaire consécutives à la prise de compléments à base de diverses plantes, dont le curcuma.

Aucun aliment miracle

Aucun aliment ou composant alimentaire pris isolément ne prémunit contre la survenue ou l'aggravation d'une maladie. Brocoli, grenade, myrtille, ail, chocolat noir ou, plus exotiques, graines de chia, baies de goji ou chou kale : ces aliments sont certes riches en composés bénéfiques tels que vitamines, sels minéraux, antioxydants, oméga 3 ou fibres, mais ne constituent pas des remparts contre les maladies.

Des quantités considérables à absorber

Dans les essais menés sur ces aliments, les niveaux de consommation susceptibles de produire des bienfaits sont impossibles ou difficiles à atteindre dans la vie réelle. Il est peu probable qu'un individu parvienne à consommer 10 brocolis, 3 gousses d'ail crues ou 50 g de curcuma par jour pour protéger ses articulations, son cœur, ses vaisseaux, etc. En outre, la consommation excessive d'un même aliment peut à l'évidence entraîner des désagréments digestifs – brûlures d'estomac, nausées ou diarrhées pour le curcuma à forte dose, par exemple.

Plus globalement, l'effet protecteur des végétaux sur la santé n'est pas attribué à un composant particulier, mais à une somme de micronutriments ingérés dans leur matrice et non sous forme de gélules. Dans les bienfaits d'un régime riche en fruits et légumes s'ajoutent l'apport de fibres qui forment la matrice des végétaux ainsi que la modération calorique.

Exotique mais pas meilleur

La liste des superaliments se renouvelle au gré des années, avec des ingrédients exotiques comme les graines de chia, les baies de goji ou d'açaï, la pulpe de baobab, etc., dont la nouveauté laisse croire à des effets santé inédits. Or, non seulement ces bienfaits sont exagérés, mais des aliments familiers offrent peu ou prou les mêmes propriétés. Si les graines de chia sont riches en oméga 3 de type ALA (voir p. 221), les huiles de lin et de chanvre le sont tout autant et celles de colza et de noix, plus faciles d'usage, permettent de couvrir nos besoins. Par ailleurs, les graines de chia n'apportent pas d'oméga 3 de type DHA ou EPA (ceux des poissons gras) qui, eux, peuvent manquer dans notre alimentation.

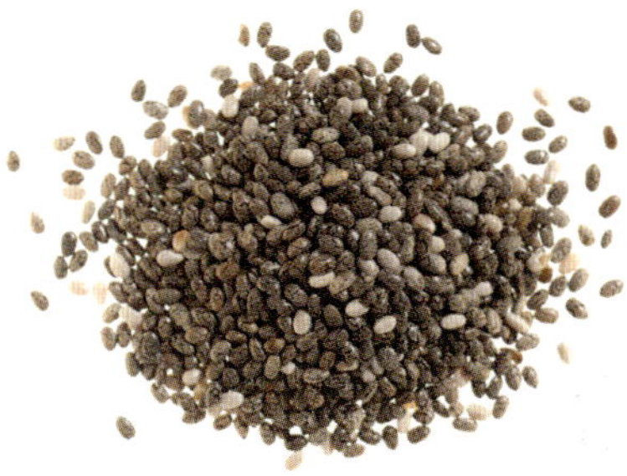

Une super alimentation

La clé pour être en bonne santé reste de miser sur une alimentation variée et riche en végétaux, qui peut inclure ces superaliments mais sans s'y limiter. Un véritable modèle d'alimentation préventive reste la diète méditerranéenne (voir p. 250,) dont les bienfaits sur les maladies cardiovasculaires ou le diabète de type 2 sont, eux, bien établis. ■

La spiruline, fausse bonne idée ?

La spiruline est une cyanobactérie (bactérie se développant grâce à la photosynthèse) et non une algue comme on le croit souvent. Vendue sous forme de poudre, de paillettes ou de gélules, elle est recherchée pour sa richesse en protéines et en micronutriments, dont la vitamine B12. En 2017, l'Anses, dans le cadre de son dispositif de nutrivigilance, a alerté sur la contamination possible de ces produits par des cyanotoxines (toxines produites par les cyanobactéries), des bactéries ou des éléments traces métalliques (plomb, mercure, arsenic). Outre ces risques liés au mauvais contrôle de la matière première, ce sont les qualités mêmes de la spiruline qui sont remises en cause. La vitamine B12, qui intéresse particulièrement les végétaliens, y est présente majoritairement sous une forme inactive. De plus, les teneurs en bêtacarotène pour 5 g de complément de spiruline (quantité maximale généralement préconisée par jour) sont excessives au regard des limites de sécurité fixées pour cet antioxydant, une consommation élevée étant associée à un risque accru de cancer du poumon chez les fumeurs et anciens fumeurs.

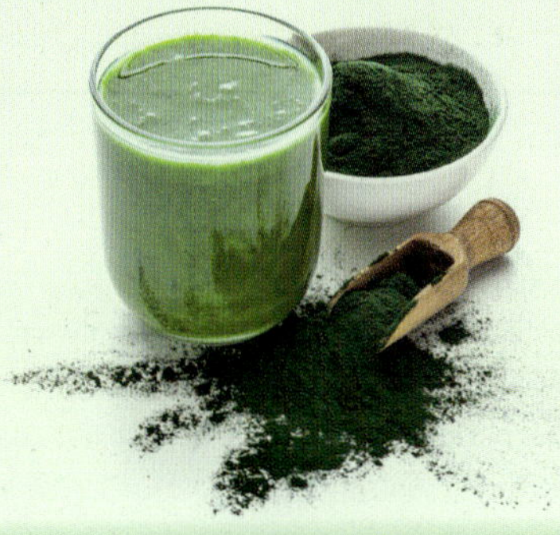

Ne pas recongeler un aliment décongelé : à respecter impérativement ?

Cette recommandation comme d'autres mesures de sécurité des aliments relèvent de la prévention des toxi-infections alimentaires. Mais on peut parfois s'en affranchir.

Les toxi-infections alimentaires

Elles sont dues à des microbes (bactéries et leurs toxines, virus, parasites) présents dans des aliments ou de l'eau. Les principaux responsables sont des bactéries comme les salmonelles et des toxines d'origine bactérienne.

Les symptômes sont surtout digestifs (diarrhée, douleurs abdominales, nausées et vomissements), mais une fièvre est possible. Ces infections sont le plus souvent bénignes dans les pays développés, mais peuvent se compliquer chez les personnes vulnérables : jeunes enfants, femmes enceintes ou allaitantes, personnes âgées ou immunodéprimées.

La plupart des germes se développent sans altérer l'aspect, le goût et l'odeur des denrées alimentaires, et sont donc indétectables par le consommateur.

La prévention des intoxications

Les infections alimentaires sont causées par deux événements.

- L'aliment est contaminé par un germe dès l'origine ou via l'environnement (plan de travail, ustensiles de cuisine, conditions de conservation...), l'homme (mains sales) ou un autre aliment lui-même contaminé (contamination croisée). À ce stade, le germe peut être présent en quantité trop faible pour causer une infection.
- Si les conditions de température et d'humidité sont propices, les micro-organismes prolifèrent dans l'aliment et deviennent alors pathogènes.

La prévention vise autant à éviter la contamination à tous les stades de la chaîne alimentaire – « *de la fourche à l'assiette* » – qu'à tuer les germes déjà présents ou à empêcher leur prolifération.

Éviter les contaminations : hygiène et séparation

- Les aliments crus d'origine animale et les végétaux non lavés doivent être séparés des aliments prêts à manger ou à consommer crus. L'objectif est d'éviter les contaminations croisées. En préparant des crudités sur une planche ayant servi à découper un poulet cru, par exemple, on risque de transmettre les germes éventuellement présents dans la volaille : ces derniers seront éliminés par la cuisson à cœur du poulet, mais ils peuvent infecter la planche, le couteau ou vos mains et contaminer les crudités, qui, elles, ne sont pas cuites. N'utilisez pas la même planche pour une viande, une volaille ou un poisson crus et pour les crudités. Pour la même raison, il est bon de ranger les aliments (fromage, charcuterie, restes de repas...) dans des boîtes fermées avant de les mettre au réfrigérateur.
- Une bonne hygiène dans la cuisine est aussi essentielle pour réduire les risques de contamination : lavez-vous soigneusement les mains au moment de la préparation des repas, veillez à la propreté du plan de travail (n'y laissez pas traîner sac, téléphone, clés...), des ustensiles de cuisine, des torchons, du réfrigérateur, etc.

Décongélation : les bonnes pratiques

La décongélation au micro-ondes est rapide et pratique mais surtout adaptée aux petites pièces, la chaleur se répartissant mal sur les gros volumes. Certains aliments peuvent se cuire encore congelés : légumes, filets de poisson, viande hachée, steaks..., ce qui empêche d'emblée la prolifération des bactéries. Les grosses pièces de poisson ou de viande et les volailles entières exigent un peu d'anticipation puisqu'elles doivent décongeler au réfrigérateur. Ne décongelez jamais à température ambiante, propice au développement microbien.

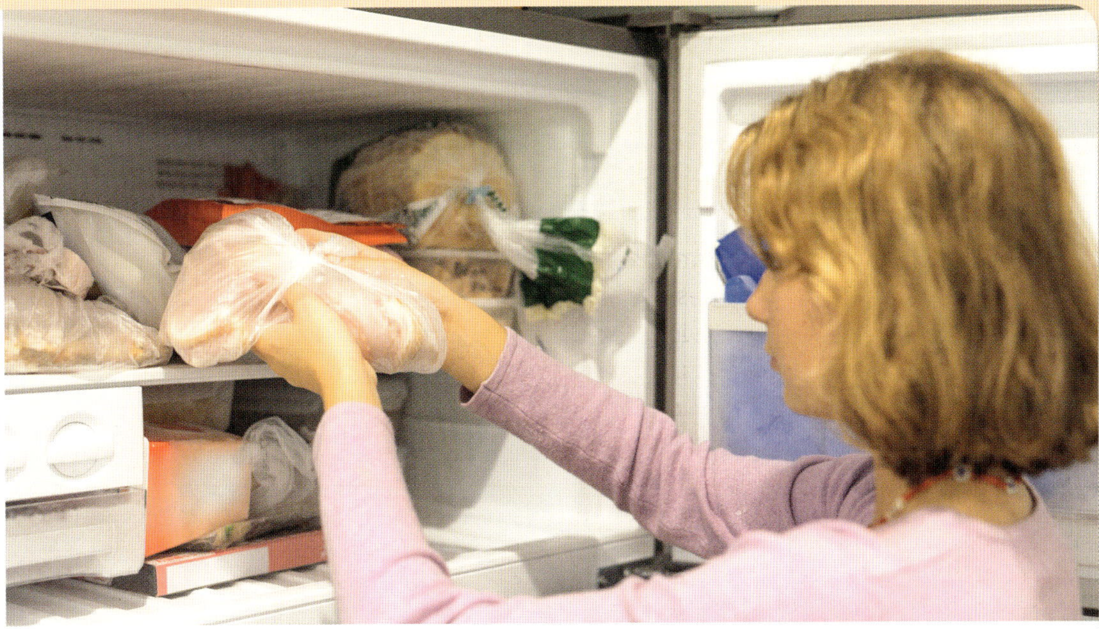

Tuer les germes par la cuisson

Les températures élevées stérilisent les aliments en tuant les germes. L'appertisation (conserve), la pasteurisation ou le traitement à ultrahaute température (UHT) fonctionnent sur ce principe, tout comme les préparations de restauration, qui doivent être maintenues au chaud en permanence. C'est pour cette raison qu'il est recommandé de faire cuire la volaille ou la viande hachée à cœur, et que la viande et les poissons crus sont déconseillés aux personnes vulnérables.

Inhiber le développement des germes par le froid

Le froid, lui, ne stérilise pas les aliments, mais il empêche la prolifération des micro-organismes. Plus précisément, la réfrigération diminue leur vitesse de croissance et la congélation l'arrête en raison du gel de l'eau. Mais la remontée de température fait redémarrer la multiplication des germes. Cela explique l'importance du maintien de la chaîne du froid, y compris quand on fait ses courses, mais aussi la consigne de ne pas recongeler un aliment décongelé.

Décongeler et recongeler ?

La congélation stoppe donc la prolifération des germes mais ne les élimine pas. Lors de la décongélation, les micro-organismes déjà présents dans l'aliment mais « endormis » peuvent de nouveau se multiplier. Ils se reproduisent quelquefois de façon encore plus active en raison des effets de la congélation : le froid élimine malgré tout certaines bactéries, laissant à celles qui résistent plus d'opportunités de développement. De plus, les cristaux de glace qui se forment détériorent plus ou moins les cellules des aliments, ce qui facilite la colonisation bactérienne au moment de la décongélation (les germes se « nourrissent » plus facilement).

L'aliment décongelé risque donc de présenter une densité de germes plus importante qu'avant la congélation initiale. Si vous recongelez, les bactéries en dormance, cette fois plus nombreuses, se multiplieront à nouveau à la seconde décongélation et risquent alors de devenir pathogènes.

Une exception : décongeler, cuire, recongeler

Une fois les ingrédients décongelés, si vous les faites cuire suffisamment, les germes seront éliminés par la température élevée et vous pourrez recongeler la préparation sans risque.

En principe, une décongélation au réfrigérateur (4 °C maximum), qui limite le développement microbien, suivie d'une recongélation rapide n'est pas dangereuse. Mais, outre le faible intérêt de cette pratique, la qualité gustative s'en ressentira. Il est plus judicieux de congeler ses aliments par portions adaptées à l'usage ultérieur. ■

Le vin rouge, c'est bon pour le cœur. Une idée fausse ?

Fleuron de la gastronomie à la française, le vin, de préférence rouge et à petite dose, serait bon pour nos artères... Des études récentes ont battu en brèche cette théorie et montrent que les risques pour la santé sont présents dès le premier verre, y compris pour le cœur.

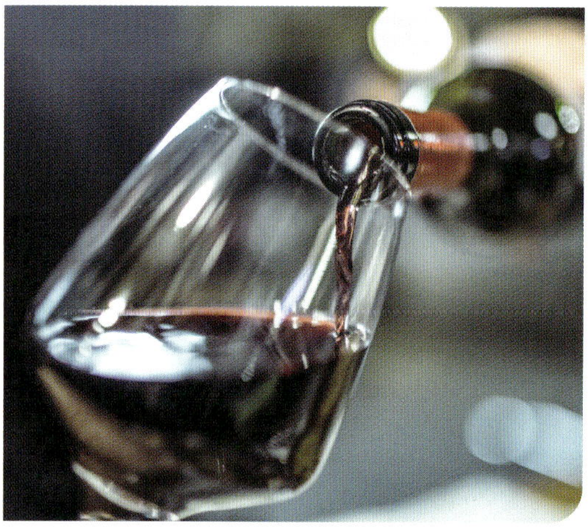

La fin du « French paradox »

Boire un ou deux verres de vin par jour, un geste santé pour notre cœur ? Cette théorie largement diffusée expliquerait le « French paradox », la faible mortalité cardiovasculaire observée en France dans une étude datant de 1981, malgré une consommation assez élevée de graisses.

Des travaux remettent en cause cette idée depuis quelques années, et un rapport de l'Inserm (Institut national de la santé et de la recherche médicale) publié en juin 2021 vient de la démentir lui aussi. Selon les auteurs de ce rapport, ce sont des problèmes de méthode dans les études épidémiologiques qui ont amené à conclure à un effet protecteur du vin, notamment contre les cardiopathies ischémiques (liées à un rétrécissement des artères coronaires).

Trois écueils sont pointés du doigt : la définition du groupe témoin non consommateur de vin, dans lequel d'anciens buveurs sont souvent inclus ; le caractère purement déclaratif des consommations d'alcool ; et la présence de facteurs de confusion (comme le tabagisme). Une méta-analyse sur plus de 4 millions de personnes a ainsi montré que, lorsque les ex-consommateurs sont exclus du groupe de référence, cet effet protecteur disparaît.

Au niveau mécanistique, le vin rouge est certes riche en resvératrol, un polyphénol antioxydant, anti-inflammatoire et antiagrégant qui pourrait limiter la formation de plaques d'athérome, mais les preuves de ses bénéfices n'ont été apportées que chez les animaux.

L'alcool : des risques multiples

En 2018 déjà, une large étude publiée dans la revue scientifique *The Lancet*, qui avait analysé la consommation d'alcool et notamment de vin dans 195 pays entre 1990 et 2016, avait montré qu'un surrisque de mortalité existe dès le premier verre.

L'alcool est en effet impliqué dans le développement d'au moins 23 pathologies graves, y compris des pathologies cardiovasculaires (fibrillation atriale, AVC hémorragique, hypertension...), mais aussi des pathologies neurologiques, des affections diverses (diabète, cirrhose, pancréatite...) et de nombreux cancers (colorectal, de la bouche, de l'œsophage, du pharynx/larynx, du foie, du sein). Sachant que les risques pour la santé globale excèdent de beaucoup le très faible et fortement remis en question effet protecteur cardiaque, il est aujourd'hui difficile de prétendre que consommer du vin est bon pour la santé.

Mais, puisque la notion de plaisir ne peut être balayée, vous pouvez suivre les dernières recommandations de Santé publique France, l'agence nationale de santé publique : pas plus de 10 verres standards par semaine, à raison de 2 verres par jour maximum et avec des jours sans alcool. ■

L'eau potable est polluée. Acheter des bouteilles est donc préférable ?

On peut préférer l'eau en bouteille par goût personnel, mais plus difficilement pour des motifs sanitaires. En effet, à de rares exceptions près, l'eau du robinet en France est de bonne qualité.

Une eau de distribution publique très potable

Les contrôles sanitaires des Agences régionales de santé attestent d'une bonne qualité générale de l'eau potable en France. Si, dans quelques zones rurales de cultures intensives, se constatent parfois des contaminations aux pesticides et/ou aux nitrates, les pollutions rendant l'eau impropre à la consommation restent exceptionnelles. Pour connaître la qualité de l'eau dans votre commune, n'hésitez pas à consulter la carte interactive de l'eau de l'UFC-Que Choisir, sur www.quechoisir.org.

Des normes sévères

L'eau du réseau de distribution publique fait l'objet d'obligations strictes et de contrôles fréquents. Pour arriver à nos robinets, elle doit être conforme à des normes physicochimiques (pH, température, dureté...), organoleptiques (couleur, goût, odeur) et microbiologiques (pas de germes pathogènes), à des teneurs maximales en minéraux (sodium, magnésium, sulfates, chlorures...), ainsi qu'à des paramètres liés à des substances indésirables ou toxiques (nitrates, pesticides, plomb, arsenic, cuivre...). Enfin, dans certaines régions, la radioactivité naturelle est aussi surveillée.

Des traitements rigoureux

Pour rendre l'eau du robinet aussi potable qu'exigé, il faut la soumettre à diverses mesures de désinfection et purification : filtration, exposition aux UV, ajout d'ozone, chloration... Ces traitements sont également encadrés par des normes précises pour éviter des erreurs de dosage, dont la « surchloration », suspectée de favoriser le développement de cancers de la vessie.

Les eaux en bouteille, peu écologiques et pas nécessairement meilleures

Il se vend par an en France plus de 8 milliards de litres d'eau en bouteille. Cela représente 150 000 tonnes d'emballages, principalement du plastique, dont le recyclage laisse beaucoup à désirer. En outre, entre fabrication de la matière plastique et transport, le bilan carbone est désastreux. Par ailleurs, au litre, le coût pour le consommateur représente environ 60 fois celui de l'eau du robinet !

Attention aux eaux très minéralisées

Si les eaux de source répondent aux mêmes seuils maximaux de minéralité que l'eau potable, les eaux minérales ont un profil variable. Certaines peuvent présenter un intérêt dans des cas particuliers (eaux calciques et magnésiennes chez le sportif, eaux calciques pour leurs apports en calcium, eaux magnésiennes pour lutter contre la constipation fonctionnelle...), en alternance avec de l'eau du robinet. Mais la plupart ne conviennent pas à un usage quotidien : attention notamment à la teneur en fluor, qui peut dépasser largement les limites fixées pour l'eau potable. Les eaux de type calcique sont déconseillées aux personnes sujettes aux calculs rénaux, les eaux sodiques ou bicarbonatées, trop chargées en sodium, sont à écarter en cas d'hypertension, etc. ■

En faire plus

Aujourd'hui, quelque 70 substances sont recherchées dans l'eau de distribution publique. Plusieurs associations, dont l'UFC-Que Choisir, demandent que les analyses soient élargies pour identifier davantage de polluants, surtout des pesticides, dont la variété est très grande. Elles militent aussi pour que le principe pollueur-payeur soit appliqué.
Le traitement des eaux coûte une fortune, que les consommateurs assument presque en totalité.

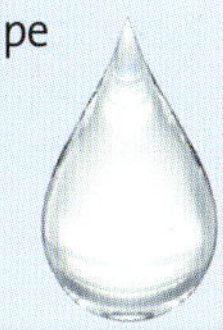

Faut-il vraiment boire un litre et demi d'eau par jour ?

Non, il n'est pas nécessaire de se forcer. La plupart du temps, il suffit de respecter ses sensations de soif pour compenser les pertes hydriques. Dans certains cas néanmoins, surtout lorsque l'on prend de l'âge, il faut boire sans attendre d'avoir soif.

Le bon compte

Le corps perd entre 2 litres et 2,5 litres d'eau par jour, via les urines, la transpiration et la perspiration (perte d'eau par la peau et les muqueuses respiratoires). Ces pertes doivent être compensées par un apport équivalent de liquide.

L'alimentation, surtout les fruits, les légumes et les laitages (lait, yaourts), en apporte de 75 cl à 1 litre, le reste est comblé par les boissons, les besoins étant estimés entre 1 litre et 1,5 litre – hors activité physique soutenue et forte chaleur. Si l'on additionne tous les liquides consommés dans une journée (eau, jus de fruits, boissons chaudes, mais aussi soupes et bouillons), cette quantité, soit l'équivalent de six à neuf verres d'eau, est assez facilement atteinte.

Des signes de déshydratation

Les signes d'une déshydratation légère sont assez difficiles à percevoir. On peut remarquer que l'on urine moins, que les urines sont odorantes et foncées dans la journée (c'est normal au réveil). Une sécheresse de la bouche, des maux de tête, une fatigue peuvent également indiquer une déshydratation.

Lorsque la déshydratation s'aggrave, les signes suivants peuvent apparaître : soif intense, perte de poids, yeux enfoncés, peau sèche et froide, fièvre, vertiges, malaises, voire perte de conscience...

Chez la personne âgée, une perte d'appétit, une fatigue et une somnolence inhabituelle ou de la fièvre doivent alerter.

Faut-il se forcer ?

En principe, la soif se déclenche quand l'organisme commence à manquer d'eau : c'est un signal fiable pour savoir si l'on a besoin de s'hydrater. Il est donc inutile de se forcer. Cependant, dans certaines circonstances, il faut penser à boire sans attendre d'avoir soif ou bien s'obliger à boire plus qu'à l'ordinaire.

L'activité physique et la chaleur

Lors d'un effort prolongé, la perte d'eau par transpiration peut être conséquente (de 1 litre à 2 litres par heure selon la température et l'intensité de l'activité) et la sensation de soif n'est pas un indicateur suffisant pour compenser cette perte : il faut boire avant, pendant et après la séance. De même, la chaleur ambiante augmente naturellement les besoins en eau.

La sensation de soif s'émousse avec l'âge

La capacité à ressentir la soif en réponse à un manque d'eau diminue avec l'âge. Si vous avez conscience de moins ressentir la soif qu'auparavant ou si vous constatez des signes de déshydratation (voir encadré), il faut vous habituer à boire tout au long de la journée. Quand vous sortez, prenez l'habitude d'emporter de l'eau. Si vous avez du mal à boire de l'eau nature, aromatisez-la avec des rondelles de citron, de la menthe fraîche...

Des raisons médicales

En cas de diarrhée, il est essentiel de boire davantage pour compenser les pertes causées par l'abondance de selles aqueuses (voir p. 111). Les femmes sujettes aux cystites (infections urinaires) et les personnes prédisposées aux calculs urinaires doivent également boire plus pour limiter les récidives.

Par ailleurs, certains médicaments exposent à une déshydratation, en particulier les diurétiques, qui augmentent les pertes en eau, ce qui ne se traduit pas nécessairement par une augmentation de la sensation de soif chez les gens âgés. ■

Sauter le petit déjeuner : une hérésie ?

Faut-il se forcer à petit-déjeuner ? Ou bien est-ce une idée reçue comme il en existe beaucoup dans le domaine de la nutrition ? Après tout, les « trois repas par jour » sont surtout une habitude culturelle. Les deux positions se défendent.

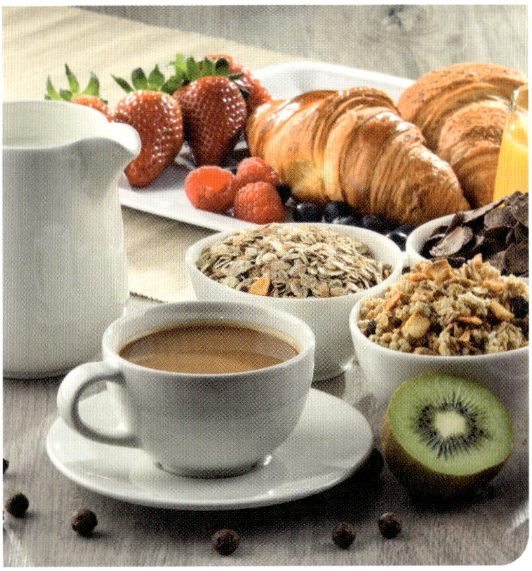

Sauter le petit déjeuner : pourquoi pas ?

Si certaines personnes ont bon appétit dès le lever, d'autres ont besoin d'un peu de temps – leur estomac doit « se réveiller ». D'ailleurs, le petit déjeuner n'est pas forcément sauté, il peut être simplement différé car la faim se fait ressentir un peu plus tard. Mais, si les nutritionnistes restent pour la plupart attachés à ce premier repas, c'est notamment parce que les collations du milieu de matinée sont souvent déséquilibrées (barre chocolatée, viennoiserie, biscuits...). Mais fait-on mieux chez soi avec les bols de céréales industrielles ? Sauf si l'on doit se dépenser physiquement dans la matinée, on peut très bien se passer de petit déjeuner, en veillant simplement à s'hydrater le matin et en sélectionnant des en-cas sains (yaourt, fruit, pain...).

Un risque de prise de poids ?

L'idée selon laquelle sauter le petit déjeuner serait un facteur de surpoids, voire de diabète de type 2, n'est pas validée par les scientifiques. À l'inverse, cela n'aide pas non plus à perdre du poids si l'apport calorique du reste de la journée est excessif.

Bien manger le matin, mieux que dîner copieusement

« Petit déjeuner de roi, déjeuner de prince, dîner de pauvre. » Des études portant sur les variations naturelles du métabolisme dans la journée semblent corroborer le dicton. La répartition des prises alimentaires dans la journée aurait bel et bien un impact sur le poids. À ration calorique équivalente, il serait plus efficace pour stabiliser son poids ou en perdre d'alléger le dîner ou de dîner plus tôt que de se restreindre le matin. Des repas tardifs ou, pire, une alimentation nocturne (travail de nuit, grignotages lors d'insomnies) sans plage de jeûne suffisante seraient associés à un surpoids plus fréquent, voire à des troubles métaboliques.

L'étude des rythmes biologiques (la chronobiologie) et de leur influence sur la santé s'applique à de nombreux domaines : le sommeil, bien sûr, mais aussi la pharmacologie (optimiser l'heure de prise des médicaments) ou la nutrition (chrononutrition). ■

Aller aux toilettes le matin

Quand on est réticent à utiliser des toilettes collectives (école, bureau, café...), l'idéal est de prendre un petit déjeuner le matin en se levant un peu plus tôt si nécessaire. Le fait de manger déclenche généralement un réflexe physiologique de défécation dans les 30 à 60 minutes. C'est une bonne solution pour éviter l'inconfort de besoins non satisfaits et pour installer une routine matinale, recommandée pour prévenir la constipation.

Avec l'avancée en âge, il faut moins manger. Un bon conseil ?

Les dépenses énergétiques diminuent avec l'âge. Cependant, il n'est pas recommandé de moins manger, car les besoins nutritionnels ne s'abaissent pas. Pour maintenir un bilan énergétique équilibré, le conseil est de bouger un peu plus si l'on est très sédentaire.

Quantités : mêmes recommandations que pour l'adulte plus jeune

Dans les repères alimentaires parus en 2019, l'Anses (Agence nationale de sécurité sanitaire de l'alimentation, de l'environnement et du travail) rappelle que les besoins énergétiques ne diminuent pas avec le vieillissement. Ils sont similaires à ceux des adultes plus jeunes, hors cas particuliers.

Les besoins énergétiques

Ils sont de 2 600 kcal par jour chez l'homme et de 2 100 kcal chez la femme à tous les âges de la vie adulte. Il s'agit de moyennes : les besoins varient d'une personne à l'autre, selon le degré d'activité physique surtout.

La baisse du métabolisme de base

Le métabolisme basal, ou dépense énergétique au repos, est l'énergie dépensée en permanence par l'organisme pour assurer ses fonctions vitales : contractions cardiaques, respiration, fonctionnement du cerveau, des reins, du foie, renouvellement des cellules, tonus musculaire minimal à l'état d'éveil... Cette dépense varie selon les individus, mais chez tous ou presque elle s'abaisse avec le temps, d'où une prise de poids autour de 50-60 ans même si l'alimentation n'est pas plus calorique.

L'activité physique pour rééquilibrer la balance énergétique

L'Anses recommande de maintenir les quantités alimentaires préconisées chez tous les adultes, en augmentant légèrement l'activité physique pour rééquilibrer la balance énergétique. Ce n'est que s'il est impossible d'accroître la dépense physique que les portions devraient être un peu diminuées, en sacrifiant surtout les produits gras et sucrés, qui n'ont pas d'intérêt nutritionnel. L'ajustement ne doit pas concerner les groupes d'aliments sources de micronutriments, de fibres ou d'oméga 3 DHA/EPA (voir p. 221) à risque d'insuffisance : fruits et légumes, poisson et autres produits de la mer, céréales complètes et légumineuses, surtout.

Ces recommandations dépendent de l'état de santé. La tranche des plus de 65 ans est très hétérogène. Les priorités ne sont pas les mêmes entre des seniors en bonne santé encouragés à bouger un peu plus si nécessaire et des personnes fragiles, souffrant de plusieurs pathologies ou à risque de dénutrition (voir p. 139), y compris si elles sont en surpoids. La prise en charge est alors spécifique.

Qualité : un peu plus de protéines

Les recommandations destinées aux 65 ans et plus ne diffèrent pas non plus de celles de la population adulte générale (voir p. 252), hormis pour les apports protéiques.

La composition du corps change avec l'âge : la proportion de masse grasse a tendance à augmenter, au détriment de la masse maigre ou active (dont les muscles). La fonte musculaire, lorsqu'elle est importante (sarcopénie), a des

Bouger plus a d'autres avantages

Avec l'avancée en âge, l'activité physique ne permet pas uniquement de rééquilibrer la balance énergétique. Elle prévient ou ralentit les effets physiques du vieillissement (sarcopénie, ostéoporose) et s'avère bénéfique dans un grand nombre de troubles chroniques, dont l'hypertension et le diabète.

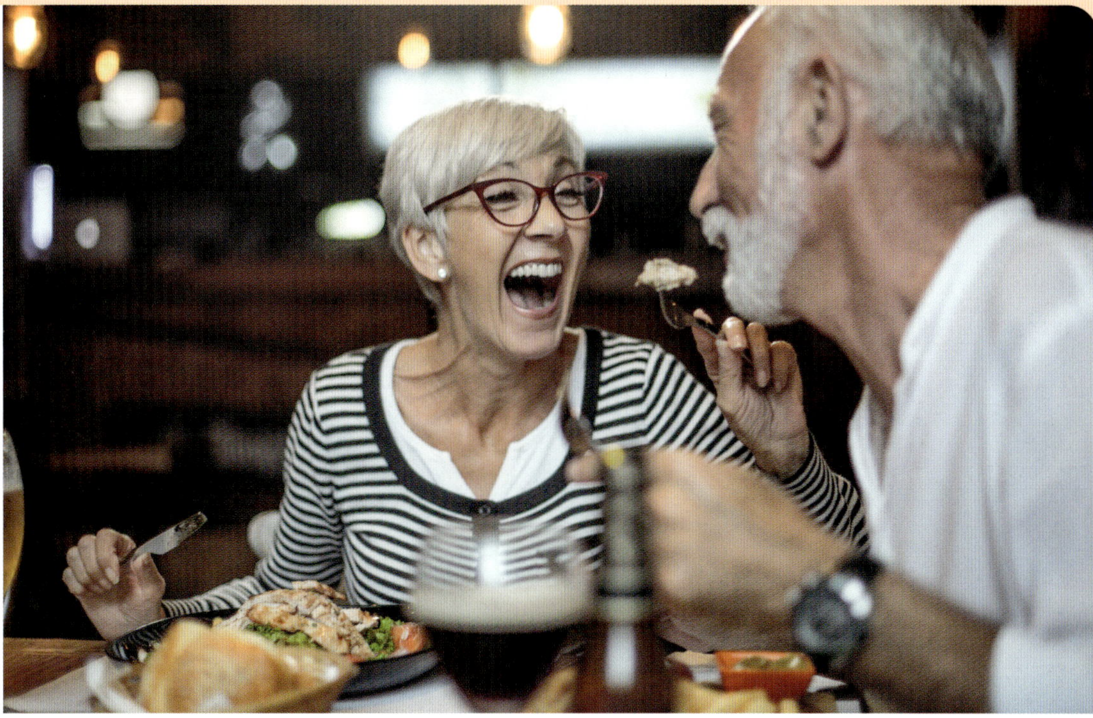

répercussions sur la mobilité, l'autonomie et la santé en général. L'activité physique (renforcement musculaire) est le premier levier de prévention, mais des apports protéiques suffisants (viande, volaille, poisson, œufs, produits laitiers, légumineuses) sont également importants, le renouvellement des protéines musculaires devenant moins efficace avec le temps. À partir de 65 ans, la valeur de référence est de 1 g de protéines par kilo de poids corporel et par jour (60 g de protéines pour un poids de 60 kg), contre 0,83 g par kilo et par jour chez l'adulte plus jeune. À titre d'exemple, 100 g de poulet représentent environ 25 g de protéines.

Ne pas être obsédé par son poids

Il est courant, presque de règle, de gagner quelques kilos au fil des années. Les raisons sont multiples, mais cette prise de poids est en partie physiologique quand on vieillit en raison de la baisse du métabolisme de base. D'ailleurs, les valeurs « normales » de l'IMC (indice de masse corporelle) changent chez les seniors. Alors qu'un IMC de 18,5 à 24,99 (poids en kilos divisé par la taille en mètres au carré) est considéré comme normal, la fourchette s'établit entre 21 et 27 passé 70 ans : en deçà, un état de dénutrition peut être évoqué.

Le poids et l'IMC, des indicateurs insuffisants

L'IMC ne rend pas compte de deux facteurs de risque :

- l'importance de la graisse intra-abdominale (au niveau du ventre), plus dangereuse pour la santé cardiovasculaire ou métabolique que celle des hanches, des fesses ou des cuisses ;
- la part respective de la masse grasse et de la masse active (dont les muscles), qui peut indiquer une éventuelle fonte musculaire (la sarcopénie est possible quels que soient le poids et l'IMC).

Le poids de forme

Si les extrêmes, obésité ou maigreur, sont à risque pour la santé, le poids de forme est une notion très souple : c'est la fourchette de poids dans laquelle on se maintient facilement en ayant une alimentation suffisante et équilibrée ainsi qu'une activité physique normale.

Non seulement les régimes amaigrissants sont voués à l'échec dans l'immense majorité des cas, mais ils entraînent une perte de masse musculaire qu'il est de plus en plus difficile de restaurer avec l'avancée en âge. Par ailleurs, la perte de poids expose à l'ostéoporose et à un affaiblissement général lorsqu'elle provoque un état de dénutrition. ■

Grossir sans manger plus : impossible ?

Prendre du poids sans raison évidente et alors que les apports caloriques n'ont pas augmenté, cela arrive plus souvent qu'on ne le pense. Il convient alors de comprendre pourquoi, car il peut s'agir du signe d'une maladie ou de l'effet indésirable de certains médicaments.

Désordres hormonaux et métaboliques

Normalement, la prise de poids résulte d'un déséquilibre entre les calories ingérées et les calories dépensées, autrement dit : on mange trop et/ou on ne bouge pas assez. Mais on gagne parfois des kilos sans avoir modifié ses habitudes. Or, si maigrir sans raison incite généralement à consulter son médecin, prendre ainsi du poids ne suscite pas toujours la même inquiétude. Pourtant, cet embonpoint peut signaler une maladie, notamment hormonale ou métabolique.

L'hypothyroïdie

La thyroïde, glande endocrine située à la base du cou, fabrique des hormones qui jouent un rôle important dans le métabolisme. Si une hyperthyroïdie (excès de production d'hormones thyroïdiennes) provoque un amaigrissement, à l'inverse une hypothyroïdie (insuffisance de cette production) fait grossir. Le traitement, lorsqu'il est justifié (voir p. 77), repose sur l'administration d'hormones de substitution.

Le syndrome de Cushing

Dû à une hypersécrétion de cortisol (hormone dite du stress qui participe également à l'équilibre énergétique) par les glandes surrénales, le syndrome de Cushing provoque une prise de poids rapide localisée sur le torse et le visage, qui devient bouffi. L'origine la plus courante est l'adénome corticosurrénalien (tumeur non cancéreuse affectant la ou les glandes surrénales). Des tumeurs compromettant le fonctionnement de l'hypophyse peuvent aussi être en cause. La prise en charge dépend de la cause : médicaments réduisant le taux de cortisol ou bloquant ses effets, intervention chirurgicale suivie d'une éventuelle radiothérapie, ablation d'une ou des deux glandes surrénales...
Enfin, il est à noter que le syndrome de Cushing est parfois secondaire à une corticothérapie (traitement à base de corticoïdes).

Le syndrome des ovaires polykystiques

Dérèglement hormonal d'origine ovarienne, le syndrome des ovaires polykystiques induit une production excessive d'androgènes (hormones masculines, dont la testostérone), lesquels perturbent l'activité ovarienne. Des follicules immatures libérés en dehors des périodes d'ovulation restent bloqués dans les ovaires, où ils prennent l'aspect de kystes – d'où le nom du syndrome.
Des troubles du cycle menstruel constituent les premiers signes cliniques, suivis de symptômes liés à la production excessive d'hormones mâles : hyperpilosité, chute de cheveux, acné et prise de poids abdominale. Cette maladie ne connaît pas de véritable traitement, seuls les symptômes peuvent être soulagés. Les formes sévères causent une infertilité.

S'arrondir en prenant de l'âge

Avec l'avancée en âge, le métabolisme basal, ou dépense de l'organisme au repos, diminue et la masse grasse tend à augmenter. Prendre quelques kilos au fil des années sans pour autant manger davantage est une évolution normale. Les changements hormonaux de la ménopause favoriseraient également un gain de poids après la cinquantaine, variable selon les femmes. Alimentation équilibrée et activité physique régulière sont plus que jamais indispensables durant cette période sensible.

À noter : les régimes restrictifs peuvent eux aussi induire une baisse du métabolisme de base à l'origine du redoutable effet yoyo (voir p. 276).

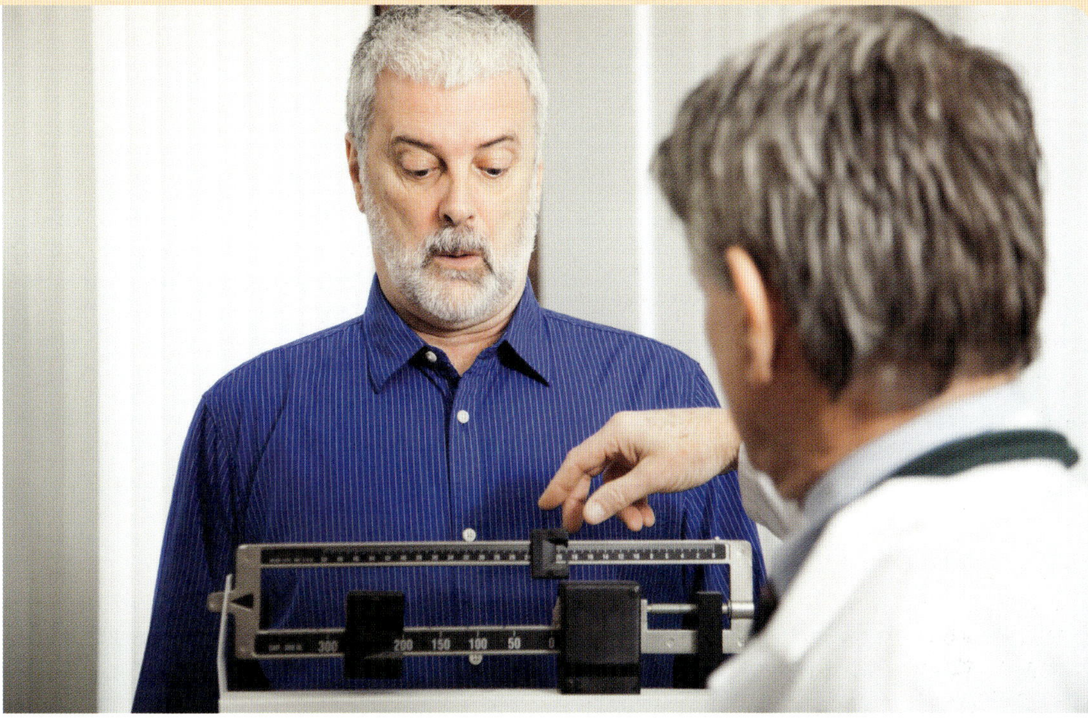

Des médicaments qui font grossir

Certains traitements induisent une prise de kilos généralement transitoire. À l'arrêt du traitement, le poids originel est plus ou moins vite retrouvé. Toutefois, dans le cadre de thérapies au long cours, il faut savoir accepter le désagrément d'une silhouette alourdie si les bénéfices apportés par les médicaments sont supérieurs à cet effet indésirable.

Les corticoïdes

Les corticoïdes, prescrits le plus souvent pour lutter contre les inflammations, font prendre du poids sur le long terme en provoquant une rétention d'eau. Le gonflement touche notamment le visage et le cou, et peut induire une répartition des graisses similaire à celle de la maladie de Cushing.
Les surcharges pondérales semblent proportionnelles aux doses prescrites et à la durée de la corticothérapie. Il s'avère presque impossible de lutter contre le gain de poids, d'autant que souvent la cortisone développe l'appétit.

Les psychotropes

Dans la famille des psychotropes, nombreuses sont les molécules qui font potentiellement grossir. En perturbant les sensations de faim et de satiété, les antidépresseurs dits tricycliques et certains neuroleptiques augmentent l'appétit. La prise de poids résulte dans ce cas d'une augmentation des apports caloriques.
Les régulateurs de l'humeur comme le lithium et le divalproate font quant à eux grossir en modifiant le métabolisme des sucres. Un effet secondaire difficile à vivre mais qui ne doit pas conduire les malades à arrêter leur traitement sans avis médical, sous peine d'assister à une reprise rapide des épisodes maniaco-dépressifs. Un régime attentif peut limiter le gain de poids, mais il est souvent compliqué d'observer une diète stricte dans un contexte dépressif. Une activité sportive régulière apporte une aide appréciable, tant psychiquement que physiologiquement.

D'autres traitements en cause

Dans le cadre du traitement d'un diabète, l'insuline peut induire une prise de poids en stimulant l'accumulation des graisses dans les adipocytes (cellules qui stockent les lipides). Certains bêtabloquants (médicaments surtout prescrits en cardiologie) et certaines pilules contraceptives sont aussi suspectés d'augmenter la masse grasse. Le changement de molécule permet parfois de faire disparaître ou de minorer l'inconvénient pondéral. ■

Les régimes restrictifs ne font pas maigrir. Contre-intuitif mais vrai ?

À de rares exceptions près, les régimes restrictifs sont voués à l'échec à plus ou moins long terme et peuvent même conduire à une prise de poids. Sans oublier que les pratiques alimentaires déséquilibrées sont préjudiciables à la santé. Seul un réapprentissage diététique permet de mincir durablement.

Un constat d'échec

Il existe des dizaines de régimes amaigrissants. À la restriction calorique s'ajoutent des exclusions variables, portant surtout sur les glucides (pain, féculents, produits sucrés). Les études scientifiques dressent un bilan d'échec sans appel. C'est le cas d'une expertise de l'Anses (Agence nationale de sécurité sanitaire de l'alimentation, de l'environnement et du travail) publiée en 2010 et portant sur une quinzaine de régimes (régime Dukan, chrononutrition, régime Montignac, régime californien, etc.). Les conclusions sont claires. Si, dans un premier temps, 75 % des sujets perdent du poids, un an plus tard 80 % d'entre eux constatent un rebond pondéral souvent supérieur à la perte initiale. Le taux d'échec s'élève à 95 % après cinq ans.

L'effet yoyo

La restriction calorique induit des réactions neurologiques et hormonales qui suscitent l'appétit et abaissent les dépenses énergétiques, notamment celles qui sont liées à la digestion et à l'assimilation des aliments (thermogenèse alimentaire) et celles du métabolisme de base (énergie que dépense l'organisme en permanence pour assurer les fonctions essentielles) : en réaction à la privation, l'organisme diminue sa consommation énergétique.

En outre, l'amaigrissement entraîne une perte non seulement de la masse grasse mais aussi de la masse maigre, qui comprend les muscles. Or, la fonte de la masse musculaire induit elle aussi une baisse du métabolisme de base. Les besoins caloriques s'en trouvent alors réduits. Ces processus expliquent qu'il soit quasi impossible de respecter un régime trop restrictif sur le long terme malgré une volonté d'acier, mais aussi et surtout que la reprise de poids soit si rapide à l'arrêt de la diète.

Mauvais pour la santé

Ces régimes induisent des insuffisances ou des excès : trop de protéines, pas assez de fibres, pas assez de vitamines, etc. Aussi peuvent-ils avoir rapidement des conséquences néfastes pour la santé.

L'amaigrissement se fait aux dépens des muscles (voir ci-dessus) et de la masse osseuse. On observe un risque d'ostéopénie (déminéralisation osseuse modérée), voire d'ostéoporose, y compris chez les sujets jeunes, dès que la perte atteint 10 % du poids initial.

La plupart des régimes diminuent voire suppriment les glucides à certaines phases, ce qui expose à une fatigue, à des malaises hypoglycémiques, à des carences en vitamines et sels minéraux. L'excès de protéines préconisé par certaines diètes peut provoquer des crampes, une constipation, des troubles digestifs, ainsi que des carences liées à la suppression ou diminution de la plupart des végétaux. Ils sont aussi délétères pour les reins et le système cardiovasculaire.

Accepter ses rondeurs

Depuis des années, les canons de la beauté imposent, surtout aux femmes, une image de sveltesse excessive. Alors qu'elles n'en ont aucun besoin, des millions de personnes sont ainsi incitées à maigrir et se retrouvent captives de l'infernal yoyo pondéral. À quand une campagne sanitaire pour valoriser les rondeurs et apprendre à aimer les imperfections de son corps ?

Le sport fait-il maigrir ?

Si l'exercice physique fait perdre beaucoup d'eau, la dépense énergétique est souvent moindre qu'on ne l'imagine : un kilomètre de marche brûle environ 65 kcal, soit peu ou prou l'équivalent d'un yaourt nature. Pas grand-chose, donc ! D'autant que, pendant l'effort, l'organisme pioche d'abord dans les réserves de glycogène contenues dans le foie et les muscles. Ce n'est que lorsque celles-ci sont épuisées qu'il cherche l'énergie dans le tissu adipeux.

Cependant, si le sport ne fait pas maigrir, il modèle la silhouette et, surtout, il contribue au maintien du poids en préservant la masse musculaire. Une condition essentielle pour conserver un métabolisme basal élevé et ne pas regrossir.

Les cures à base de fruits et de légumes sont tout aussi mauvaises : la fonte musculaire et la fatigue (avec hypoglycémie) peuvent être rapides et intenses. Enfin, les régimes très hypocaloriques sont dangereux pour le cœur.

Des troubles psychologiques

L'état mental d'hypercontrôle exigé par les régimes restrictifs expose au risque d'un dérèglement du comportement alimentaire, dont la boulimie et l'anorexie mentale constituent les expressions les plus sévères. Par ailleurs, les échecs successifs de ces diètes impossibles détériorent l'image de soi et peuvent conduire à la dépression.

Réapprendre à bien se nourrir

Aujourd'hui, les professionnels de santé parlent de rééquilibrage alimentaire et non plus de régime restrictif. Pour réussir, la démarche doit s'inscrire dans le temps long. La pratique régulière d'un sport adapté à sa condition physique constitue en outre une condition sine qua non de la perte durable de poids.

Maigrir durablement

Dans un premier temps, il faut décortiquer ses habitudes nutritionnelles pour bien cerner celles qui sont préjudiciables à la santé.

Dans un second temps, il faut modifier son alimentation et diminuer légèrement les apports caloriques tout en conservant des repas plaisants. En général, il convient de supprimer ou réduire le plus possible les aliments ultratransformés (voir p. 255), de diminuer la part des aliments très caloriques et nutritionnellement pauvres (gras, sucrés et salés, pauvres en fibres, vitamines...), d'augmenter celle des légumes et de surveiller les apports en sucre.

Afin d'éviter les frustrations, aucun aliment n'est interdit dans ces approches diététiques, mais certains ne peuvent être consommés qu'avec modération ou exceptionnellement (biscuits apéritifs, boissons sucrées, charcuterie, fritures, pâtisseries, etc.). Et, si l'on veut rester en bonne santé et ne plus reprendre de poids, ces dispositions nutritionnelles doivent être maintenues *ad vitam aeternam*.

Se faire aider

La démarche peut s'effectuer si nécessaire sous la houlette d'un médecin (nutritionniste ou non), d'un diététicien, voire avec le soutien d'un psychologue.

Pour initier le processus d'amaigrissement, certains hôpitaux proposent aux personnes en grand surpoids des sessions combinant entretiens avec un diététicien, consultation d'un psychologue, ateliers de cuisine et activité physique. Des formules similaires se trouvent aussi dans les stations thermales. Sur prescription médicale, ces stages et cures sont remboursés par l'assurance maladie. ■

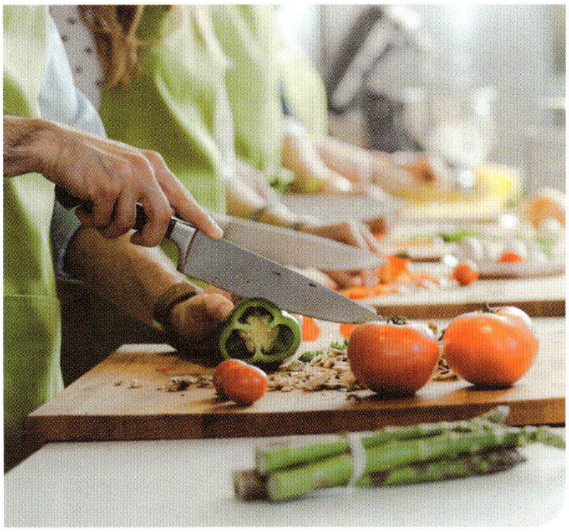

Manger vite fait grossir. Oui ou non ?

Avalée en cinq minutes ou dégustée au cours d'un long repas, une même ration alimentaire apporte le même nombre de calories. L'énergie absorbée restant identique, l'influence sur le poids doit être nulle. Certes, mais le sentiment de satiété n'est pas le même... Manger vite a donc probablement tendance à faire grossir.

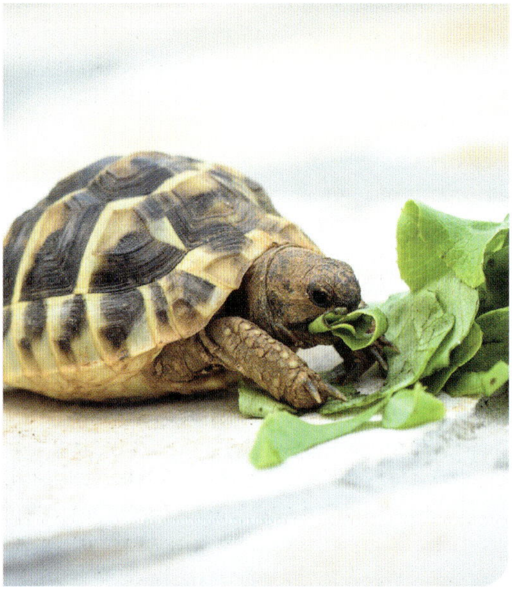

La satiété requiert longueur de temps

La satiété, cette sensation de satisfaction qui éteint l'appétit, obéit à un processus complexe, impliquant de nombreuses hormones. Or, ces « informateurs biologiques » qui indiquent que nous n'avons plus faim ont besoin de 20 à 30 minutes pour une sécrétion optimale permettant au message d'être délivré au cerveau.

Si l'on mange trop vite, la satiété n'a pas le temps de s'exprimer et on a tendance à absorber des quantités qui dépassent les besoins énergétiques, soit en augmentant la ration alimentaire pour arriver à se sentir repu, soit en multipliant les en-cas car la faim n'a pas été correctement inhibée.

L'importance de la mastication

Manger vite, c'est mâcher peu. La mastication est la première étape du processus de digestion : elle prépare le bol alimentaire et déclenche le processus métabolique complexe qui permet l'assimilation des nutriments. Elle jouerait aussi un rôle central dans la sensation de satiété.

La chercheuse de l'INRA Marie-Agnès Peyron, qui s'intéresse à la mastication, demande régulièrement à des volontaires de mastiquer des bouchées d'aliments avant de recracher le bol alimentaire au lieu de le déglutir. De façon surprenante, chaque fois qu'elle fait l'expérience, elle constate que les volontaires se disent rassasiés sans pourtant avoir ingéré d'aliments.

Manger en conscience

Pour se sentir rassasié, il convient aussi « d'être à ce que l'on fait ». Quand on mange distraitement, en regardant la télévision ou son smartphone, par exemple, on a tendance à augmenter sans s'en apercevoir les quantités ingérées. Cet effet d'inattention retarde lui aussi l'arrivée de la sensation de satiété, car le cerveau néglige alors les signaux sensoriels indiquant que l'on a assez mangé.

Une corrélation avec le diabète de type 2 ?

Sans augmentation des quantités alimentaires absorbées, la vitesse d'absorption aurait en elle-même une incidence sur le poids et sur le risque de diabète. Des chercheurs ont observé une corrélation entre la rapidité à laquelle on mange et le taux de glucose dans le sang ; plus l'ingestion est précipitée, plus le taux serait élevé. Or le glucose en excès est stocké sous forme de graisse.

Les pics glycémiques des repas express à répétition obligent aussi le pancréas à fournir brutalement une grande quantité d'insuline. Et ces efforts, à plus ou moins long terme, fatiguent l'organe : moins performant, le pancréas sécrète moins d'insuline, ce qui favorise l'apparition du diabète. ■

30 minutes de marche par jour pour rester en forme, est-ce suffisant ?

Il est recommandé de pratiquer une activité physique 30 minutes par jour cinq fois par semaine. La marche est tout à fait adaptée, surtout si l'on force un peu l'allure…

Les vertus de la marche

Simple à mettre en pratique, la marche présente l'avantage de s'adapter à tous les niveaux, celui du sportif comme celui du sédentaire qui souhaite se remettre en mouvement. Elle n'a pas de contre-indication médicale, bien au contraire, elle est bénéfique pour presque toutes les pathologies : insuffisance respiratoire, maladie cardiaque ou vasculaire, diabète, douleurs dorsales, arthrose, etc.

Une activité d'endurance

La marche active est un véritable exercice d'endurance, sollicitant les systèmes cardiovasculaire et respiratoire à l'instar de la course à pied, mais en étant moins épuisante et plus douce pour les articulations des hanches, des genoux et des chevilles. La marche nordique, avec utilisation de bâtons, a l'avantage de faire également travailler le haut du corps.

Comment pratiquer ?

Les recommandations d'activité physique s'adressent à tous. Certains les trouveront faciles, d'autres exigeantes. À chacun de les moduler selon ses capacités et de progresser à son rythme. L'essentiel est la régularité. L'activité est un remède à de nombreux maux, mais ses bienfaits (sur la glycémie, la pression artérielle, la masse musculaire, la mobilité…) ne sont pas durables : ils disparaissent en quelques semaines si l'on s'arrête.

Combien de temps ?

Le repère est fixé à 30 minutes au moins cinq fois par semaine, mais cette durée peut être scindée en deux fois 15 minutes voire trois fois 10 minutes. On peut aussi faire plus : les 10 000 pas quotidiens énoncés par l'OMS (Organisation mondiale de la santé) représentent environ 7 km, soit plus ou moins 90 minutes de marche.

À quelle intensité ?

L'activité doit être d'intensité modérée, soit une marche d'un bon pas, qui essouffle un peu et fait éventuellement transpirer – et qui vous permet de parler, mais pas de chanter. Pour accroître l'effort, on peut accélérer de temps en temps et trottiner, monter des côtes ou emprunter des escaliers.

En complément

En plus de l'endurance, il est recommandé d'effectuer des exercices de renforcement musculaire, d'équilibre (pour les plus de 65 ans) ainsi que des assouplissements.

Maintenir la marche avec le grand âge

Même si l'idéal est de marcher à bonne allure chaque jour, toute activité physique en plus des habitudes est bénéfique pour la santé et le maintien de l'autonomie. Marcher ne serait-ce qu'une dizaine de minutes, y compris avec une canne ou un déambulateur, permet d'entretenir la mobilité et d'éviter l'extrême sédentarité qui affaiblit le corps. A minima, il est recommandé de se lever au moins toutes les deux heures pour bouger ou faire quelques pas. ■

Le podomètre, outil de stimulation

Compter ses pas avec un podomètre ou une application mobile permet de se situer par rapport à un objectif comme celui des 10 000 pas quotidiens. Mais surtout, c'est un bon outil pour se motiver chaque jour.

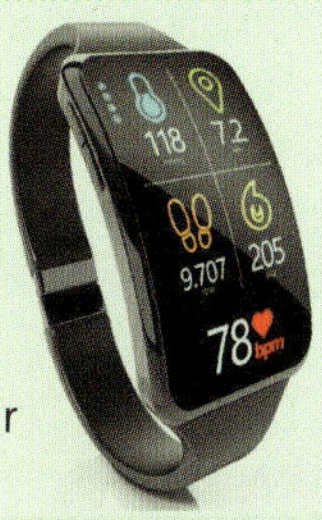

Se mettre au sport après 70 ans : peine perdue ?

Pas du tout. Reprendre ou commencer le sport après 70 ans offre de nombreux bénéfices pour la santé. Il faut cependant veiller à prendre des précautions ! L'exercice doit être adapté à la condition de chaque pratiquant.

Une des clés du bien vieillir

Il n'est jamais trop tard pour bien faire ! Après 60 ou 70 ans, l'activité physique régulière présente de nombreux avantages même si l'on n'a jamais été très actif auparavant, comme l'ont montré de nombreuses études.
Elle améliore les capacités cardiorespiratoires, renforce les os, maintient le tonus et la masse musculaire, préservant ainsi la mobilité et l'équilibre. Elle est particulièrement indiquée pour prévenir les chutes (voir p. 281) mais aussi limiter les douleurs dorsales et articulaires, si fréquentes avec l'âge. D'après plusieurs recherches, elle entretiendrait aussi le cerveau et limiterait le déclin cognitif. Enfin, au niveau psychique, bouger améliore l'estime de soi, réduit l'anxiété et aide à mieux dormir.

Quelles activités pour les seniors ?

Il est recommandé de pratiquer une activité physique modérée au moins 30 minutes cinq fois par semaine (voir p. 279). Bien sûr, toute pratique doit respecter les capacités de chacun. Cependant, même en cas de santé fragile ou de mobilité réduite, toute activité physique est bénéfique. L'OMS (Organisation mondiale de la santé) recommande ainsi d'être aussi actif que sa condition physique le permet.
Les affections chroniques de type maladies cardiovasculaires, insuffisance rénale ou diabète ne contre-indiquent que rarement l'activité. Il en est de même en cas de difficulté à marcher : l'exercice encadré, par un kinésithérapeute par exemple, est compatible avec le port d'une canne ou l'usage d'un déambulateur.

Accepter ses limites

Une activité trop intense ou inadaptée peut devenir encore plus dangereuse avec l'avancée en âge. Deux attitudes sont particulièrement redoutées : celle du sédentaire qui prend conscience qu'il doit bouger pour mieux vieillir et s'y met sans discernement ; et celle de l'ancien sportif qui croit pouvoir pratiquer comme il le faisait auparavant.

Sports contre-indiqués, sports conseillés

Après 70 ans, on ne choisit pas n'importe quelle activité. Attention notamment aux sports de combat, au ski alpin, à risque de chutes et blessures, aux disciplines collectives (football, basketball, etc.) et autres sports de balle, qui peuvent s'avérer trop brutaux et sont déconseillés si l'on souffre de troubles veineux.
À l'inverse, rien de mieux que la marche, la randonnée, la course à pied (avec un avis médical), le ski de fond et les raquettes, le vélo, la natation ou le golf. Misez aussi sur la danse, la gymnastique, le tai-chi. Plusieurs fédérations proposent des activités adaptées au seniors, notamment la Fédération française d'éducation physique et de gymnastique volontaire (FFEPGV) et la Fédération française de la retraite sportive (FFRS).

Prendre certaines précautions

Chez un senior sédentaire, la reprise d'une activité physique expose à des risques cardiovasculaires ou traumatologiques. Une visite médicale s'impose, elle est d'ailleurs souvent exigée par les clubs, les fédérations ou les associations.
L'échauffement est primordial, de même qu'une pratique progressive et une bonne hydratation. ■

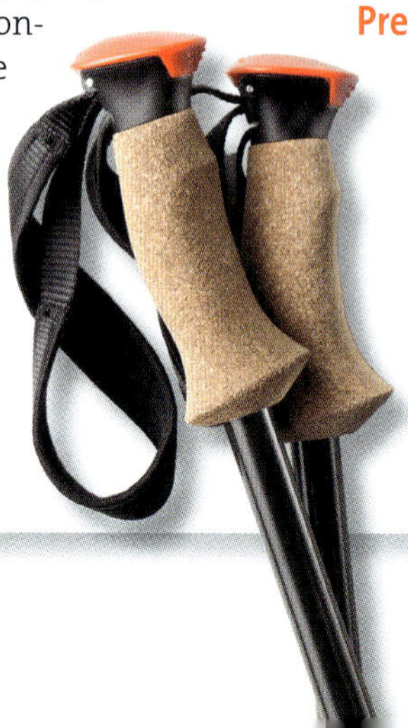

L'exercice : efficace contre les chutes ?

L'exercice a largement fait ses preuves dans la prévention des chutes chez les personnes âgées. C'est même la première chose à faire pour réduire ce risque, à condition de prendre des précautions et de bien choisir son activité physique.

Ne pas bouger fait tomber !

Un tiers des personnes de plus de 65 ans et la moitié des plus de 80 ans vivant à domicile tombent au moins une fois par an. Les conséquences peuvent être graves, puisque les chutes constituent la première cause de décès par accident, tous âges confondus, et donnent lieu à des hospitalisations dans 37 % des cas.

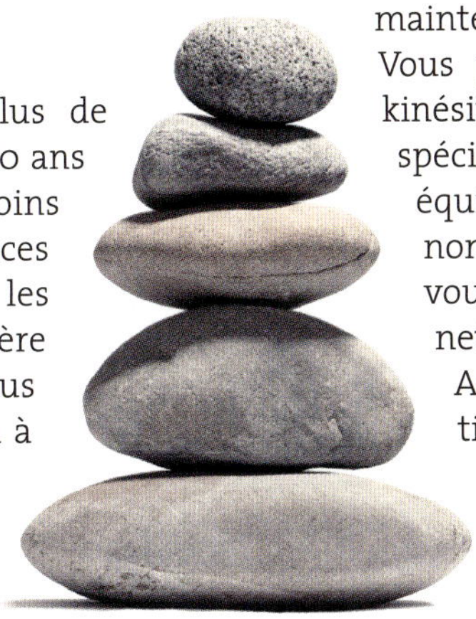

Pourquoi chute-t-on davantage quand on prend de l'âge ? Les facteurs sont multiples (voir p. 92), mais le vieillissement des systèmes sensoriel et moteur, qui entraîne un déclin de la capacité de correction de la posture, joue un rôle important. Or l'exercice contribue à maintenir une bonne coordination entre posture et mouvement.

Il a été montré que la sédentarité, le fait de passer trop de temps en position assise ou couchée, accroît le risque de chute. Les plus de 65 ans qui pratiquent régulièrement une activité physique présentent de meilleures performances en termes d'équilibre que les sédentaires.

La place centrale des exercices d'équilibre

Certaines modalités pratiques sont à privilégier pour réduire les chutes. De nombreuses études témoignent du fait que les programmes centrés sur des exercices d'équilibre réduisent significativement le risque de chute chez les personnes âgées vivant à domicile et même en institution. Le tai-chi, par exemple, est considéré comme une excellente discipline pour travailler l'équilibre.

Combiner des exercices d'équilibre avec des exercices de renforcement musculaire, comme les squats (des flexions sur les jambes) ou les abdominaux, et des exercices faisant travailler les réflexes est particulièrement bénéfique. Pour être efficace, la pratique doit être régulière, au moins deux fois par semaine, en complément d'autres activités (voir p. 279) et maintenue dans la durée.

Vous pouvez vous faire aider par un kinésithérapeute ou un coach sportif spécialisé. Il existe aussi des ateliers équilibre, en groupe, proposés par de nombreuses associations (renseignez-vous auprès de votre mairie, sur Internet, etc.).

Adaptez votre exercice à votre condition physique car, mal pratiqué, il peut aussi être une source de chutes et de blessures. Consultez votre kinésithérapeute pour des conseils. ■

L'exercice ne suffit pas toujours

Selon une expertise collective de l'Inserm (Institut national de la santé et de la recherche médicale) sur l'activité physique et la prévention des chutes chez les personnes âgées (2014), si l'exercice physique doit être promu à tout âge, il ne sera pas suffisant chez les personnes les plus à risque de chutes ou considérées comme fragiles, c'est-à-dire à risque de basculer dans la dépendance.

Dans ce cas, une approche multifactorielle et personnalisée doit être privilégiée. Elle intègre de l'exercice physique mais aussi des conseils nutritionnels, l'adaptation du logement, le traitement des troubles visuels, podologiques ou de la mémoire, la révision des médicaments... Parlez-en à votre médecin traitant, qui pourra réaliser un bilan de fragilité en s'aidant si nécessaire d'autres professionnels (kinésithérapeute, ergothérapeute, podologue, diététicien, etc.) ou vous adresser à une structure gériatrique.

Des jeux pour stimuler le cerveau. Info ou intox ?

Les jeux stimulent à tout âge les fonctions cérébrales et s'utilisent à juste titre comme outils pour maintenir le cerveau en forme. S'il ne faut pas en attendre des miracles, ils constituent un moyen distrayant de solliciter l'intellect, et peuvent être un levier de motivation intéressant dans les services de rééducation.

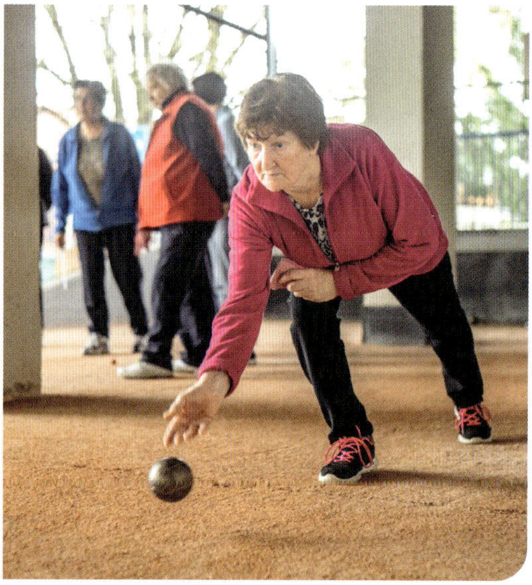

Le jeu, essentiel au développement

La plupart des vertébrés jouent au moment de leur développement, c'est d'ailleurs un comportement universel au sein de l'espèce humaine. Lorsqu'un enfant joue, il explore de nouvelles situations et laisse libre cours à sa créativité, en même temps qu'il améliore ses compétences sociales et acquiert une meilleure maîtrise de soi.

Le jeu a notamment un rôle clé dans la maturation du cortex préfrontal, cette zone du cerveau située à l'avant du lobe frontal essentielle aux fonctions cognitives supérieures telles que la planification ou la prise de décision.

Le rôle du circuit de la récompense

Les bénéfices du jeu passent par le plaisir et le sentiment d'efficacité personnelle. Quand on s'amuse, on se sent bien et on est moins stressé. Le mécanisme cérébral impliqué est le même que celui qui renforce les comportements liés à la satisfaction des besoins fondamentaux (manger, boire ou se reproduire). La sécrétion d'un neurotransmetteur, la dopamine, active le circuit cérébral de la récompense, avec pour effet la libération d'endorphines et d'autres hormones du plaisir qui procurent un sentiment de bien-être.

Des outils de stimulation cérébrale

Les activités ludiques favorisent la concentration et permettent d'aiguiser des compétences aussi bien motrices (lesquelles, rappelons-le, sont orchestrées par le cerveau) que cognitives. Chez l'enfant, elles s'avèrent très utiles pour renforcer les apprentissages et stimuler la mémorisation, la maîtrise du langage ou encore le raisonnement.

Elles peuvent aussi être mises à profit tout au long de la vie pour maintenir le cerveau en forme. Comme d'autres activités stimulantes, elles pourraient agir sur la plasticité cérébrale, la capacité du cerveau à restructurer ses connexions neuronales.

Quels jeux pour bien vieillir ?

Les possibilités sont multiples, en s'appuyant sur l'éventail des jeux de loisirs classiques : jeux de réflexion (puzzles, casse-tête, jeux de lettres ou de chiffres), jeux de stratégie et de compétition (Scrabble, jeux de cartes, échecs, Monopoly...), jeux d'observation (Sept Erreurs), jeux de précision (mikado), sans oublier les jeux sportifs (pétanque, quilles, jeux vidéo avec activité physique...).

Chaque activité a ses vertus, qu'il s'agisse de renforcer sa mémoire, ses compétences linguistiques ou visuospatiales, sa dextérité, ses capacités de raisonnement, sa culture générale,

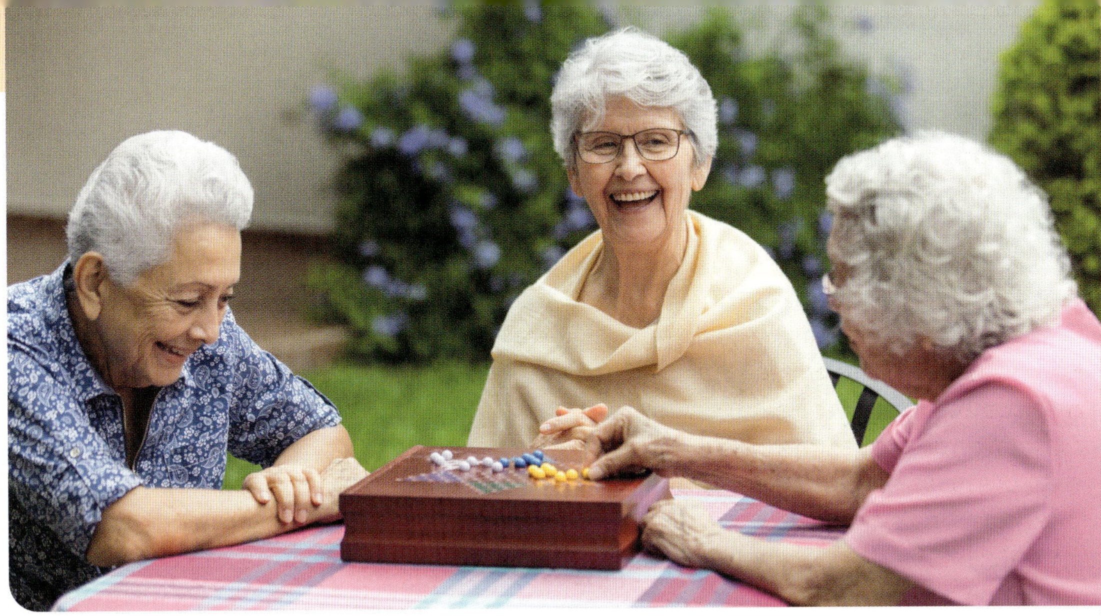

etc., ou tout simplement de s'amuser. De plus, jouer offre de belles occasions de partager des moments de convivialité avec sa famille, avec ses amis ou en club. Or, les neuroscientifiques sont unanimes : une vie sociale épanouie est essentielle pour garder sa vivacité d'esprit.

Jouer pour se soigner

Plus spécifiquement, les jeux sur tablette ou sur écran intéressent de plus en plus le corps médical. Certains jeux vidéo dits « serious games » (jeux sérieux) ont été développés sur mesure à des fins thérapeutiques, avec comme atout principal de favoriser la motivation.

Certains ciblent une fonction cérébrale, l'objectif étant de les utiliser pour la rééducation de personnes atteintes de lésions du cerveau (après un accident vasculaire cérébral, par exemple) ou pour préserver plus longtemps les capacités cognitives de malades Alzheimer.

Ces jeux sollicitent également les fonctions motrices lorsqu'ils sont couplés à des plateformes, permettant d'exercer l'équilibre et la marche chez les malades de Parkinson, de stimuler la mobilité, de travailler les capacités cardiorespiratoires après un accident cardiaque... Ces outils, encore rares dans les établissements de soins, viennent en complément de la rééducation ou réadaptation classique.

Les jeux sérieux sont également utilisés comme support de programmes d'éducation thérapeutique pour améliorer l'observance des traitements dans des maladies chroniques comme le diabète ou l'asthme. ■

Du bon usage des jeux vidéo

Selon certaines études sur les usages problématiques des jeux vidéo, les pratiques excessives favoriseraient des comportements agressifs, une désocialisation, la confusion entre virtuel et réel, sans oublier l'inactivité physique et l'obésité. En 2018, l'OMS (Organisation mondiale de la santé) a par ailleurs reconnu l'addiction aux jeux vidéo comme une maladie.

Mais beaucoup de chercheurs soulignent que les jeux vidéo sont trop systématiquement décriés. Pratiqués avec mesure et bien choisis, ils peuvent avoir un intérêt chez les seniors, au-delà même de leur aspect ludique, en sollicitant la mémoire, la capacité d'attention, la dextérité manuelle et la réactivité. Ils peuvent même créer du lien social lorsqu'ils sont pratiqués dans des ateliers dédiés aux seniors ou chez soi à plusieurs. Enfin, à l'inverse de l'image de sédentarité qu'ils véhiculent, certains programmes peuvent aider à renouer avec l'activité physique.

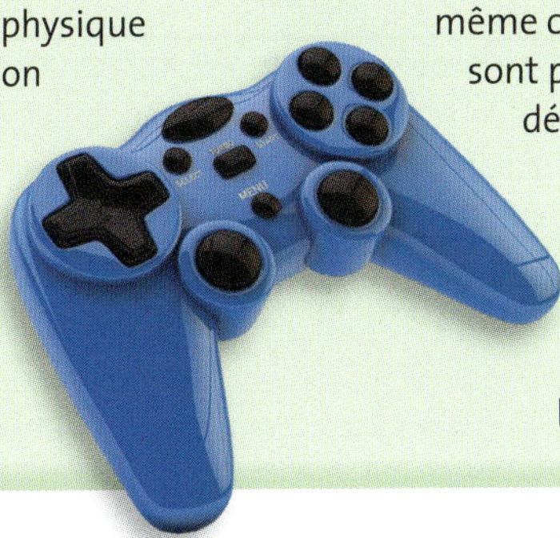

Nous n'utilisons que 10 % de nos capacités cérébrales. Un mythe ?

Nous sommes nombreux à l'avoir entendu dire... Et pourtant, les études en neurosciences réfutent cette croyance populaire. Elles suggèrent au contraire que toutes les régions cérébrales peuvent être activées.

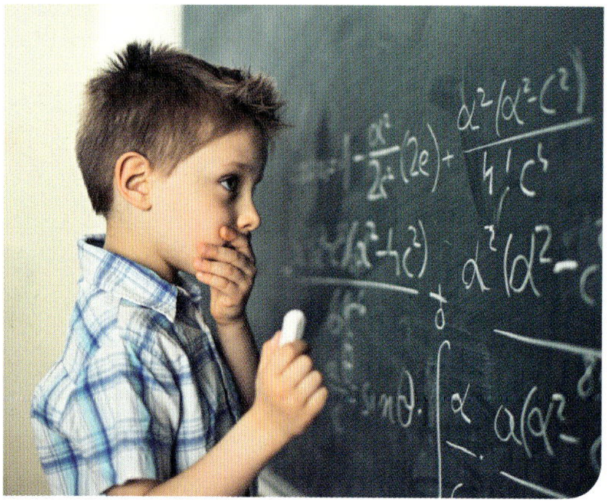

Le cerveau, une formidable machine !

Le cerveau des mammifères est un organe complexe, celui des êtres humains tout particulièrement. Chef d'orchestre de la pensée et des émotions, des perceptions et des comportements, il gouverne aussi les fonctions vitales, le mouvement, les sécrétions hormonales... Selon le mythe bien ancré qui veut que nous n'utilisions que 10 % de nos capacités cérébrales, ses performances pourraient donc être décuplées si nous l'utilisions à plein régime !

Déconstruire le mythe des 10 %

Ce mythe n'est étayé par aucune étude. D'abord, il cadre mal avec l'intense activité du cerveau, qui consomme 20 % des ressources énergétiques du corps alors qu'il ne représente qu'environ 2 % de sa masse. Par ailleurs, du point de vue de l'évolution, une telle sous-exploitation semble des plus improbables : au fil des millénaires, son fonctionnement aurait été optimisé pour épargner d'inutiles dépenses énergétiques.

10 % du tissu cérébral ?

La formule impliquerait-elle que seule 10 % de la masse du tissu cérébral serait utilisée ? Les neurosciences permettent de réfuter cette hypothèse. Les études en IRM fonctionnelle, qui visualisent les variations du flux sanguin liées à l'augmentation de la consommation d'oxygène dans les zones d'activité du cerveau, ont révélé que nos actions les plus simples mobilisent bien plus d'un dixième de cet organe. Et, d'un point de vue métabolique, aucune zone n'est silencieuse.

10 % des cellules du cerveau ?

La formule pourrait aussi signifier que seules 10 % des cellules cérébrales sont dévolues à l'activité cognitive. En effet, les neurones sont moins nombreux que les cellules gliales auxquelles ils sont associés, un rapport de 1 à 10 étant évoqué par des études anciennes. Toutefois, le nombre de cellules gliales semble avoir été surestimé ; de plus, on a mis en évidence leur rôle fondamental, y compris dans la transmission des informations et la survie des neurones. Les dissocier des neurones n'a donc pas de sens.

10 % de nos neurones ?

Cette interprétation ne tient pas non plus. Non seulement elle n'est pas corroborée par l'enregistrement de leur activité électrique, mais les neurones totalement inactifs sont voués à une mort cellulaire programmée (apoptose).

10 % de notre intelligence ?

Certes, nous n'utilisons pas toutes nos capacités et, en faisant travailler son cerveau, il est possible de capitaliser de nouvelles ressources cérébrales. Sur le plan physiologique, l'optimisation des performances cognitives se traduit notamment par une augmentation du nombre de neurones et de connexions neuronales. Quoi qu'il en soit, l'intelligence est multidimensionnelle et difficilement mesurable, et il est illusoire de vouloir chiffrer ce potentiel.

Une sieste courte est-elle plus réparatrice qu'une sieste longue ?

Les bienfaits de la sieste ne sont plus à démontrer. Mais les siestes courtes sont les seules recommandées de manière courante, car les siestes longues dérèglent les rythmes veille-sommeil.

Un rythme naturel

Une baisse de vigilance de l'organisme en début d'après-midi est tout à fait normale : si la digestion est impliquée, cet état de fatigue passager est en fait plus largement une manifestation normale de notre rythmicité circadienne, c'est-à-dire des rythmes de veille et de sommeil, dont l'horloge centrale se trouve dans notre cerveau.
Généralement, on ressent cette baisse de rythme autour de 13 heures, suivie d'un rebond d'énergie entre 15 heures et 17 heures environ. Il est donc légitime de s'adonner à une petite pause au milieu de la journée.

La sieste : des avantages sur le corps et le cerveau

De nombreuses études ont montré qu'une sieste courte – 10 à 15 minutes de sommeil, sans dépasser les 30 minutes – est suffisante pour améliorer la vigilance, la vigueur, la performance physique, l'humeur, mais aussi l'impact hormonal d'une mauvaise nuit précédente.
Il a ainsi été montré qu'une sieste de 30 minutes rééquilibre les niveaux de noradrénaline (précurseur de l'adrénaline), de cortisol (qui joue un rôle dans la libération de sucre en réponse à un besoin en énergie) et d'interleukine-6 (une protéine aux propriétés antivirales contenue dans la salive). À un moindre degré, une sieste courte améliore aussi les capacités de mémoire et de travail intellectuel ainsi que les problèmes de tension artérielle.

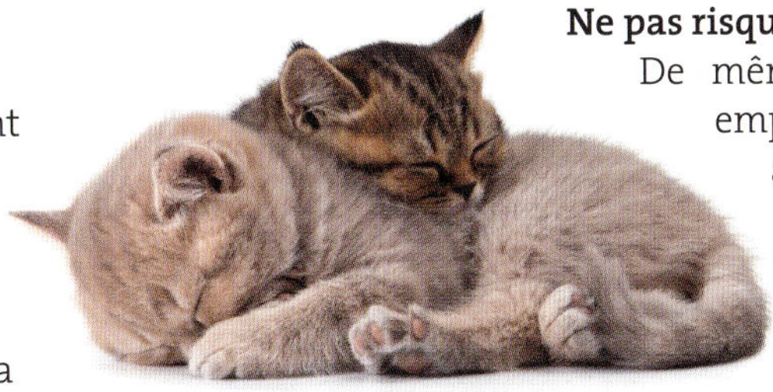

Privilégier une sieste courte pour ne pas se déphaser

La sieste, plébiscitée aujourd'hui par 40 % des 65-75 ans, est tout à fait recommandable, mais elle ne devrait pas être trop longue.

Une phase de sommeil léger

Une sieste longue correspond à un véritable temps de sommeil, avec des cycles complets, comprenant du sommeil léger, du sommeil lent profond mais aussi du sommeil paradoxal. La présence de sommeil paradoxal permettrait d'ailleurs l'amélioration de certaines performances cognitives au cours de la sieste.
Cependant, le sommeil lent profond entraîne au réveil un phénomène d'inertie de sommeil, un sentiment de malaise dont il faut de 30 minutes à quelques heures pour se remettre... Mieux vaut donc l'éviter et préférer des siestes courtes ne comprenant que du sommeil léger, notamment si l'on doit travailler l'après-midi.

Ne pas risquer l'insomnie

De même, une sieste longue empiète sur la nuit suivante, avec des conséquences néfastes sur la quantité et surtout la qualité du sommeil à venir. Elle est donc strictement contre-indiquée aux insomniaques et ne devrait être pratiquée qu'exceptionnellement, en cas de dette de sommeil très marquée et jamais en fin d'après-midi (plutôt au moment de la baisse de vigilance, entre 13 heures et 15 heures).
Enfin, notons d'une part que, malgré ses bienfaits, la sieste n'est absolument pas une obligation si l'on n'en ressent pas le besoin, et d'autre part qu'il n'existe aucune preuve qu'une dette de sommeil régulière puisse être compensée par des siestes répétées. Mieux vaut donc bien dormir la nuit ! ■

Tout le monde doit-il dormir au moins 7 heures par nuit ?

La population française dort de moins en moins, le fait est documenté. Si les besoins de sommeil varient d'une personne à une autre, dormir trop peu (moins de 6 heures) peut avoir des conséquences délétères. L'important est donc de connaître et de respecter ses besoins de repos tout en privilégiant la régularité du sommeil.

Connaître ses besoins de sommeil

Les besoins de sommeil ne sont pas les mêmes pour tous.

Des nuits plus courtes

Selon une enquête de Santé publique France publiée en 2019, le temps de sommeil décline : il serait ainsi passé sous la barre des 7 heures (6 heures et 42 minutes par 24 heures) chez l'adulte. La précédente enquête, datant de 2010, donnait une moyenne de 7 heures et 9 minutes.
On estime qu'un tiers des Français sont aujourd'hui en dette de sommeil – ils connaissent un écart d'au moins 1 heure entre leur temps de sommeil « idéal » sur 24 heures et leur durée réelle de repos. Cependant, si la privation de sommeil concerne de plus en plus de Français, est-il juste de considérer que tous devraient dormir 7 heures par nuit ? Non, car les besoins de sommeil sont particuliers à chacun.

Un temps de sommeil qui évolue avec l'âge

Le besoin de sommeil évolue au cours de la vie. La durée du sommeil, qui est de plus de 12 heures par 24 heures à la naissance, diminue à environ 10 heures vers 5-6 ans. À l'adolescence, le jeune a besoin de 8 à 9 heures de sommeil par nuit en moyenne. À l'âge adulte, la fourchette de sommeil recommandée va de 7 à 9 heures. À partir de 65 ans, la durée de sommeil nocturne a souvent tendance à diminuer légèrement, mais sa durée sur 24 heures reste stable en raison de la réapparition de siestes.

Nous ne sommes pas égaux face au sommeil

Ces chiffres ne sont que des indications. La durée idéale de sommeil est très variable d'un individu à un autre. Si certains sont de gros dormeurs, avec des besoins de sommeil de plus de 9 heures, d'autres, plus rares cependant, sont de petits dormeurs, qui s'accommodent de 5 à 6 heures. Selon les études, la majorité des adultes déclarent avoir besoin d'au moins 7 à 8 heures de sommeil par nuit pour être en forme. En effet, l'évaluation d'une bonne durée de sommeil se fait dans la journée.

Rattraper du sommeil perdu le week-end ?

Il est possible dans une certaine mesure d'absorber une dette de sommeil pendant le week-end. Mais, afin de ne pas trop perturber le rythme veille-sommeil, il est important de ne pas décaler l'heure de lever de plus de 2 heures entre le week-end et la semaine. Cela entraînerait probablement un coucher tardif le dimanche soir et des réveils difficiles en début de semaine. Une courte sieste en début d'après-midi le samedi ou le dimanche peut aussi aider (voir p. 285).

En prévision de fortes contraintes (examens, échéances de travail, voyage), il est plutôt conseillé d'allonger ses horaires de sommeil la semaine précédente. Des études suggèrent en effet que cette « extension de sommeil » en amont est plus efficace que le rattrapage car elle permettrait de faire des « réserves » pour affronter la restriction de sommeil à venir. Attention, cette technique ne doit pas être pratiquée quand on souffre d'insomnie.

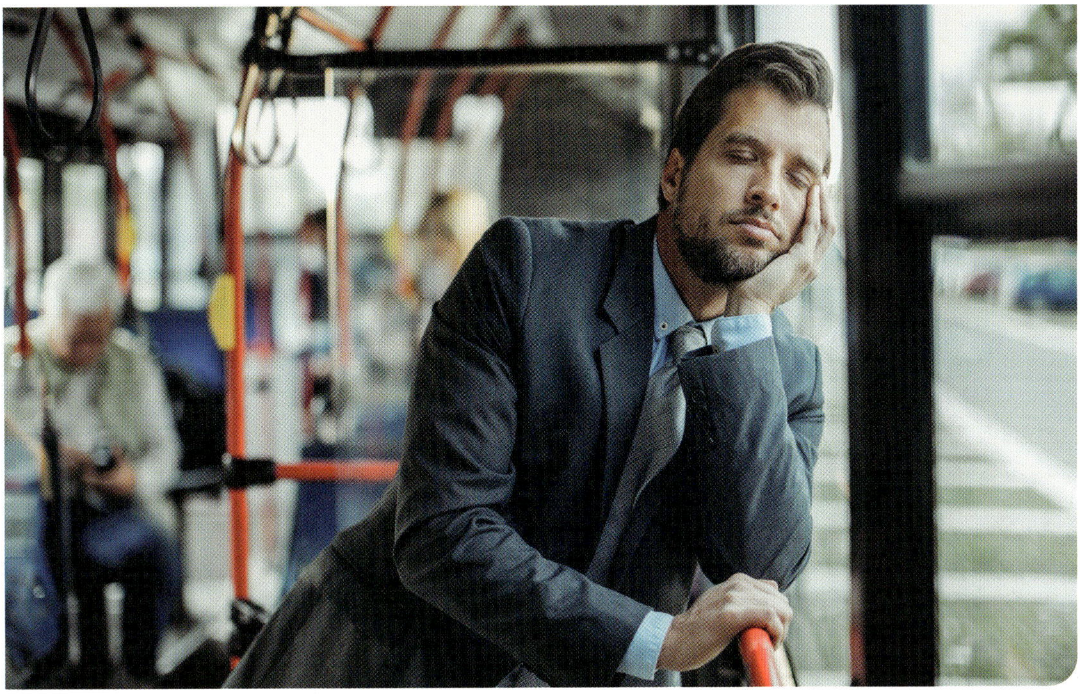

Le conseil des spécialistes du sommeil est donc de s'observer pendant les vacances, sur plus d'une semaine, et de noter les rythmes qui permettent réellement de récupérer. Même si l'on a tendance à dormir plus pendant les congés, cet exercice donne des clés sur les besoins et les rythmes de chacun.

Nuits trop courtes : quelles conséquences ?

Les conséquences délétères de nuits trop courtes sont bien établies. De plus en plus d'études montrent que dormir moins de 6 heures par 24 heures est associé à un risque augmenté de prise de poids, d'obésité, de diabète de type 2, d'hypertension artérielle, de troubles gastro-intestinaux, de maladies cardiovasculaires, d'infections virales, de dépression, de difficultés d'apprentissage, de problèmes d'attention ou de décrochage scolaire et professionnel. Sans compter la hausse de la somnolence au volant, première cause d'accidents sur la route.
À l'opposé, un trop-plein de sommeil (plus de 9 heures pour un adulte) pourrait aussi avoir des conséquences néfastes au niveau cardiovasculaire, mais, ces études ayant été menées chez des sujets âgés présentant des comorbidités, le fait reste à prouver.

L'importance d'être régulier

Une bonne hygiène de sommeil repose en partie sur la régularité des rythmes.

L'impact négatif sur la santé de rythmes de sommeil irréguliers

De manière notable, les études sur les rythmes de sommeil montrent que des horaires irréguliers ou des durées de sommeil variables sont fortement associés aux risques cardiovasculaire et métabolique.
Face à ce constat, les chercheurs émettent l'hypothèse de l'importance du rythme circadien, cette horloge interne qui est contrôlée au niveau central dans le cerveau et qui régit de nombreux processus biologiques.
Des horaires irréguliers pourraient ainsi perturber la sécrétion par le pancréas de glucagon et d'insuline, hormones qui régulent le niveau de sucre dans le sang, ce qui à terme pourrait conduire au développement d'un diabète de type 2.

Un horaire de coucher plus souple que celui du lever

Si la régularité favorise le bon état de santé général et facilite l'endormissement, les études montrent qu'un horaire de lever fixe constitue ▶▶▶

Et si on travaille de nuit ?

Le travail de nuit est reconnu comme l'un des facteurs les plus importants dans la privation de sommeil, selon les experts de l'étude sur la durée du sommeil publiée en 2019 par Santé publique France. En 2016, une expertise de l'Anses (Agence nationale de sécurité sanitaire de l'alimentation, de l'environnement et du travail) a confirmé ses méfaits pour l'organisme, avec différents niveaux de preuve : troubles du sommeil et syndrome métabolique avérés, effets sur la santé psychique, le poids, le diabète de type 2 ou les maladies cardiaques probables. S'ajoute un effet cancérogène probable, l'excès de risque étant évoqué pour le cancer du sein.

La désynchronisation des rythmes biologiques tout comme l'augmentation de la dette de sommeil et la pénibilité du travail sont en cause. Les recommandations officielles sont de privilégier les périodes de repos prolongées entre chaque cycle de travail de nuit, afin de faire de grandes nuits de sommeil préventives et protectrices de la privation.

Entre deux nuits de travail, le mieux est de se coucher rapidement le matin, en évitant une exposition à la lumière, au bruit et aux écrans. Une sieste est possible au besoin l'après-midi. Après la dernière nuit de travail, le retour au rythme habituel doit se faire immédiatement, en réduisant le sommeil du matin et en allant se coucher un peu plus tôt le premier soir.

le paramètre primordial. En effet, c'est lui qui détermine l'horloge biologique, avec l'exposition à la lumière.

L'œil conduit l'information lumineuse au cerveau, notamment grâce à un petit groupe de neurones (le noyau suprachiasmatique) qui est en lien avec une autre structure du cerveau (l'épiphyse) responsable de la sécrétion de la mélatonine. Or cette hormone qui nous sert à mesurer le temps n'est sécrétée qu'en l'absence de lumière, donc pendant la nuit. L'exposition à la lumière le matin permet de caler cette horloge biologique et favorise l'endormissement au cours de la soirée suivante.

L'horaire du coucher est quant à lui moins déterminant, mais il convient de ne pas multiplier les couchers tardifs pour ne pas accumuler de dette de sommeil. Il doit survenir dès que les signes de fatigue sont présents, pas avant. Si le sommeil ne vient pas, le mieux est de se relever et de pratiquer une activité calme en attendant que le besoin de dormir se fasse sentir.

Que faire en cas de coucher tardif ?

Les préférences horaires de coucher sont très variables dans la population : certains se couchent très tard, vers 1 heure du matin, quand d'autres ressentent le besoin d'aller au lit dès 21 heures. Ces extrêmes ne représentent que 5 à 6 % de la population selon le réseau Morphée, regroupant des spécialistes du sommeil.

La grande majorité des personnes affichent certes des préférences horaires de coucher, mais celles-ci sont compatibles avec des possibilités d'adaptation à la vie en société. Il faut cependant noter qu'un décalage de plus de 2 heures avec l'horaire habituel d'endormissement peut provoquer un syndrome de retard de phase, avec des difficultés à se lever le matin et des conséquences importantes sur la journée suivante.

Que faire alors en cas de nuit blanche ou de coucher très tardif le week-end ? Le mieux est de limiter son temps de sommeil, en ne dormant pas au-delà de 10 ou 11 heures le matin, puis de faire une bonne nuit le soir suivant en se couchant un peu plus tôt que d'habitude. Une sieste courte en début d'après-midi est aussi possible.

Faut-il consulter ?

Nombreux sont ceux qui se plaignent de manquer de sommeil à cause de troubles comme un sommeil haché ou une insomnie chronique. Si vous estimez être dans cette situation, la première recommandation est d'essayer de laisser le système s'ajuster seul : par exemple, si vous êtes plutôt « du matin », il y a de grandes chances que vous vous réveilliez trop tôt à votre goût après un coucher tardif ou même de manière répétée. Dans ce cas, si vous vous levez au lieu de tourner

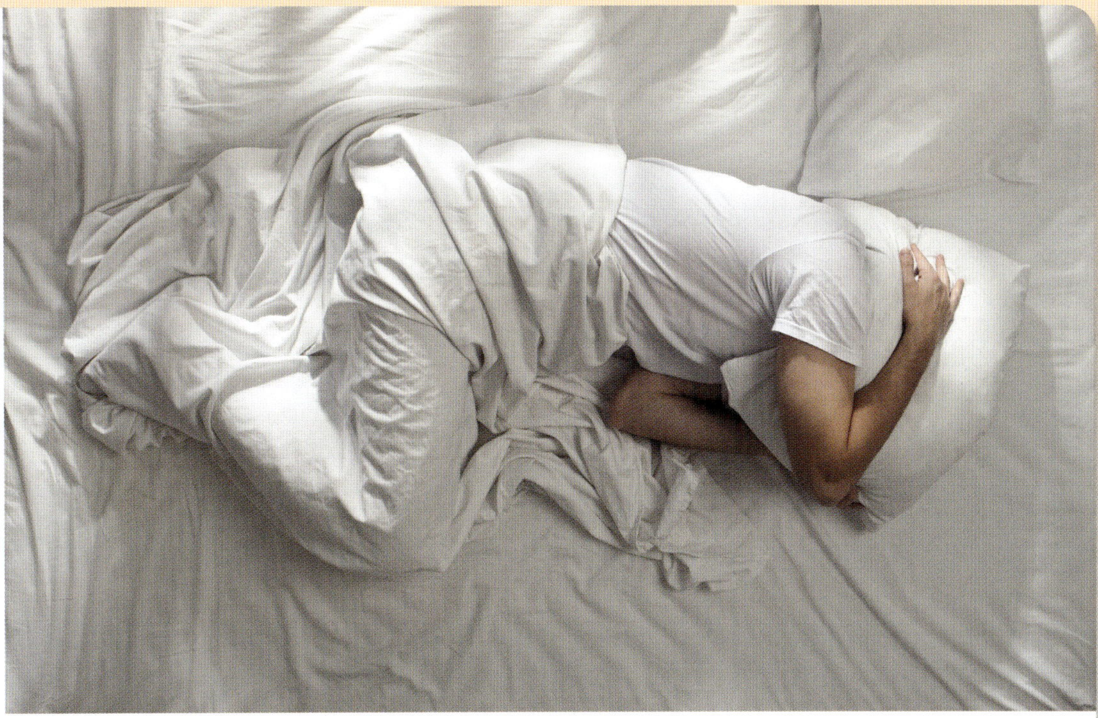

dans votre lit, il est possible que votre corps finisse par se recaler de lui-même et que vous ressentiez le besoin de vous coucher plus tôt par la suite.
Gardez en tête qu'il n'y a pas de norme et que, de plus, certains troubles passagers peuvent tout à fait survenir dans le rythme et la qualité du sommeil. Cependant, la sensation de mal dormir est beaucoup moins fiable que le retentissement perçu dans la journée, comme une fatigue chronique, une somnolence diurne, des pertes de mémoire ou des difficultés de concentration.
Si ces symptômes persistent plus de trois mois, n'hésitez pas à consulter votre médecin traitant, qui pourra si nécessaire vous adresser à un centre du sommeil. Pour en savoir plus sur les troubles du sommeil et les possibilités de soins, n'hésitez pas à consulter les sites de l'Institut national du sommeil et de la vigilance (www.institut-sommeil-vigilance.org) et du réseau Morphée (www.reseau-morphee.fr). ■

Les heures avant minuit comptent-elles double ?

Voilà un mythe tenace. Cependant il ne repose sur rien de concret. L'architecture du sommeil est la même quelle que soit l'heure à laquelle on s'endort. L'endormissement est suivi par du sommeil léger qui conduit en 20 minutes environ (normalement) au sommeil profond. Après 90 minutes, le sommeil paradoxal, celui des rêves et de l'activité corporelle intense, apparaît.

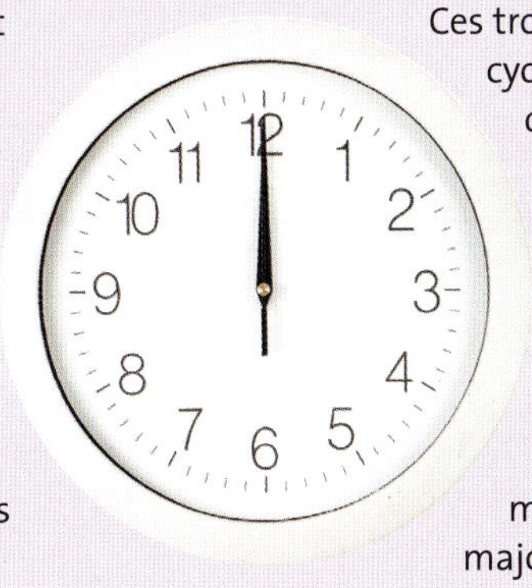

Ces trois stades correspondent à un cycle de sommeil, qui se répète de quatre à six fois selon la durée du sommeil. Mais ils ne sont pas tous rigoureusement identiques. Quelle que soit l'heure du coucher, les premiers cycles sont plus riches en sommeil profond, le sommeil réparateur, alors que la seconde moitié de la nuit est constituée en majorité d'une alternance de sommeil léger et de sommeil paradoxal.

Plus on est vieux, moins on dort. Exact ?

À partir de 65 ans, la durée du sommeil nocturne a souvent tendance à diminuer. Cependant, sa durée sur 24 heures reste plus ou moins stable. S'il n'est pas alarmant que les rythmes et la qualité du sommeil se modifient avec les années, la recherche d'un trouble du sommeil ne doit pas être exclue.

Un rythme nouveau

Le sommeil vieillit lui aussi. Sa répartition se modifie, la sieste devenant plus fréquente chez certains. Le soir, le temps d'endormissement n'est pas forcément modifié (en moyenne une vingtaine de minutes, parfois légèrement plus), mais l'heure du coucher survient généralement plus tôt, dès 20 ou 21 heures. Cela décale d'autant l'heure du réveil, parfois dès 4 ou 5 heures du matin.

Le sommeil reste réparateur mais, en cas de gêne, il est possible de tenter de contrer cette « avance de phase » avec de la lumière forte le soir et un coucher plus tardif. Rester plus longtemps au lit le matin n'a, par contre, pas d'intérêt et expose au développement d'une insomnie secondaire.

Une qualité de sommeil modifiée

Le sommeil dit profond (voir p. 285) a tendance à diminuer chez les personnes les plus âgées. Le sommeil devient plus léger, il est de plus en plus fractionné, avec des changements de stade nombreux. Entre les cycles de sommeil, les éveils augmentent en nombre et en durée et sont plus souvent perçus comme des éveils complets.

Cette sensation de sommeil entrecoupé, dû probablement en partie à une plus grande sensibilité aux bruits et à une moins bonne régulation de la température corporelle, peut donner l'impression d'un sommeil moins récupérateur. Il est donc fréquent, chez les sujets les plus âgés, que le sommeil devienne réellement polyphasique, très morcelé la nuit avec une ou plusieurs siestes en journée.

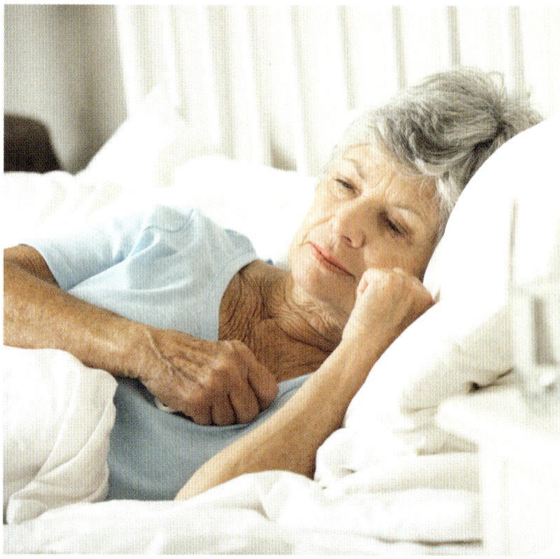

Quelques repères pour favoriser un bon sommeil

Pour garder un meilleur sommeil, il est fondamental de s'exposer à la lumière naturelle et de pratiquer une activité physique journalière tant que possible. Marcher, jardiner, s'occuper de ses petits-enfants est déjà suffisant.

Le mieux est de continuer à se lever à horaires réguliers, de se mobiliser dès le matin et de consommer les repas à heures fixes, en privilégiant en soirée des repas légers mais contenant un peu de féculents ou du pain, tout en évitant les excitants que sont le café, le thé, le chocolat et les alcools. ■

Être attentif aux troubles

Le sommeil peut être perturbé par des pathologies ou par la prise de médicaments, et cela plus fréquemment lorsqu'on prend de l'âge. Un ronflement peut cacher une apnée du sommeil, des mouvements qui dérangent le conjoint sont peut-être le signe d'un syndrome des jambes sans repos.

En cas de doute, n'hésitez pas à consulter et évitez l'automédication en prenant des somnifères, dont les effets secondaires peuvent être conséquents.

Seule solution contre les ronflements : faire chambre à part ?

Les propositions pour lutter contre les ronflements pullulent, mais elles sont loin de toutes se valoir. Outre les mesures d'hygiène de vie, qui peuvent s'avérer payantes, quelles sont solutions qui peuvent être tentées ?

Améliorer l'hygiène de vie

La première chose que le ronfleur peut tenter est d'améliorer son hygiène de vie :

- arrêter de fumer pour réduire l'inflammation des voies aériennes supérieures et la congestion nasale ;
- limiter l'alcool le soir, car ce dernier diminue la tonicité des tissus ;
- perdre du poids si besoin est, pour faciliter le passage de l'air au niveau du pharynx en réduisant le tissu graisseux.

Des exercices contre les ronflements !

Les ronflements augmentent avec l'âge du fait d'un relâchement des muscles de la langue, du voile du palais et du pharynx. Des exercices de musculation destinés à retendre ces muscles peuvent être efficaces. Ils sont enseignés par des kinésithérapeutes spécialisés en rééducation maxillofaciale, et doivent être pratiqués ensuite chez soi de façon intense au début.

Essayer certains accessoires antironflements

- Si le ronflement est dû à une particularité morphologique du nez qui favorise l'obstruction nasale, les dilatateurs que l'on place dans le nez (papillon nasal) la nuit peuvent atténuer le ronflement et suffire si les bruits sont légers.
- Le ronflement survenant souvent quand on dort sur le dos (la langue chute alors vers l'arrière et se rapproche du pharynx), les dispositifs qui dissuadent d'adopter cette position méritent d'être essayés (comme le sac à dos avec coussin dorsal), mais on peut aussi bien coudre une petite balle en mousse à l'arrière du pyjama !
- Les orthèses de type gouttière qui font avancer la mâchoire inférieure pour dégager le passage de l'air dans le pharynx peuvent avoir une efficacité, mais les modèles standards sont bien moins recommandés que le sur-mesure (adressez-vous à votre dentiste). Elles ne sont remboursées qu'en cas d'apnée du sommeil.

Les autres dispositifs, y compris s'ils sont vendus en pharmacie, ne sont que poudre aux yeux (voir encadré).

Pour le conjoint, reste aussi la solution des bouchons d'oreilles…

Consulter

Les ronflements ne doivent pas être banalisés, ils peuvent être le signe d'une apnée du sommeil qui doit être prise en charge (voir p. 38). Il est donc important d'en parler à son médecin. Il pourra par ailleurs vérifier que des médicaments ne sont pas en cause. Les tranquillisants, les somnifères, les myorelaxants (relaxants musculaires), qui induisent un relâchement musculaire, peuvent être à l'origine de ronflements. Il en est de même des traitements prescrits dans l'allergie.

Si les ronflements persistent et sont incommodants (ils peuvent aussi altérer le sommeil du ronfleur), un bilan réalisé par un médecin ORL (otorhinolaryngologiste) peut permettre de repérer des anomalies morphologiques gênant le passage de l'air (déviation de la cloison nasale, anomalie du palais ou de la luette, par exemple). Une intervention par radiofréquence, laser ou chirurgie selon les cas peut être indiquée. ■

De fausses solutions

Les pharmacies et parapharmacies regorgent de produits censés lutter contre les ronflements : les lubrifiants nasaux et buccaux n'ont démontré ni leur efficacité ni leur innocuité, pas plus que les bandelettes nasales, les pastilles à faire fondre dans la bouche, voire les bagues antironflements.

Hygiène corporelle : le mieux est l'ennemi du bien ?

Si une toilette régulière est nécessaire tant pour la santé que pour le bien-être, les excès d'hygiène décapent l'épiderme et exposent aux désagréments d'une peau sèche et sensible, sujette aux irritations.

Une peau à la protection facilement altérable

Un film hydrolipidique couvre notre épiderme. Constitué surtout de sébum, de sueur et d'eau, il confère à la peau sa souplesse en retenant l'eau des couches cutanées profondes. Son pH acide s'oppose aux micro-organismes nocifs, tout en permettant le développement d'une flore microbienne bienfaisante. Enfin, certains acides aminés transportés par la sueur protègent – un peu – du rayonnement ultraviolet (UV).

Trop se laver assèche la peau

Des toilettes répétées décapent ce film protecteur. Sans lui, l'épiderme se déshydrate, devient rêche et plus sensible aux irritations, ce qui favorise les infections cutanées. Avec l'âge, si l'hygiène est trop vigoureuse, la peau, qui est devenue plus fine et fragile, peut vite devenir très sèche et démanger : on parle alors de xérose.

Se laver, oui ; se récurer, non !

Une rapide douche quotidienne suffit pour une bonne hygiène. Prenez-la de préférence le soir pour permettre à l'épiderme de reconstituer le film hydrolipidique pendant la nuit.
En cas de peau fragile, certains dermatologues préconisent une douche tous les deux jours et, dans l'intervalle, une simple toilette des zones sensibles (aisselles, parties génitales, pieds).

Savonnage léger, rinçage appliqué

Les gels douche recèlent souvent des tensioactifs (agents nettoyants) assez agressifs. En outre, ils contiennent parfois des molécules allergisantes et/ou des conservateurs préoccupants pour la santé. Les savons sans savon peuvent eux aussi contenir des ingrédients indésirables. N'hésitez pas à consulter l'application gratuite Quelproduit de l'UFC-Que Choisir, qui peut vous renseigner sur la composition de ces produits. Un savon surgras de bonne qualité, saponifié à froid et enrichi en glycérine ou en huiles végétales, est préférable pour la toilette du corps. Dans tous les cas, rincez-vous méticuleusement – les résidus de savon tiraillent la peau – et séchez-vous avec soin.

La toilette du visage

Optez pour des produits doux ; une eau micellaire ou une simple eau florale fait très bien l'affaire, si elle a une composition correcte. N'hésitez pas à appliquer une crème hydratante après la toilette. Vous pouvez là encore vous référer à l'application Quelproduit.

Hygiène intime : nul besoin de produit spécifique

Sauf indication du gynécologue, les gels et savons destinés à l'hygiène intime féminine sont inutiles voire néfastes. En modifiant l'équilibre de la flore vaginale, ils risquent de favoriser l'apparition de mycoses. ■

Hygiène et exposition aux agents infectieux

L'hypothèse hygiéniste suggère que l'asepsie de notre environnement conjuguée à des toilettes trop fréquentes favoriserait les allergies et les maladies auto-immunes. L'excès d'hygiène et la baisse d'exposition à des agents infectieux pourraient ainsi provoquer une perte de stimulation du système immunitaire, lequel se tournerait contre des agents normalement inoffensifs (un allergène comme l'arachide n'est pas dangereux chez une personne non allergique) ou contre l'organisme lui-même (maladies auto-immunes). Cette théorie, qui reste débattue, expliquerait en partie la recrudescence de la dermatite atopique, une maladie inflammatoire de la peau.

L'air intérieur de nos logements est très pollué. Une exagération ?

La pollution atmosphérique est régulièrement pointée du doigt. Mais l'air intérieur est également pollué, souvent plus que l'air l'extérieur. Aérer son logement et limiter les sources de polluants domestiques permet de réduire son exposition aux substances nocives.

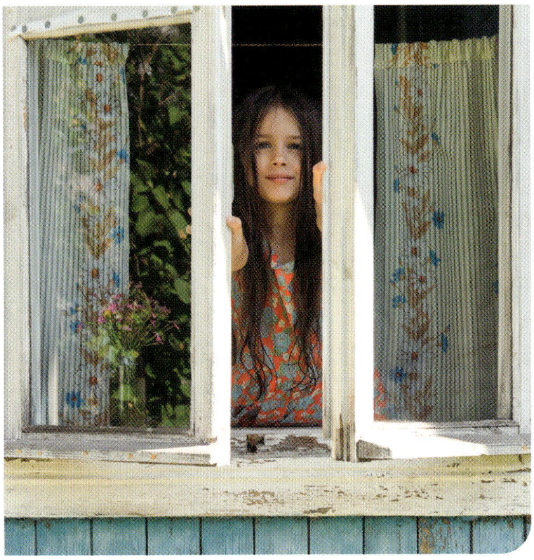

Une prise de conscience relativement récente

Longtemps ignorée, la question de la pollution intérieure a émergé au début des années 2000. Les pouvoirs publics créent en 2001 l'Observatoire de la qualité de l'air intérieur (OQAI) pour évaluer la présence de polluants dans les habitations.

La campagne nationale dite « Logements », menée par l'Observatoire entre 2003 et 2005 sur 567 résidences, fait prendre conscience du fait que la qualité de l'air intérieur n'est pas au rendez-vous. On note ainsi la présence de substances qui sont quasiment absentes à l'extérieur et des concentrations de polluants nettement plus importantes, jusqu'à 15 fois plus pour certains comme le formaldéhyde, classé cancérogène certain par le Centre international de recherche sur le cancer (CIRC).

Depuis plus de 20 ans, l'UFC-Que Choisir alerte sur le problème. Plusieurs tests ont été effectués pour calculer l'émission de polluants par les meubles et divers produits (bougies, sprays assainissants, peintures...). En 2021, de nouvelles analyses effectuées par Que Choisir dans 56 logements de particuliers volontaires ont, là encore, mis en évidence de nombreux polluants (phtalates, perfluorés, métaux lourds, etc.) dans les poussières domestiques.

Un enjeu de santé publique

Nous passons environ 85 % de notre temps dans des milieux fermés : domicile, école, lieu de travail ou moyens de transport. À l'instar de la pollution atmosphérique, l'inhalation des multiples polluants présents dans ces environnements clos a un impact sur la santé (voir encadré p. 294).

L'origine de la pollution intérieure

Elle peut être répartie en trois catégories.

- Le transfert de polluants de l'extérieur vers l'intérieur : leur importance dépend surtout des conditions locales, notamment le trafic routier, la présence à proximité d'un site industriel ou de cultures agricoles subissant des traitements intenses.
- Les constituants du bâtiment : ce sont les matériaux de construction et de décoration (isolants, peintures, colles, vernis, moquettes, mobilier...), ainsi que les systèmes de chauffage et de production d'eau chaude.
- Les comportements : le tabagisme est une source évidente, mais les produits d'entretien et de bricolage que nous utilisons, les parfums d'intérieur ou les insecticides diffusent aussi de dangereux polluants dans l'air intérieur ; on peut également citer la présence d'un animal domestique et celle des acariens et des moisissures, à risque pour les personnes souffrant d'allergies respiratoires.

Des conséquences pour la santé

L'exposition à forte dose à des polluants intérieurs peut avoir des effets immédiats comme des irritations, des maux de tête, des nausées, des troubles respiratoires. Dans le cas du monoxyde de carbone, l'intoxication peut même résulter d'une exposition à de faibles concentrations.

L'exposition répétée, comme c'est le cas chez soi, favorise les allergies respiratoires et d'autres troubles de la respiration. Elle a aussi des conséquences différées, encore mal connues, liées aux effets cancérogènes, mutagènes, reprotoxiques et endocriniens de certains de ces polluants de l'environnement intérieur.

Les différents types de polluants

L'air intérieur contient des milliers d'agents polluants, qu'il est impossible de citer en totalité.

Des polluants chimiques : les COV et COSV

Les composés organiques volatils (COV), qui appartiennent à différentes familles chimiques, ont en commun de s'évaporer à température ambiante et de contaminer ainsi l'air intérieur. Ils sont émis par un très grand nombre de produits présents dans les habitations : matériaux de construction (colle, peintures...), produits d'entretien (détergents, dégraissants, détartrants, dépoussiérants, etc.), produits de bricolage, parfums d'intérieur, insecticides, antiparasitaires...
Leur impact sur la santé varie selon leur nature. Certains provoquent des irritations, des problèmes respiratoires, des maux de tête, d'autres sont classés cancérogènes (avérés ou probables) par le CIRC – voire CMR, c'est-à-dire cancérogènes, mutagènes et toxiques pour la reproduction (« reprotoxiques »). Le benzène (issu des combustions, des matériaux de construction ou d'ameublement, des produits de bricolage, etc.) et le formaldéhyde (issu des produits de bricolage et d'entretien, des revêtements muraux, des meubles, des plastiques, etc.) sont parmi les plus préoccupants.
Proches des COV, des composés organiques semi-volatils (COSV) peuvent être présents dans l'air, notamment sous l'influence de la chaleur. Plus lourds que les COV, ils sont relargués plus progressivement et représentent donc une pollution qui persiste plus longtemps et qu'on retrouve dans les poussières et sur les meubles car ils sont moins volatils. Ce sont notamment les phtalates, perturbateurs endocriniens, et les hydrocarbures aromatiques polycycliques (HAP), dont certains sont classés cancérogènes.

Des particules de matériaux et des métaux lourds

La poussière contient des particules de matériaux qui sont inhalées et passent dans les poumons. C'est le cas de l'amiante, très utilisé jusqu'à son interdiction en 1997, responsable de maladies respiratoires graves (dont des cancers des poumons et de la plèvre) et qui reste présent dans certains logements (faux plafonds, cages d'ascenseur, cloisons intérieures, couvertures de toit).
Les fibres employées aujourd'hui pour l'isolation phonique et thermique peuvent aussi se disséminer dans l'air dans certaines situations, et avoir des effets toxiques pour l'appareil respiratoire. Elles sont également à l'origine d'irritations cutanées et oculaires aiguës. Enfin, on peut signaler la présence de métaux lourds (principalement du plomb et du cadmium), liée notamment aux peintures.

Des polluants biologiques

La poussière des maisons contient des organismes (acariens, moisissures, pollens, etc.) qui peuvent provoquer des réactions allergiques chez les sujets sensibles. L'exposition aux moisissures, qui se développent dans les endroits humides, a des effets sur la santé respiratoire, surtout chez les personnes asthmatiques, immunodéprimées ou souffrant de maladies respiratoires chroniques. Les animaux domestiques peuvent aussi véhiculer de nombreux allergènes.

D'autres sources de pollution

- Le tabac est l'un des premiers polluants de l'air intérieur, sa combustion émettant de nombreuses substances toxiques pour le fumeur et son entourage.
- Le monoxyde de carbone (principale cause de mortalité par gaz toxique en France) est à l'origine de graves intoxications liées au mauvais fonctionnement des appareils à combustion (chaudière, chauffe-eau, cheminée...).

• Le radon est un gaz radioactif d'origine naturelle qui provient de la désintégration de l'uranium situé dans la croûte terrestre. Il s'infiltre dans les bâtiments via les sols et peut s'accumuler dans les espaces clos et mal aérés. Il est classé cancérogène certain par le CIRC et représente la deuxième cause de cancer du poumon après le tabac. Il est surtout présent dans les sous-sols granitiques (reportez-vous aux cartes publiées par l'Institut de radioprotection et de sûreté nucléaire, sur le site www.irsn.fr).

Agir contre la pollution intérieure

Certains choix d'aménagement ou d'ameublement et l'aération quotidienne permettent de limiter la présence de polluants dans les habitats.

Limiter les sources de polluants intérieurs

• Les produits de construction et de décoration (peintures, revêtements de sol, meubles, etc.) sont munis d'une étiquette qui indique leur niveau d'émission en polluants volatils, du moins polluant (A+) au plus polluant (C), ce qui permet un choix plus éclairé même si l'attribution d'un A+ n'est pas une garantie absolue, les seuils d'émissions de COV étant trop permissifs.
• Un tri s'impose dans les produits ménagers. L'idéal est de n'utiliser que le strict minimum : un nettoyant multiusage et un détartrant si votre eau est très calcaire sont suffisants. Évitez les aérosols et sprays, qui restent en suspension. Et n'hésitez pas à utiliser l'application gratuite Quelproduit de l'UFC-Que Choisir, qui vous renseigne sur la toxicité sanitaire et environnementale des produits (aucun étiquetage sur la composition précise ou le niveau d'émission en polluants n'étant malheureusement disponible). Les biocides (insecticides ménagers, antiparasitaires pour animaux domestiques, traitements pour plantes d'intérieur…) sont également à écarter.
• Tous les produits qui cherchent à masquer les odeurs émettent des polluants : parfums d'ambiance, désodorisants, bâtonnets d'encens, bougies parfumées.
• Faites vérifier et ramoner annuellement vos chaudière, chauffe-eau et autres installations de chauffage, dont les cheminées, susceptibles d'émettre du monoxyde de carbone.

Aérer, ventiler et combattre l'humidité

• Il est indispensable d'aérer son logement chaque jour de 15 à 30 minutes en ouvrant les fenêtres, même si l'on vit en ville (en évitant dans ce cas les heures de pointe !). Dans un rapport de 2019 sur les transferts de polluants de l'extérieur vers l'intérieur, l'Anses (Agence nationale de sécurité sanitaire de l'alimentation, de l'environnement et du travail) souligne l'importance de l'aération régulière, y compris lors d'épisodes de pollution atmosphérique.
Aérez également pendant et après des travaux, ainsi qu'au moment du ménage. Pour limiter l'humidité propice aux moisissures, faites de même dans les pièces d'eau après la douche ou le bain ou si vous étendez du linge.
• N'obstruez pas les entrées d'air et assurez-vous du bon fonctionnement et de l'entretien des équipements de VMC (ventilation mécanique contrôlée). ■

De fausses bonnes idées pour purifier l'air

• Une multitude d'appareils revendiquent des propriétés de filtration des polluants intérieurs, des particules fines, voire des virus ! Les purificateurs d'air ne montrent quasiment pas d'efficacité en conditions réelles d'utilisation. Pire, ils pourraient être la source de sous-produits potentiellement toxiques. En l'absence de normes permettant d'évaluer leur efficacité et leur innocuité, ces dispositifs ne sont pas recommandés : mieux vaut privilégier une bonne aération du logement.

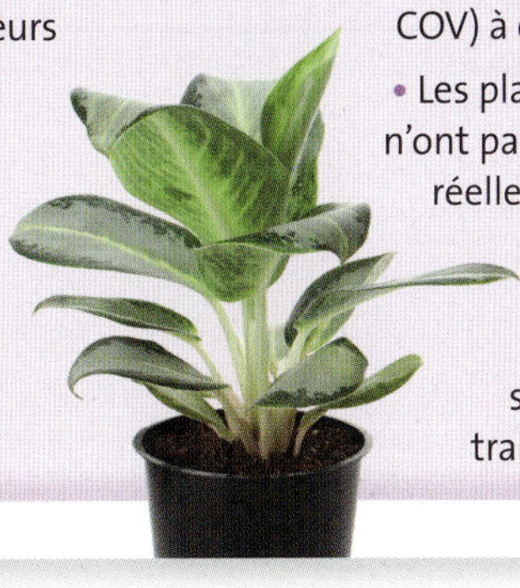

• Les sprays assainissants n'ont aucun effet, bien au contraire ils ajoutent des polluants (dont des COV) à chaque pulvérisation.
• Les plantes vertes « dépolluantes » n'ont pas d'efficacité en situation réelle (dans un logement). À l'inverse, elles peuvent abriter des moisissures et émettre des polluants si l'on utilise des produits de traitement.

Il n'est jamais trop tard pour arrêter de fumer. Ça vaut le coup à tout âge ?

Arrêter de fumer constitue l'un des meilleurs gestes santé qui soit. Au niveau cardiovasculaire, la récupération peut être totale. Si l'impact sur le risque de cancer est plus lent et incomplet, il reste très significatif. Plus tôt on arrête, mieux c'est, mais gardez en tête que cette mesure vaut la peine à tout âge !

L'arrêt du tabac, toujours bénéfique

Toutes pathologies confondues, le tabac est la première cause de mortalité évitable, avec plus de 75 000 décès par an dans notre pays selon Santé publique France. Il est donc toujours utile de se sevrer, même s'il est préférable d'arrêter tôt.

L'ancienneté aggrave le risque, mais il n'est jamais trop tard

L'ancienneté du tabagisme, donc la durée de consommation, est un facteur de risque plus important que la quantité de tabac consommée. L'espérance de vie augmente ainsi d'autant plus que l'arrêt est précoce (on gagne 9 ans si l'arrêt a lieu à 40 ans et 3 ans s'il ne survient qu'à 60 ans).

Mais, si un arrêt précoce est plus profitable, les études montrent qu'il reste toujours utile de se sevrer, y compris à un âge avancé et quelle que soit sa consommation de tabac. C'est particulièrement vrai en ce qui concerne le risque cardiovasculaire, mais on observe aussi des bénéfices pour le cancer du poumon (voir plus loin).

Pas de petits risques pour les petits fumeurs

Il n'existe pas de seuil au-dessous duquel le risque de développer une maladie cardiovasculaire ou un cancer serait nul. Le terme « petit fumeur » est faussement rassurant : par comparaison avec ceux qui n'ont jamais fumé, les petits fumeurs (entre 1 et 4 cigarettes par jour) meurent deux fois plus d'affections respiratoires, trois fois plus d'infarctus et huit fois plus de cancer du poumon.

L'arrêt : essentiel en prévention secondaire

L'arrêt est bénéfique en prévention primaire, pour limiter le risque de survenue de maladies, mais il l'est également en prévention secondaire, lorsque l'on est déjà atteint par une pathologie. Ainsi, en cas de cancer du poumon déclaré, l'arrêt de la cigarette améliore la tolérance et l'efficacité des traitements, ainsi que la survie à 5 ans et le risque de récidive.

Après un infarctus du myocarde, arrêter de fumer permet une diminution d'environ un tiers du risque de récidive et de décès. Le sevrage est également une mesure phare pour stopper ou freiner la progression de la BPCO (bronchopneumopathie chronique obstructive).

Des bénéfices rapides sur les plans cardiovasculaire et respiratoire

Du point de vue cardiovasculaire, les effets du sevrage deviennent tangibles dans un délai bref, car certains des mécanismes qui relient tabagisme et méfaits sur les vaisseaux sanguins sont rapidement réversibles. C'est notamment le cas de l'agrégation plaquettaire, ce processus de coagulation sanguine qui augmente sous l'effet de la nicotine, favorisant ainsi la formation de caillots et donc le risque d'AVC (accident vasculaire cérébral), d'infarctus ou d'embolie pulmonaire (voir p. 28 et 30).

Le corps ne contient plus de nicotine 24 heures environ après la dernière cigarette, et le risque d'infarctus commence à diminuer après une

Se faire aider pour arrêter

La consommation de tabac provoque une forte dépendance, dont il est difficile de se défaire. Pour en savoir plus sur les méthodes d'aide au sevrage, voir p. 217.

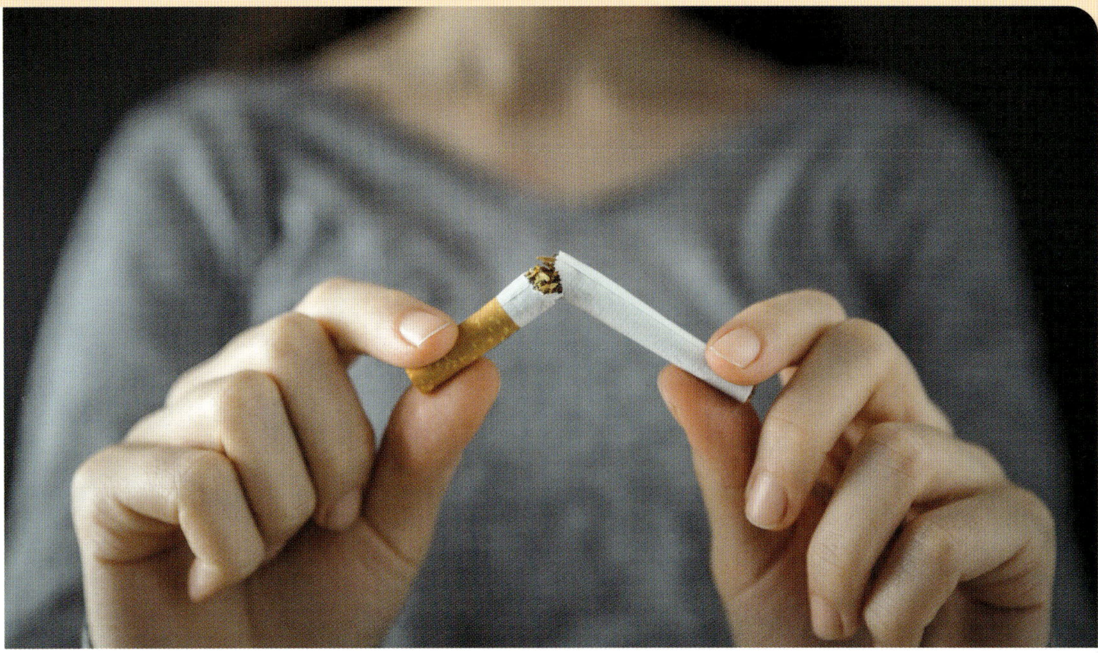

quinzaine de jours. L'élimination du monoxyde de carbone, produit par la combustion du tabac et qui altère le transport d'oxygène par le sang, est également rapide (au bout de 24 heures sans cigarette). Elle explique les bienfaits du sevrage sur la respiration (moins d'essoufflement et de toux) et sur la fatigue dans les mois qui suivent.

Les gains en chiffres

Le risque d'AVC redevient équivalent à celui que présente un non-fumeur au bout de 1 an. Quant au risque d'infarctus du myocarde, il diminue de moitié après 1 an sans tabac puis revient à la normale à partir de 5 ans.

Ces données sont des moyennes. Si l'on a fumé pendant longtemps (plus de 20 ans), le retour à la normale peut prendre plus de temps, mais il y aura toujours un bénéfice majeur quel que soit l'âge de l'arrêt, y compris chez les sujets âgés.

Un bénéfice réel mais incomplet sur le risque de cancer

Le tabac constitue le premier facteur de risque incontestable de cancer. Là encore, arrêter de fumer est la meilleure stratégie pour réduire ce risque. Le Centre international de recherche sur le cancer (CIRC) a montré un bénéfice significatif de l'arrêt du tabac – augmentant avec la durée de l'abstinence – pour tous les cancers majeurs associés au tabagisme : au premier rang le cancer du poumon, mais aussi ceux de la bouche, des lèvres, du larynx, du pharynx, de l'œsophage, de la vessie, des reins, de l'estomac, du pancréas, du col utérin...

Ainsi, au bout de 10 à 15 ans, le risque de mourir d'un cancer du poumon est environ réduit de moitié. Néanmoins, les anciens fumeurs conservent toujours un risque de cancer du poumon plus élevé que chez les personnes du même âge n'ayant jamais fumé, même après une longue période d'abstinence. Il en va de même pour les autres cancers en lien avec le tabagisme. ■

Le tabagisme passif

Le tabagisme passif, ou environnemental (milieu familial essentiellement), expose lui aussi à un risque accru pour la santé tant sur le plan cardiovasculaire que sur celui des cancers.

En France, on estime qu'environ 3 000 non-fumeurs meurent prématurément chaque année de maladies provoquées par le tabagisme passif. S'ajoutent à cela les effets sur le fœtus (fausse couche, retard de développement, faible poids de naissance...), même si ces risques sont importants surtout en cas de tabagisme actif de la mère.

L'ordinateur abîme les yeux. Une réalité ?

Passer des heures devant un écran peut générer une fatigue visuelle et une sécheresse oculaire. Les conséquences de l'exposition à la lumière bleue qui éclaire les écrans restent quant à elles débattues.

Les écrans et la fatigue oculaire

Des troubles visuels peuvent survenir surtout en fin de journée après un travail prolongé : en cause, des activités qui nécessitent un effort de concentration et une fixation visuelle – la conduite automobile, par exemple, peut aussi occasionner une fatigue oculaire. La sécheresse oculaire participe grandement à la fatigue des yeux : en cas de fixation prolongée, la fréquence des clignements de paupières diminue, ce qui entraîne une augmentation de l'évaporation des larmes.

Les signes

La fatigue oculaire se manifeste par une sensation de tension et de lourdeur dans la région des yeux. Elle peut aussi occasionner une irritation, des picotements, des démangeaisons. Les yeux sont parfois rouges et larmoyants. Les globes oculaires peuvent être douloureux à la pression et aux mouvements du regard. Des maux de tête sont possibles autour des yeux, au-dessus de la ligne des sourcils, au niveau des tempes ou de l'occiput (arrière de la tête, à la base du crâne).

Que faire ?

Si la gêne est importante, une consultation ophtalmologique peut être utile pour vérifier qu'une correction par lunettes n'est pas nécessaire. Les signes ressentis et attribués aux écrans peuvent révéler des problèmes oculaires jusque-là bien compensés – anomalie des axes visuels (hétérophorie), insuffisance de convergence, astigmatisme, hypermétropie, myopie, presbytie débutante. Par ailleurs, une rééducation orthoptique avec exercices à faire chez soi peut améliorer les symptômes.

Il est recommandé de faire une pause toutes les demi-heures environ, en regardant au loin (par la fenêtre par exemple) et en clignant des yeux. Contre la sécheresse oculaire, des larmes artificielles (substitut lacrymal) peuvent être utiles pour humidifier les yeux. Choisissez-les sans conservateur (le chlorure de benzalkonium utilisé à cet effet peut aggraver la sécheresse des yeux). Mettez-en souvent, avant que les symptômes ne surviennent.

La lumière bleue des écrans et la santé de l'œil

La lumière bleue est une partie du spectre de la lumière visible. Elle est émise par le soleil mais aussi par la lumière artificielle des éclairages, notamment les LED désormais utilisées à grande échelle. Ces dernières sont également employées dans le rétroéclairage des écrans d'ordinateur, de tablette, de smartphone, de téléviseur, mais avec une intensité très limitée. Le soleil représente de loin la première source de lumière bleue. Cependant, l'éclairage avec des LED et les heures passées devant les écrans peuvent allonger significativement notre durée d'exposition.

Toxique pour la rétine ?

Les scientifiques sont divisés non pas sur la toxicité de la lumière bleue, mais sur les dommages que pourraient occasionner les sources

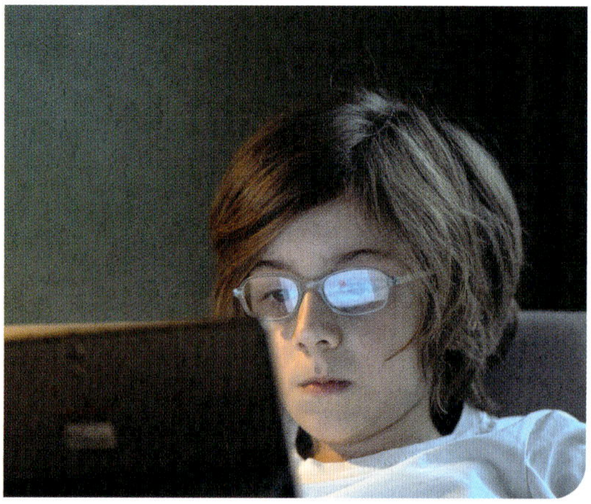

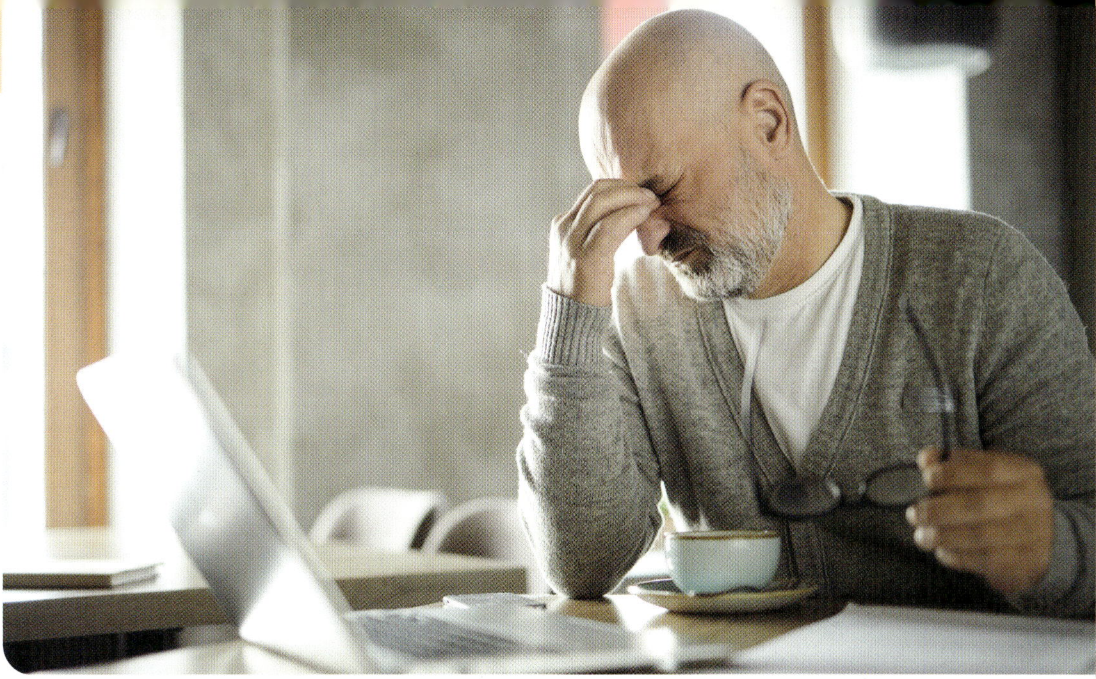

artificielles que sont les écrans et les éclairages. Dans un rapport publié en 2018 par un comité d'experts européens chargé d'évaluer les risques émergents (*Scientific committee on health, environmental and emerging risks*), il est écrit que les effets indésirables ne sont pas démontrés chez l'adulte, que l'exposition via les LED (éclairage et écrans) semble insignifiante comparée à celle qui provient de la lumière naturelle.

L'Anses (Agence nationale de sécurité sanitaire de l'alimentation, de l'environnement et du travail) est quant à elle plus prudente. Dans un rapport de 2019, elle rappelle que la lumière bleue est toxique pour la rétine et pourrait participer au risque de survenue d'une dégénérescence maculaire liée à l'âge (DMLA). Si la lumière émise par les écrans est faible, elle s'ajoute aux autres sources (éclairages artificiel et naturel), augmentant les doses reçues par la cornée et la rétine. Les données manquent cependant pour caractériser le niveau de risque : la lumière bleue est dangereuse pour les yeux, nul ne le conteste, mais on ignore à partir de quels degré et durée d'exposition sa toxicité pourrait provoquer une altération de l'œil.

Le point d'accord entre les experts concerne les enfants, plus sensibles que les adultes aux rayons ultraviolets et à la lumière bleue. À la naissance, le cristallin est clair et laisse passer la lumière bleue naturelle ou artificielle jusqu'à la rétine. Le cristallin « jaunit » progressivement, le filtrage ne devenant optimal qu'autour de 15-20 ans.

Les écrans et le sommeil

Perçues par les yeux, la lumière bleu turquoise (composante de la lumière bleue) du jour puis sa disparition progressive en fin de journée contribuent à la régulation du rythme veille/sommeil. S'exposer artificiellement à cette lumière le soir via les écrans peut perturber la venue du sommeil, notamment en diminuant la sécrétion de mélatonine (hormone produite dans le cerveau), qui suit une courbe inverse à celle de la quantité de lumière reçue.
Cette stimulation est en quelque sorte « interprétée » par le cerveau comme le fait que le jour est encore là.

Des verres et des filtres qui protègent ?

Les verres de lunettes filtrant la lumière bleue comme les filtres incorporés aux écrans d'ordinateur présentent une efficacité limitée ou incertaine.

Il est recommandé, notamment aux enfants, de réduire le temps passé devant les écrans – pas seulement pour se protéger de la lumière bleue ! On peut aussi diminuer la luminosité de l'écran, voire, si l'appareil le permet, abaisser la teneur en bleu, surtout le soir pour tenter de réduire l'impact sur le rythme veille/sommeil (voir encadré). ■

L'UFC-Que Choisir et ses associations locales

Créée en 1951, l'Union fédérale des consommateurs-Que Choisir est une association loi 1901 à but non lucratif. Indépendante (de l'État, des syndicats, de producteurs, des distributeurs...), elle a pour objectifs de promouvoir les actions individuelles ou collectives des consommateurs et la défense de leurs intérêts et de les représenter auprès de toutes les instances.

L'UFC-Que Choisir compte environ 140 associations locales, animées par des militants de la consommation et des responsables bénévoles. Elles fournissent de la documentation, des conseils juridiques et techniques et représentent les consommateurs dans les instances locales, départementales et régionales. Certaines ont des antennes : vérifiez s'il y en a une près de chez vous.

01 AIN
• Maison de la culture et de la citoyenneté
4, allée des Brotteaux
CS 70270
01006 Bourg-en-Bresse Cedex
04 74 22 58 94

02 AISNE
• 31 bis, rue du Général-Patton
02880 Crouy
09 70 96 64 93

03 ALLIER
• 52, rue de la Gironde
03100 Montluçon
04 70 05 30 38
• 42, rue du Progrès
03000 Moulins
04 70 20 96 30

04 ALPES-DE-HAUTE-PROVENCE
• Rue Pasteur-Henri-Genatas
Château de Drouille
04100 Manosque
04 92 72 19 01

06 ALPES-MARITIMES
• Maison des associations Garibaldi
12, place Garibaldi
06000 NICE
04 91 90 05 52

07 ARDÈCHE
• Maison des associations
Place de la Gare
07200 Aubenas
04 75 39 20 44

08 ARDENNES
• 5 rue Jean Moulin
BP 561
08000 Charleville-Mézières Cedex
03 24 53 70 17

09 ARIÈGE
• Maison du Couserans
Place Alphonse-Sentein
09200 Saint-Girons
05 61 66 03 66

11 AUDE
• Place des Anciens-Combattants-d'Afrique-du-Nord
11000 Carcassone
04 68 47 64 00

12 AVEYRON
• Maison des associations
15, av. Tarayre
12000 Rodez
05 65 77 00 01

13 BOUCHES-DU-RHÔNE
• 4, place Coimbra
Le Félibrige – Bât. B
13090 Aix-en-Provence
04 42 93 74 57
• 5, rue Colbert
13001 Marseille
04 91 90 05 52
• Le Puccini
8, bd Joliot-Curie
13500 Martigues
04 42 81 10 21
• 107, rue de Bucarest
13300 Salon-de-Provence
04 90 42 19 80

14 CALVADOS
• 24, rue des Bouchers
14400 Bayeux
02 31 22 82 27
• 19, quai de Juillet
14000 Caen
02 31 86 32 54
• Centre socio-culturel CAF
9, rue Anne-Morgan
14500 Vire
02 31 67 73 66

15 CANTAL
• 16, rue Arsène-Vermenouze
BP 17
15018 Aurillac Cedex
04 71 48 58 68

16 CHARENTE
• Immeuble George-Sand
83, av. De-Lattre-de-Tassigny
16000 Angoulême
05 45 95 32 84

17 CHARENTE-MARITIME
• 3, rue Jean-Baptiste-Charcot
17000 La Rochelle
05 46 41 53 42

18 CHER
• Maison des associations
28, rue Gambon
18000 Bourges
02 48 70 48 02

19 CORRÈZE
• Maison municipale du bénévolat
2, bd Paul-Painlevé
19100 Brive-la-Gaillarde
05 55 23 19 37

20 CORSE
• Bâtiment A Le Golo
Av. de l'Aspirant-Michelin
20900 Ajaccio
04 95 22 69 83

21 CÔTE-D'OR
• Maison des associations
2, rue des Corroyeurs
Boîte N 14
21000 Dijon
03 80 43 84 56

22 CÔTES-D'ARMOR
• Villa Labenne
16, rue Bécot
22500 Paimpol
02 96 20 58 76
• 3, rue Pierre-Cléret
22120 Yffiniac
02 96 78 12 76

23 CREUSE
• 25, av. Pierre-Leroux
BP 242
23005 Guéret Cedex
05 55 52 82 83

24 DORDOGNE
• 1, square Jean-Jaurès
24000 Périgueux
05 53 09 68 24

25 DOUBS
• 8, av. de Montrapon
25000 Besançon
03 81 81 23 46

26 DRÔME
• 10, rue François-Pie
26000 Valence
04 75 42 58 29

27 EURE
• Immeuble Cambrésis
17, rue des Aérostiers
27000 Évreux
02 32 39 44 70

28 EURE-ET-LOIR
• La Madeleine
25, place Saint-Louis
28000 Chartres
02 37 30 17 57

29 FINISTÈRE
• Espace associatif
6, rue Pen-Ar-Creach
29200 Brest
02 98 80 64 30
• 3, allée de Roz-Avel
29000 Quimper
02 98 55 30 21

30 GARD
• 20, rue du Commandant-Audibert
30100 Alès
04 66 52 80 80
• 65, av. Jean-Jaurès
Bâtiment A
30900 Nîmes
04 66 84 31 87

31 HAUTE-GARONNE
• Les Ormes Bât. F2
Av. Salvador-Allende
31320 Castanet-Tolosan
05 61 27 86 33
• 59, bd Lascrosses
BP 70529
31005 Toulouse
05 61 22 13 00

32 GERS
• 44, rue Victor-Hugo
32000 Auch
05 62 61 93 75

33 GIRONDE
• 17, cours Balguerie-Stuttenberg
33300 Bordeaux
05 56 79 91 94

34 HÉRAULT
• Maison de la vie associative
BAL 15
2, rue Jeanne-Jugan
34500 Béziers
04 67 28 06 06
• 3, rue de Richelieu
BP 2114
34026 Montpellier
04 67 66 32 96
• Centre commercial
Le-Château-vert
53, bd Chevalier-de-Clerville
BP 106 - 34207 Sète
04 30 41 53 30

35 ILLE-ET-VILAINE
• 19, rue de la Chaussée
35000 Rennes
02 99 85 94 23
• Guichet des associations
40 ter, square des Caraïbes
35400 Saint-Malo
02 99 56 80 47

36 INDRE
• 34, espace Mendès-France
Av. François-Mitterrand
36000 Châteauroux
02 54 27 43 57

37 INDRE-ET-LOIRE
• 12, rue Camille-Flammarion
37000 Tours
02 47 51 91 12

38 ISÈRE
• 27, rue Bovier-Lapierre
38300 Bourgoin-Jallieu
04 37 03 00 85
• 21, av. du Général-Champon
38000 Grenoble
04 76 46 88 45

39 JURA
• La Visitation 3A
Av. Aristide-Briand
39100 Dole
03 84 82 60 15

40 LANDES
• Maison René-Lucbernet
6, rue du 8-Mai-1945
BP 186
40004 Mont-de-Marsan
05 58 05 92 88

41 LOIR-ET-CHER
• 17, rue Roland-Garros
41000 Blois
02 54 42 35 66

42 LOIRE
• 17, rue Brossard
42000 Saint-Étienne
04 77 33 72 15

43 HAUTE-LOIRE
• 29, bd Chantemesse
43000 Aiguilhe
04 71 02 29 45

44 LOIRE-ATLANTIQUE
• 1, place du Martray
44000 Nantes
02 40 12 07 43
• Maison des associations
Agora 1901
2 bis, rue Albert-de-Mun
44600 Saint-Nazaire
02 40 22 00 19

45 LOIRET
- Maison des associations
32, rue Claude-Debussy
45120 Châlette-sur-Loing
02 38 85 06 83
- 39, rue Saint-Marceau
45100 Orléans
02 38 53 53 00

46 LOT
- Espace associatif
Place Bessières
46000 Cahors
05 65 53 91 19

47 LOT-ET-GARONNE
- 159, av. Léon-Blum
BP 50301 - 47008 Agen
05 53 48 02 41

49 MAINE-ET-LOIRE
- Espace Frédéric-Mistral
4, allée des Baladins
49000 Angers
02 41 88 56 42

50 MANCHE
- 167, rue du Général-Gerhardt
50000 Saint-Lô
02 33 05 68 76

51 MARNE
- Espace Entreprises Saint-John-Perse
2, cour Général-Eisenhower
51100 Reims
03 26 08 63 03

52 HAUTE-MARNE
- 14, rue de Vergy
52100 Saint-Dizier
03 25 56 26 59

53 MAYENNE
- 31, rue Oudinot
53000 Laval
02 43 67 01 18

54 MEURTHE-ET-MOSELLE
- 76, rue de la Hache
54000 Nancy
09 52 19 48 23

56 MORBIHAN
- Maison des Familles
2, rue du Professeur-Mazé
56100 Lorient
02 97 84 74 24

57 MOSELLE
- 1A impasse de l'École
BP 46 - 57470 Hombourg-Haut
03 87 81 67 80
- 4, place de la Nation
BP 40103
57951 Montigny-les-Metz
03 72 13 73 57
- 2, rue d'Austrasie
57100 Thionville
03 82 51 84 29

58 NIÈVRE
- Maison des Éduens
Allée des Droits-de-l'Enfant
58000 Nevers
03 86 21 44 14

59 NORD
- 104, rue d'Esquerchin
59500 Douai
03 27 96 05 15
- Terre-plein du Jeu-de-Mail
Rue du 11-Novembre-1918
BP 90097
59942 Dunkerque Cedex 2
03 28 20 74 81
- 54, rue Jacquemars-Gielée
59800 Lille
03 20 85 14 66
- Maison des associations
13, rue du Progrès
59600 Maubeuge
06 47 49 53 81

60 OISE
- BP 80059
60303 Senlis Cedex

61 ORNE
- Maison de la vie associative
23, rue Demées
61000 Alençon
02 33 26 79 47

62 PAS-DE-CALAIS
- Maison des sociétés
Bur. 39
16, rue Aristide-Briand
62000 Arras
03 21 23 22 97
- 536, av. Toumaniantz
62100 Calais
06 60 40 00 86
- Maison des associations
Elie-Vignon
1, place du Général-de-Gaulle
62219 Longuenesse
03 21 39 81 81

63 PUY-DE-DÔME
- 21, rue Jean-Richepin
63000 Clermont-Ferrand
04 73 98 67 90
- Maison des associations
20, rue du Palais
63500 Issoire
04 73 55 06 76

64 PYRÉNÉES-ATLANTIQUES
- 9, rue Sainte-Ursule
64100 Bayonne
05 59 59 48 70
- Maison Ladebat
11, rue Saint-Gilles
64300 Orthez
05 59 67 05 80
- 16, rue du Capitaine-Guynemer
64000 Pau
05 59 90 12 67

65 HAUTES-PYRÉNÉES
- 4, rue Alphonse-Daudet
65000 Tarbes
09 62 34 21 21

67 BAS-RHIN
- 1A, place des Orphelins
67000 Strasbourg
03 88 37 31 26

68 HAUT-RHIN
- Carré des associations
100, av. de Colmar
68100 Mulhouse
07 82 47 11 58

69 RHÔNE
- 1, rue Sébastien-Gryphe
69007 Lyon
04 78 72 00 84

70 HAUTE-SAÔNE
- 22, rue du Breuil
BP 10357
70006 Vesoul
03 84 76 36 71

71 SAÔNE-ET-LOIRE
- 2, rue Jean-Bouvet
71000 Mâcon
03 85 39 47 17

72 SARTHE
- 21, rue Besnier
72000 Le Mans
02 43 85 88 91

73 SAVOIE
- Maison des associations
25, bd des Anglais
BP 10427
73104 Aix-les-Bains Cedex 4
07 83 74 12 73
- Maison des associations
21, rue Georges-Lamarque
73200 Albertville
04 79 37 11 01
- Maison des associations
67, rue Saint-François-de-Sales
73000 Chambéry
04 79 85 27 87

74 HAUTE-SAVOIE
- 48, rue des Jardins
74000 Annecy
04 50 69 74 67

75 PARIS
- 54, rue de l'Ouest
75014 Paris
01 56 68 97 48

76 SEINE-MARITIME
- 36, rue du Maréchal-Joffre
76600 Le-Havre
09 62 51 94 37
- 12, rue Jean-Lecanuet
76000 Rouen
02 35 70 27 32

77 SEINE-ET-MARNE
- Centre social et culturel Brassens
4, patio des Catalpas
77420 Champs-sur-Marne
01 64 73 52 07
- 22, rue du Palais-de-justice
77120 Coulommiers
01 64 65 88 70

78 YVELINES
- 3, av. des Pages
78110 Le-Vésinet
06 08 90 20 16
- Mairie de Lévis-Saint-Nom
Place Yvon-Esnault
78320 Levis-Saint-Nom
- 7, av. Foch
78120 Rambouillet
01 78 82 52 12
- 9, Grande-Rue
BP 56
78480 Verneuil-sur-Seine
01 39 65 63 39
- 5, impasse des Gendarmes
78000 Versailles
01 39 53 23 69

79 DEUX-SÈVRES
- Maison des associations
12, rue Joseph-Cugnot
79000 Niort
05 49 09 04 40

80 SOMME
- 88 av. Jean-Jaurès
80480 Salouel
03 22 72 10 84

81 TARN
- 3, place du Palais
81000 Albi
05 63 38 42 15

82 TARN-ET-GARONNE
- 25, place Charles-Caperan
BP 397
82003 Montauban Cedex
05 63 20 20 80

83 VAR
- 1196 bd de la Mer
BP 517 - 83616 Fréjus Cedex
09 63 04 60 44
- 89, rue du Général-Michel-Audéoud
83000 Toulon
04 94 89 19 07

85 VENDÉE
- 8, bd Louis-Blanc
85000 La Roche-sur-Yon
02 51 36 19 52

86 VIENNE
- 1, rue du 14-Juillet
86000 POITIERS
09 87 76 39 91

87 HAUTE-VIENNE
- 4, cité Louis-Casimir-Ranson
87000 Limoges
05 55 33 37 32

88 VOSGES
- Maison des Associations
6, quartier de la Magdeleine
BP 1004
88050 Épinal Cedex 9
03 29 64 16 58

89 YONNE
- 12, bd Vaulabelle
89000 Auxerre
03 86 51 54 87

90 BELFORT
- Maison des associations
2, rue Jean-Pierre-Melville
BP 462 - 90008 Belfort
03 84 22 10 91

91 ESSONNE
- CSC La Ferme
91800 Boussy-Saint Antoine
01 69 56 02 49
- 3, rue Alfred-de-Musset
91120 Palaiseau
01 60 11 98 20
- Place du 19-Mars-1962
91240 Saint-Michel-sur-Orge
09 67 19 08 13

92 HAUTS-DE-SEINE
- BP 60025
92270 Bois-Colombes Cedex
- BP 31
92293 Châtenay-Malabry Cedex
07 61 07 64 97
- BP 73
92370 Chaville
- 11, rue Hédouin
92190 Meudon
- Maison de l'amitié
18, rue des Écoles
92210 Saint-Cloud
06 41 06 59 35

93 SEINE-SAINT-DENIS
- 19, rue Jules-Guesde
93140 Bondy
06 42 01 07 89
- Centre Salvador-Allende
2, av. du Dauphiné
93330 Neuilly-sur-Marne

94 VAL-DE-MARNE
- Centre Marius-Sidobre
26, rue Émile-Raspail
94110 Arcueil
01 45 47 74 74
- Centre social Kennedy
6, bd John-Fitzgerald-Kennedy
94000 Créteil
01 43 77 60 45

95 VAL-D'OISE
- Espace Nelson-Mandela
82, bd du Général-Leclerc
95100 Argenteuil
01 39 80 78 15
- BP 90001
95471 Fosses Cedex
01 34 72 76 87
- Office culturel
Place François-Truffaut
95210 Saint-Gratien
07 71 71 09 73

LA-RÉUNION
- 7, rue Paul-Demange
Résidence Les Vacoas
97480 Saint-Joseph
02 62 45 24 44

NOUVELLE-CALÉDONIE
- 8 rue Lacave-Laplagne
Trianon Mont-Coffyn
BP 2357
98846 Nouméa Cedex
06 87 28 51 20

Index

Les chiffres en **gras** correspondent aux pages où le sujet est développé. Les chiffres en *italiques* renvoient aux encadrés.

A

Crédits photographiques

Couverture : plat 1, de gauche à droite : fizkes/iStock ; itakdalee/iStock ; TETYANA LYAPI/iStock. Dos : wutwhanfoto/iStock.
Intérieur : pages 7 : Joshua Hodge Photography/iStock ; 9 : leventince/iStock ; 11 : AND-ONE/iStock ; 15 : Sergey Ulanov/iStock ; 16 : Nattakorn Maneerat/iStock ; 19 : Pixavril/iStock ; 20 : fizkes/iStock ; 23 : monkeybusinessimages/iStock ; 25 : Michael Burrell/iStock ; 27 : simpson33/iStock ; 29 : PeopleImages/iStock ; 30 : Phynart Studio/iStock ; 31 : mgstudyo/iStock ; 32 : Pinkybird/iStock ; 33 : Ridofranz/iStock ; 34 : fizkes/iStock ; 36 : kali9/iStock ; 38 : Tinpixels/iStock ; 39 : no_limit_pictures/iStock ; 40 : sefa ozel/iStock ; 42 : Anna_Shepulova/iStock ; 43 : gilaxia/iStock ; 44 : vitapix/iStock ; 46 : Amelie-Benoist/Image Point FR/BSIP ; 48 : Peopleimages/iStock ; 49 : Daisy-Daisy/iStock ; 51 : supersizer/iStock ; 54 : pixologicstudio/iStock ; 55 : FatCamera/iStock ; 57 : PeopleImages/iStock ; 58 : Ljupco/iStock ; 60 : stevecoleimages/iStock ; 63 : RelaxFoto.de/iStock ; 65 : Service dermatologique de l'Institut Gustave-Roussy (source : Institut national du cancer) ; 67 : zoranm/iStock ; 68 : jaruno11/iStock ; 69 : Mark Kostich/iStock ; 70 : choja/iStock ; 73 : romaset/iStock ; 74 : grinvalds/iStock ; 75 : micropic/iStock ; 77 : dusanpetkovic/iStock ; 78 : MStudioImages/iStock ; 79 : Ridofranz/iStock ; 81 : elenaleonova/iStock ; 83 : fizkes/iStock ; 85 : microgen/iStock ; 87 : RobertoDavid/iStock ; 88 : angkhan/iStock ; 89 : kzenon/iStock ; 90 : shapecharge/iStock ; 91 : Tonpor Kasa/iStock ; 92 : Zinkevych/iStock ; 94 : lzf/iStock ; 95 : PORNCHAI SODA/iStock ; 98 : Kalinovskiy/iStock ; 99 : zenstock/iStock ; 100 : amixstudio/iStock ; 102 : maroke/iStock ; 104 : ChrisChrisW/iStock ; 106 : courtneyk/iStock ; 108 : Aamulya/iStock ; 109 : firina/iStock ; 110 : simarik/iStock ; 111 : fizkes/iStock ; 112 : Milos Dimic/iStock ; 115 : patrickheagney/iStock ; 116 : ljubaphoto/iStock ; 118 : Voisin/Phanie ; 119 : topotishka/iStock ; 120 : AzmanL/iStock ; 121 : Schulz Christian/iStock ; 123 : RTimages/iStock ; 124 : Lothar Drechsel/iStock ; 126 : AaronAmat/iStock ; 128 : mbogacz/iStock ; 129 : ruigsantos/iStock ; 130 : Tero Vesalainen/iStock ; 133 : Photodjo/iStock ; 134 : Dzurag/iStock ; 135 : Floortje/iStock ; 137 : Yulia Gusterina/iStock ; 138 : stefanamer/iStock ; 139 : Creative-Family/iStock ; 140 : SasinParaksa/iStock ; 141 : Lilechka75/iStock ; 143 : nd3000/iStock ; 145 : DragonImages/iStock ; 146 : peakSTOCK/iStock ; 149 : jacoblund/iStock ; 150 : ManuWe/iStock ; 151 : Samohin/iStock ; 154 : ShutterWorx/iStock ; 157 : AlexanderFord/iStock ; 159 : PixelsEffect/iStock ; 160 : mosab biltawi/iStock ; 161 : Goodboy Picture Company/iStock ; 162 : seb_ra/iStock ; 164h : art159/iStock ; 164b : cagkansayin/iStock ; 166 : Ridofranz/iStock ; 168 : Tempura/iStock ; 170 : bluecinema/iStock ; 171 : LeoPatrizi/iStock ; 172 : LIgorko/iStock ; 173 : ljubaphoto/iStock ; 175 : Geo-grafika/iStock ; 176 : Mindful Media/iStock ; 178 : NickyLloyd/iStock ; 179 : Avalon_Studio/iStock ; 180 : anyaberkut/iStock ; 181, 183 : FredFroese/iStock ; 184 : bdspn/iStock ; 186 : 1989_s/iStock ; 187 : fizkes/iStock ; 188 : vgajic/iStock ; 189 : arsenisspyros/iStock ; 190 : monkeybusinessimages/iStock ; 192 : KatarzynaBialasiewicz/iStock ; 194 : STEEX/iStock ; 197h : Mypurgatoryyears/iStock ; 197b : Elena Chelysheva/iStock ; 198 : Geo-grafika/iStock ; 199 : S847/iStock ; 201 : ewg3D/iStock ; 202 : ljubaphoto/iStock ; 205h : Sabrina Bracher/iStock ; 205b : clubfoto/iStock ; 207 : jamesgritz/iStock ; 209 : PixelsEffect/iStock ; 211 : tekinturkdogan/iStock ; 212 : Liliboas/iStock ; 213 : Svetlana Gustova/iStock ; 214 : JPC-PROD/iStock ; 216 : fizkes/iStock ; 218 : fizkes/iStock ; 219 : Eva-Katalin/iStock ; 220 : NemanjaMiscevic/iStock ; 221, 223 : fcafotodigital/iStock ; B. Boissonnet/BSIP : boule13/iStock ; 227 : Martynasfoto/iStock ; 228 : lvcandy/iStock ; 230 : Prapat Aowsakorn/iStock ; 233 : gorodenkoff/iStock ; 234 : LightFieldStudios/iStock ; 238 : georgeclerk/iStock ; 239 : alicjane/iStock ; 240 : RedHelga/iStock ; 241 : Ockra/iStock ; 242 : bit245/iStock ; 245 : vaaseenaa/iStock ; 246 : carlosgaw/iStock ; 248 : hdagli/iStock ; 249 : fcafotodigital/iStock ; 250 : Tim UR/iStock ; 251 : AnnaPustynnikova/iStock ; 252 : Satoshi-K/iStock ; 254 : yalcinsonat1/iStock ; 255 : clubfoto/iStock ; 256, 259 : fcafotodigital/iStock ; 260 : Boarding1Now/iStock ; 261 : Juanmonino/iStock ; 262 : JoKMedia/iStock ; 263 : RapidEye/iStock ; 264 : SilviaJansen/iStock ; 265h : stockcam/iStock ; 265b : fcafotodigital/iStock ; 267 : davidf/iStock ; 268 : Instants/iStock ; 269 : Hayri Er/iStock ; 271 : monticelllo/iStock ; 273 : Extreme Media/iStock ; 275 : patrickheagney/iStock ; 277 : izusek/iStock ; 278 : _jure/iStock ; 279 : adventtr/iStock ; 280 : malerapaso/iStock ; 281 : apomares/iStock ; 282 : CasarsaGuru/iStock ; 283h : aldomurillo/iStock ; 283b : Sashkinw/iStock ; 284 : Imgorthand/iStock ; 285 : Rumo/iStock ; 287 : Geber86/iStock ; 289h : RuslanDashinsky/iStock ; 289b : verdateo/iStock ; 290 : monkeybusinessimages/iStock ; 293 : Zabavna/iStock ; 295 : Liudmila Chernetska/iStock ; 297 : Sezeryadigar/iStock ; 298 : ugurhan/iStock ; 299 : mediaphotos/iStock.

SANTÉ, IDÉES VRAIES, IDÉES FAUSSES
est publié par SAS QUE CHOISIR
Impression et reliure : Pollina, Luçon, France
Première édition – Premier tirage
Achevé d'imprimer : août 2022
Dépôt légal en France : août 2022
Imprimé en France / Printed in France